AF106498

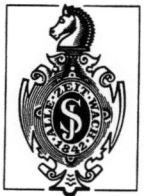

Der Elektrounfall

Herausgegeben von
K. Brinkmann und H. Schaefer

Unter Mitarbeit von J. Brinkmann · K. Brinkmann
S. Buntenkötter · V. Carstens · H. H. Egyptien
G. H. Engelhardt · T. Graf-Baumann · J. Jacobsen
D. Kieback · K. Renz · H. Schaefer · H. G. Schmidt
L. Schreyer · G. G. Seip · H. Struck

Redaktion: S. Buntenkötter und J. Jacobsen

Mit 91 Abbildungen und 54 Tabellen

Springer-Verlag
Berlin Heidelberg New York 1982

Prof. Dr.-Ing. Dr.-Ing. E. h. Karl Brinkmann
Generalbev. Direktor i. R. der Siemens-AG
Zentrale Berliner Leitung
und apl. Professor der Technischen Universität Braunschweig
Institut für Hochspannungstechnik
Pockelstr. 4, 3300 Braunschweig

Prof. Dr. med. Dr. med. h. c. Hans Schaefer
em. o. Professor der Physiologie Heidelberg
und wissenschaftlicher Berater der
Berufsgenossenschaft der Feinmechanik und Elektrotechnik
Gustav-Heinemann-Ufer 130, 5000 Köln 51

CIP-Kurztitelaufnahme der Deutschen Bibliothek
Der Elektrounfall / hrsg. von K. Brinkmann u.
H. Schaefer. Unter Mitarb. von J. Brinkmann...
– Berlin ; Heidelberg ; New York : Springer, 1982.
  ISBN-13: 978-3-642-68228-5   e-ISBN-13: 978-3-642-68227-8
  DOI: 10.1007/ 978-3-642-68227-8
NE: Brinkmann, Karl [Hrsg.]; Brinkmann, Jürgen [Mitverf.]

Das Werk ist urheberrechtlich geschützt. Die dadurch begründeten Rechte, insbesondere die der Übersetzung, des Nachdrucks, der Entnahme von Abbildungen, der Funksendung, der Wiedergabe auf photomechanischem oder ähnlichem Wege und der Speicherung in Datenverarbeitungsanlagen bleiben, auch bei nur auszugsweiser Verwertung, vorbehalten. Die Vergütungsansprüche des § 54, Abs. 2 UrhG werden durch die Verwertungsgesellschaft Wort, München, wahrgenommen.
© Springer-Verlag Berlin Heidelberg 1982
Softcover reprint of the hardcover 1st edition 1982

Die Wiedergabe von Gebrauchsnamen, Handelsnamen, Warenbezeichnungen usw. in diesem Werk berechtigt auch ohne besondere Kennzeichnung nicht zu der Annahme, daß solche Namen im Sinne der Warenzeichen- und Markenschutz-Gesetzgebung als frei zu betrachten wären und daher von jedermann benutzt werden dürften.
Gesamtherstellung: K. Triltsch, Würzburg
2119/3321 543210

Inhaltsverzeichnis

Mitarbeiterverzeichnis XIII
Vorwort XV
Abkürzungen XVII

1	**Einleitung**.	1
1.1	Die technische Seite des Problems (K. Brinkmann und J. Jacobsen)	1
1.1.1	Elektrotechnik und Sicherheit	1
1.1.2	Sicherheitsbestimmungen des Verbandes Deutscher Elektrotechniker (VDE)	2
1.1.3	Gesetz über technische Arbeitsmittel (GtA)	3
1.1.4	VDE 0100	4
1.1.5	Organisation der elektrotechnischen Normung . . .	5
1.1.6	Deutsche Elektrotechnische Kommission im DIN und VDE (DKE)	5
1.1.7	IEC-Publikation 479	6
1.1.8	Elektrogefährdungsforschung	8
1.2	Geschichte der Erforschung des Elektrounfalls (S. Buntenkötter)	10
1.2.1	Beobachtung des Herzkammerflimmerns durch Koronarokklusion	11
1.2.2	Beobachtung des Herzkammerflimmerns nach elektrischer Reizung	11
1.2.3	Auslösung des Herzkammerflimmerns nach intravenöser Verabreichung von Kaliumsalzen	12
1.2.4	Der Herzstich nach Kronecker und Schmey	12
1.2.5	Elektrokution und Defibrillation	13
1.2.6	Experimentelle Flimmerforschung	15
1.2.7	Elektrogefährdungsforschung	17
1.3	Die medizinische Seite des Problems (H. Schaefer) .	18
1.3.1	Besonderheiten des Elektrounfalls	20
1.3.2	Die Gefährdungswahrscheinlichkeiten	24
1.3.3	Toleranzgrenzen, Loslaßstromstärken	25
1.3.4	Thermische Toleranzen	29
1.3.5	Verschiedene Stromformen	32
1.3.6	Die äußeren Unfallbedingungen	33
1.4	Literatur	34

2	**Grundlagen der Energieversorgung** (J. Brinkmann und K. Brinkmann)	40
2.1	Erzeugung und Verbrauch elektrischer Energie	40
2.1.1	Primärenergiequellen	41
2.1.2	Rationelle und sparsame Energieverwendung	44
2.1.3	Kraftwerke	44
2.2	Energieübertragung und -verteilung	46
2.2.1	Bedeutung und Vorteile des Verbundbetriebes	47
2.2.2	Belastungsdiagramme	50
2.3	Kosten der elektrischen Energie, Tarife, Preisregelungen	51
2.4	Verträge in der elektrischen Energiewirtschaft	51
2.5	Literatur	52
3	**Statistik des Stromunfalls** (D. Kieback)	54
3.1	Einführung	54
3.2	Allgemeine Übersicht	55
3.2.1	Der Stromunfall in seiner Beziehung zur Gesamtheit der Arbeitsunfälle	55
3.2.2	Statistik grundlegender Unfallmerkmale	56
3.2.2.1	Unterschiede nach Gefährdungsmerkmalen	56
3.2.2.2	Unterscheidung nach Unfallentstehung und Unfallfolgen	60
3.2.2.3	Stromweg und Letalität beim Durchströmungsunfall	60
3.2.2.4	Letalität und Lebensalter	63
3.3	Schwerpunkte der Häufigkeit elektrischer Unfälle	66
3.3.1	Schwerpunkte der Häufigkeit im Niederspannungsbereich	66
3.3.1.1	Verunglückte nach Betriebsarten – Gewerbezweige	66
3.3.1.2	Arbeitssituation (Tätigkeit – Betriebsstätte – unfallbeteiligte Betriebsmittel)	66
3.3.1.3	Häufigkeit der Ursachen elektrischer Unfälle im Niederspannungsbereich	69
3.3.2	Vorkommensschwerpunkte elektrischer Unfälle im Hochspannungsbereich	71
3.3.2.1	Vorkommenshäufigkeit nach Betriebsarten bzw. Gewerbezweigen	71
3.3.2.2	Kennzeichnung der Arbeitssituation (Unfallhäufigkeit nach Tätigkeiten, Betriebsstätten und unfallbeteiligter Betriebsmittel)	71
3.3.2.3	Häufigkeit der Ursachen elektrischer Unfälle im Hochspannungsbereich	75

3.4	Die zeitliche Entwicklung elektrischer Unfälle	75
3.4.1	Arbeitsunfälle durch elektrischen Strom	75
3.4.2	Tödliche Stromunfälle in der Bundesrepublik Deutschland	78
3.5	Literatur	78
4	**Der nichttödliche Unfall**	**80**
4.1	Theoretische Einleitung (H. Schaefer und H. G. Schmidt)	80
4.1.1	Was ist ein Unfall?	80
4.1.2	Elektrische Einwirkung ohne Unfallfolgen	81
4.1.3	Katalog möglicher Unfallfolgen	84
4.2	Epidemiologische Gesichtspunke (D. Kieback und H. Schaefer)	85
4.2.1	Epidemiologische Grundbedingungen	86
4.2.2	Kasuistik	87
4.2.3	Modelle	89
4.2.4	Standardisierte medizinische Dokumentationen	91
4.2.4.1	Allgemeine Angaben	91
4.2.4.2	Unfälle mit Niederspannung	94
4.2.4.3	Unfälle mit Hochspannung	96
4.2.4.4	Unfälle mit Gleichstrom	96
4.2.5	Prospektive epidemiologische Studie (D. Kieback)	97
4.2.5.1	Veranlassung	97
4.2.5.2	Planung und Anlage	97
4.2.5.3	Ergebnisse	99
4.2.5.4	Prospektive epidemiologische Studie mit Elektrokardiogrammen	101
4.2.5.5	Retrospektive Studie über Elektrokardiogramme	102
4.3	Der Elektrounfall aus internistischer Sicht (akute Folgen und Spätfolgen) (V. Carstens)	105
4.3.1	Bedeutung des Stromweges	106
4.3.2	Auswirkungen des Stromes auf den Körper	106
4.3.3	Auswirkungen des Stromes auf das Herz	108
4.3.3.1	Der akute Herztod	109
4.3.3.2	Andere Herzrhythmusstörungen	110
4.3.3.3	Erregungsleitungsstörungen	111
4.3.3.4	Erregungsrückbildungsstörungen	112
4.3.3.5	Funktionelle Herzbeschwerden	114
4.3.3.6	Zusammenfassung	115
4.3.4	Einfluß des Stromes auf den Kreislauf und andere innere Organe	116
4.3.5	Schlußbetrachtung	117
4.4	Neurologische Probleme des Elektrounfalls (H. Schaefer)	118

4.4.1	Klassifizierung möglicher neurologischer Unfallfolgen	118
4.4.2	Modelle möglicher Unfallfolgen	118
4.4.3	Akute neurologische Symptome in Einzelfallbeschreibungen	119
4.4.4	Häufigkeit der Befunde	120
4.4.5	Versuch einer Erklärung der akuten Befunde	122
4.4.6	Schädigungen des Rückenmarks	122
4.4.7	Andere neuropsychiatrische Folgen	124
4.5	Thermische Wirkungen und ihre Folgen (H. Struck und G. H. Engelhardt)	124
4.5.1	Physikalische Gesichtspunkte	124
4.5.2	Lokale Einflüsse	127
4.5.3	Allgemeine Veränderungen	128
4.5.4	Der Verbrennungsschock	129
4.5.5	Normale Wundheilung	130
4.5.6	Infektionen	130
4.5.7	Organveränderungen	131
4.5.8	Spätschäden	131
4.6	Verletzungen am Auge und Ohr (H. Schaefer)	132
4.7	Literatur	133
5	**Der tödliche Unfall**	**139**
5.1	Experimentelle Daten der Tötungsbedingungen durch elektrischen Strom (J. Jacobsen und S. Buntenkötter)	139
5.1.1	Gefährdungsmodell	139
5.1.2	Letale Stromstärke beim Schwein	140
5.1.3	Gefährdung durch verschiedene Stromformen	146
5.1.4	Zusammenfassung der Experimentalbefunde	149
5.1.5	Einfluß der Defibrillation	150
5.1.6	Vergleich von Längs- und Querdurchströmungen	151
5.1.7	Gefährdung durch energietechnische Wechselströme und gleichgerichtete Ströme	151
5.1.8	Übertragungsprobleme	151
5.1.9	Vergleich Schwein – Hund	155
5.1.10	Übertragung der Versuchsergebnisse vom Modelltier auf den Menschen	157
5.2	Wirkungen elektrischer Durchströmungen beim Menschen (J. Jacobsen und S. Buntenkötter)	158
5.2.1	Mittlere Gefährdungsschwelle (DE_{50}) für energietechnische Wechselströme	159
5.2.2	Sicherheitsgrenze für energietechnischen Wechselstrom	159

5.2.3	Loslaßgrenze für Wechselstrom	160
5.2.4	Änderungsvorschlag zum IEC-Dokument 479	160
5.2.5	Wirkungsbereiche energietechnischer Wechselströme auf den Menschen	161
5.2.6	Unfallklassen	161
5.2.7	Herzstromfaktoren	163
5.3	Pharmakologische Aspekte (S. Buntenkötter)	164
5.3.1	Kriterien myokardialer Modellarrhythmien	164
5.3.2	Spontandefibrillation und Flimmerpersistenz	164
5.3.3	Testung von Antiarrhythmika	165
5.3.4	Antiarrhythmische Prinzipien	166
5.3.4.1	Das Na^+-Transportsystem	167
5.3.4.2	Die 3-Komponenten-Wirkung	169
5.3.4.3	Elektrokardiographische Kriterien (HBE)	170
5.3.4.4	Strukturelle Kriterien	170
5.3.5	Beeinflussung der elektrischen Herzkammerflimmerschwelle durch Pharmaka	171
5.4	Allgemeine physiologische Theorie des elektrischen Herzotodes (H. Schaefer)	171
5.4.1	Auslösung von Flimmern	171
5.4.1.1	Begriffsbestimmung	171
5.4.1.2	Entstehung	172
5.4.1.3	Auslösung von Vorhofflimmern	174
5.4.2	Die Variation der Flimmerschwellen	175
5.4.3	Die Rolle der Stromdichte und die Situation bei Herzkathetern	179
5.4.4	Die Rolle des Körperwiderstandes	181
5.4.5	Einfluß der Körpergröße	187
5.4.6	Besonderheiten des Gleichstromunfalls	188
5.4.7	Besonderheiten hoher Spannungen	190
5.4.8	Die thermische Schädigungsgrenze des Herzmuskels	191
5.4.9	Das Problem „Sicherheit"	193
5.4.9.1	Wann wird die elektrische „Einwirkung" zum Elektrounfall?	193
5.4.9.2	Die Flimmerschwelle für den Menschen	194
5.4.9.3	Schwellen für Kinder, Kranke und pharmakologisch beeinflußte Personen	197
5.4.9.4	Schwellen bei anderen Frequenzen als 50 Hz	198
5.5	Literatur	199
6	**Therapie des Elektrounfalls**	203
6.1	Erste Hilfe (T. Graf-Baumann und H. G. Schmidt)	203
6.1.1	Definition des Elektrounfalls	204
6.1.2	Maßnahmen	204
6.1.2.1	Erste Hilfe	204

6.1.2.2	Sofortmaßnahmen durch einen ausgebildeteten Ersthelfer (z. B. Betriebssanitäter, Rettungssanitäter)	205
6.1.2.3	Ärztliche Maßnahmen	205
6.1.3	Methoden und Durchführung	205
6.1.4	Erfolgskontrolle	212
6.1.5	Fehler bei der Durchführung von Wiederbelebungsmaßnahmen	213
6.2	Die Therapie elektrothermischer Verletzungen (G. H. Engelhardt und H. Struck)	214
6.2.1	Erstmaßnahmen bei Verbrennungen	214
6.2.1.1	Erste Hilfe durch Laien	214
6.2.1.2	Die Kaltwasserbehandlung	215
6.2.1.3	Ärztliche Erste-Hilfe-Maßnahmen am Unfallort	215
6.2.1.4	Die initiale Schockbekämpfung	216
6.2.1.5	Medikamentöse Erstbehandlung	217
6.2.2	Indikationen zur stationären Behandlung	217
6.2.3	Prognose und Letalität	217
6.2.4	Diagnostik	218
6.2.4.1	Strommarken	219
6.2.4.2	Bestimmung der Ausdehnung einer Verbrennnung	219
6.2.4.3	Bestimmung der Tiefe einer Verbrennung	220
6.2.5	Klinische Therapie	221
6.2.5.1	Flüssigkeitsersatz	221
6.2.5.2	Konservative Therapie von elektrothermischen Schäden	222
6.2.5.3	Operative Therapie von elektrothermischen Schäden	227
6.2.5.4	Spätfolgen	233
6.3	Literatur	235
7	**Die Unfallpersönlichkeit** (H. Schaefer)	239
7.1	Die Forschungslage	239
7.2	Die wichtigsten methodischen Ansätze	239
7.3	Die Frage der konstanten „Unfallpersönlichkeit" („accident proneness")	240
7.4	Globale Daten	241
7.5	Ergebnisse der epidemiologischen Methode	241
7.6	Testmethoden der Unfallneigung	243
7.7	Unfall und Gesamtsituation des Verletzten	243
7.8	Literatur	245
8	**Fragen der Unfallbegutachtung** (H. Schaefer)	249
8.1	Das Anliegen der Begutachtung	249

8.2	Zufall, Ursache, Wahrscheinlichkeit, Kausalität	250
8.3	Die Zusammenhangsfrage seitens der Unfallursachen	252
8.4	Die Zusammenhangsfrage seitens der Unfallfolgen	255
8.5	Eindeutigkeit und Wahrscheinlichkeit	256
8.6	Besondere Schwierigkeiten beim Elektrounfall	257
8.7	Begutachtung der MdE	262
8.8	Literatur	262
9	**Sicherheitsanforderungen an elektrische Anlagen (G. G. Seip und L. Schreyer)**	**264**
9.1	Errichtungsbestimmungen	265
9.1.1	Hinweise auf Errichtungsbestimmungen	266
9.1.2	Maßnahmen zum Schutz gegen direktes und bei indirektem Berühren in Starkstromanlagen mit Nennspannungen bis 1000 V	267
9.1.2.1	Überblick über Schutzmaßnahmen gegen direktes Berühren	268
9.1.2.2	Überblick über Maßnahmen zum Schutz bei indirektem Berühren	269
9.2	Anwendungstechnische Hinweise zur FI-Schutzschaltung	275
9.2.1	Aufbau und Wirkungsweise von FI-Schutzschaltern	277
9.2.2	Nennfehlerströme und Schutzwirkung	279
9.2.3	Brandschutz	282
9.2.4	Sinusförmige Wechselfehlerströme und pulsierende Gleichfehlerströme	283
9.2.5	Installationstechnische Hinweise	285
9.3	Literatur	288
10	**Sicherheit beim Arbeiten an elektrischen Anlagen (K. Renz und H. H. Egyptien)**	**289**
10.1	Allgemeines	289
10.2	Qualifikation und Ausbildung der Elektrofachkraft	290
10.3	Niederspannung	291
10.3.1	Die Anwendung der fünf Sicherheitsregeln	291
10.3.1.1	Arbeiten an Schaltanlagen	291
10.3.1.2	Arbeiten an Freileitungen	296
10.3.1.3	Arbeiten an Kabeln	296
10.3.2	Arbeiten in der Nähe unter Spannung stehender Teile	299

10.3.3	Arbeiten an unter Spannung stehenden Teilen	300
10.4	Hochspannung	303
10.4.1	Die Anwendung der fünf Sicherheitsregeln	303
10.4.1.1	Innenraumanlagen	308
10.4.1.2	Freiluftschaltanlagen	309
10.4.1.3	Freileitungen	309
10.4.1.4	Arbeiten an Kabeln	310
10.4.2	Hilfsmittel und persönliche Schutzausrüstungen	311
10.4.3	Arbeiten in der Nähe unter Spannung stehender Teile	311
10.5	Literatur	313
11	**Monographische Literatur zum Elektrounfall** (H. Schaefer)	314
12	**Sachverzeichnis**	316

Mitarbeiterverzeichnis

Brinkmann, Jürgen, Dr.-Ing.
  Mitarbeiter der Siemens-AG, Schaltwerk Berlin, Nonnendammallee 104, 1000 Berlin 13

Brinkmann, Karl, Prof. Dr.-Ing., Dr.-Ing. E. h.
  Generalbev. Direktor i. R. der Siemens-AG, Zentrale Berliner Leitung und apl. Professor der Technischen Universität Braunschweig, Institut für Hochspannungstechnik, Pockelstr. 4, 3300 Braunschweig

Buntenkötter, Siegfried, Priv.-Doz. Dr. med. vet. habil.
  Institut für Pharmakologie, Toxikologie u. Pharmazie der Tierärztlichen Hochschule Hannover, Büntenweg 17, 3000 Hannover 71

Carstens, Volker, Dr. med.
  Medizinische Universitätsklinik und Poliklinik Köln, Lehrstuhl Innere Medizin III und Abteilung für Kardiologie, Joseph-Stelzmann-Straße 9, 5000 Köln 41

Egyptien, Hans-Heinrich, Dipl.-Ing.
  Stellvertretender Leiter des Unfallverhütungsdienstes der Berufsgenossenschaft der Feinmechanik und Elektrotechnik, Gustav-Heinemann-Ufer 130, 5000 Köln 51

Engelhardt, Gustav-Heinz, Prof. Dr. med.
  Chirurgische Klinik des Städtischen Krankenhauses Köln-Merheim, II. Lehrstuhl für Chirurgie der Universität Köln, Ostmerheimer Straße 200, 5000 Köln 91

Graf-Baumann, Dr. T.
  Sozialwissenschaftliches Institut für Katastrophen- und Unfallforschung SIFKU, Holtenauer Str. 82, 2300 Kiel 1

Jacobsen, Jürgen, Prof. Dr.-Ing.
  Universität Essen – Gesamthochschule, Fachbereich 13: Energie-, Verfahrens- und Elektrotechnik, Schützenbahn 70, 4300 Essen 1

Kieback, Dieter, Dr.-Ing.
Leiter des Instituts zur Erforschung elektrischer Unfälle der Berufsgenossenschaft der Feinmechanik und Elektrotechnik, Gustav-Heinemann-Ufer 130, 5000 Köln 51

Renz, Klaus, Dr. rer. nat.
Leiter des Unfallverhütungsdienstes der Berufsgenossenschaft der Feinmechanik und Elektrotechnik, Gustav-Heinemann-Ufer 130, 5000 Köln 51

Schaefer, Hans, Prof. Dr. med. Dr. med. h. c.
emer. o. Prof. der Physiologie Heidelberg und wiss. Berater der Berufsgenossenschaft der Feinmechanik und Elektrotechnik, Gustav-Heinemann-Ufer 130, 5000 Köln 51

Schmidt, Heinz-Günther, Prof. Dr. med.
Dozent für Arbeitssicherheit und Arbeitsmedizin an der Technischen Universität Berlin, Betriebsarzt der Siemens-AG, Nonnendammallee 101, 1000 Berlin 13

Schreyer, Leopold, Dipl.-Ing. (FH)
Siemens AG, Bereich Installationsgeräte und Beleuchtungstechnik, Werner-v.-Siemens-Str. 50, 8520 Erlangen

Seip, Günter G., Dipl.-Ing.
Direktor im Unternehmensbereich Installationstechnik, Siemens AG, Bereich Installationsgeräte und Beleuchtungstechnik, Werner-v.-Siemens-Str. 50, 8520 Erlangen

Struck, Hansjürgen, Prof. Dr. rer. nat.
Leiter der biochemischen und experimentellen Abteilung am II. chirurgischen Lehrstuhl der Universität Köln, Ostmerheimer Straße 200, 5000 Köln 91

Vorwort

Das vorliegende Buch über den Elektrounfall behandelt ein Tatsachengebiet, das seit etwa drei Jahrzehnten im westdeutschen Schrifttum nicht mehr monografisch dargestellt wurde. Zwar ist der Elektrounfall mit tödlichem Ausgang zum Glück kein allzu häufiges Ereignis. Er bedroht uns aber in Heim und Betrieb dafür auf Schritt und Tritt, und wenn es einmal zu einem Unfall kommt, ist die Wahrscheinlichkeit, daß er tödlich verläuft, rund zehnmal höher als bei anderen Unfallformen. Der elektrische Strom ist also in besonderem Maße gefährlich, er ist zudem unsichtbar. Der Schutz vor Elektrounfällen muß also eine besonders ausgebildete Form von Schutz sein. Dies und natürlich die immer noch zunehmende Anwendung des elektrischen Stromes in Industrie und Privatbereich lassen den Elektrounfall als ein in vieler Hinsicht besonderes Problem erscheinen.

Die Autoren dieses Buches haben sich bemüht, diese Besonderheiten darzustellen. Die Problematik läßt sich der Sache nach leicht in folgende Teilfragen gliedern: die technischen Fragen der Anwendung von elektrischem Strom und daraus fließende Gefahren, die biologischen Probleme solcher Gefahren, die ärztlichen Spezialfragen (Therapie, Begutachtung) und die Fragen des Unfallschutzes. Das Buch wendet sich also, wie man sieht, an einen breiten Kreis von Interessenten: an die in der Unfallverhütung Tätigen, aber auch an alle Betriebsangehörige, welche besondere Verantwortung bei der technischen Anwendung von Elektrizität tragen; an Ärzte, insbesondere natürlich Betriebsärzte, an das sanitäre Hilfspersonal, doch auch an jeden interessierten Laien. Es wurde darauf geachtet, daß der Text (mit einigen unvermeidlichen Ausnahmen) auch für den medizinischen Laien verständlich blieb.

Die Herausgeber waren glücklich genug, sich der Mitarbeit hervorragender Sachkenner dieses umfangreichen Stoffgebiets versichern zu können. In besonderer Weise gebührt aber der Dank der Herausgeber der verläßlichen und sorgfältigen, überaus mühsamen Mitarbeit der Redaktoren, Dr. Buntenkötter und Dr. Jacobsen, und der Lektoren und Bearbeiter des Verlags. Seine Drucklegung wurde in großzügiger Weise von der Siemens AG gefördert.

Heidelberg, Sommer 1981   K. Brinkmann, H. Schaefer

Abkürzungen

BG	Berufsgenossenschaft der Feinmechanik und Elektrotechnik
BTO Elt	Bundestarifordnung Elektrizität
CENELEC	Europäisches Komitee für elektrotechnische Normung
CK	Kreatininkinase
DIN	Deutsches Institut für Normung
DKE	Deutsche Elektrotechnische Kommission im DIN und VDE
DNA	Deutscher Normungsausschuß
DVG	Deutsche Verbundgesellschaft
EN	Europäische Normen
EnergG	Energiegesetz
EVU	Elektrizitäts-Versorgungsunternehmen
FI	Fehlerstrom
FNE	Fachnormenausschuß Elektrotechnik
FU	Fehlerspannung
GSG	Gerätesicherheitsgesetz
GtA	Gesetz über technische Arbeitsmittel
HBE	His-Bündel-Elektrokardiographie
HD	Harmonisierungsdokumente
HP	Herzperiode
IEC	Internationale Elektrotechnische Kommission
LS	Leitungsschutzschalter
MAK	Maximale Arbeitsplatzkonzentration
MdE	Minderung der Erwerbsfähigkeit
Mp	Mittelleiter
NH	Niederspannungs-Hochleistungssicherung
OES	Vereinigte Energiesysteme
RVO	Reichsversicherungsordnung
S	Stromdichte
S/m	Siemens/Meter

XVIII Abkürzungen

TAB	Technische Anschlußbedingungen für Starkstromanlagen mit Nennspannungen bis 1000 V
UCPTE	Union für die Koordinierung der Erzeugung und des Transportes elektrischer Energie
UNIPEDE	Union internationale des producteurs et distributeurs de énergie electrique (Internationale Union der Erzeuger und Verteiler elektrischer Energie)
UV	Unfallversicherung
VBG 4	Unfallverhütungsvorschrift „Elektrische Anlagen und Betriebsmittel"
VDE	Verband Deutscher Elektrotechniker
VDEW	Vereinigung Deutscher Elektrizitätswerke e.V.
VP	Vulnerable Periode, vulnerable Phase

1 Einleitung

1.1 Die technische Seite des Problems

Die Elektrotechnik hat in den letzten Jahrzehnten mit ständig zunehmendem Anwendungsumfang in allen Lebensbereichen des Menschen immer größere Bedeutung erlangt. Sie ist aus dem Alltagsablauf nicht mehr wegzudenken. Die Abhängigkeit des Menschen von der Elektrotechnik wird oft erst bewußt, wenn durch Versagen eines Gerätes oder Ausfall der elektrischen Energieversorgung bereits für selbstverständlich erachtete Vorgänge des täglichen Lebens unterbrochen werden oder nicht ablaufen können.

Mit der steigenden Zahl elektrotechnischer Geräte und Einrichtungen in allen technischen Bereichen, wozu nicht nur Handel, Gewerbe und Industrie, sondern auch mit überdurchschnittlichen Zuwachsraten die Haushalte zu zählen sind, nimmt auch die Zahl der Menschen, die mit Elektrogeräten umgehen oder in Berührung kommen, ständig zu. Hierbei wächst die Anzahl jener, die über die physikalischen Zusammenhänge und Auswirkungen elektrischer Vorgänge nur unzureichend oder gar nicht informiert sind, besonders stark an. Die Sicherheitsanforderungen an Geräte und Anlagen in bezug auf den Bedienenden müssen daher hoch angesetzt werden. Dieser Forderung kommt die Vorschriftenarbeit des Verbandes Deutscher Elektrotechniker (VDE) entgegen, in der schon von Anfang an dem Aspekt der Sicherheit besondere Beachtung beigemessen wird.

Eine absolute Sicherheit im Umgang mit elektrischen Anlagen und Geräten ist jedoch, wie in allen technischen Bereichen mit Energieumsätzen und -vorgängen, nicht zu erreichen. Trotz technisch und wirtschaftlich hohen Aufwands wird der Erfolg der Sicherheitsbestrebungen da versagt bleiben, wo unvorhersehbare Ereignisse oder menschliches Versagen als Unfallursachen einsetzen. Die Anzahl solcher Vorkommnisse zu begrenzen und für maximale Sicherheit zu sorgen, ist unser vordringlichstes Anliegen (Brinkmann et al. 1972).

1.1.1 Elektrotechnik und Sicherheit

Die Statistik der Unfälle zeigt sowohl den Erfolg der hohen Sicherheitsanforderungen als auch die Erkenntnis, daß es keine absolute Sicherheit in der Handhabung elektrischer Anlagen und Geräte gibt.

Die Todesursachenstatistik des Statistischen Bundesamtes weist seit Jahrzehnten in den Arbeitsunterlagen „Sterbefälle nach Todesursachen" unter der Gruppe E XVII, Pos.-Nr. 925 die Zahl der tödlichen Stromunfälle gesondert aus. Die angegebenen Zahlen beinhalten tödliche Arbeitsunfälle durch elektrischen Strom und tödliche Stromunfälle im Bereich „Haushalt und Freizeit".

Alle Arbeitsunfälle durch elektrischen Strom (tödliche und nichttödliche) im Bereich von Gewerbe und Industrie werden seit 1968 vom Institut zur Erforschung elektrischer Unfälle bei der Berufsgenossenschaft der Feinmechanik und Elektrotechnik erfaßt und im Hinblick auf die Verbesserung der Arbeitssicherheit ausgewertet (Kieback 1979).

Tödliche Unfälle durch elektrischen Strom haben in der Bundesrepublik Deutschland – über einen Zeitraum von 23 Jahren betrachtet – einen deutlich negativen Trend. Die Anzahl der jährlich zu verzeichnenden Unfälle ist von 319 im Jahre 1954 abgesunken auf 205 im Jahre 1976. Die nach dem „Unfallort" gegliederte Todesursachenstatistik der Jahre 1970 bis 1976 weist für Stromunfälle durch elektrische Leitungssysteme und Geräte in Industrie und Gewerbe – also für die Arbeitsunfälle – einen beträchtlichen Rückgang auf.

Die vorliegende langzeitliche Aufschlüsselung der tödlichen Stromunfälle nach dem Geschlecht und die für die Jahre 1970 bis 1976 vorhandenen Gliederungszahlen bezüglich des „Unfallortes" verdeutlichen – zusammen betrachtet –, daß der Rückgang der Gesamtzahl der jährlich zu verzeichnenden Stromunfälle entscheidend durch den Rückgang der Stromunfälle im industriellen und gewerblichen Bereich bestimmt ist. Dies entspricht der insgesamt für den betrachteten Zeitraum festzustellenden Abnahme aller tödlichen Arbeitsunfälle im engeren Sinne, die zweifellos Ausdruck der intensiven Bemühungen um die Verbesserung der Arbeitssicherheit aller mit Sicherheitsaufgaben betrauten Fachkräfte und Institutionen ist.

Die Zunahme der Elektrifizierung im Haushalt – also die Zunahme von elektrischen Geräten – bleibt ohne „negativen" Einfluß auf das Unfallgeschehen; ein Ergebnis, das den hohen technischen Standard und den hohen Sicherheitsgrad der elektrischen Geräte widerspiegeln dürfte.

Durch den Bezug der tödlichen Stromunfälle auf die tödlichen Arbeitsunfälle erhält man eine Maßzahl, die einen mit fortschreitender Zeit ansteigenden Verlauf hat. Dieser Verlauf zeigt, daß die Zahl der tödlichen Arbeitsunfälle tatsächlich stärker zurückgegangen ist, als die Zahl der insgesamt zu verzeichnenden tödlichen Stromunfälle, die auch die Anzahl der Unfälle im Bereich Haushalt und Freizeit enthält, für die keine Abnahme, sondern eine leichte Zunahme festzustellen ist.

Wie Kieback 1979, 1980 ausführt, wäre es jedoch falsch, aus diesem Trend den Schluß zu ziehen, daß der Schutz vor den Gefahren des elektrischen Stromes schwerer als vor anderen Gefahren des Arbeitslebens zu bewerkstelligen ist. Man kann daraus vielmehr erkennen, daß es von jeher ein Prinzip der Elektrotechnik war, der Sicherheit einen hohen Wert einzuräumen, so daß trotz der ständigen Verbesserungen der letzten Jahre ein so durchschlagender Erfolg nicht zu verzeichnen war wie in anderen Bereichen.

1.1.2 Sicherheitsbestimmungen des Verbandes Deutscher Elektrotechniker (VDE)

Die Anforderungen an die Sicherheit elektrischer Geräte und Einrichtungen haben zum Ziel, Menschen, Tiere und Sachwerte zu schützen und Unfälle möglichst zu vermeiden. Nach der Konzeption im sicherheitstechnischen Sinne sind auch Maßnahmen zu treffen, die geeignet sind, selbst bei unsachgemäßer Handhabung von Geräten und Anlagen Unfälle nach Möglichkeit zu verhüten. Die Tatsache, daß trotz steigenden Stromverbrauchs und starker Zunahme der Gerätezahlen (derzeit sind in den Haushalten der Bundesrepublik Deutschland etwa 500 Millionen Geräte in Betrieb) die Unfallrate nicht angewachsen ist, kann als großer Erfolg aller an der sicherheitstechnischen Arbeit Beteiligten angesehen werden.

Die Zielsetzung des VDE auf sicherheitstechnischem Gebiet war von Anfang an beispielhaft. Bald nach dessen Gründung im Jahre 1893 begann bereits die Vorschriftenarbeit, die letztlich zu dem heutigen „Vorschriftenwerk" des VDE führte, das sich ohne direkten behördlichen Eingriff, jedoch in enger Zusammenarbeit mit den zuständigen Behörden, durchgesetzt hat.

Die VDE-Bestimmungen wurden jahrzehntelang als anerkannte Regeln für den Bau und den Betrieb von elektrischen Geräten und Anlagen angesehen und auch als Grundlage von Lieferverträgen verwendet; sie beruhen aber auf keiner gesetzlich vorgeschriebenen Basis. Erstmals im Jahr 1935 fanden die VDE-Bestimmungen in § 1 der 2. Durchführungsverordnung zum Energiewirtschaftsgesetz Erwähnung. Hier und in einem ergänzenden Erlaß wird klargestellt, daß die VDE-Bestimmungen als „allgemein anerkannte Regeln der Technik" gelten.

1.1.3 Gesetz über technische Arbeitsmittel (GtA)

Eine wichtige zusätzliche Ergänzung der Sicherheitsbestimmungen des Staates ist das Gesetz über technische Arbeitsmittel aus dem Jahr 1968, auch Maschinenschutzgesetz genannt. Im Jahr 1970 erschien eine allgemeine Verwaltungsvorschrift zu diesem Gesetz, aus der hervorgeht, daß bestimmte Normen des Deutschen Normenausschusses (DNA, seit 1976: DIN Deutsches Institut für Normung), die vom Gesetz betroffenen Bestimmungen des VDE und die Regeln einiger anderer Organisationen als „allgemein anerkannte Regeln der Technik" gelten. Die Rechtsfolgen sind klar. Wer sich z. B. an die Sicherheitsnormen des DIN oder an die VDE-Bestimmungen hält, hat sicherheitstechnisch den allgemein anerkannten Regeln der Technik entsprochen. Ein gesetzlicher Zwang zum Einhalten der vorgenannten Bestimmungen besteht nicht. Man kann auch anders bauen oder betreiben. Im Falle eines Schadens oder eines Unfalls hat jedoch derjenige, der von den Bestimmungen abweicht, zu beweisen, daß seine technischen Vorstellungen den allgemein anerkannten Regeln der Technik mindestens gleichwertig sind. Über die Schwierigkeit einer derartigen Beweisführung dürfte wohl kein Zweifel bestehen. Das GtA wurde mit Wirkung vom 1.1.1980 geändert. Dabei wurde sein Geltungsbereich auf die überwachungsbedürftigen Anlagen nach § 24 der Gewerbeordnung ausgedehnt. Die offizielle Kurzbezeichnung lautet nunmehr „Gerätesicherheitsgesetz" (GSG).

Die Gesetzesnovelle hat die medizinisch-technischen Geräte in ganz besonderer Weise herausgestellt.

Im dritten Abschnitt des Gesetzes unter § 8 a ist in bezug auf medizinisch-technische Geräte festgelegt, daß diese nur in Verkehr gebracht werden dürfen, wenn zum Zwecke des Gefahrenschutzes
1) die Geräte bestimmten Anforderungen entsprechen;
2) der Hersteller bescheinigt hat, daß sich die Geräte in ordnungsgemäßem Zustand befinden;
3) die Geräte vom Hersteller, einem amtlichen oder einem von der nach Landesrecht zuständigen Behörde anerkannten Sachverständigen einer Endabnahme unterzogen worden sind;

4) die Geräte einer Bauartprüfung unterzogen worden sind;
5) die Geräte nach einer Bauartprüfung allgemein zugelassen sind; die allgemeine Zulassung nach Bauartprüfung kann mit Auflagen zur Wartung verbunden werden;
6) die Geräte mit einem Zeichen über die Prüfung versehen sind;
7) eine Gebrauchsanweisung in deutscher Sprache mitgeliefert wird und die Bedienungselemente der Geräte in deutscher Sprache oder mit genormten Bildzeichen beschriftet sind.

1.1.4 VDE 0100

Von den zahlreichen Sicherheitsbestimmungen für die verschiedenen Belange sei im Zusammenhang mit unserem Thema auf die „Bestimmungen für das Errichten von Starkstromanlagen mit Nennspannungen bis 1000 V" (VDE 0100) hingewiesen. Der Ursprung dieser Bestimmungen läßt sich bis auf das Jahr 1895 zurückverfolgen. Aus verschiedenen Einzelvorschriften wurde erstmals im Jahr 1930 die Errichtungsvorschrift zusammengefaßt und in Kraft gesetzt. Mit vielen Änderungen und Anpassungen an die durch die Weiterentwicklung bedingten Gegebenheiten hat sie heute die Form eines Buches mit 164 Seiten angenommen. Sie wird aber seit 1980 überarbeitet und in selbständigen Teilen herausgebracht. Damit wird die Anwendung der Errichtungsvorschrift erleichtert; außerdem lassen sich die einzelnen Teile leichter auf den jeweils neuesten Stand bringen. Diese Bestimmung befaßt sich in den §§ 4 bis 14 mit den zur Verhütung von Unfällen zu treffenden Schutzmaßnahmen gegen zu hohe Berührungsspannung (Schutz gegen direktes Berühren und bei indirektem Berühren). Man darf unterstellen, daß gerade VDE 0100 den Bau von Geräten und die Errichtung von Anlagen in Industrie, Gewerbe und Haushalt maßgeblich in dem Sinne beeinflußt hat, daß Geräte und Anlagen sicherer wurden und daß trotz erheblicher Zunahme des Stromverbrauchs kein Anwachsen der Unfallziffer durch elektrische Ströme festzustellen ist.

Eine der wesentlichen Schutzmaßnahmen in VDE 0100 ist zweifellos die Schutzisolierung nach § 7. Die außerordentlich stürmische Entwicklung der Kunststofftechnik hat hier geholfen und konnte als Schrittmacher wirksam sein. Kunststoffteile und Kunststoffkörper sind in aller Regel aus Isolierstoff. Kunststoffteile – gepreßt, gegossen oder gespritzt – können in Form und Farbe modernsten Ansprüchen genügen; die Verwendung von Kunststoff als Aufbauwerkstoff liegt daher im Zuge der Zeit. Für elektrotechnische Geräte ergibt sich bei fachgerechter Konstruktion und Fertigung ein Höchstmaß an Sicherheit, wenn alle dem Zugriff zugänglichen Teile aus isolierendem Kunststoff gefertigt werden – vorausgesetzt, dieser Kunststoff hat während der Lebensdauer des Gerätes eine ausreichende elektrische, mechanische, chemische und thermische Festigkeit.

Neben der Schutzisolierung wird in der Bundesrepublik Deutschland seit vielen Jahren mit Erfolg die Nullung nach VDE 0100 § 10 als Schutzmaßnahme angewendet. Besonders in städtischen Gebieten mit Netzen hoher Übertragungsfähigkeit und dichter Vermaschung ist die Nullung als erfolgreiche Schutzmaßnahme zu nennen.

Die Fehlerstromschutzschaltung nach VDE 0100 § 13 ist in den letzten Jahren zu einer außerordentlich wirksamen Schutzmaßnahme mit vielen Vorzügen entwikkelt worden. Es sind heute Fehlerstromschutzschalter auf dem Markt, die bereits bei sehr kleinen Fehlerströmen, etwa in der Größenordnung von 30 mA und weniger, schnell abschalten.

1.1.5 Organisation der elektrotechnischen Normung

Zusammengefaßt sind die VDE-Bestimmungen, -Richtlinien und -Merkblätter – in Jahrzehnten gewachsen – ein Standardwerk über die elektrotechnische Sicherheit. Herausgeber dieses *VDE-Vorschriftenwerks* ist der VDE.

In Deutschland wurden seit 1941 die Arbeiten für das *VDE-Vorschriftenwerk* und für die Normung in der Elektrotechnik in verschiedener Verantwortlichkeit durchgeführt. Die Unterlagen für das *VDE-Vorschriftenwerk* wurden in VDE-Kommissionen erarbeitet, die Normungsarbeit lag in der Verantwortung des Fachnormenausschusses Elektrotechnik im damaligen DNA, dem heutigen DIN.

Bei der gegenseitigen Beeinflussung von VDE-Bestimmungen und elektrotechnischen DIN-Normen war die Koordinierung in zwei Organisationen innerhalb der Bundesrepublik Deutschland immer schwieriger und aufwendiger geworden. Deswegen wurden mit Vertrag vom 13. 10. 1970 zwischen DIN und VDE die Vorschriftenstelle des VDE und der Fachnormenausschuß Elektrotechnik (FNE) zusammengefaßt. In Anlehnung an die Internationale Elektrotechnische Kommission wurde als Name „Deutsche Elektrotechnische Kommission im DIN und VDE" (DKE) gewählt.

1.1.6 Deutsche Elektrotechnische Kommission im DIN und VDE (DKE)

In dem Vertrag zwischen DIN und VDE wurden Arbeitsbereich und Zielsetzung der neuen Institution wie folgt beschrieben:
- Übernahme aller bisherigen Aktivitäten des VDE und des DIN auf dem Gebiet der elektrotechnischen Normung
- Übernahme aller bisherigen Aktivitäten der Deutschen Nationalen Komitees internationaler elektrotechnischer Normungsorganisationen
- Damit Konzentration der gesamten nationalen elektrotechnischen Normungsarbeit und ihrer Repräsentanz in den zuständigen internationalen Gremien durch eine einzige deutsche Institution.

In dem Vertrag wurde festgelegt, daß das eigenständige Regelwerk der elektrotechnischen Sicherheitsnormen als *VDE-Vorschriftenwerk* erhalten bleibt, daß aber die VDE-Bestimmungen zusätzlich zu den DIN-Normen, die der frühere FNE erarbeitet und getragen hatte, nun auch in das *DIN-Normenwerk* aufgenommen werden. Damit ist abzusehen, daß das gesamte *VDE-Vorschriftenwerk* nach einer gewissen Zeit auch Bestandteil des *DIN-Normenwerks* sein wird.

Nach wie vor ist das Leitmotiv für die DKE der Schutz des Menschen vor den Gefahren des elektrischen Stromes. Die Anforderungen an die elektrotechnischen Geräte, Anlagen und Einrichtungen in bezug auf die Sicherheit des Menschen, der mit ihnen umgeht, und auf die Sicherheit von Tieren und Sachwerten setzen bei der Erarbeitung von Sicherheitsbestimmungen die Schwerpunkte.

In der DKE sind zur Zeit ca. 5000 ehrenamtliche Mitarbeiter in ca. 700 Arbeitsgremien tätig. Sie betreuen einen Bestand von ca. 500 VDE-Bestimmungen und 3000 DIN-Normen.

Die Internationale Elektrotechnische Kommission (IEC) hat 80 Komitees, in denen 41 Mitgliedsstaaten mitarbeiten. Die dabei entstehenden Standards werden nach endgültiger Verabschiedung praktisch von allen Ländern der Welt anerkannt und auch weltweit angewandt (Hönninger 1979).

Das gesamte IEC-Regelwerk stieg von 1955 bis 1978 von 34 auf 1200 Publikationen mit 70 000 Seiten. Diese Zunahme international anerkannter Normen und Sicherheitsbestimmungen sowie die zunehmende Verflechtung der Handelsbeziehungen und der Wunsch nach steigendem Export fordern dringend
1) die entscheidende frühzeitige Mitarbeit in internationalen Gremien, damit die deutschen Vorschläge gebührend berücksichtigt werden,
2) die Übernahme von derart vorbereiteten internationalen „Standards" in das Deutsche Normenwerk,
3) die Angleichung der bestehenden deutschen Normen und Sicherheitsbestimmungen an die internationalen Normen (Harmonisierung).

Innerhalb der Mitgliedsländer der Europäischen Gemeinschaft (EG) spielt die „Harmonisierung" der Sicherheitsnormen eine noch größere Rolle, da sich diese Länder aufgrund der Römischen Verträge verpflichtet haben, Handelshemmnisse abzubauen. Zur Harmonisierung der Normen wurde 1973 ein *Europäisches Komitee für elektrotechnische Normung* (CENELEC) gegründet, dem auch andere Länder als die EG-Mitglieder angehören (insgesamt 16 Mitgliedsländer). Die Übernahme der in CENELEC entstehenden *Europäischen Normen* (EN) und *Harmonisierungsdokumente* (HD) in die nationalen Normenwerke ist für die EG-Mitgliedsländer Verpflichtung. Um jedoch die internationale Harmonisierung von Normen, also die Aufstellung von Weltnormen – die für die meisten Länder wegen ihrer Handelsbeziehungen lebensnotwendig sind – nicht zu beeinträchtigen, werden in Europa zum weitaus größten Teil IEC-Standards harmonisiert.

1.1.7 IEC-Publikation 479

In Zuge der Harmonisierung der elektrotechnischen Sicherheitsanforderungen der verschiedenen Länder wurde innerhalb des Technischen Komitees 64 der IEC, dem die Erstellung von Bestimmungen für elektrische Installationen in Bauwerken obliegt, eine Arbeitsgruppe 4 gebildet, die sich mit der Elektropathologie im Hinblick auf die notwendigen Schutz- und Sicherheitsbedürfnisse bei Mensch und Tier befassen soll (Hönninger 1979). Die Mitglieder dieser Arbeitsgruppe sind teils Mediziner, teils Ingenieure, die sich aufgrund ihrer beruflichen Tätigkeit mit dem Fragenkomplex der pathophysiologischen Wirkungen von elektrischen Strömen seit längerer Zeit beschäftigt haben. Nach Fühlungnahme mit verschiedenen anderen auf diesem Gebiet tätigen internationalen Gremien, z. B. der ärztlichen Studiengruppe der UNIPEDE, wurde zunächst nachstehender Arbeitsumfang zusammengestellt:
1) Sammeln von brauchbarer Literatur über die pathophysiologischen Effekte des elektrischen Stromes auf den menschlichen Körper und Nutztiere.
2) Erstellung von Grenzkurven in Abhängigkeit des zulässigen Stromes von der Einwirkzeit, wobei letztere die Bereiche bei Wechselstrom über einer Halbwelle und bei Gleichstrom über 10 ms erfassen soll. Bei Stromarten sind Wechselstrom 50/60 Hz, Gleichstrom, höherfrequente Wechselströme und zusammengesetzte Wellenformen einschließlich pulsierender Ströme zugrunde zu legen.

3) Sammeln von Berichten aus den verschiedenen Ländern über elektrische Unfälle, die zu schweren Verletzungen oder zum Tod geführt haben.
4) Vorschläge von Spannungsgrenzwerten, die bei bestimmten Lebensbedingungen keine pathophysiologisch gefährlichen Ströme erwarten lassen.

Für die Bearbeitung war zugrunde zu legen, daß die Ergebnisse nur rein medizinische Aspekte der Wirkung des Stromes beim Durchgang durch den menschlichen Körper berücksichtigen dürfen, um als Grundlage für die Aufstellung von Sicherheitsbestimmungen unter technischen Gesichtspunkten dienen zu können, wo je nach den Gegebenheiten auch weitere Einflüsse, wie die Fehlerwahrscheinlichkeit, Berührungswahrscheinlichkeit, eine Rolle spielen können.

Der relativ große Streubereich der aus der Literatur zusammengetragenen experimentellen Ergebnisse der Tötungsbedingungen durch elektrischen Strom ließ es jedoch nicht zu, eine exakte Grenzlinie für die Gefährdung durch Wechselströme festzulegen, und man einigte sich auf Bereiche, die in der IEC-Publikation 479 „Effects of current passing through the human body" im Jahre 1974 veröffentlicht wurden.

Für technische Wechselströme (50–60 Hz) wurden folgende Wirkungsbereiche der Körperströme auf den Menschen festgelegt:
1) Üblicherweise keine Einwirkungen wahrnehmbar
2) Üblicherweise keine medizinisch schädlichen Einwirkungen
3) Üblicherweise keine Gefahr des Herzkammerflimmerns
4) Gefahr des Herzkammerflimmerns (Wahrscheinlichkeit bis 50%)
5) Gefahr des Herzkammerflimmerns (Wahrscheinlichkeit über 50%).

Für die Festlegung von Einwirkbereichen bei Durchströmung des menschlichen Körpers mit Gleichstrom standen nur wenige Versuchsergebnisse aus der Literatur zur Verfügung. Ein Vergleich zwischen Wechselstrom und Gleichstrom führt bei verhältnismäßig niedrigen Strömen und langer Zeit bei gleicher Gefährdung zu einem Verhältnis von ungefähr 4, während dieser Wert im Bereich hoher Ströme und kurzer Zeiten auf etwa 1 zurückgeht.

Zur Abschätzung der Einwirkung auf höherfrequente Ströme wurde im Anhang C der IEC-Publikation die Spürbarkeitsgrenze und Loslaßgrenze in Abhängigkeit von der Frequenz angegeben.

Da in der Literatur Angaben über die Gefährdung von nichtsinusförmigen Wechselströmen und gleichgerichteten Strömen fast vollständig fehlten, hat sich in der Bundesrepublik Deutschland eine Forschergruppe aus Ingenieuren, Tier- und Humanmedizinern zusammengeschlossen, um die Einwirkungen dieser Stromformen an narkotisierten Jungschweinen zu ermitteln und die Ergebnisse auf den Menschen zu übertragen. Diese Untersuchungen waren notwendig, da durch den Einsatz von Leistungshalbleitern zur verlustlosen Leistungssteuerung zunehmend von der Sinusform abweichende Stromformen im Haushalt und in der Industrie auftreten, so daß die ausschließlich für sinusförmige Wechselströme und Gleichströme geltende IEC-Publikation änderungsbedürftig geworden ist, da sie dem heutigen Stand der elektrischen Energietechnik nicht mehr im vollen Umfang Rechnung trägt. So werden beispielsweise phasenangeschnittene Wechselströme, sinusförmige Impulspakete sowie pulsierende Gleichströme nicht erfaßt, obwohl diese Stromformen inzwischen längst Eingang in die verlustlose Leistungssteuerung elektrischer Energie in annähernd allen Anwendungsbereichen gefunden haben. Für den Anwender elektrischer Energie hat die IEC-Richtlinie folglich nur noch eine beschränkte Aussagekraft für spezielle elektrische Anlagen, die ausschließlich mit reinen sinusförmigen Wechselströmen oder Gleichströmen betrieben werden.

1.1.8 Elektrogefährdungsforschung

Die hohen Sicherheitsanforderungen des VDE sind nur gerechtfertigt, wenn genaue Kenntnisse über die Gefahren der elektrischen Energie vorliegen.

Die Gefährlichkeit von elektrischen Strömen für Mensch und Tier ist von zahlreichen Faktoren, wie Stromform, Stromstärke, Einwirkdauer, Stromweg, Herzphase, Körper- und Übergangswiderstand, Spezies u.a. abhängig. Quantitative Angaben können nur durch Versuche an intakten Großtieren gewonnen werden (Jacobsen et al. 1974 b).

Im Rahmen einer interdisziplinären Zusammenarbeit zwischen der Tierärztlichen Hochschule Hannover, der Universität Hannover und der Universität Essen – GHS und mit Unterstützung der Berufsgenossenschaft für Feinmechanik und Elektrotechnik Köln wurden für energietechnische Wechselströme entsprechend Abb. 1.1, und für gleichgerichtete Ströme entsprechend Abb. 1.2 die mittleren gefährlichen Stromstärken beim Schwein ermittelt.

Bisher wurden Untersuchungen an mehr als 300 Jungschweinen durchgeführt, so daß dieser Arbeitsgruppe bei weitem das umfangreichste Datenmaterial zur Verfügung steht.

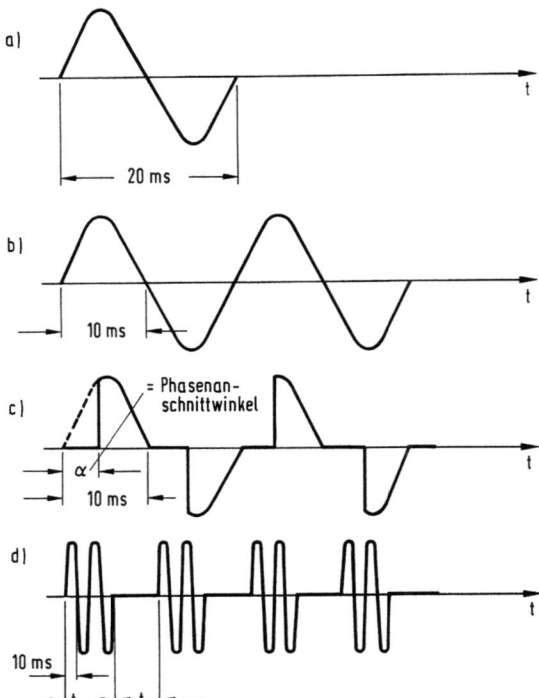

Abb. 1.1 a–d. Energietechnische Wechselströme. **a** Sinusimpuls; **b** sinusförmiger Wechselstrom; **c** phasenangeschnittener Wechselstrom; **d** Impulspaketsteuerung; Schwingungspaketsteuerung. t_s Stromdurchlaßzeit, t_p stromlose Pause. (Jacobsen u. Buntenkötter 1979a)

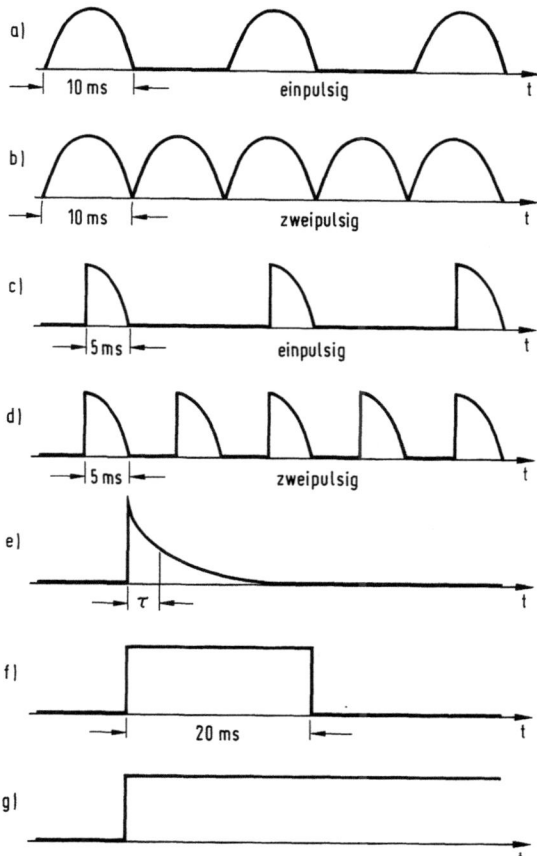

Abb. 1.2a–g. Gleichgerichtete Ströme und Gleichströme **a, b** gleichgerichtete Ströme; **c, d** phasenangeschnittene, gleichgerichtete Ströme; **e** Kondensatorentladung; **f** Gleichstromimpuls; **g** Gleichstrom. (Jacobsen u. Buntenkötter 1979a)

Die Elektrogefährdungsforschung umfaßt verschiedene Bereiche, deren Ineinandergreifen als Voraussetzung für die Sicherheit der Menschen zwingend erforderlich ist.

Die elektrische Energie steht – wie in Abb. 1.3 dargestellt – in verschiedenen Stromformen zur Verfügung (Jacobsen et al. 1974b). Der Mensch ist durch Schutz- und Sicherheitseinrichtungen, die den geltenden Sicherheitsvorschriften entsprechen sollten, i. allg. vor gefährlichen elektrischen Durchströmungen geschützt. Unfälle durch elektrische Energie entstehen bei Versagen oder Umgehung der Schutzeinrichtungen. Dabei kann der Organismus des Menschen gefährlichen elektrischen Stromstärken ausgesetzt sein. Die Unfallstromstärke ist bei Spannungsquellen wie dem normalen Energienetz von den zufällig im Unfallstromkreis vorhandenen Widerständen abhängig, die zeitliche Überlagerung mit dem EKG ist nicht rekonstruierbar und Angaben über die Durchströmungsdauer können nur in seltenen Fällen gemacht werden, so daß über die Unfallforschung nur geschätzte Daten erhältlich sind. Diese Angaben können nur bei sehr umfangreichem Material, das eine statistische Auswertung zuläßt, für die Festlegung von Gefährdungsgrenzen des Menschen herangezogen werden.

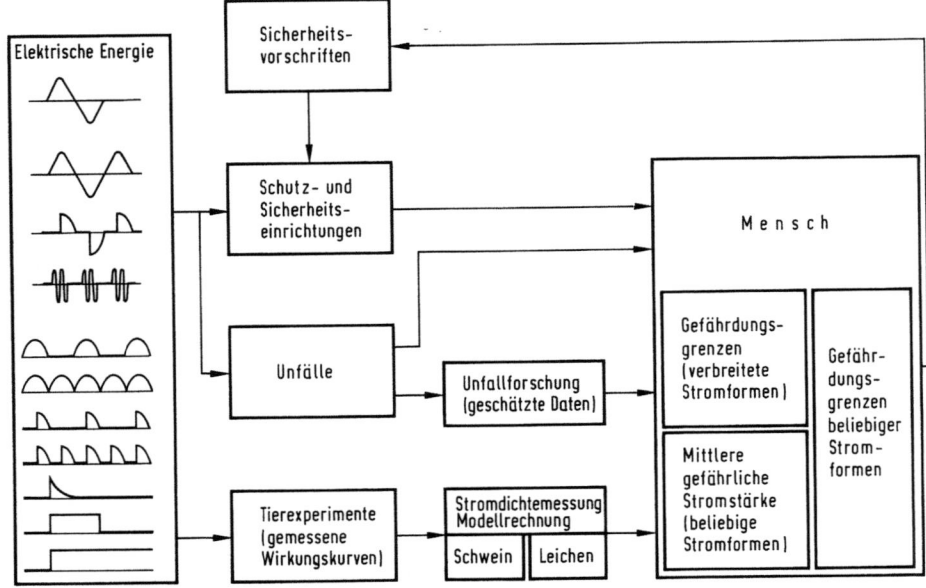

Abb. 1.3. Elektrogefährdungsforschung. (Jacobsen u. Buntenkötter 1979 a)

Als Gefährdungsgrenzen sind die tolerablen Maximalwerte bezüglich Stromstärke und Einwirkdauer ohne nachweisbare Schädigung des Menschen nach elektrischen Durchströmungen anzusehen. Die meisten Unfälle geschehen mit dem am weitesten verbreiteten sinusförmigen 50- oder 60-Hz-Wechselstrom. Daher liegt für diese Stromform das umfangreichste Datenmaterial vor, woraus sich die Gefährdungsgrenzen mit der größten statistischen Sicherheit ableiten lassen.

Tierexperimente dagegen ergeben gemessene Wirkungskurven der Stromstärke in Abhängigkeit von der Einwirkdauer. Durch Feldstärkemessungen am Herzen (Jacobsen et al. 1974 a) toter Versuchstiere und Leichen oder durch Modellrechnungen können die Ergebnisse vom Modelltier Schwein auf den Menschen übertragen werden. Aus der mittleren gefährlichen Stromstärke ist zusammen mit den Gefährdungsgrenzen für sinusförmigen Wechselstrom die Angabe der Gefährdungsgrenze für beliebige Stromformen möglich, die Grundlage für Sicherheitsvorschriften sind.

Die vorliegenden Versuchsergebnisse wurden als Diskussionsbeitrag und Änderungsvorschlag zum IEC-Report 479 veröffentlicht (Jacobsen u. Buntenkötter 1979 a). Sie werden in Abschn. 5.1 näher erläutert.

1.2 Geschichte der Erforschung des Elektrounfalls

Aus heutiger Sicht ergeben sich für die experimentelle Herzforschung in situ prinzipiell mechanische, elektrische und pharmakodynamische Ansatzpunkte, die in dieser Reihenfolge auf empirischer Basis eine bahnbrechende und an Kontroversen und Fehlschlüssen reiche Entwicklung in der Kardiologie einleiten.

1.2.1 Beobachtung des Herzkammerflimmerns durch Koronarokklusion

Die Erstbeschreibung des Herzkammerflimmerns geht auf den Briten Erichsen (1842) zurück. Angeregt durch den englischen Physiologen Hall beobachtete Erichsen in einer Experimentalstudie zur Klärung der Synkope an dezerebrierten, künstlich beatmeten Hunden und Kaninchen nach beidseitiger Koronarokklusion mit Seidenligaturen regelmäßig Kammerstillstand nach durchschnittlich 23 min mit Ausnahme von „geringfügigen zitternden Bewegungen" und weiter pulsierenden Vorhöfen. Diese thanatologisch äußerst wertvolle Feststellung entbehrt jedoch – wie bei späteren Versuchen anderer Autoren – der jetzigen pathophysiologischen Erkenntnis, daß unter „Flimmern" ein reversibler Zustand der Dissoziation bei erhaltener Beeinflußbarkeit von der Nachbarschaft her zu verstehen ist. Von seiten der Myokardfaser steht die Gutartigkeit des Prozesses im Vordergrund, sofern nicht ein Circulus vitiosus von schlechter Herzleistung mit Asphyxie des Myokards und daraus entstehender erhöhter Flimmerbereitschaft das Herz völlig zum Erliegen bringt (Schaefer 1951).

Die Ligatur der Koronargefäße gehört inzwischen zu den Standardmethoden zur Erzeugung oder Simulation kardiovaskulärer Krankheitszustände in der experimentellen Pharmakologie.

1.2.2 Beobachtung des Herzkammerflimmerns nach elektrischer Reizung

Das bei Erichsen (1842) lediglich in der Befundbeschreibung als Nebensächlichkeit erwähnte Herzkammerflimmern erfährt 1850 seine erste phänomenologische Würdigung. Anläßlich erfolgloser Tetanierversuche mit der Rotationsmaschine nehmen Hoffa u. Ludwig (1850) den vollständigen, den Reiz überdauernden Funktionsausfall des Herzens wahr. Gleichzeitig beobachten sie die für Kaninchen typische spontane Entflimmerung. In einer vortrefflichen Beschreibung dokumentieren Hoffa u. Ludwig (1850) das elektrisch induzierte Herzkammerflimmern: ... „geräth das Herz in außerordentlich rasche, ganz unregelmäßige Bewegungen von sehr geringer Intensität. Die Unregelmäßigkeit dieser Bewegung entsteht dadurch, daß die einzelnen anatomischen Elemente sich aus ihren Beziehungen zueinander lösen und die Gleichzeitigkeit ihrer Contraction aufgeben; hierdurch erzeugt sich in Beziehung auf Rhythmus und Intensität ein Wirrwar..., daß es unmöglich ist, sich die Bewegung einer Stelle hierbei zu notieren, worauf es doch ankommen würde."

Die mittels Fühlhebel und Feder registrierte Originalkurve ergibt rechnerisch eine Minutenfrequenz von 604 Flimmerbewegungen.

Dieses Experiment kommt infolge seiner idealen Reproduzierbarkeit mit Hilfe des elektrischen Stromes einer Initialzündung gleich. Es löst nicht nur in der Schule Ludwigs, die bereits 1875 mehr als 150 Schüler, darunter Bowditch, Gaskell, Kronecker und Tigerstedt, aufweist, sondern weltweit lebhafte Aktivitäten aus. Hoffa u. Ludwig (1850) leiten eine Entwicklung ein, welche ohne die kardiale Ambivalenz elektrischer Ströme kaum vorstellbar ist. Die Ambivalenz stellte Abildgaard (1775) bereits 75 Jahre vorher in Kopenhagen durch die elektrische Tötung und Wiederbelebung eines Huhns glänzend unter Beweis.

1.2.3 Auslösung des Herzkammerflimmerns nach intravenöser Verabreichung von Kaliumsalzen

Unabhängig von der elementaren Vorwegnahme der elektrischen Kardioplegie durch Hoffa u. Ludwig (1850) gelingt Aubert u. Dehn (1874) bei Versuchen an thorakotomierten Hunden zur Wirkungsanalyse kaliumhaltiger Kaffeefiltrate und Fleischextrakte die pharmakodynamische Auslösung des Herzkammerflimmerns. Sein Erscheinungsbild „gleicht einer Menge hastig durcheinander kriechender Würmer" und entspricht hämodynamisch einem Herzstillstand. Die Funktionsentgleisung erweist sich als irreversibel und steht in deskriptivem Einklang mit Beobachtungen Guttmanns (1866) am Kaltblüterherzen. Als ursächliche Erklärung postulieren Aubert u. Dehn (1874) ein intrakardiales nervöses Koordinationszentrum, das durch Kaliumsalze alterniert wird. Das Postulat initiiert die heftig umstrittene Theorie der neurogenen Herztätigkeit, der auch Langendorff (1898) mehrere Jahre anhängt.

1.2.4 Der Herzstich nach Kronecker und Schmey

Dem von Aubert u. Dehn (1874) ex juvantibus ohne morphologisches Substrat statuierten Koordinationszentrum widerfährt 1884 durch Kronecker und Schmey eine scheinbar sensationelle Beweisführung aufgrund von Stichverletzungen des Herzens an der unteren Grenze des oberen Drittels der Kammerscheidewand nahe dem Verlauf des absteigenden Astes der linken Koronararterie. Bei 20 Hunden löst der „Herzstich" ausnahmslos irreversibles Herzkammerflimmern aus. An der Einstichstelle vermutet Kronecker (1884) einen „Kreuzungspunkt der Innervationswege, welcher in der Norm als Coordinationscentrum für die Muskulatur der Herzkammern dient und wirksame Pulse ermöglicht". Trotz fundierter Widerlegungen (McWilliam 1887) durch Versuche an völlig desintegrierten Herzen verschiedener Spezies sowie durch den Nachweis der Spontandefibrillation verbleibt dem Theorem Kroneckers ein prägender Einfluß. Dieser gipfelt in der 1897 getroffenen Aussage, der Herzpuls sei ein den Reflexbewegungen analoger Vorgang. Der Herzmuskel sei elektrisch direkt unerregbar (Kronecker 1896).

Im Lichte dieser Feststellung ist der heutige Stand des Wissens zu werten.

Die Erstbeschreibung der elektroreizphysiologischen Sonderstellung des Herzens hat ihren Ursprung in grob-qualitativen Tierversuchen der Medizinischen Privatgesellschaft in Mainz (Mann 1977). Dort wurden am 10. und 11. Dezember 1803 die Wirkungen des Agens der „Voltaschen Säule" zunächst an einer frisch dekapitierten Katze und an zwei enthaupteten Kaninchen studiert (Mann 1977). Dies geschah 20 Tage nach der Exekution des Schinderhannes (Johannes Bückler) und seiner 19 Spießgesellen, die teilweise unmittelbar nach der Enthauptung einer galvanischen (Entladung Leydener Flaschen) und elektrischen (Entladung Voltascher Säulen) Reizanalyse unterzogen wurden.

Der sich abzeichnenden neuen reizphysiologischen Ära gehen annähernd zeitgleiche Entdeckungen und Ereignisse voraus, die auf verschiedenen Experimentalebenen eine zukünftig exakte Analyse naturwissenschaftlicher Phänomene einleiten.
– Die Entdeckung der elektrischen Verstärkungsflasche durch den Domdechanten von Kleist zu Kamin in Pommern, 1745 (Beck 1906)

- Die Beschreibung des elektrischen Schlages tierischer Herkunft und seine Gleichsetzung mit der selbst erfahrenen Entladung einer Verstärkungsflasche durch den holländischen Gouverneur L. Storm van s'Gravesande, 1754 (Sachs 1881)
- Die erfolgreiche elektrische Wiederbelebung eines elektrisch getöteten Huhnes durch Abildgaard (1775) an der Königlich-Dänischen Tierärztlichen Hochschule zu Kopenhagen mittels Leydener Flaschen
- Die aufsehenerregende Publikation Galvanis (1792) über die elektrische Natur der Nervenkraft
- Die fast gleichzeitige Einführung der Guillotine in Frankreich mit dem zunächst befürchteten Nachschmerz der Enthaupteten[1].

Alle fünf Begebenheiten sind bedeutsame Vorläufer der weltweit aufkommenden Forschungsinitiativen zur Aufklärung der Lebenskraft.

Der auch bei Kaltblütern reproduzierbare totale Funktionsausfall des Herzens nach elektrischer Reizung findet anfänglich wegen der fehlenden ursächlichen Klärung keine einheitliche Benennung. Obwohl Heidenhain (1858) nach der trefflichen Beschreibung von Hoffa u. Ludwig (1850) seine Beobachtungen über den durch Induktionsströme gereizten Froschventrikel als flimmernde, zitternde, wogende Bewegung beschreibt, die er als tumultarischen Tetanus bezeichnen möchte.

Die Empfehlung des Chirurgen Steiner (1872, zit. nach Kronecker 1884), die Elektropunktur des Herzens als Wiederbelebungsmittel bei der Chloroformsynkope einzusetzen, verursacht experimentelle Aktivitäten. Diese führen 1874 zur Entdeckung des Vorhofflimmerns durch Vulpian, der die Faradopunktur aufgrund eigener experimenteller Erfahrungen an Hunden mit irreversiblem Kammerflimmern verwirft (Vulpian 1874).

Der einleitend genannte Herzstich von Kronecker u. Schmey (1884), ausnahmslos letal verlaufende Flimmerexperimente an etwa 200 Hunden (Kronecker 1896) und die daraus abgeleiteten erregungsphysiologischen Fehlschlüsse entzünden einen Meinungsstreit unter den Herzphysiologen, die sich fortan in Anhänger der neurogenen und myogenen Theorie des Herzpulses spalten (Kronecker 1896).

Ein durch galvanische Reizung ausgelöster Erregungszustand des Herzens wird als eine „Phase in der Vernichtung der normalen Funktion der Ganglienzellen" angesehen (Neumann 1886), „in dem die normale periodische und koordinierte Tätigkeit in einen regellosen Innervationssturm übergeht". Das den Reiz überdauernde Phänomen spricht nach Langendorff (1898) zugunsten einer Beteiligung „gangliöser Apparate". Schließlich postuliert Barbera (1898) in Anlehnung an Kronecker (1896) ein Gefäßnervenzentrum im Hundeherzen, das sich trotz Lähmung seiner Kranzgefäße von fibrillären Zuckungen nach elektrischer Reizung erholen kann.

1.2.5 Elektrokution und Defibrillation

Die Herzforschung durchläuft in wenigen Jahrzehnten dank der verschiedenen Antriebsmomente eine stürmische Epoche. Sie gipfelt in der systematischen Erarbeitung der elektrischen Defibrillation (Prevost u. Batelli 1899a, 1900a) und in der erfolgreichen Wiederbelebung isolierter und perfundierter menschlicher Herzen (Ku-

---

[1] Angeblich errötete Charlotte Corday, die Mörderin Marats, nach ihrer Enthauptung, als der Henker ihr einen Backenstreich versetzte (Mann 1977)

liabko 1903; Hering 1905; Deneke u. Adam 1906). Diese basieren methodologisch auf der partiellen (Newell Martin 1881) bzw. auf der totalen Isolierung des Säugetierherzens (Langendorff 1895). Sie führen zu der Erkenntnis, daß sich die bereits am Säugetierherzen gewonnenen Beobachtungen uneingeschränkt auf das Herz des Menschen übertragen lassen (Hering 1917a). Das durch $CaCl_2$-Lösung ausgelöste Kammerflimmern am Herzen eines natürlich verstorbenen Mannes sowie der am Herzen einer Delinquentin spontan auftretende Funktionsausfall erweisen sich als reversibel (Hering 1905, 1917a; Deneke u. Adam 1906). Die Beseitigung des Kammerflimmerns gelingt in beiden Fällen durch die von Langendorff (1895) für das isolierte Säugetierherz empfohlene Durchspülungspause. In der stark am empfindlichen Hundeherzen (Szekeres u. Papp 1973) orientierten Experimentalforschung aktualisiert sich nach vollständigem Zusammenbruch der Blutreiz-Doktrin von Haller die Problematik der aus Tierversuchen bekannten Rückbildungsfähigkeit des flimmernden Herzens. Des weiteren führt die in vitro nachgewiesene Flimmerfähigkeit des menschlichen Herzens zu klinisch-thanatognostischen und reanimatorischen Folgerungen, die in bewundernswerter Klarheit von Hering (1912, 1915, 1916, 1917a,b) und Boruttau (1918a,b) vorgetragen werden. Lediglich der elektrischen Wiederbelebung, die von Jellinek (1906, 1908) für äußerste Notfälle in Erwägung gezogen wird, stehen Hering (1917a) und Boruttau (1918a) ablehnend gegenüber.

Boruttau (1918b, 1919) ist neben seinen Arbeiten über die Rettungsfrage und den Mechanismus des Todes durch elektrische Ströme vor allem für die Verpflichtung Batellis (1909) als Autor für das von ihm herausgegebene Handbuch der gesamten medizinischen Anwendungen der Elektrizität zu danken.

Auf der Basis der Genfer Ergebnisse (Prevost u. Batelli 1899a,b,c, 1900a,b; Batelli 1900) sind die als Elektrokution definierten Schädigungen durch Einwirkung elektrischer Ströme (Wechselstrom, Gleichstrom, Induktionsstrom) auf den Organismus zusammengefaßt. Die Fulguration (Blitzeinwirkung) ist wie die Schädigung durch Kondensatorentladungen als selbständige Noxe anzusehen. Nach Prevost u. Batelli (1899a,b,c, 1900a,b) und Batelli (1900, 1909), denen die Priorität der Oberflächenapplikation von elektrischen Strömen unter Tötungsbedingungen zukommt, löst der longitudinale, herzferne Stromdurchgang (Rachen – Rektum; Kopf – Schenkel) bei Versuchstieren dieselben Erscheinungen aus wie eine direkte elektrische Reizung des Herzens. Die am Herzen auftretenden fibrillären Zuckungen sind das wichtigste wahrnehmbare Phänomen. Das flimmernde Herz ist durch eine vollständige Desorganisation der Rhythmik gekennzeichnet. Die Systole folgt nicht der Diastole. Jedes Muskelbündel zieht sich einzeln zusammen; die Herzkammeroberfläche erscheint von kleinen, rasch aufeinanderfolgenden Wellen durchzogen. Das flimmernde Herz ist nicht mehr imstande, seine Pumpfunktion zu erfüllen. Daraus resultiert eine vollständige Anämie aller Organe (Batelli 1909).

Gestützt durch Tierexperimente, durch Befunde an elektrokutierten Delinquenten in den Vereinigten Staaten und durch statistische Erhebung resümiert Batelli (1909), daß die Mehrzahl der Todesfälle auf primärer Herzlähmung unter fibrillären Zuckungen beruht. Der Flimmerzustand des menschlichen Herzens ist aller Wahrscheinlichkeit nach als definitiv anzusehen. Flimmernde Herzen von Kaninchen, Ratten und Meerschweinchen sind nach Batelli (1909) zur spontanen Rückbildung fähig, dagegen sieht er den totalen Funktionsausfall des Herzens bei Affe, Hund und Pferd als irreversibel an. Batelli (1909) sowie Boruttau (1918b) stellen sich energisch gegen die von Jellinek (1903) vertretene Ansicht, der elektrische Tod sei zumeist ein Scheintod durch Lähmung der Atemzentren. Die von Batelli (1909) nach Abschluß seiner grundlegenden Arbeiten mit Prevost als Antriebsimpuls aufgeworfene Frage, inwieweit eine individuell physiologische oder pathologische Prädisposition (Strombereitschaft, pathogenes Optimum) das elektrisch gereizte Herz beeinflusse, findet zunächst keine reizphysiologische Erklärung. Batelli (1909): „So bedarf es zum Beispiel bei manchen Hunden einer Stromeinwirkung von einer Sekunde, um Herzflimmern hervorzurufen, während bei anderen Hunden unter sonst gleichen Bedingungen ein Kontakt von einer viertel Sekunde bereits genügt."

1.2.6 Experimentelle Flimmerforschung

Die von Kahn (1909) in die experimentelle Flimmerforschung eingeführte Elektrokardiographie markiert den entscheidenden Durchbruch für die Elektrophysiologie und den Rhythmus des Herzens, das nun allen Disziplinen der Medizin und ihrer Grenzgebiete zugänglich wird.

Wertvolle Ansatzpunkte für eine interdisziplinäre Flimmerforschung vermittelten Hering (1917a) und McWilliam (1923), dessen Prognose (McWilliam 1889) über den thanatogenetischen Zusammenhang von plötzlichem Herztod und Herzkammerflimmern bestätigt wird. De Boer (1923), Garrey (1924) und Lewis (1925), der durch eine epizootologische Studie an Pferden zur Klärung des Vorhofflimmerns beiträgt (Lewis 1910, 1911/1912), fördern durch ihre Arbeiten den Erkenntnisstand.

Die von Bowditch (1871), Kronecker (1875), Marey (1875) und Engelmann (1895) beschriebenen reizphysiologischen Grundeigenschaften des Herzens werden durch de Boer (1920) wesentlich erweitert. Bei seinen Alternansstudien an entbluteten Froschherzen löst die elektrische Reizung nach Ablauf des refraktären Stadiums unterschiedliche Reizerfolge aus. Eine Stimulation synchron zum T-Gipfel des Elektrokardiogrammes provoziert temporäres Kammerflimmern, das sich nach Ablauf der postundulatorischen Pause (Gewin 1906) normalisiert. Gleich starke Reize gegen Ende der T-Welle bewirken lediglich eine Extrasystole mit kompensatorischer Pause.

Die von de Boer (1920, 1920/21) am suspendierten Froschherzen in Abhängigkeit von der T-Welle ermittelte Flimmerbereitschaft des Herzens bestätigt sich in 6jährigen Reihenversuchen an mehr als 700 intakten Meerschweinchen, 300 Schafen sowie an Kaninchen, Katzen, Hunden, Schweinen und Kälbern (King 1934; Williams et al. 1934; Ferris et al. 1936). Die herzperiodenabhängige Empfänglichkeit (Ferris et al. 1936) des Herzens gegenüber kurz einwirkenden Stromflußzeiten erfährt eine endgültige Absicherung durch Wiggers u. Wegria (1940a). Nach Versuchen an 17 thorakotomierten Hunden in Morphin-Barbital-Narkose mit kardialer Applikation von Kondensatorentladungen und intrakardialer Druckmessung postulieren Wiggers u. Wegria (1940a) die vulnerable Phase der ventrikulären Systole. Übereinstimmende Wiederholungsversuche belegen die Wirkungslosigkeit von Stimuli in der intraventrikulären Druckanstiegsphase. Dagegen rufen während des Druckmaximums und etwa 60 ms vor Beendigung der mechanischen Systole einfallende Reize entweder eine Extrasystole in der folgenden Diastole oder Flimmern hervor (Wiggers u. Wegria 1940a).

16   Einleitung

Versuche mit Wechsel- und Gleichströmen an Hunden (Wiggers 1940a, b; Wiggers u. Wegria 1940b; Wiggers et al. 1940; Wegria u. Wiggers 1940a, b; Wegria et al. 1941) zur quantitativen Erfassung der Flimmerschwellen sowie die Einbeziehung von experimentell erzeugten Krankheitszuständen konsolidieren die Stichhaltigkeit der vulnerablen Phase, die Schaefer (1958) anhand von Arbeiten aus dem Physiologischen Institut Heidelberg (Kayser et al. 1953; Guck et al. 1954; Oberdorf u. Wilke 1954; Gottstein u. Wilke 1955; Trautwein 1957) ausführlich erörtert.

Neben der prinzipiellen Bestätigung der vulnerablen Phase bei Hunden mit Stromstärken bis zu 50 A hebt Schaefer (1958) die Bedeutung der fraktionierten Erregung des Herzens für die Auslösung des Flimmerns hervor. Die unterschiedlichen Verlaufsrichtungen der Myokardfasern bedingen, daß nur einzelne Myokardabschnitte optimal zum Reizstrom liegen und damit früher erregt werden.

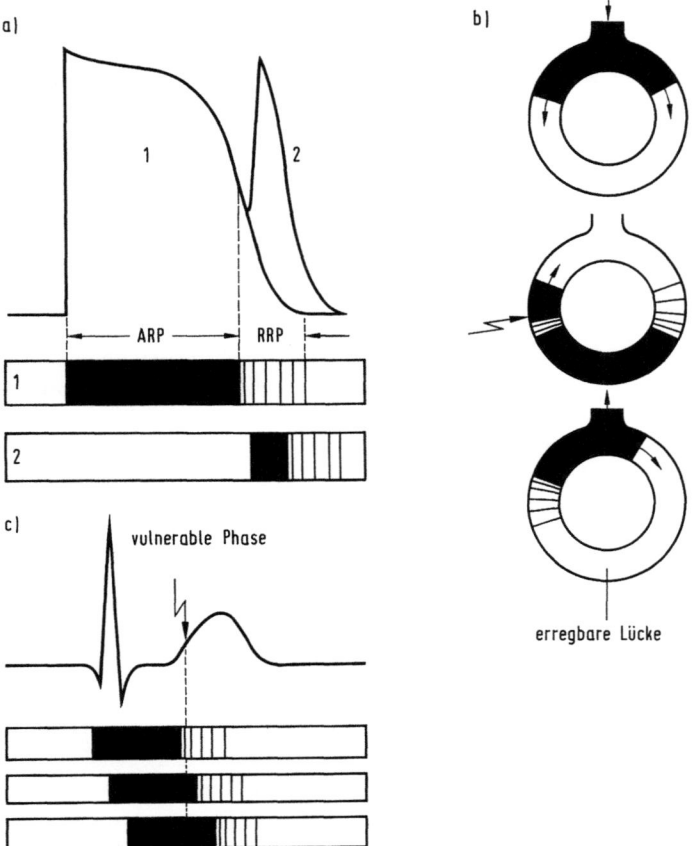

Abb. 1.4a–c. Modell zur Erklärung der Vulnerabilität. **a** Schematische Verdeutlichung der Beziehung zwischen Aktionspotentialdauer und Refraktärzeit; **b** durch Zweitreiz ausgelöste, verkürzte unidirektionale Erregungswelle, Möglichkeit des Wiedereintritts infolge erregbarer Lücke zwischen Erregungsfront und Erregungsende; **c** zeitliche Beziehung der vulnerablen Phase zum EKG. *ARP* Absolute Refraktärperiode, *RRP* Relative Refraktärperiode, *Pfeile* Erregungswellen. (Nach Antoni 1975a)

Das für Gleichstrom gültige Prinzip der Kathodenschließungserregung und Anodeneröffnungserregung läßt sich auf die Wechselstromreizung übertragen, wenn diese als eine andauernde Folge von Kathodenschließung und Anodenöffnung interpretiert wird (Antoni 1975 b). Weiterhin hat nach Schneider (1971) bei Zerlegung des Wechselstroms in Stromstoßserien (0° Schließung – 90° Öffnung; 180° Schließung – 270° Öffnung; 360° Schließung – 90° Öffnung etc.) das Gesetz der polaren Erregung (Pflüger 1859) Gültigkeit. Die in Längsrichtung vom Reizstrom betroffene Herzmuskelfaser reagiert mit einem Erregungsoptimum. Für andere Auftreffwinkel resultiert eine anteilige Wirkung, die annähernd dem Cosinus α des durch Stromlinien und Faserrichtung gebildeten Winkels entspricht (Schaefer 1977; Schaefer u. Kieback 1977). Stromfluß während der relativen Refraktärzeit bewirkt in Abhängigkeit von der Erregbarkeit der einzelnen Fasern unterschiedlich formierte Aktionspotentiale (Antoni 1975 a, b; Pillat 1964; Schütz 1936). Daraus ergeben sich günstige Voraussetzungen für die Entstehung des Herzkammerflimmerns (Trautwein 1972).

Nach Fleckenstein (1961, 1963) und Antoni (1961, 1963) kennzeichnen 2 Grundphänomene die abnormen Erregungsabläufe in flimmernden Myokardfasern:

1) Eine Abkürzung der Aktionspotentialdauer mit Verlust des Plateaus und typischer Nadelform, die eine Verkürzung der Refraktärzeit nach sich zieht und damit die Myokardfaser in die Lage versetzt, pathologisch hohe Erregungsfrequenzen zu beantworten. Diese Entgleisung hat eine mangelnde Aktivierung des kontraktilen Apparates zur Folge.
2) Ein Funktionswandel des Arbeitsmyokards, das, zur diastolischen Depolarisation befähigt, multipel oder vereinzelt zum ektopischen Zentrum wird.

Die sog. vulnerable Periode der Flimmerauslösung (Antoni 1977) steht also in ursächlichem Zusammenhang mit der refraktären Phase des Herzens. Die Vulnerabilität entspricht nach Antoni (1977) jedoch nicht einem definierten Abschnitt des elementaren Erregungsrückganges, sondern repräsentiert ein Phänomen, das lediglich in größerem Gewebsverband mit problematischer Erregungskoordination nachzuweisen ist (s. Abb. 1.4).

1.2.7 Elektrogefährdungsforschung

Tierexperimentelle Untersuchungen an Hunden über die Gefährlichkeit von sinusförmigem 50-Hz-Wechselstrom sowie Gleichstrom gehen auf Koeppen (1935) zurück. Für die Wirkung des Stromes auf Herz und Atmung von intakten Tieren gibt er den Zusammenhang zwischen Stromstärke, Einwirkdauer und Stromweg an. Den Einfluß von Frequenz, Stromweg, Einwirkdauer und Herzphase ermittelten King (1934) und Ferris et al. (1936) an verschiedenen Tierspezies mit 60- und 25-Hz-Wechselstrom und reinem Gleichstrom (Batteriestrom). Bei externer Applikation lösen Durchströmungen mit einer Einwirkdauer von 30 ms und Stromstärken bis zu 15 A nur in einer bestimmten Herzphase (T-Welle) tödliches Herzkammerflimmern aus. Dies bestätigen Versuche von Guck et al. (1954) an Hunden mit Stromstärken bis zu 50 A. Kouwenhouven et al. (1959) überprüfen an Hunden die Gefährdung durch 60-Hz-Wechselströme bei Einwirkzeiten von 0,008 bis 5 s. Dabei erweist sich ebenfalls die T-Welle als vulnerabel.

Von Scott et al. (1973) werden die Untersuchungen an Hunden im Bereich längerer Einwirkzeiten ergänzt. Externe Durchströmungsversuche mit 50-Hz-Wechselstrom an Hunden (220 V) und Kondensatorentladungen (20 µF; $\leqq$ 8300 V) nehmen Brinkmann et al. (1959) vor. Die Applikation von Kondensatorströmen ($I \leqq 6,6$ A) und Wechselströmen (375 mA, Einwirkdauer $\leqq 0,3$ s) löst kein Herzkammerflimmern aus. Die gleiche Wechselstromstärke führt dagegen bei einer Einwirkdauer von 0,5 s zum Tode. Eine Abhängigkeit der gefährlichen Stromstärke bis zum Flimmerbereich von der Einwirkdauer für 50-Hz-Wechselströme sowie Kondensatorentladungen ($I \leqq 40$ A/10 kV) fand Osypka (1963) bei Schweinen. Knickerbocker (1972) bestimmt die Herzkammerflimmerschwelle an Hunden nach Verabfolgung von Batterieströmen, 20-Hz-Wechselströmen und Überlagerungen aus beiden Stromarten. Bei Einwirkzeiten $>0,5$ s ist die gefährliche Stromstärke von dem Spitzen-Spitzenwert (I_{ss}) abhängig ($DE_{50=} = 297$ mA/2 s; $DE_{50\ 20\ Hz\ eff} = 80$ mA/2 s); bei Durchströmungen $\leqq 0,2$ wird die gefährliche Stromstärke durch den Spitzenwert erfaßt ($DE_{50=} = 1,11$ A/50 ms; $DE_{50\ 20\ Hz\ eff} = 912$ mA/100 ms). Durch Experimente an Schweinen mit nichtsinusförmigen Wechselströmen (überhöhter Spitzenwert, Scheitelfaktor 1,56) kommt Reinhard (1967) zu dem Schluß, daß die Gefährlichkeit dieser Stromform niedriger ist als bei sinusförmigem Wechselstrom.

Von einer interdisziplinären Arbeitsgruppe an der Tierärztlichen Hochschule Hannover werden seit 1971 sinusförmige und phasenangeschnittene Wechselströme, Impulspaketströme, gleichgerichtete Ströme, phasenangeschnittene gleichgerichtete Ströme und Kondensatorentladungen auf ihre Gefährlichkeit an Schweinen untersucht (Jacobsen 1973; Jacobsen et al. 1974 a; Jacobsen et al. 1974 b, 1975; Reinhold 1976; Reinhold u. Buntenkötter 1976, 1977; Buntenkötter u. Jacobsen 1975, 1977; Jacobsen u. Buntenkötter 1979 a, b; Buntenkötter 1980).

1.3 Die medizinische Seite des Problems

Es erscheint fast unverständlich, daß trotz stark zunehmender Elektrizifizierung in der Industrie und im privaten Bereich die Zahl der Elektrounfälle nicht nur nicht zugenommen hat, sondern seit Jahren rückläufig ist, wenn auch mit erheblichen Schwankungen von Jahr zu Jahr. Diese Abnahme ist noch eindrucksvoller, wenn sie auf den Gesamtenergieverbrauch bezogen wird (Kieback 1979; vgl. Kap. 3). Für dieses Absinken sind sicher viele Gründe anzuführen, unter denen die technische Perfektionierung der Unfallverhütung vermutlich an erster Stelle steht. Freilich zeigt sich auch (s. Kap. 3), daß die tödlichen Stromunfälle weniger stark zurückgehen als die tödlichen Arbeitsunfälle insgesamt. Einen hohen Anteil an diesen Unfällen haben die privaten Haushalte, bei denen die Unfallverhütung nicht im gleichen Maße durchgreift. Alle diese Tatsachen zeigen, daß die Frage, warum der Strom tötet und ob der Strom als Unfallursache deutlich andere Bedingungen der Auslösung von Unfällen und Unfallfolgen aufweist als andere (meist chemische oder mechanische) Unfallursachen, eine große Bedeutung haben muß.

Der Elektrounfall hat es mit einer Energieform als Schädigungsursache zu tun, welche gegenüber anderen Energieformen in der Tat mehrere Besonderheiten aufweist: Strom und Spannung sind mit menschlichen Sinnesorganen in der Regel nicht wahrnehmbar, die elektrische Energie nimmt dadurch das Charakteristikum einer „anonymen" Bedrohung an. Seine dramatischen Wirkungen entfaltet der Strom zudem auf zwei völlig konträre Arten. Er kann den Tod sofort herbeiführen, ohne daß irgendwelche sichtbaren Schäden auftreten müssen, indem er die Herzkammern zum Flimmern und damit den Blutkreislauf sofort zum Erliegen bringt. Er kann aber auch durch Entwicklung hoher Wärmeenergien wirken, also Gewebe verkochen oder verbrennen, wobei das Herz sogar oft unbehelligt bleibt. Schließlich hat der Strom nicht immer eine schädigende Wirkung, vielmehr kann ein und dieselbe Stromstärke in dem einen Fall völlig wirkungslos bleiben, im anderen den sofortigen Tod herbeiführen. Es hat sich gezeigt, daß das Herz nur für eine kurze Zeit für die Flimmerauslösung empfindlich, also elektrisch verletzbar, „vulnerabel", ist (*vulnerable Periode,* VP). Der Eintritt des Todes wäre also schon dadurch eine „unwahrscheinliche" Folge der Durchströmung. Diese Tatsache ist erstmals von *Ferris* et al. (1936) entdeckt worden. Es wird sich aber zeigen, daß kurzzeitige Durchströmungen, die wesentlich unter der Dauer einer Herzperiode liegen, auch die zur Auslösung des Flimmerns erforderliche Stromstärke nur bei hohen Spannungen (über 1000 V) erreichen.

Zahlenmäßig spielt der Elektrounfall im Rahmen aller Arbeitsunfälle eine vergleichsweise geringe Rolle (vgl. Kap. 3). Der Anteil der elektrischen Unfälle an allen Unfällen betrug 0,18% im Jahr 1976. Der Anteil der tödlichen Unfälle durch Strom an allen tödlichen Unfällen betrug aber 3,42% (Kieback 1979). Aus dieser eindrucksvollen Tatsache kann man ableiten, daß der elektrische Strom, sobald er einen Unfall auslöst, leichter als andere Unfallursachen zum Tode führt. Die elektrische Energie ist also besonders „gefährlich". Die Forschung kann dieses eigenartige Verhalten leicht erklären. Es beruht in erster Linie darauf, daß schon geringe Fehler im Umgang mit Elektrizität, durch Auslösung von Herzkammerflimmern, den Tod herbeiführen.

Diese typische Eigenschaft der Elektrizität hat schon sehr früh zur wissenschaftlichen Erforschung der Tötungsbedingungen durch den elektrischen Strom geführt. Es wird berichtet (Panse 1955), daß schon 1879 der erste tödliche Elektrounfall eintrat. Erst 1899 gab es eine gründliche wissenschaftliche Untersuchung über die Todesursachen solcher Unfälle, wobei bereits das Herz als besonders gefährdetes Organ erkannt wurde (Prevost u. Batelli 1899). Es ist dennoch eindrucksvoll, wie lange es gedauert hat, bis die Wirkungen des elektrischen Stromes leidlich exakt bekannt wurden.

Boruttau (1918 b) hat die verworrenen Pfade dieser Diskussion um den elektrischen Tod geschildert und insbesondere die offenbar irrigen Lehrmeinungen Jellineks (1903) aufgrund von 1190 Analysen elektrischer Unfälle widerlegt. Kammerflimmern erscheint nach Boruttau als irreparable Todesursache „in der weitaus überwiegenden Mehrzahl der Todesfälle". Noch 1931 bezweifelte allerdings Jellinek, daß Herzkammerflimmern die gewöhnliche Ursache des plötzlichen Todes durch Elektrizität sei, obgleich um diese Zeit das Herzkammerflimmern bereits weithin als Todesursache diskutiert wurde. Auch v. Holstein-Rathlou (1936) nennt eine Vielzahl möglicher Todesursachen, bezüglich des Herzens sogar erstaunlich korrekt: er sagt, daß der Strom das Herz auf dreierlei Weise schädigen könne, nämlich durch primären Herzstillstand, durch Flimmererzeugung und durch Erstickung bei Atemstillstand. Die weitere Förderung der Theorie und ihre Umsetzung in die

Praxis verdanken wir weitgehend den Arbeiten von Alvensleben (1915, 1926, 1938, 1941).

Alle Einsichten in die Tötungsmechanismen des Stromes müssen natürlich im Tierversuch gewonnen werden. Da sich ein einmal eingetretenes Herzkammerflimmern beim Menschen spontan niemals zurückbildet und unter ärztlichem Eingriff durch elektrischen Gegenschock (Defibrillation) nicht gefahrlos zu normalisieren ist, sind Experimente am Menschen nur bezüglich der Wirkung solcher Stromstärken möglich, welche das Herz sicher noch nicht schädigen. Da auch bei einem Unfall, gerade im Fall des tödlichen Verlaufs, Beobachtungen frühestens erst viele Minuten nach dem kritischen Ereignis vorliegen, sind unsere Kenntnisse der Vorgänge beim Menschen bescheiden.

Der Schluß vom Tier auf den Menschen hinsichtlich elektrischer Einwirkungen, der die ganze wissenschaftliche Diskussion beherrscht, bietet grundsätzlich drei Probleme. 1) Es bleibt immer ungewiß, inwieweit sich ein Tier so verhält wie der Mensch, da es sowohl anatomisch erheblich anders gebaut ist als auch immer funktionelle Besonderheiten aufweist. Es scheint dennoch kein einziges Argument zu geben, mit dem man den Tierversuch in seinem Wert auch für die Pathologie des Menschen abqualifizieren könnte. Es gibt in der Tat nur zwei weitere Schwierigkeiten: 2) Von den Stromwirkungen auf das Tier auf diejenigen des Menschen zu schließen ist dadurch hinsichtlich der quantitativen Tötungsbedingungen unsicher, daß bei allen Stromwirkungen die Stromdichte wesentlich ist, diese von der Körpergröße abhängt, die Relation der Körpergröße aber offenbar nicht allein die Unterschiede der Stromwirkungen beherrscht (vgl. Kap. 5.4.5). 3) Kleine Herzen verhalten sich grundsätzlich anders als große, d.h. sie kehren bei Herzkammerflimmern meist spontan zu einem normalen Herzschlag zurück. Bei großen Versuchstieren sind die Ereignisse beim Menschen jedoch gut zu simulieren.

Aus diesem Grund ist durch die Experimentalforschung der letzten 50 Jahre eine so genaue Kenntnis der Vorgänge beim elektrischen Unfall erzielt worden, daß mindestens die praktisch wichtigen Probleme bekannt sind.

1.3.1 Besonderheiten des Elektrounfalls

Wie schon in den einleitenden Bemerkungen betont wurde, bietet der Elektrounfall eine Reihe von Besonderheiten, die vor allem auch für die Praxis der Unfallverhütung und Begutachtung bedeutsam sind.

Zunächst ist, im Gegensatz zu den meisten anderen Gefahren am Arbeitsplatz, die Gefahr durch den Strom nicht wahrnehmbar. Keines unserer Sinnesorgane wird durch elektrische Felder erregt, wenn man von elektrischen Effekten (z. B. Vibration der Haare) in extrem starken Feldern absieht. Doch solche Effekte kommen bei Spannungen, die in der Regel Unfälle verursachen, nicht vor, da die unter Spannung stehenden Leiter zu schwache elektrische Felder in ihrer Umgebung entwickeln. Die Unfaßbarkeit von Strom und Spannung erzeugt, wenn einmal eine belastende Erfahrung mit einem Elektrounfall erfolgt ist, gelegentlich ein Gefühl der Angst. Die Empfindlichkeit des Menschen gegenüber der „Noxe" (Schadquelle) Strom ist zudem verschieden hoch und hängt teils vom Hautwiderstand, teils vom Zustand des Kreislaufs ab: ein bei körperlicher Arbeit oder Aufregung schnell schlagendes Herz ist besonders stark gefährdet, wie noch zu zeigen sein wird. Psychische Einflüsse, welche die Herzfrequenz steigern und den Hautwiderstand senken, sind ebenfalls Gefahrenmomente.

Die Durchströmung des Körpers mit elektrischem Strom hat die beiden schon erwähnten, völlig verschiedenen Wirkungen zur Folge: den Herztod und die Verbrennung. Es gibt daneben noch andere, vorübergehende und niemals primär tödliche Wirkungen auf Kreislauf, Atmung oder Nervensystem, die später eingehend beschrieben werden. Durch die „Dichotomie" der Unfallfolgen, eine Zweiteilung in völlig extreme Formen, erklären sich aber eine Reihe sonst unverständlicher statistischer Tatsachen, z. B. der relativ hohe Anteil von Todesfällen an der Gesamtzahl von Elektrounfällen und die Tatsache, daß die Fälle mit plötzlichem Herztod keinerlei äußere Zeichen elektrischer Einwirkung, wie z. B. „Strommarken", aufweisen müssen. Das hat in der Frühgeschichte der Erforschung des Elektrounfalls zu erheblichen Fehlschlüssen geführt, und noch Jellinek berichtet 1931 von Todesfällen, die er anders als durch elektrische Energie verursacht erklärt, obgleich nach heutigem Verständnis der Strom sicher die Tötungsursache war. Für den Laien besteht die Unbegreiflichkeit des Todeseintritts noch heute.

Diese Dichotomie bewirkt zweierlei: daß der Strom, wenn er nicht thermische Wirkungen setzt, entweder tötet oder das Unfallopfer relativ unversehrt läßt. Diese Tatsache führt u.a. dazu, daß man die Gefährlichkeit des Stromes leicht unterschätzt. Auch wird dadurch der Begriff des Elektrounfalls problematisch, da unter „Unfall" immer nur Ereignisse mit einer Körperschädigung verstanden werden. Durchströmungen ohne schädliche Folgen werden wir daher „elektrische Einwirkungen" ohne Unfallfolgen nennen. Außerdem bewirkt die Dichotomie, daß die Unfallfolgen sich in sehr rasch abklingende akute Folgen und sehr lang dauernde chronische Folgen einteilen lassen, mit wenigen Ausnahmen vorwiegend auf dem Gebiet der Neurologie, die eine Zwischenstellung einnehmen mögen.

Ursache der Dichotomie ist, daß der Strom zwei völlig verschiedene Effekte auslöst. Die erste Gruppe dieser Effekte kann am besten dadurch gekennzeichnet werden, daß der Strom in biologische Prozesse eingreift, die dem „information engineering" zuzuordnen sind. Die Funktion des Herzens wird nämlich dadurch bewerkstelligt, daß über die Herzmuskulatur hinweg ein Erregungsprozeß läuft, der nach Art einer Information mit einem Minimum an Energie die dann energetisch aufwendige Herzkontraktion „auslöst". Diese Erregungswelle startet im sog. Herzsinus, an der Eintrittsstelle der großen Venen ins Herz, breitet sich erst über die Vorhofmuskulatur des Herzens aus und tritt mit einem Teil in ein spezifisches Leitungssystem über, das vom Vorhof in die Herzkammern hineinführt und dann, sich verzweigend, die Erregung in alle Teile der Kammerwand hineinleitet. Wir nennen dieses System „Reizleitungssystem". In diesem System werden durch den elektrischen Strom unphysiologische, zur falschen Zeit entstehende und falsche Bahnen einschlagende Erregungswellen ausgelöst. Hierzu bedarf es sehr kleiner Energien, da nur wenige Millivolt und $10^{-7}-10^{-8}$ A pro Herzmuskelfaser ausreichen (Schaefer 1958; vgl. Kap. 4.2.4). Die Auslösung dieser Fehlerregung ist freilich an eine sog. „Schwellenbedingung" geknüpft: der schädigende Strom muß die wenn auch kleinen Spannungen und Ströme am Herzen erreichen, welche eine Schwelle zur Erregung überschreiten. Da vom eintretenden Strom nur ein kleiner Teil über das Herz fließt, und sich dabei auf mehr als 20 Mio. einzelne Fasern verteilt, sind jedoch als Mindestspannung und Strom zur Auslösung dieses Prozesses bei längeren Stromflußzeiten ca. 60 Volt bzw. ca. 80 mA erforderlich (Koeppen u. Panse 1955; Schaefer 1951). Wenn freilich der äußere Reizstrom dem Herzen direkt (z. B. als Fehlerstrom durch einen Herzkatheter) zugeführt wird, sinken die zur Erregungsauslösung erforderlichen Ströme und Spannungen auf sehr kleine Werte ab. Schon 0,38 mA können, wenn der Strom 2 s und länger fließt, Flimmern am Hundeherzen auslösen (Roy et al. 1977) (Abb. 1.5). Für beide Formen der Durchströmung gilt,

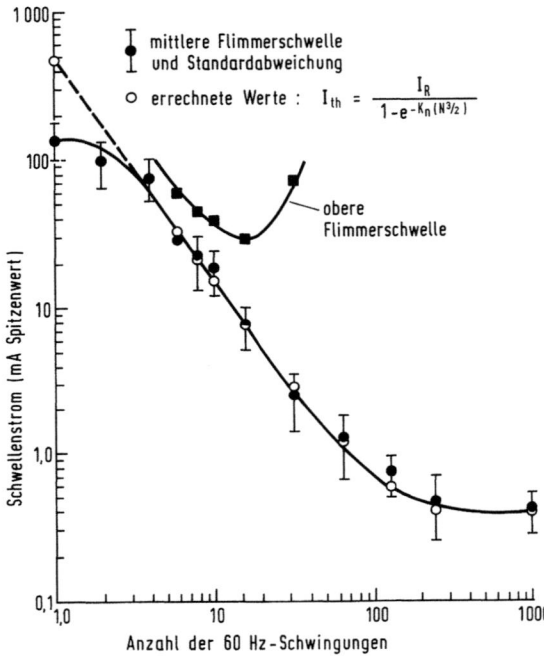

Abb. 1.5. Schwellen zur Auslösung von Flimmern am Hundeherzen bei intrakardialer Stromzuführung mit einer kleinflächigen Elektrode von 14 mm² Oberfläche. Die obere Kurve gibt die maximalen Stromstärken an, deren Überschreiten kein Flimmern mehr auslöst. (Modifiziert nach Roy et al. 1977)

daß sich bei grober Einteilung zwei Schwellenwerte unterscheiden lassen: kurze Reizströme (≤ 100 ms) haben eine etwa 20fach höhere Schwelle als lange Zeit fließende Ströme (≥ 1 s), so daß mindestens zwei Mechanismen vorhanden sein müssen, welche diese Schwellen bestimmen.

Bevor es zur Auslösung zusätzlicher Erregungen kommt, können die natürlichen (physiologischen) Prozesse der Erregungsbildung beeinflußt werden: der natürliche Herzschlag wird beschleunigt („Tachykardie"), es entstehen schließlich zusätzliche Erregungen, sog. *Extraschläge* (*Extrasystolen*). Zudem werden Blutdruck und Atmung verändert und die Muskeln beginnen zu krampfen.

Die zweite Folge der Durchströmung entspricht den physikalischen Prozessen des „power engineering", ist also unmittelbar durch die freigesetzte Energie wirksam. Diese Energie hat zwei erscheinungsmäßig unterscheidbare Wirkungen: sie kann das lebende Gewebe durch Erhitzung funktionsuntüchtig machen, was schon bei einer Temperatursteigerung von 5 °C über Körpertemperatur der Fall sein dürfte. Eine irreversible Störung tritt erst ein, wenn die empfindlichen Makromoleküle der Zellen, insbesondere die Eiweißmoleküle, thermisch verändert (koaguliert) und damit in Wasser unlöslich werden. Solche Verkochungen beginnen schon weit unter 100 °C. Erst wenn die elektrische Energie zur Verkohlung von Gewebsteilen führt, bei Temperaturen, welche 100 °C erheblich überschreiten, ist die Schädigung von außen leicht erkennbar und abgrenzbar. Da aber der Strom seine thermische Energie auch in den tiefer gelegenen Geweben (z. B. den Muskeln) freisetzt, bereitet es meist erhebliche Schwierigkeiten, noch funktionstüchtiges, funktionell geschädigtes, aber wiederherstellbares und irreversibel geschädigtes Gewebe gegeneinander abzugrenzen (vgl. Kap. 4.5).

Während die Flimmerschwellen von der Stromrichtung und der Art der Stromzuführung verhältnismäßig wenig abhängig sind (Kap. 5.1.7), hängt die thermische Wirkung eines Stromes sehr stark von der Elektrodengröße und -lage, also vom Stromweg, ab. Diese Wirkungen werden beim Stromdurchgang von der Stromdichte und vom spezifischen Gewebswiderstand bestimmt, sind also dort am größten, wo der Körperquerschnitt, der vom Strom durchflossen wird, besonders klein ist. Im Brust- und Bauchraum werden thermische Wirkungen daher selten entstehen. Völlig verschieden vom Stromdurchgang ist die Wirkung eines Lichtbogens, der neben dem Wärmetransport durch Luft vorwiegend durch strahlende Energie verletzt, also zunächst die Oberfläche schädigt und nach Maßgabe der Wärmeleitung dann in die Tiefe dringt.

Es ist aus all diesen Gründen unmöglich, für die thermischen Wirkungen eines Stromes Toleranzgrenzen anzugeben. Nur für bestimmte Stromwege lassen sich, wie später gezeigt wird, Annäherungswerte errechnen.

Die relativ hohen thermischen Toleranzen bedingen, daß die Unfallfolgen, jedenfalls im Bereich der Niederspannung, vorwiegend solche sind, die durch Auslösung von Erregungsprozessen wirksam werden. Das wiederum bedeutet, daß der Unfall entweder den sofortigen Tod durch Kammerflimmern bedingt oder, auf längere Zeit (Tage) hin betrachtet, wirkungslos bleibt, da die ausgelösten Erregungsprozesse rasch abklingen. Der Sonderfall des *Vorhofflimmerns* wird später gesondert behandelt (Kap. 5.4.1.3).

Alle soeben besprochenen Stromfolgen lassen sich also in dreifacher Hinsicht als gegensätzliche Möglichkeiten kennzeichnen:

1) Die Folge kann, energetisch betrachtet, teils in der Erreichung einer Erregungsschwelle bestehen und damit, bei kleinem Energieaufwand, große Wirkungen entfalten, wie es für das „information engineering" typisch ist; sie kann ihre Wirkungen durch den Energieaufwand direkt entfalten, also thermisch bedingt sein, dem „power engineering" entsprechend.

2) Die Folge kann in Tod oder Überleben bestehen, wobei im Fall des Informationsanalogons Zwischenstufen kaum existieren, der Überlebende also Folgen kaum davonträgt; nur das Poweranalogon hat oft schwerste Folgen, kann aber, wie sich zeigen wird, ebensowohl auch direkt töten, und zwar durch Flimmern nach dem Informationsanalogon.

3) Die Folge kann in akuten (entweder sehr flüchtigen, später folgenlosen oder sofort tödlichen) Wirkungen bestehen oder chronisch sein, mit einer großen Zahl möglicher Komplikationen.

4) Als viertes Problem der Stromfolgen bedarf das der Gefährdungswahrscheinlichkeiten besonderer Analyse.

1.3.2 Die Gefährdungswahrscheinlichkeiten

Wie schon eingangs erwähnt wurde, ist das Herz nur kurz, während der *vulnerablen Periode* (VP), zum Kammerflimmern zu bringen. Die VP dauert bei einer normalen Herzfrequenz von 60/min vermutlich nur 50 ms. Das bedeutet also, daß bei wahllosem Einfall eines gefährdeten kurzen Stromstoßes in den Herzrhythmus die Wahrscheinlichkeit, tödliches Kammerflimmern auszulösen, nur 5% (50 von 1000 ms einer Herzperiode) beträgt. Zu dieser geringen *zeitlichen Wahrscheinlichkeit* treten nun andere Formen der Gefährdungswahrscheinlichkeit hinzu, welche das dramatische Ereignis des Kammerflimmerns trotz enormer Steigerung der Elektrifizierung und damit der äußeren Gefährdung relativ unwahrscheinlich machen.

Zunächst hängt der Eintritt des Kammerflimmerns von der Durchströmungsdauer ab. Für Durchströmungszeiten bis zu ca. 100 ms sind die Schwellen so hoch, daß die üblichen Verbraucherspannungen keine schwellenwertigen Ströme erzeugen. Erst Durchströmungen, die länger als eine Herzperiode andauern, haben niedrige Schwellen, so daß die Durchströmung gefährlich wird.

Es ist also die Frage der *energetischen Wahrscheinlichkeit:* ein Strom schädigt nur bei Überschreiten einer „Schwelle", die für kurzdauernde Ströme relativ hoch ist. Diese Schwelle wird von drei Wahrscheinlichkeiten bestimmt: der *Minimalschwelle,* die überschritten werden muß; der zufälligen *geometrischen Ausrichtung* der Stromfäden, welche das Herz durchsetzen, und dem jeweils herrschenden *Hautwiderstand,* der nicht nur hohe physiologische Variabilität aufweist, sondern auch durch den Stromfluß selbst zusammenbricht. Dadurch ist z.B. eine „Schwelle" äußerer Gefährdungsbedingungen zunächst nicht in Spannungen, sondern nur in Stromstärken sinnvoll anzugeben, wenngleich es natürlich notwendig und möglich ist, eine Spannung anzugeben, die unter allen Umständen ungefährlich ist: 50–60 V. Es gibt endlich auch bei hohen Stromstärken und Spannungen im Experiment Fälle, wo solche Ströme selbst dann nicht das Herz gefährden, wenn sie in die VP fallen. Es gibt eine „Flimmerwahrscheinlichkeit", die sich nicht in Schwellenbedingungen interpretieren läßt und deren Natur unbekannt ist.

Eine wesentliche Modifikation erhält die Gefährdungswahrscheinlichkeit durch die Form des Kontaktes von Mensch und dem unter Spannung stehenden Gegenstand. Sobald dieser Kontakt durch das Ergreifen eines solchen Gegenstandes erfolgt, ist die Fähigkeit, diesen Gegenstand trotz des entstehenden Muskelkrampfes loszulassen, für den Ablauf der Ereignisse entscheidend. Man spricht von der „Loslaßspannung" (let go voltage) bzw. besser Loslaßstromstärke (let go current) (Dalziel u. Massoglia 1956); vgl. Kap. 1.3.4.

Es gibt endlich Gefährdungswahrscheinlichkeiten, welche von der Zugänglichkeit zu einem unter Spannung stehenden Gegenstand abhängen, von der aus ein lebens- und gesundheitsgefährdender Strom in den Körper eintreten kann. Diese „Zugänglichkeit" läßt sich durch äußere Sicherheitsmaßnahmen begrenzen; d.h. die Gefährdungswahrscheinlichkeit läßt sich durch „Unfall-Schutzmaßnahmen" senken.

Während sich die biologischen Gefährdungswahrscheinlichkeiten im Prinzip quantitativ definieren lassen, falls der Kontakt mit einem unter Spannung stehenden Gegenstand selbst definiert ist, ist eine Wahrscheinlichkeitstheorie der *äußeren* Unfallbedingungen nur in Sonderfällen möglich (vgl. Kap. 3 u. 9).

1.3.3 Toleranzgrenzen, Loslaßstromstärken

Die Wirkungen des elektrischen Stromes hängen stromseitig von der Stromdichte, gewebsseitig von den Schwellen erregbarer Organe einerseits, der thermischen Belastbarkeit des Gewebes anderseits ab. Es gibt noch eine dritte Bestimmungsgröße, welche im Grunde von der Erregbarkeit der Muskeln abhängt: die sog. *Loslaßstromstärke* (Dalziel u. Massoglia 1956)[2]. Ehe der Strom nämlich das Herz zum Flimmern bringt, erregt er bereits die Nerven und durch sie die Muskeln derart, daß

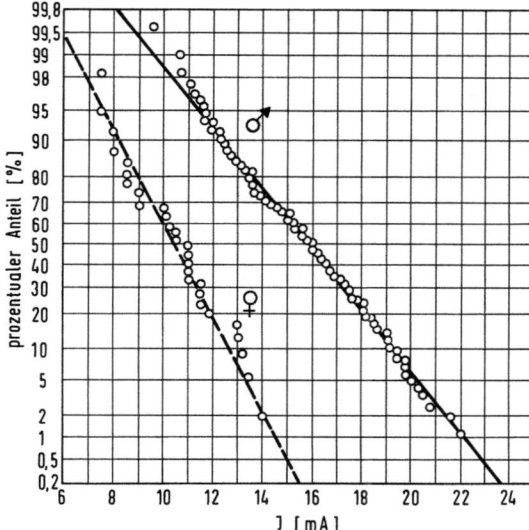

Abb. 1.6. Experimentell ermittelte Grenzwerte für die Loslaßstromstärke bei Männern und Frauen. Jeder *Punkt* entspricht einem Meßwert. Die Meßwerte sind in der Reihenfolge steigender Schwellen in ein Perzentilennetz eingetragen. *Ordinate* ist der prozentuale Anteil der jeweiligen Schwelle, die auf der *Abszisse* angegeben ist, welche ein Loslassen nicht mehr gestattet. (Werte nach Dalziel u. Massoglia 1956)

die Muskeln in einen Dauerkrampf verfallen, und der Mensch, der unter Spannung stehende Gegenstände ergriffen hat, diese also nicht mehr loslassen kann. Dieser Krampf verlängert damit die Durchströmungszeit, die u. U. bis zur Abschaltung des Stromes andauert, vom Betroffenen also nicht abgekürzt werden kann. Da aber die Schwellen für das Kammerflimmern bei fortdauernder Durchströmung rasch absinken, wird durch die Unmöglichkeit des Loslassens ein zunächst für die Auslösung des Flimmerns unterschwelliger Strom bei anhaltendem Stromfluß überschwellig, wirkt also tödlich. Man wird bei der Bestimmung dieser Grenzstromstärke, bei der gerade noch oder eben nicht mehr losgelassen werden kann, in Analogie zu anderen physiologischen Messungen bei Erregungsvorgängen, auch von einer *Loslaßschwelle* sprechen können, bei der die ein Loslassen noch eben gestattende Stromstärke überschritten wird. Exakt müßte diese Schwelle freilich „Festhalteschwelle" heißen (s. Abb. 1.6).

---

[2] Bei diesen Phänomenen ist die Stromstärke die einzig verläßliche Schwellenbedingung, da Spannungen bei wechselnden Widerständen sehr unterschiedliche Wirkungen haben. Das Loslassen ist deshalb kritisch, weil bei einer generalisierten Erregung aller Muskeln durch den Strom sich die Beugemuskeln und Greifmuskeln, die viel kräftiger entwickelt sind, durchsetzen

Tabelle 1.1. Gefährdungsgrenzen. Verschiedene Autoren haben die Stromstärken nach unterschiedlichen Klassen Gefährdungen eingeteilt. Diese Einteilungen mit den jeweils gewählten Klassenbezeichnungen sind *links* maßstabsrecht aufgeführt, die entsprechenden Stromwirkungen *rechts* angegeben. Die Einteilung nach Schaefer wird hier e[r]mals vorgelegt

mA	Koeppen (1953)	Schaefer	Schaefer	Biegelmeier (1976)	Stromstärke (mA)	Gefährdungsgrenzen bei 50 Hz Wechselstrom in Stromstärkebereich Wirkung
0,6				A_1	0 – 0,6	Durchwegs unmerklich
1	I	A	A_2		0	Merklich, in steigender Intensität. Muskelkontraktion, aber willkü[r]lich überwindbar (Loslaßbereich; let-go-current). Entspricht Unfallklasse 0. (Jacobsen et al. 1974 b)
6				A_1	0,6 – 6	
10			B_1		6 – 15	Schmerzhaft. Loslassen in steigender Häufigkeit unmöglich (für Mä[n]ner bei ca. 50%). Entspricht Unfallklasse 0 oder I. (Jacobsen et al. 1974 b)
15		B	B_2	A_2	15 – 25	Loslaßschwelle fast immer überschritten, geringfügige Wirkungen a[n] Atmung und Kreislauf. Entspricht Unfallklasse I. (Jacobsen et al. 1974 b)
25 30			B_3	A_3	25 – 50	Loslassen unmöglich. Steigende Wirkung auf Kreislauf und Atmu[ng] (Herzbeschleunigung, Rhythmusstörungen, Blutdrucksteigerung, Atembehinderung). Entspricht Unfallklasse I. (Jacobsen et al. 1974 b)
50	II		C_1		50 – 80	Steigende Gefahr des Kammerflimmerns bei Durchströmungsdaue[r] ≥ 1 Herzperiode. Tötungswahrscheinlichkeit steigend. Starke Rhythmusstörungen. Herzstillstand. Atmung schwer behindert. Blu[t]drucksteigerung. Entspricht Unfallklasse II. (Jacobsen et al. 1974 b)
80 90 120		C	C_2		80 – 120	Oft Kammerflimmern, falls Durchströmungsdauer ≥ 1 Herzperiode. Sonst wie C_1. Entspricht Unfallklasse II. (Jacobsen et al. 1974 b)
500	III		D	D	B_1 (A_4)	120 – 800	Auch bei kürzeren Durchströmungen (< 1 Herzperiode) steigt Flim[m]erwahrscheinlichkeit. Sonst wie C. Bei langen Durchströmunge[n] (≥ 1 Herzperiode) häufig tödlich. „Übergangsbereich". Entspricht Unfallklasse II oder III. (Jacobsen et al. 1974 b)
800 1000 2000			E	E	B_2 (A_5)	800 – 2000	Auch bei kurzen Durchströmungen (≥ 1 Herzperiode bis unter 0,1 [s]) häufig Kammerflimmern. Gefahr hängt vom Hautwiderstand a[b]. Thermische Wirkung erst bei > 10 s Durchströmungsdauer. Entspricht Unfallklasse III. (Jacobsen et al. 1974 b)
3000	IV		F	F		2000	Herzgefährdung wie bei E. Steigende Gefahr der Verkochung un[d] Verbrennung von Muskeln der Extremitäten, schon bei 5 s Durchströ[mungszeit]. Toleranzgrenze $I^2 \cdot t = 25$ A² s.

Diese „Schwelle" für das Loslassen des stromführenden Gegenstandes zeigt sowohl eine Abhängigkeit vom Stromweg (Hand – Hand, Hand – Fuß) als auch von den individuellen Eigenschaften der durchströmten Person. Dadurch variieren die Loslaßschwellen nach einem Wahrscheinlichkeitsmuster, das in Abb. 1.6 dargestellt ist, und zwar für den Stromweg Hand – Hand, für den allein exakte Werte bestimmbar sind (Dalziel u. Massoglia 1956).

Um schon jetzt einen Überblick über die Gefahrenklassen zu geben, welche durch eine Durchströmung entstehen, lassen sich folgende Daten angeben:

Die Wirkung einer Durchströmung beginnt mit der *Merklichkeit*, welche durch die *Empfindungsschwelle,* d.h. die Schwelle von Sinnesorganen in Haut und (weniger empfindlich) Muskeln bestimmt wird. Nach Dalziel u. Massoglia (1956) liegen diese Schwellen um Mittelwerte normalverteilt, welche für sinusförmigen Wechselstrom bei Frauen um etwa 0,7 mA, bei Männern um 1,1 mA liegen. Der Strom ist also schon bei kleinen Stromstärken, die völlig ungefährlich sind, spürbar. Die Loslaßschwellen sind um Mittelwerte normalverteilt, welche bei Frauen um 10,5 mA, bei Männern um 16 mA liegen (Abb. 1.6). Die Geschlechtsunterschiede sind vorwiegend durch die Einflüsse des Körperbaus auf die Stromdichte zu erklären. Die ersten Gefährdungen des Menschen erfolgen dann, wenn der Strom das Herz funktionell zu verändern beginnt. Es kommt zu Beschleunigungen des Herzschlags, Blutdrucksteigerungen, Störungen der Atemtätigkeit und (gelegentlich) zu einem reversiblen Herzstillstand bei Stromstärken, welche das meist tödliche Kammerflimmern noch nicht auslösen.

Im Bereich des „information engineering" lassen sich die in Tabelle 1.1 angegebenen Klassen der Gefährdung angeben, wobei zu betonen ist, daß für den Menschen die Toleranzgrenzen nur sehr ungenau ermittelt, Tierversuche aber hinsichtlich der Übertragung auf den Menschen kritisch sind.

Die Gefährdungsklassen der Tabelle 1.1 sind nach der Gefährdung durch Überschreiten der Loslaßstromstärke einerseits, nach der Gefährdung durch Auslösung von Kammerflimmern andererseits eingeteilt, wobei die Flimmergefahr stark von der Durchströmungsdauer abhängt. Die älteste Einteilung in Gefährdungsklassen, die viel verwendet und auch recht brauchbar ist, ist die von Koeppen u. Panse (1955), welche 4 Gruppen unterscheidet:

Gruppe I: 0–25 mA. Strom merklich durch Sinneserregung und Muskelkontraktion, die etwa ab 15 mA die Loslaßgrenze überschreitet. Kein Einfluß auf die Herzfunktion.

Gruppe II: 25–80 mA. Herzrhythmusstörungen, Blutdrucksteigerung, ab 50 mA Bewußtlosigkeit. Noch kein Kammerflimmern.

Gruppe III: 80 mA–3 A. Kammerflimmern in Abhängigkeit von der Durchströmungsdauer. Bewußtlosigkeit. Blutdrucksteigerung.

Gruppe IV: über 3 A. Kammerflimmern auch bei kurzen Durchströmungen möglich. Blutdruckanstieg, Bewußtlosigkeit. Funktionsstörungen des Herzens von längerer Dauer, falls Flimmern ausbleibt. Lungenblähung. Bewußtlosigkeit.

Bei 220 V und einem mittleren Widerstand von über 1000 Ohm kann maximal ein Strom von 220 mA fließen, der dann zur Gruppe III gehört.

Tabelle 1.2. Spezifische Leitfähigkeiten lebenden Gewebes nach verschiedenen Autoren. (Die Werte sind gelegentlich aus Leitfähigkeiten umgerechnet; Angaben in $\Omega \cdot$ cm

	Schwan u. Kay (1956; 1957) 100 Hz (Hund)	Silny (1976) 50 Hz	Lepeschkin (1957)	Stachoviack (1941) 800 Hz Mensch Gewebsbrei	Kaufman u. Johnston (1943) Hund	Crile et al. (1922) Kaninchen	Höber (1936) Blut (Pferd)[d] Ascherl (1979) (Knochen, Knorpel)
Skelettmuskel	880		470 – 711	158	711 – 575	206 – 515	
Herzmuskel	925			193	224 – 207	855 – 952	
Blut	100	166	160 – 230		230 – 185	118 – 136	159 – 178
Leber	800		506 – 672	452 – 704	506 – 672	1333	
Haut		770 – 2000					
Nerven		770					
Gehirn				428 – 538			
Niere				153 – 173		699 – 833[c]	
Lunge	1000			174	401[a] 744 – 766[b]	1400 – 1960	
Fettgewebe	1500 – 5000[e]	2850	1808 – 2200		1808 – 2205		
Knochen			1660				660 (Spongiosa) 15820 (Kortikalis)
Knorpel							224

[a] Exspiratorisch
[b] Inspiratorisch
[c] Mensch
[d] Zit. nach Schaefer 1940, S. 36
[e] 1000 Hz

In Tabelle 1.1 sind die Koeppenschen Grenzen, auf unsere Gruppeneinteilung bezogen, mit angegeben. Sie sind übrigens ebenso wie unsere Gruppeneinteilung durchaus unsicher, da Beobachtungen am Menschen, bei denen die Beziehung von Stromstärke und Effekt *sicher* herstellbar war, so gut wie nirgends vorliegen. Eine genaue Parallelisierung zwischen Koeppens und unserer Einteilung ist nur zwischen Koeppens Klassen III und IV leidlich möglich.

Da, wie in Abschn. 1.3.3 gezeigt wurde, die Gefährlichkeit einer Durchströmung stark von der Dauer dieser Durchströmung abhängt, lassen sich die Gefährdungen durch die Durchströmung nicht in Stromstärken allein darstellen, vielmehr ist die Zeit ein unerläßlicher Bestimmungsteil der Gefährdung. Deshalb wird nachfolgend und insbesondere in Kap. 5.2 der Begriff der „Unfallklasse" eingeführt, bei dem Stromstärke und Zeit die Klassenzugehörigkeit bestimmen (s. S. 161 f. und Abb. 5.16).

1.3.4 Thermische Toleranzen

Die Bestimmung der Grenzwerte für irreversible thermische Wirkungen ist schwierig. Für reversible Wirkungen dieser Art liegen überhaupt keine Untersuchungen vor. Die Modellrechnung führt zu leidlich verläßlichen Werten nur unter Annahmen, die relativ unsicher sind.

Wir dürfen davon ausgehen, daß eine Erwärmung des Gewebes um 5 °K bereits die funktionelle Toleranzgrenze darstellt. Das Gewebe hat unterschiedliche spezifische Wärme je nach Gewebsart. Wir nehmen einen mittleren Wert von 0,8 für Haut und Muskeln, 0,85 für Blut und 0,3 für Knochen an (Netter 1959, S. 393). Die Erwärmung hängt zunächst von der Stromdichte S (A/cm^2) und dem spezifischen Widerstand des durchströmten Gewebes ϱ (Ohm · cm) auf einfache Weise ab. Danach wird 1 g Wasser von 21 VAs um 5 °K, 1 g Gewebe demnach schon von 0,8 · 21 VAs = 16,8 VAs um 5 °K erwärmt. Die erforderliche Stromdichte S in einem Gewebszylinder von 1 cm^2 Querschnitt und 1 cm Länge, bei der 16,8 VAs Energie freigesetzt werden, berechnet sich dann nach der Gleichung

$$S \cdot \varrho = 16{,}8 \; [\text{VAs}]$$

Hier beginnen die Schwierigkeiten. Die Angaben über die spezifischen Widerstände von Gewebe [bzw. ihrem reziproken Wert, der spezifischen Leitfähigkeit $\varkappa$, in Siemens pro Meter (S/m) gemessen] schwanken in der Literatur um fast eine Zehnerpotenz. In Tabelle 1.2 geben wir die referierten Werte an. Um Überschlagsrechnungen durchzuführen, sind in Abb. 1.7 die Abhängigkeiten von Erwärmung und Stromdichte für drei verschiedene spezifische Widerstände gezeichnet.

Es lassen sich einfache Modellrechnungen dann durchführen, wenn man eine bestimmte Gesamtstromstärke, welche den Körper durchsetzt, und einen Gesamtwiderstand zugrundelegt. Nehmen wir z.B. einen Widerstand von 1000 Ohm von Hand zu Hand, was nach Freiberger (1934) der Größenordnung nach richtig wäre, und eine Berührungsspannung von 1000 V, so fließt ein Gesamtstrom von 1 A. Berechnet man unter diesen Bedingungen die im Gewebe freigesetzte Wärmemenge und die daraus resultierende Erwärmung auf 1 cm Länge teils des Unterarms an seiner dicksten Stelle (bei ca. 55 cm^2 Querschnitt), teils des Handgelenks (bei 20–28 cm^2 Querschnitt), so zeigt sich folgendes (Tabelle 1.3): Die Erwärmungswerte variieren stark mit dem eingesetzten Rechenwert des spezifischen Widerstandes.

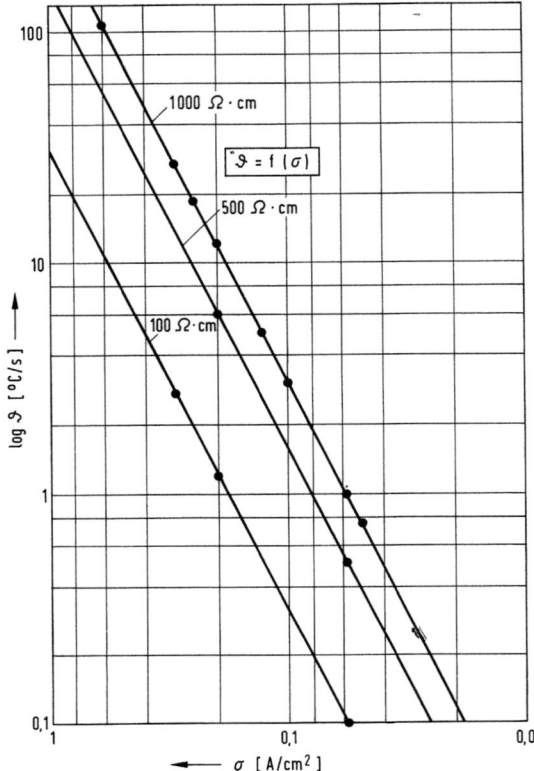

Abb. 1.7. Erwärmung eines Gewebszylinders von 1 cm² Fläche und 1 cm Kantenlänge bei 3 verschiedenen spezifischen Leitfähigkeiten (100, 500 und 1000 Ω · cm). Auf der *Ordinate* ist die Erwärmung ϑ (in Grad Celsius) pro Sekunde Stromdurchgang, gegen die Stromdichte σ (in A/cm²) als *Abszisse* aufgetragen

Haben die Autoren recht, welche hohe spezifische Widerstände (1000 Ωcm) annehmen, so ist die Erwärmung am Handgelenk in den Weichteilen bei 1000 V ca. 0,7 °K pro Sekunde eines Stromdurchgangs. Ist der spezifische Widerstand nur 500 Ωcm, so sinkt die Erwärmung auf rund die Hälfte. Ein Blutgefäß allerdings, das von den Weichteilen kurzgeschlossen wird, wird bei Annahme eines geringen spezifischen Widerstandes von Blut (100 Ωcm) und hoher spezifischer Weichteilwiderstände rund 10 mal so stark erwärmt wie bei niedrigen spezifischen Weichteilwiderständen, wo die Erwärmung auf etwa ¼ absinkt. Sollte also der spezifische Widerstand von Blut erheblich niedriger sein als der des umgebenden Gewebes, so müßte sich das Blut erheblich stärker erwärmen. In der Tat findet sich Blutgerinnung in Gefäßen auch noch in einiger Entfernung von Verbrennungen (Perper 1977). Sobald allerdings die Dicke der Weichteile zunimmt, ist die Erwärmung insgesamt sehr gering.

Aus den groben Rechnungen, die alle unter der Unsicherheit hinsichtlich der Höhe des spezifischen Widerstandes leiden, läßt sich dennoch mit hinreichender Sicherheit folgendes schließen: Bauch- und Brustraum können in keinem Fall – gleich, wie hoch man die Leitfähigkeit ansetzt – einen nennenswerten Beitrag zum Gesamtwiderstand leisten. Ein mittelschwerer Mensch dürfte einen Querschnitt in Zwerchfellhöhe von ca. 380 cm² aufweisen. Bei einer Gesamtstromstärke von 1 A bedeutet das eine Stromdichte von ca. 2,6 mA/cm². Der Spannungsgradient im

Tabelle 1.3. Ströme und Erwärmungen eines vereinfachten Armmodells, unter verschiedenen Annahmen (Gesamtwiderstand Hand–Hand 1000 Ω, Gesamtstrom 1 A, Berührungsspannung 1000 V)

	Weichteile				Blutgefäße				Knochen			
	Q (cm²)	Spezifischer Widerstand Ω·cm	Gesamtwiderstand auf 1 cm Länge	Erwärmung in °K/s	Q (cm²)	Spezifischer Widerstand Ω·cm	Gesamtwiderstand auf 1 cm Länge	Erwärmung in °K/s	Q (cm²)	Spezifischer Widerstand Ω·cm	Gesamtwiderstand auf 1 cm Länge	Erwärmung in °K/s
Unterarm	50	500	10	0,0057	0,2	100	500	0,0267				
Handgelenk Modell 1	20	500	25	0,342	0,1	100	1000	1,61	5	10000	2000	0,0008
Handgelenk Modell 2	20	500	25	0,36	0,0714	100	1400	1,69	8	10000	1250	0,046
Handgelenk Modell 3	20	1000	50	0,696	0,0714	100	1400	6,55				
Bauchraum	380	500	1,32	0,001								

Thermische Toleranzen

Bauchraum liegt dann bei 2,6 V/cm. Bei einer spezifischen Wärme von 0,8 beträgt die Erwärmung dann $1 \cdot 10^{-3}$ °K/s. Erwärmungen, welche die Toleranzgrenze überschreiten, kommen also nur in Frage, wenn Stromstärken auftreten, bei denen alle Ein- und Austrittsstellen des Körpers schwerste Verbrennungen und Verkohlungen aufweisen müßten.

Ferner zeigt sich, daß die Gesamtwiderstände für den Strom fast ausschließlich in den Extremitäten liegen, daß aber selbst hier die engsten Stellen an Hand- und Fußgelenken thermisch besonders gefährdet sind. Am Handgelenk wird z.B. die Toleranzgrenze von 5 °K Erwärmung bereits nach 14 s Durchströmung mit 1000 V Berührungsspannung sicher erreicht, vielleicht sogar (je nach der Annahme über den spezifischen Widerstand) schon nach 7 s. Irreversible Schäden werden erst nach Überschreitung einer Temperatursteigerung von mehr als 10 °K auftreten, erfordern also die doppelten Durchströmungszeiten. Verbrennungen dürften nur bei sehr langen Durchströmungszeiten von 2 bis 5 min entstehen. Leider ist über die Klinik von Schäden, die vor der Verbrennung liegen, aber schon irreversibel sind, so gut wie nichts Exaktes bekannt (Näheres s. Abschn. 4.5).

1.3.5 Verschiedene Stromformen

Die Theorie des elektrischen Unfalls wird in der Regel ganz auf die Durchströmung mit sinusförmigem Wechselstrom mit einer Frequenz von 50 oder 60 Hz bezogen. Das hat natürlich vorwiegend historische Gründe. Wenn nachfolgend von dieser Grundlage dennoch nicht abgewichen wird, so geschieht dies aus einfachen Gründen. Der *Gleichstrom* als Todesursache spielt, wie gezeigt werden wird, keine nennenswerte Rolle (Abschn. 4.2.4.3). Das kommt daher, daß er relativ selten benutzt wird und bei schwächeren Strömen vorwiegend zu Beginn und Ende des Stromflusses erregt, ein Wechselstrom also 50 Erregungen pro Sekunde auslöst, ein Gleichstrom nur jeweils eine bei Ein- und Ausschaltung.

Das bedeutet also, daß Gleichstrom eine sehr viel kleinere Wahrscheinlichkeit der Gefährdung hat als Wechselstrom, da der Gleichstrom bei schwächeren Stromstärken nur dann gefährdet, wenn seine Ein- oder Ausschaltung in die VP fällt, während der Wechselstrom eine Gefährdung für die ganze Dauer seines Flusses darstellt, vorausgesetzt, daß er die VP überstreicht. Allein schon dadurch ist eine Tötung durch Gleichstrom ein relativ unwahrscheinliches Ereignis (Antoni u. Biegelmeier 1979). Es fragt sich ferner, ob der Gleichstrom nicht sogar schon bei seiner Einschaltung in die VP weniger gefährlich ist als selbst eine einzige Vollschwingung eines Wechselstromes (vgl. Abschn. 5.1). Dies ist jedoch vermutlich nicht der Fall. Wechselstrom ist vielmehr, außer daß er eine höhere Wahrscheinlichkeit der Flimmerauslösung besitzt, auch dadurch gefährlicher, daß er bei längerem Stromfluß die Flimmerschwelle durch Auslösung von Extrasystolen senkt. Beim Gleichstrom ist dies nicht in demselben Maße der Fall und er hat daher immer eine vergleichsweise hohe Flimmerschwelle. Nur wenn der Gleichstrom *pulsierend* fließt oder einen erheblichen Prozentsatz von Oberschwingungen enthält, sind die Verhältnisse verwickelter.

Andere Stromformen, welche aus dem sinusförmigen Wechselstrom teils durch Erhöhung der Frequenz, teils durch *Schwingungspakete,* teils durch *Phasenanschnitt* gebildet werden, bedürfen freilich einer sorgfältigen experimentellen Prüfung auf ihre Gefährlichkeit. Für andere Frequenzen als 50–60 Hz, insbesondere für *höhere Frequenzen*, liegen hinsichtlich der Gefährdung durch Kammerflimmern keine experimentellen Daten vor (vgl. Abschn. 5.4.9.4). Wir kennen nur das Verhalten der Schwellenstromstärken für die Auslösung einer Erregung. Wir dürfen aufgrund dieser Messungen annehmen, daß die Flimmerschwellen zu beiden Seiten von 100 Hz, also sowohl zu niedrigeren als auch zu höheren Frequenzen ansteigen, denn das Optimum der Reizbarkeit für Sinusströme liegt bei ungefähr 100 Hz (Irnich et al. 1974). Für Flimmerauslösung sind nach Irnich et al. (1974) die Schwellen ebenfalls für 100 Hz etwas kleiner als für 50 Hz, wobei diese Werte aber geschätzt wurden.

Für Phasenanschnitt und Schwingungspakete war zu prüfen, ob teils die steilen Flanken bei Phasenanschnitt, teils die Unterbrechung des Sinusstromes bei Schwingungspaketen eine zusätzliche Gefährdung durch Senkung der Schwellen herbeiführen. In sorgfältigen Messungen hat sich gezeigt, daß weder der Phasenanschnitt (Jacobsen 1973) noch die Zerlegung des Stromes in Schwingungspakete (Reinhold 1976) eine Senkung der Flimmerschwellen bedingen, sondern vielmehr in beiden Fällen, verglichen mit dem sinusförmigen Standardstrom, ungefährlicher sind. Da allen Sicherheitsmaßnahmen ungünstigste Umweltbedingungen zugrunde zu legen sind, man aber nie die Länge der Strompausen oder die Größe des Phasenanschnittswinkels im Einzelfall im voraus erwarten kann, sind solche Stromformen als nicht belangvolle Sonderfälle des sinusförmigen Wechselstroms zu betrachten, soweit es die Dimensionierung von Sicherheitsvorschriften und -maßnahmen betrifft (vgl. Abschn. 5.1).

1.3.6 Die äußeren Unfallbedingungen

Wir haben bislang fast nur die beim Unfall im Körper ablaufenden Prozesse betrachtet. Die Schwellenbedingungen wurden immer in Stromstärken angegeben, weil die Berührungsspannung sehr verschieden hohe Außenwiderstände vorfindet, die dann die fließenden Ströme limitieren. Der Unfall ist schon aus diesem Grunde von den Außenbedingungen stark mitbestimmt.

Das wichtigste Bestimmungsstück ist offenbar der Gesamtwiderstand im Stromkreis. Sobald dieser Widerstand 10 000 Ohm erreicht, sind die in Haushalten üblichen Gebrauchsspannungen auch bei langen Durchströmungszeiten ungefährlich, da sie maximal 22 mA oder – bei Drehstrom und Stromfluß Hand–Hand, also Phase gegen Phase – 38 mA Stromfluß bewirken. Diese hohen Gesamtwiderstände finden sich aber nur unter günstigen Umständen. Bei einer Durchströmung Hand zu Hand ist nur der Widerstand der (stark verhornten) Handflächen ein Schutz. Er kann auch für Wechselstrom durchaus 10 000 Ohm und mehr erreichen, doch bricht dieser Widerstand rasch zusammen (vgl. Abschn. 5.4.4). Erst recht verschwindet er weitgehend, wenn die Haut naß, insbesondere mit Elektrolyten befeuchtet ist oder von Schweiß durchtränkt wird. Es bleibt dann oft nur noch der Körperinnenwiderstand übrig, der von Hand zu Hand nur ca. 1300 Ohm, von beiden Händen zu beiden Füßen aber nur noch 650 Ohm beträgt (Osypka 1963). (Diese Werte sind nur grobe Richtwerte.) Bei 220 V würden also im ungünstigsten Fall (Hände–Füße) bereits 338 mA fließen, eine bei längerer Stromflußzeit mit hoher Wahrscheinlichkeit tödliche Stromstärke.

Es kommt dann in der Tat auf Schutzwiderstände an, welche in den Kleidern und insbesondere in den Schuhen liegen. Ihr Widerstand wirkt lebensrettend, wenn er einige Tausend Ohm beträgt. Viele Schuhe haben in der Tat Widerstände bis 1 MΩ und höher (Osypka 1960 a). Die Art der Schuhe bei elektrischen Arbeiten ist also ein erheblicher Sicherheitsfaktor bei allen Durchströmungen gegen Erde.

Ein weiterer Faktor ist die Elektrodengröße, d.h. die Fläche, durch welche dem Körper durch Hautkontakt die Berührungsspannung zugeführt wird. Der Hautwiderstand ist um so größer, je kleiner diese Fläche ist. Freilich bricht er auch dann um so rascher zusammen, da die Stromdichte in der Haut hoch ist.

Endlich kommt es wesentlich auf die Umgebungstemperatur und die Luftfeuchtigkeit an. Hohe Temperaturen erzeugen Schweißsekretion, insbesondere bei Körperarbeit. Zugleich wird durch hohe Luftfeuchtigkeit das Verdunsten des Schweißes verhindert. Der Hautwiderstand wird also gesenkt. Da bei hohen Umgebungstemperaturen, erst recht bei körperlicher Arbeit, die Herzfrequenz steigt, steigt damit auch die Gefährdung durch Strom, da die vulnerablen Perioden (VP) rascher aufeinander folgen und damit die Wahrscheinlichkeit wächst, daß die Stromflußzeit eine VP, oder gar mehrere, überstreicht. Ein bei niedriger Herzfrequenz noch unschädlicher Strom kann, wenn er z.B. etwas weniger als 1 s lang fließt, bei hoher Herzfrequenz eine erheblich gesenkte Schwelle haben und Flimmern erzeugen. Da unter solchen Bedingungen in der Regel auch der Sympathikusnerv stark aktiviert ist, wird (s. Abschn. 5.3) auch dadurch die Flimmerschwelle gesenkt und so die Gefahr erhöht.

1.4 Literatur

Abildgaard PG (1775) Tentamina electrica in animalibus instituta. Collectanea Societatis Medicae Hafniensis 2:157

Alvensleben K (1915) Die physiologischen Wirkungen elektrischer Starkströme bei Unfällen. Elektrotechn Z 36:381

Alvensleben K (1926) Elektrische Unfälle. Elektrotechn Z 47:985

Alvensleben K (1938) Über elektrische Unfälle. 8. Internationaler Kongress Unfallmedizin. Thieme, Leipzig, S 674

Alvensleben K (1941) Stand der Forschung über die Wirkung industrieller Ströme auf lebenswichtige Organe. Elektrotechn Z 62/33:706

Antoni H (1961) Elektrophysiologische Studien zum Problem der Flimmerbeseitigung. In: Hauf R (Hrsg) Beiträge zur Ersten Hilfe und Behandlung von Unfällen durch elektrischen Strom, Heft 2. Verlags- und Wirtschaftsgesellschaft der Elektrizitätswerke VWEW, Frankfurt, S 38

Antoni H (1963) Mechanismus der monotopen und heterotopen Erregungsbildung im Myokard. In: Hauf R (Hrsg) Beiträge zur Ersten Hilfe und Behandlung von Unfällen durch elektrischen Strom, Heft 3. Verlags- und Wirtschaftsgesellschaft der Elektrizitätswerke VWEW, Frankfurt, S 37

Antoni H (1975 a) Elektrophysiologische Äquivalente bei Herzrhythmusstörungen. Verh Dtsch Ges Inn Med 81:69

Antoni H (1975 b) Wirkungen des elektrischen Stroms auf die Grundprozesse der Erregung im Herzen. Bull Schweiz Akad Med Wiss 31:17

Antoni H (1977) Physiologie und Pathophysiologie der elementaren Myokardfunktionen. In: Reindell H, Roskamm H (Hrsg) Herzkrankheiten. Springer, Berlin Heidelberg New York, S 41

Antoni H, Biegelmeier G (1979) Über die Wirkungen von Gleichstrom auf den Menschen. Elektrotechnik und Maschinenbau 96:71

Ascherl R (1979) Untersuchungsergebnisse über den elektrischen Widerstand am Knochengewebe. Schriftenreihe des Berufsgenossenschaftlichen Forschungsinstituts Traumatologie, Heft 3. Hauptverband der gewerblichen Berufsgenossenschaft, Bonn, S 47
Aubert H, Dehn A (1874) Über die Wirkungen des Kaffees, des Fleischextractes und der Kalisalze auf Herztätigkeit und Blutdruck. Pfluegers Arch 9:115
Barbera AG (1898) Ein Gefäßnervenzentrum in Hundeherzen. Z Biol 36:259
Batelli F (1900) La trémulation fibrillaire du cœur. J Physiol Pathol Gén 2:422
Batelli F (1909) Die Schädigung durch Elektrizität. In: Elektropathologie, 2. Teil Boruttau H, Mann L, Levy-Dorn M, Krause P (Hrsg) Klinkhardt, Leipzig. Handbuch der gesamten medizinischen Anwendungen der Elektrizität, Bd I, S 503
Beck W (1906) Die Elektrizität und ihre Technik, 6. Aufl. Wiest, Leipzig
Biegelmeier G (1976) Die Bedeutung der Z-Schwelle des Herzkammerflimmerns für die Festlegung von Berührungsspannungsgrenzen bei den Schutzmaßnahmen gegen elektrische Unfälle. Elektrotechnik und Maschinenbau 93:1
Boruttau H (1918a) Ueber Wiederbelebung bei Herzkammerflimmern mit besonderer Rücksicht auf Narkose- und Starkstromunfälle. Dtsch Med Wochenschr 44:849
Boruttau H (1918 b) Der Mechanismus des Todes durch elektrischen Starkstrom. Vierteljahresschrift Ger Med. 55:1
Boruttau H (1919) Ueber das Kammerflimmern des überlebenden Warmblüterherzens und seine Beeinflussung. Z Exp Pathol Ther 20:44
Bowditch HP (1871) Über die Eigentümlichkeit der Reizbarkeit, welche die Muskelfasern des Herzens zeigen. Ber Verh Sächs Akad Leipzig 23:652
Brinkmann K, Koeppen S, Leggemann G (1959) Über die Gefahren des elektrischen Stromes. Conti-Elektro-Berichte 4:1
Brinkmann K, Leber R, Niehage G (1972) Elektrotechnik und Sicherheit – Die Arbeit der Deutschen Elektrotechnischen Kommission. Elektrotechn Z 93:2
Buntenkötter S (1980) Experimentelle Untersuchungen zur Beeinflussung der elektrischen Herzkammerflimmerschwelle durch Antiarrhythmika und Katecholamine bei Jungschweinen. Enke, Stuttgart
Buntenkötter S, Jacobsen J (1975) Die Gefährdung des Organismus durch nichtsinusförmige Ströme. In: Internationale Sektion der IVSS für die Verhütung von Arbeitsunfällen und Berufskrankheiten durch Elektrizität (Hrsg) Kurzfassung der Referate vom III. Internationalen Colloquium. Marbella: 27.–29. Oktober 1975
Buntenkötter S, Jacobsen J (1977) Experimentelle Untersuchungen am Modelltier Schwein zur Bestimmung der Gefährdungsbereiche verschiedener Stromformen. In: Steinmetz E (Hrsg) Haus der Technik – Vortragsveröffentlichungen, Heft 388. Vulkan, Essen, S 21
Crile GW, Hosmer HR, Rowland AF (1922) The electrical conductivity of animal tissues under normal and pathological conditions. Am J Physiol 60:59
Dalziel CF, Massoglia FP (1956) Let-go currents and voltages. AIEE Transact (Applic Industry) 49
De Boer S (1920) Eine neue Theorie über das Entstehen von Kammerwühlen. Pfluegers Arch 178:1
De Boer S (1920/21) On recurring extrasystoles and their relation to fibrillation. J Physiol (Lond) 54:410
De Boer S (1923) Die Physiologie und Pharmakologie des Flimmerns. Ergeb Physiol 21:1
Deneke Th, Adam H (1906) Beobachtungen am isolierten überlebenden menschlichen Herzen. Z Exp Pathol Ther 2:491
Engelmann ThW (1895) Beobachtungen und Versuche am suspendierten Herzen – Refractäre Phase und compensatorische Ruhe in ihrer Bedeutung für den Herzrhythmus. Pfluegers Arch 59:309
Erichsen JE (1842) On the influence of the coronary circulation on the action of the heart. London Medical Gazette 2:561
Ferris LP, King BG, Spence PW, Williams HB (1936) Effect of electric shock on the heart. Electrical Engineering 1:498
Fleckenstein A (1961) Die Pathophysiologie des Vorhof- und Kammerflimmerns. In: Hauf R (Hrsg) Beiträge zur Ersten Hilfe und Behandlung von Unfällen durch elektrischen Strom, Heft 2. Verlags- und Wirtschaftsgesellschaft der Elektrizitätswerke VWEW, Frankfurt, S 15

Fleckenstein A (1963) Experimentelle Grundlagen der Flimmerbeseitigung und Wiederbelebung des Myokards. In: Hauf R (Hrsg) Beiträge zur Ersten Hilfe und Behandlung von Unfällen durch elektrischen Strom, Heft 3. Verlags- und Wirtschaftsgesellschaft der Elektrizitätswerke VWEW, Frankfurt, S 13

Freiberger H (1934) Der elektrische Widerstand des menschlichen Körpers gegen technischen Gleich- und Wechselstrom. Springer, Berlin

Galvani L (1792) De viribus electricitatis in motu musculari commentarius. Mutinae zit. nach Mann G (1977)

Garrey WE (1924) Auricular fibrillation. Physiol Rev 4:215

Gewin J (1906) De woelbewegingen van het hart (Die Wühlbewegungen des Herzens). Med. Dissertation, Rijksuniversität, Utrecht

Gottstein U, Wilcke O (1955) Untersuchungen über die Wirkung von Gleich- und Wechselstrom auf den Kreislauf und die Coronardurchblutung. Z Ges Exp Med 125:331

Guck R, Kayser K, Raule W, Zink K (1954) Der Einfluß hochgespannter Wechselströme auf das Herz. Z Ges Exp Med 123:369

Guttmann P (1866) Über die physiologische Wirkung der Kali- und Natronsalze mit Rücksicht auf die Untersuchungen des Herrn Dr. Podcopaav in Petersburg. Virchows Arch 35:450 zit. nach Hering HE (1917a)

Heidenhain R (1858) Erörterungen über die Bewegung des Froschherzens. Arch Anat Physiol S 479 zit. nach Kronecker H (1875)

Hering HE (1905) Beobachtungen an einem künstlich wiederbelebten menschlichen Herzen. Verh 22. Kongr Inn Med S 206

Hering HE (1912) Ueber plötzlichen Tod durch Herzkammerflimmern. Munch Med Wochenschr 59:750, 818

Hering HE (1915) Zur Klärung des plötzlichen Todes bei Angina pectoris. Munch Med Wochenschr 44:1489

Hering HE (1916) Der Sekundenherztod. Dtsch Med Wochenschr 42:497

Hering HE (1917a) Der Sekundenherztod – mit besonderer Berücksichtigung des Herzkammerflimmerns. Springer, Berlin

Hering HE (1917b) Sinusströme als Koeffizienten in Fällen von Sekundenherztod. Munch Med Wochenschr 32:1033

Hönninger E (1979) Die IEC-Publikation 1979 – Vergangenes, Gegenwart und Zukunft. Elektrotechnik und Maschinenbau 96:82

Hoffa M, Ludwig C (1850) Einige neue Versuche über Herzbewegung. Z Rat Med 9:107

Holstein-Rathlou E v (1936) Über die Stromverhältnisse bei augenblicklich tödlichen elektrischen Unfällen. Aschehoug Dansk, Kopenhagen

Irnich W, Silny J, de Bakker JMT (1974) Fibrillation threshold induced by alternating current and alternating voltage. Biomed Tech (Berlin) 19:62

Jacobsen J (1973) Die Gefährdung durch phasenangeschnittene und gleichgerichtete elektrische Ströme. Dissertation, Universität Hannover

Jacobsen J, Buntenkötter S (1979a) Gefährdungsbereiche energietechnischer Wechselströme. etz Archiv Heft 9, S 275

Jacobsen J, Buntenkötter S (1979b) Erwiderung zur Stellungnahme von R. Hauf. etz Archiv Heft 10, S 387

Jacobsen J, Buntenkötter S, Reinhard HJ, Wissdorf H (1974a) Beitrag zur Übertragbarkeit der Gefährdung durch elektrische Ströme vom Modelltier Schwein auf den Menschen. DTW 81:214

Jacobsen J, Buntenkötter S, Schreyer L (1974b) Gefährdungsbereiche elektrischer Ströme. Elektrotechn Z 26:321

Jacobsen J, Buntenkötter S, Reinhard HJ (1975) Experimentelle Untersuchungen an Schweinen zur Frage der Mortalität durch sinusförmige, phasenangeschnittene sowie gleichgerichtete elektrische Ströme. Biomed Techn (Berlin) 20:99

Jellinek S (1903) Elektropathologie. Enke, Stuttgart

Jellinek S (1908) Studien über die Wirkung elektrischer Starkströme auf die einzelnen Organsysteme im Tierkörper. Pfluegers Arch 124:271

Jellinek St (1931) Der elektrische Unfall, 3. Aufl. Deuticke, Leipzig Wien

Kahn RH (1909) Beiträge zur Kenntnis des Elektrokardiogrammes. Pfluegers Arch 126:197

Kaufmann W, Johnston FD (1943) The electrical conductivity of the tissues near the heart and its bearing on the distribution of the cardiac currents. Am Heart J 26:42

Kayser K, Raule W, Zink K (1953) Über Einwirkungen des elektrischen Stroms auf das Herz. Z Ges Exp Med 122:95

Kieback D (1979) Die zeitliche Entwicklung tödlicher Stromunfälle in der Bundesrepublik Deutschland. Zentralbl Arbeitsmed Arbeitsschutz Prophyl 29:197

Kieback D (1980) Die zeitliche Entwicklung tödlicher Stromunfälle in der Bundesrepublik Deutschland. etz 101:23

King BG (1934) The effect of electric shock on heart action with special reference to varying susceptibility in different parts of the cardiac cycle. Aberdeen, New York

Knickerbocker GG (1972) Fibrillating parameters of direct and alternating (20 Hz) currents separately and in combination – an experimental study. Paper No. C 72247-0. Institute Electrical Electronics Engineers, New York

Koeppen S (1935) Untersuchungen über die Abhängigkeit der Elektrizitätseinwirkung von Einwirkdauer und Stromstärken von 1–100 mA. Arch Exp Pathol Pharm 178:654

Koeppen S (1953) Erkrankungen der inneren Organe und des Nervensystems nach elektrischen Unfällen. Hefte zur Unfallheilkunde Nr. 34, 2. Aufl. Springer, Berlin Göttingen Heidelberg

Koeppen S, Panse F (1955) Klinische Elektropathologie. Thieme, Stuttgart

Kouwenhoven WB, Knickerbocker GG, Chesnut WR, Milnor WR, Sass DJ (1959) AC-shocks of varying parameters affecting the heart. AIEE Transact 1:163

Kronecker H (1875) Das charakteristische Merkmal der Herzmuskelbewegung. In: Beiträge zur Anatomie und Physiologie, Heft 1. (Festgabe f. C. Ludwig zum 15. October 1874). Vogel, Leipzig, S 173

Kronecker H (1884) Das Koordinationszentrum für den Herzkammerschlag. Dtsch Med Wochenschr 23:364

Kronecker H (1896) Ueber Störungen der Coordination des Herzkammerschlages. Z Biol 34:529

Kronecker H, Schmey F (1884) Das Coordinationscentrum der Herzkammerbewegung. Sitzber Preuß Akad Wiss (Physik Math Klass) 8:87

Kuliabko A (1903) Wiederbelebung des menschlichen Herzens. Pfluegers Arch 97:539

Langendorff O (1895) Untersuchungen am überlebenden Säugetierherzen. Pfluegers Arch 61:291

Langendorff O (1898) Ueber das Wogen oder Flimmern des Herzens. Pfluegers Arch 70:281

Lepeschkin E (1957) Das Elektrokardiogramm, 3. Aufl. Steinkopff, Dresden Leipzig

Lewis T (1910) Die Pathologie der vollständigen Unregelmäßigkeit des Herzens. Verh Dtsch Pathol Ges 21:112

Lewis T (1911/12) Irregularity of the hearts action in horses and its relationship to fibrillation of the auricles in experiment and to complete irregularity of the human heart. Heart 3:161

Lewis T (1925) Mechanism and graphic registration of the heart beat, 3rd edn. Shaw, London

Mann G (1977) Schinderhannes, Galvanismus und die experimentelle Medizin in Mainz um 1800. Medizinhist J 12:21

Marey JE (1875) Des excitations artifielles du cœur. Traveaus du laboratoire (Paris) 2:63 zit. nach Antoni, H (1972) siehe Kap. 5.3

McWilliam JA (1887) Fibrillar contraction of the heart. J Physiol (Lond) 8:296

McWilliam JA (1889) Cardiac failure and sudden death. Br Med J I:6

McWilliam JA (1923) Some applications of physiology to medicine – II. Ventricular fibrillation and sudden death. Br Med J II:215

Netter H (1959) Theoretische Biochemie. Springer, Berlin Göttingen Heidelberg, S 393

Neumann R (1886) Untersuchungen über die Wirkung galvanischer Ströme auf das Frosch- und Säugetierherz. Pfluegers Arch 39:403

Newell Martin H (1895) A new method of studying the mammalian heart. Nachdruck aus: Memoirs from the Biological Laboratory of the John Hopkins University (1881). Hopkins, Baltimore

Oberdorf A, Wilcke O (1954) Untersuchungen über die Wirkung kleiner und mittlerer Stromstärken auf den Kreislauf. Z Ges Exp Med 124:209

Osypka P (1960a) Das elektrische Widerstandsverhalten von Schuhen. I. Mitt. Elektromed 5:150

Osypka P (1960b) Bericht über zwei tödliche Unfälle durch elektrischen Strom bei Spannungen von 70 Volt. Elektromed 5:213

Osypka P (1963) Meßtechnische Untersuchungen über Stromstärke, Einwirkungsdauer und Stromweg bei elektrischen Wechselstromunfällen an Mensch und Tier. Elektromed 8:1, 153, 193

Panse F (1955) Die Neurologie des elektrischen Unfalls und des Blitzschlags. In: Koeppen S, Panse F (Hrsg) Klinische Elektropathologie. Thieme, Stuttgart, S 142

Perper JA (1977) Electrical injuries. Leg Med Annu 135

Pflüger E (1859) Untersuchungen über die Physiologie des Electrotonus. Hirschwald, Berlin

Pillat B (1964) Über eine abnorme Verkürzung des Aktionspotentials in der relativen Refraktärphase des Herzmuskels. Pfluegers Arch 280:326

Prevost JL, Batelli F (1899) Death by electric currents (alternating current). CR Acad Sci (Paris) 128:668

Prevost JL, Batelli F (1899a) Sur quelques effets des décharges électriques sur le cœur des mammifères. CR Acad Sci (Paris) 129:1267

Prevost JL, Batelli F (1899b) La mort par les courants électriques. Courant alternatif a bas voltage. J Physiol Pathol Gen 1:399

Prevost JL, Batelli F (1899c) La mort par les courants électriques – courants alternatifs a haute tension. J Physiol Pathol Gen 1:427

Prevost JL, Batelli F (1900a) Quelques effets des décharges électriques sur le cœur des mammifères. J Physiol Pathol Gen 2:40

Prevost JL, Batelli F (1900b) Influence du nombre des périodes sur les effets mortels des courants alternatifs. J Physiol Pathol Gen 2:755

Reinhard HJ (1967) Untersuchungen über die Einwirkung von nichtsinusförmigen Wechselströmen auf den menschlichen und tierischen Organismus. Dissertation, Technische Universität Braunschweig

Reinhold K (1976) Die Gefährdung von Mensch und Tier durch schwingungspaketartig gesteuerte (impulsförmige) elektrische Ströme. Dissertation, Universität Hannover

Reinhold K, Buntenkötter S (1976) Gefährdung durch Strom. Bundesarbeitsblatt Nr. 6 (Fachbeilage Arbeitsschutz) S 200

Reinhold K, Buntenkötter S (1977) Die Gefährdung durch schwingungspaketartig gesteuerte elektrische Ströme. In: Institut zur Erforschung elektrischer Unfälle bei der Berufsgenossenschaft der Elektrotechnik und Feinmechanik (Hrsg) Medizinisch-technischer Bericht 1976. Köln, S 5

Roy OZ, Park GC, Scott JR (1977) Intracardiac catheter fibrillation thresholds as a function of the duration of 60 Hz current and electrode area. IEEE Trans Biomed Eng BME-24 5: Sept. S 430

Sachs C (1881) Untersuchungen am Zitteraal Gymnotus electricus. Nach seinem Tode bearbeitet von Emil du Bois-Reymond, Veit, Leipzig

Schaefer H (1940) Elektrophysiologie. Bd I. Deuticke, Wien

Schaefer H (1951) Das Elektrokardiogramm. Springer, Berlin Göttingen Heidelberg, S 57

Schaefer H (1958) Die Einwirkung des elektrischen Stromes auf wichtige innere Organe. Dtsch Z Gerichtl Med 47:5

Schaefer H (1977) Die Wirkungen des elektrischen Stromes auf den Menschen. In: Steinmetz E (Hrsg) Haus der Technik – Vortragsveröffentlichungen, Heft 388. Vulkan, Essen, S 4

Schaefer H, Kieback D (1977) Die Gefährdung durch schwingungspaketartig gesteuerte elektrische Ströme. In: Institut zur Erforschung elektrischer Unfälle bei der Berufsgenossenschaft der Elektrotechnik und Feinmechanik (Hrsg) Medizinisch-technischer Bericht 1976. Köln, S 87

Schneider M (1971) Physiologie des Menschen. 16. Aufl. Springer, Berlin Heidelberg New York

Schütz E (1936) Elektrophysiologie bei einphasiger Ableitung. Ergeb Physiol 38:493

Schwan HP, Kay CF (1956) Specific resistance of body tissues. Circ Res 4:664

Schwan HP, Kay CF (1957) Conductivity of living tissue. Ann NY Acad Sci 65/6:1007

Scott JR, Lee WR, Zoledziowski S (1973) Ventricular fibrillating threshold for ac-shocks and long duration, in dogs with normal acid-base state. Br J Ind Med 30:155

Silny J (1976) Zur technischen Problematik der Untersuchung des Einflusses elektrischer 50 Hz-Felder auf den Organismus. Dissertation, Technische Hochschule Fakultät Elektrotechnik Aachen

Stachoviack R (1941) Die Hochfrequenz-Leitfähigkeit und Dielektrizitätskonstante einiger biologischer Gewebe im Bereich von 400–10000 m Wellenlänge. Pfluegers Arch 244:570

Szekeres L, Papp JG (1973) Methodische Grundlagen der experimentellen Erzeugung von Arrhythmien des Herzens und der Prüfung antiarrhythmischer Substanzen. In: Antoni H, Effert S (Hrsg) Herzrhythmusstörungen. Schattauer, Stuttgart, S 14

Trautwein W (1957) Physiologie der Herzirregularitäten. In: Spang K (Hrsg) Rhythmusstörungen des Herzens. Thieme, Stuttgart, S 47

Trautwein W (1972) Erregungsphysiologie des Herzens. In: Gauer OH, Kramer K, Jung R (Hrsg) Physiologie des Menschen, Bd 3. Urban & Schwarzenberg, Berlin, S 1

Vulpian A (1874) Note sur les effets de la faradisation directe de ventricules du cœur chez le chien. Arch Physiol 1:975

Wegria R, Wiggers CJ (1940a) Factors determining the production of ventricular fibrillation by direct currents (with a note of chronaxie). Am J Physiol 131:104

Wegria R, Wiggers CJ (1940b) Production of ventricular fibrillation by alternating currents. Am J Physiol 131:119

Wegria R, Moe GK, Wiggers CJ (1941) Comparison of the vulnerable periods and fibrillation thresholds of normal and idioventricular beats. Am J Physiol 133:651

Wiggers CJ, Wegria R (1940a) Ventricular fibrillation due to single, localized induction and condenser shocks applied during the vulnerable phase of ventricular systole. Am J Physiol 128:500

Wiggers CJ, Wegria R (1940b) Quantitative measurement of the fibrillation thresholds of the mammalian ventricles with observations on the effect of procaine. Am J Physiol 131:296

Wiggers CJ, Wegria R, Pinera B (1940) The effects of myocardial ischaemia on the fibrillation threshold – the mechanism of spontaneous ventricular fibrillation following coronary occlusion. Am J Physiol 131:309

Williams HB, King BG, Ferris LP, Spence PW (1934) Susceptibility of the heart to electric shock in different phases of the cardiac cycle. Proc Soc Exp Biol Med 31:873

2 Grundlagen der Energieversorgung

2.1 Erzeugung und Verbrauch elektrischer Energie

Die Entwicklung der Erzeugung elektrischer Energie in der Welt und in einigen Industriestaaten ab 1920 zeigt Abb. 2.1. Die mittlere Zuwachsrate lag nahezu einheitlich in allen größeren Industriestaaten bei etwa 7% pro Jahr; dies entspricht einer Verdoppelung in etwa 10 Jahren. Diese Zuwachsrate war lange Zeit Grundlage für die Planungen der Versorgungsunternehmen (Brinkmann 1980).

Der Verbrauch elektrischer Energie in der Bundesrepublik Deutschland, unterteilt nach Verbrauchergruppen, ist für einige Jahre zwischen 1950 und 1978 in Tabelle 2.1 zusammengestellt. Von 1950 bis 1960 stieg der Gesamtverbrauch um den Faktor 2,6, von 1960 bis 1970 um den Faktor 2,09. In den Jahren 1973 bis 1978 lag jedoch die mittlere Zuwachsrate bei 3,06% pro Jahr. Bei einem Verbrauch von 3,51 TWh für 1980 ergibt sich für das letzte Jahrzehnt ein Faktor von 1,5, d.h. eine Zuwachsrate von 5%. Der Verbrauch an elektrischer Energie hat sich also von 1970 bis 1980 nicht mehr verdoppelt.

Diese Verringerung der Zuwachsraten nach der Ölkrise im Jahr 1973 ist in allen Industriestaaten zu beobachten. Es ist außerordentlich schwierig, Prognosen über die Entwicklung des Verbrauches an elektrischer Energie zu stellen. Aus der Vielzahl der Einflußgrößen, von denen der elektrische Energieverbrauch abhängt, sind im folgenden einige wichtige aufgeführt: Wirtschaftswachstum, Bevölkerungsentwicklung, politische Entwicklung, Umweltschutz, Energiepreisentwicklung, Energiebewußtsein, rationelle und sparsame Energieverwendung, Verbrauchergewohn-

Tabelle 2.1. Verbrauch elektrischer Energie in der Bundesrepublik Deutschland, unterteilt nach Verbrauchergruppen. (Bundesministerium für Wirtschaft 1951 – 1979)

Jahr	1950	1960	1970	1978
Verbraucher	%	%	%	%
Industrie	66,3	66,9	56,7	50,7
Verkehr	3,9	3,4	3,4	2,9
Öffentliche Einrichtungen	4,6	3,8	4,9	6,6
Landwirtschaft	1,8	1,8	2,2	2,1
Haushalt	7,2	10,9	18,5	24,2
Handel und Gewerbe	5,8	6,6	8,3	9,8
Verluste und Nichterfaßtes	10,4	6,6	6,0	3,7
Gesamtverbrauch in TWh	42	111	232	334

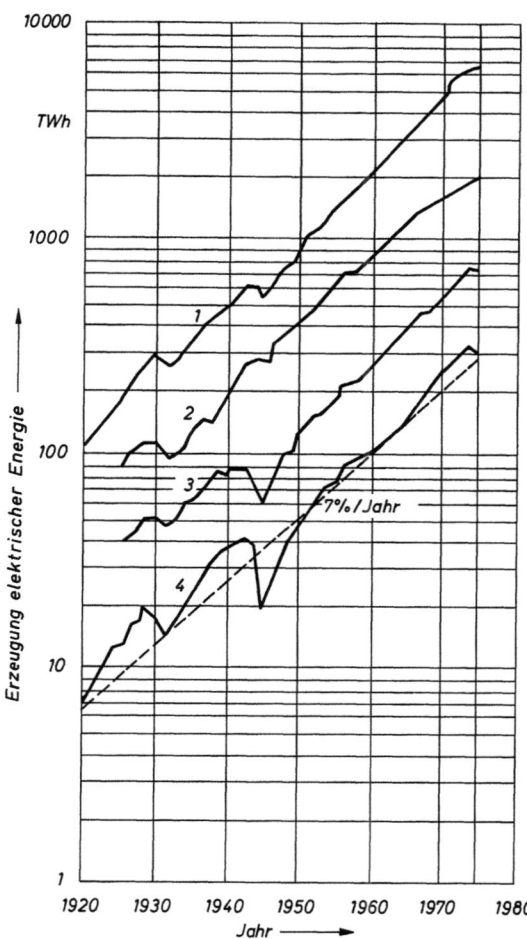

Abb. 2.1. Entwicklung der Erzeugung elektrischer Energie *1* in der gesamten Welt, *2* in den USA, *3* in den Montanunion-Staaten, *4* in der Bundesrepublik Deutschland. (Nach Roser 1960) ---- Entwicklung bei einer Steigerung von 7%/Jahr

heiten, Substitution anderer Energieträger (z. B. Erdöl) durch elektrische Energie, Einsatz neuer Technologien usw.

An dieser Stelle soll auf die Wiedergabe und die Diskussion von vorliegenden und z. T. sehr unterschiedlichen Prognosen verzichtet und lediglich auf einige Literaturstellen hingewiesen werden (Bundesministerium für Wirtschaft 1977; Erche u. Heidinger 1978; Pestel et al. 1978; Vereinigung Deutscher Elektrizitäts-Werke 1977).

2.1.1 Primärenergiequellen

Elektrische Energie ist Sekundärenergie; sie muß durch Umwandlung aus in der Natur vorkommender Primärenergie erzeugt werden. Die Primärenergiequellen lassen sich einteilen in erschöpfliche und unerschöpfliche Energiequellen. Erschöpfliche Energiequellen sind z. B. Energieträger wie Kohle, Erdöl, Erdgas und Kernenergie.

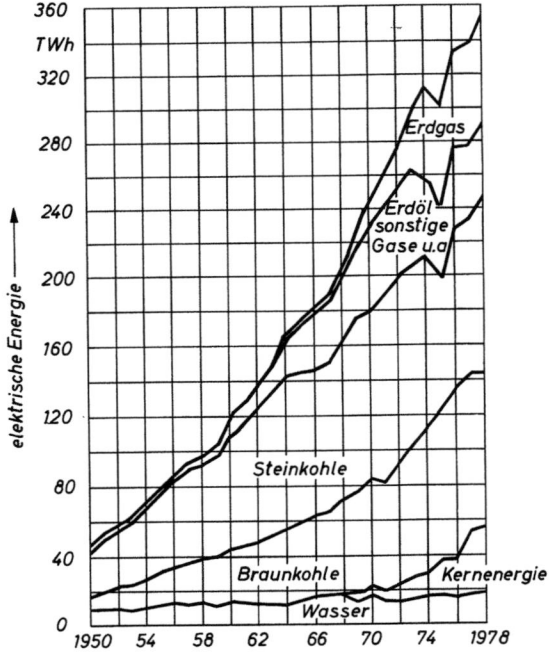

Abb. 2.2. Zeitliche Entwicklung der Anteile der Primärenergiequellen an der Gesamtbruttoerzeugung elektrischer Energie in der Bundesrepublik Deutschland. (Bundesministerium für Wirtschaft 1979)

In der Bundesrepublik Deutschland basiert die Erzeugung elektrischer Energie derzeit im wesentlichen auf den erschöpflichen Energiequellen Steinkohle, Braunkohle, Erdöl, Gas und Kernenergie sowie auf dem unerschöpflichen Energieträger Wasser. Abbildung 2.2 zeigt die zeitliche Entwicklung des Einsatzes dieser Energiequellen für die Gesamtbruttoerzeugung elektrischer Energie in der Bundesrepublik Deutschland. In Tabelle 2.2 sind die Anteile der Energiequellen für einige Jahre aufgeführt.

Tabelle 2.2. Anteile der Primärenergiequellen an der Gesamtbruttoerzeugung elektrischer Energie in der Bundesrepublik Deutschland. (Bundesministerium für Wirtschaft 1951–1979)

Jahr	1950		1960		1970		1978	
Energiequelle	TWh	%	TWh	%	TWh	%	TWh	%
Steinkohle	27,6	62,0	62,5	53,7	95,5	39,4	100,9	28,5
Braunkohle	8,3	18,7	31,0	26,6	59,7	24,6	89,3	25,3
Erdöl			4,0	3,4	36,3	15,0	31,1	8,8
Gas			5,0	4,3	22,8	9,4	72,6	20,6
Kernenergie					6,0	2,5	35,9	10,2
Wasser	8,6	19,3	13,0	11,2	17,8	7,3	18,5	5,2
Sonstiges			0,9	0,8	4,5	1,8	5,1	1,4
Gesamterzeugung	44,5	100	116,4	100	242,6	100	353,4	100

Bis heute wird in der Bundesrepublik Deutschland elektrische Energie zum größten Teil aus erschöpflichen Energiequellen erzeugt. Ihr Anteil an der Gesamtbruttoerzeugung lag im Jahr 1978 bei ca. 95%.

Der Anteil der fossilen Energieträger Steinkohle, Braunkohle, Erdöl und Gas an der Gesamtbruttoerzeugung elektrischer Energie lag im Jahr 1978 bei ca. 83%.

Weitere erschöpfliche Energieträger sind Holz, Torf und Müll. Der Anteil von Holz und Torf an der Gesamtbruttoerzeugung liegt unter 0,1%. Durch Müllverbrennung wurden 1977 1,2 GWh elektrische Energie erzeugt; das entsprach 0,4% der Gesamtbruttoerzeugung. Dieser Anteil dürfte langfristig zunehmen.

Unerschöpfliche Energiequellen sind die solarer Herkunft: Energieträger Wasser, Wind und Sonnenstrahlung; ferner die geothermische Energie.

Wasser ist bislang der einzige unerschöpfliche Energieträger, der in nennenswertem Maße zur Erzeugung elektrischer Energie genutzt wird. Der Anteil an der Gesamtbruttoerzeugung lag in der Bundesrepublik Deutschland 1950 bei 19,3% (8,6 TWh), 1978 bei 5,2% (18,5 TWh). Eine wesentliche Steigerung ist nicht mehr möglich; das nutzbare Potential der Wasserkraft liegt für die Bundesrepublik Deutschland bei 20,8 TWh/a. Im Jahre 1985 wird das Wasserkraftpotential voraussichtlich vollständig genutzt werden.

Windenergie ist ebenfalls solarer Herkunft, denn die Bewegung der Erdatmosphäre wird durch die Sonnenstrahlung aufrechterhalten. Anlagen zur Nutzung der Windenergie werden bislang nur in Sonderfällen eingesetzt (z. B. für den Antrieb von Pumpen).

Zur direkten Erzeugung von elektrischer Energie aus Sonnenenergie steht theoretisch die gesamte auf die Erdoberfläche auftreffende Sonnenstrahlung zur Verfügung. Diese direkte Erzeugung ist bislang auf Sonderfälle beschränkt, z. B. die Energieversorgung von Meßstationen, Leuchttürmen und Satelliten. Ein weitergehender Einsatz ist aus Gründen der Wirtschaftlichkeit noch nicht abzusehen. Die Umwandlung von Sonnenenergie in Niedertemperaturwärme wird dagegen schon in den nächsten Jahren an Bedeutung gewinnen.

Auch Gezeiten, Wellen, Meereswärme und Meeresströmung lassen sich zur Erzeugung elektrischer Energie nutzen. Eine wirtschaftliche Nutzung ist jedoch noch nicht abzusehen.

Eine technische Nutzung der geothermischen Energie kommt vor allem im Bereich geothermischer Anomalien in Frage, das sind Zonen mit einer geologisch bedingten höheren Wärmestromdichte bzw. einem höheren Temperaturgradienten in der Nähe der Erdoberfläche. Bislang werden nur geothermische Anomalien in Verbindung mit Heißdampf- oder Heißwasserlagerstätten technisch genutzt. Größere Kraftwerke sind in den USA, in Italien und in Neuseeland in Betrieb; die installierte Kraftwerksleistung betrug 1976 weltweit 1350 MW.

Ein verstärkter Einsatz geothermischer Energie ist denkbar, sobald ein geeignetes Verfahren zur Nutzung der in trockenem, heißem Gestein enthaltenen Energie zur Verfügung steht.

Viele Forschungsvorhaben auf der ganzen Welt befassen sich in Anbetracht der angespannten Energiesituation mit der technischen Nutzung von unerschöpflichen Energiequellen.

Die Erfolge dieser Entwicklungen werden sich aber erst längerfristig auswirken. Wir sind somit für die nächste Zukunft bei der elektrischen Energieerzeugung wei-

44   Grundlagen der Energieversorgung

ter auf die rationelle Umwandlung und sparsame Verwendung der erschöpflichen Energiequellen, wie Kohle, Erdöl, Gas und Kernenergie angewiesen.

2.1.2 Rationelle und sparsame Energieverwendung

Die elektrische Energie kann in diesem Zusammenhang nicht getrennt von anderen Energieträgern betrachtet werden. Neben energiewirtschaftlichen Erwägungen müssen auch energiepolitische Maßnahmen berücksichtigt werden.

Aus dem Ziel der Bundesregierung, vor allem den Mineralölverbrauch zu verringern, leiten sich die in ihrem Energieprogramm (Bundesministerium für Wirtschaft 1977) angesprochenen Maßnahmen zur rationellen und sparsamen Energieverwendung unmittelbar ab: Verbesserung der Wärmedämmung und des Heizungsanlagenbetriebs in Gebäuden, Wärme-Kraft-Kopplung, Nutzung der Kraftwerksabwärme und Ausbau von Fernwärmenetzen. Subventioniert wird auch die Nutzung der unerschöpflichen Energiequellen wie Sonnenenergie, z. B. durch finanzielle Hilfen für den Einbau von Solarkollektoren und Wärmepumpen sowie von Regeneratoren und Rekuperatoren zur Wärmerückgewinnung. Hinzu kommt die Förderung der Erforschung, Entwicklung und Markteinführung energiesparender Technologien. Besonders große Bedeutung mißt die Bundesregierung schließlich der Information und Beratung der privaten und gewerblichen Verbraucher über die Möglichkeiten der Energieeinsparung bei.

Die Ansatzpunkte für eine Energieeinsparung in den Endverbrauchssektoren Industrie, Verkehr, Haushalt, Handel und Gewerbe, Landwirtschaft etc. sind durch entsprechende Untersuchungen und Analysen eingehend geklärt. Durch gemeinsame Anstrengungen auf allen Gebieten kann ein beträchtliches Einsparpotential zur Entlastung der Energiewirtschaft geschaffen werden.

2.1.3 Kraftwerke

Die Umwandlung der Primärenergien in elektrische Energie erfolgt in Kraftwerken. Die Bedeutung verschiedener Kraftwerksarten für die Energieversorgung der Bundesrepublik Deutschland soll durch die Tabelle 2.3 veranschaulicht werden.

Tabelle 2.3. Leistung der Kraftwerksarten in Prozent der gesamten installierten Kraftwerksleistung. (Bundesministerium für Wirtschaft 1951 – 1979)

Kraftwerksart	1950	1960	1978
Steinkohlekraftwerke	67,5%	64,5%	32,8%
Braunkohlekraftwerke	13,5%	20,0%	16,4%
Ölkraftwerke ⎫			
Gaskraftwerke ⎬		3,0%	33,0%
Sonstige Kraftwerke ⎭			
Kernkraftwerke			10,2%
Wasserkraftwerke	19,0%	12,5%	7,6%
Gesamtleistung in GW	11,4	27,6	85,5

Diese Tabelle läßt eine deutliche Tendenz der Anteilsverminderung der Kraftwerke erkennen, die mit den herkömmlichen Brennstoffen wie Stein- und Braunkohle arbeiten. Das gleiche gilt für die Wasserkraftwerke. Demgegenüber hat der Bau von Kraftwerken auf Öl- und Gasbasis zugenommen; der Anteil der Kernkraftwerke läßt ein rasches Wachstum erkennen.

Bei der Beurteilung der angegebenen Werte muß jedoch beachtet werden, daß der Anteil der durch eine bestimmte Kraftwerksart erzeugten Energie nicht unbedingt ihrem Anteil an der installierten Leistung entsprechen muß. Der Anteil der Braunkohlekraftwerke an der installierten Gesamtleistung betrug z. B. 1978 16,4%; da sie als Grundlastkraftwerke eingesetzt werden, betrug ihr Anteil an der erzeugten Energie jedoch 25,3% (s. Tabelle 2.2). Umgekehrt verhält es sich bei Mittel- und Spitzenlastkraftwerken (Steinkohle- bzw. Öl- und Gaskraftwerke).

Die konventionellen Wärmekraftwerke, die als Primärenergieträger Steinkohle, Braunkohle, Heizöl und Erdgas benutzen, haben eine hervorragende Bedeutung für die elektrische Energieerzeugung in der Bundesrepublik Deutschland. 1978 erzeugten sie ca. 83% der benötigten elektrischen Energie. Hiervon haben wiederum die Dampfkraftwerke den weitaus größten Teil aufgebracht, während andere Wärmekraftwerke, wie z. B. Gasturbinenanlagen, nur gering beteiligt waren.

Der maximale Wirkungsgrad konventioneller Wärmekraftwerke beträgt heute ca. 42%, d. h. es werden nur 42% der zugeführten Primärenergie in elektrische Energie umgewandelt. Eine weitaus bessere Nutzung der Primärenergie kann durch Kraft-Wärme-Kopplung erreicht werden. Die Abwärme dieser Heizkraftwerke kann z. B. über Fernwärmenetze verteilt und als Raumheiz- oder Prozeßwärme genutzt werden.

Kernkraftwerke sind ebenfalls Dampfkraftwerke. Die Wärmeerzeugung erfolgt bislang ausschließlich durch Kernspaltung; eine technische Nutzung der Kernverschmelzung ist noch nicht absehbar.

Die Arbeitsweise eines Kernkraftwerkes soll im folgenden kurz erklärt werden:

Der Kernbrennstoff, der den Spaltstoff (z. B. U 235) enthält, wird in Form von Brennelementen in einem Druckbehälter angeordnet, der von einem Kühlmittel durchströmt wird, das die bei der Kernspaltung erzeugte Wärme aufnimmt. In einem Dampferzeuger oder direkt im Reaktorkern wird Dampf erzeugt, der auf eine Turbine geleitet wird. In der Turbine wird die Wärme in mechanische Energie umgewandelt. In einem Generator, der mit der Turbine gekoppelt ist, findet die Umwandlung von mechanischer in elektrische Energie statt. Zum Schutz der Umgebung gegen die Strahlung aus dem Kernreaktor ist dieser mit einer biologischen Abschirmung umgeben, die aus starken Betonwänden besteht und die Strahlenbelastung auf ungefährliche Werte herabsetzen soll. Die anfallende Abwärme wird heute in der Regel über Kühltürme oder Flußwasser an die Umgebung abgegeben. In Zukunft ist in verstärktem Maße eine Nutzung als Prozeß- oder Niedertemperaturwärme zu erwarten.

Die Probleme Brennstoffkreislauf, Wiederaufarbeitung, Endlagerung sowie Schutzmaßnahmen sprengen den Umfang dieses Buches – hier muß auf die entsprechende Spezialliteratur hingewiesen werden.

Wasserkraftwerke sind stark von den geographischen Verhältnissen geprägt und dementsprechend unterschiedlich in ihren Erscheinungsformen:

Nach der Fallhöhe unterscheidet man Nieder-, Mittel- und Hochdruckanlagen.

Ein weiteres Unterscheidungsmerkmal ist die Ausbauform der Kraftwerke. Hier trennt man die Stau- von den Umleitungsanlagen.

Hochdruckstaukraftwerke sind Talsperrenkraftwerke, während Flußkraftwerke i. allg. als Niederdruckstaukraftwerke bezeichnet werden. Sind Umleitungen, wie z. B. Rohrleitungen, Stollen oder Kanäle vorhanden, so nennt man diese Kraftwerke Umleitungskraftwerke.

Schließlich trifft man noch eine Unterscheidung, die sich am Wasserhaushalt orientiert. Man spricht von Laufkraftwerken für den Grundlastbereich, die fast ununterbrochen in Betrieb sind, und von Speicherkraftwerken, die im wesentlichen Spitzenlastkraftwerke darstellen.

Im Jahr 1978 wurden in der Bundesrepublik Deutschland 98,6% der elektrischen Energie in konventionellen Wärme-, Kern- und Wasserkraftwerken erzeugt. Sonstige Kraftwerke lieferten also nur 1,4% der Gesamterzeugung (s. Tabelle 2.3).

2.2 Energieübertragung und -verteilung

Die Fortleitung der elektrischen Energie vom Kraftwerk zum Verbraucher erfolgt stets über mehrere Spannungsebenen. Entsprechend der Funktion unterscheidet man zwischen Übertragungsleitungen, die dem Transport großer Leistungen über weite Entfernungen dienen und mit hohen Spannungen betrieben werden, sowie Mittel- und Niederspannungsnetzen für die Verteilung der elektrischen Energie.

Elektrische Energie wird heute überwiegend als Drehstrom erzeugt und verbraucht. Entsprechend erfolgt auch die Fernübertragung i. allg. mit Drehstrom; in bestimmten Fällen bietet eine Gleichstromübertragung Vorteile.

Die Wahl des Übertragungssystems erfolgt aufgrund von Wirtschaftlichkeitsüberlegungen. Dabei muß vor allem über folgende Parameter entschieden werden:
1) Art des Übertragungssystems (Drehstrom-Hochspannungsübertragung, Gleichstrom-Hochspannungsübertragung),
2) Höhe der Übertragungsspannung,
3) Art der Leitungsführung (Freileitung, Kabel, zwangsgekühlte Kabel, SF_6-Rohrleiter).

Die Verteilung der elektrischen Energie erfolgt über Mittel- und Niederspannungsnetze, die mit Drehstrom betrieben werden. Das der Übertragung dienende Hochspannungsverbundnetz und die Mittel- und Niederspannungsnetze sind in Umspannstationen über Transformatoren miteinander verbunden. Die Mehrzahl der Verbraucher wird mit Niederspannung versorgt, Abnehmer mit größerem Energiebedarf mit Mittelspannung (z. B. Industriebetriebe).

Die verkettete Betriebsspannung der Niederspannungsnetze beträgt 380 V. Mittelspannungsverteilungsnetze werden mit Spannungen von 6 bis zu 110 kV betrieben, das Verbundnetz arbeitet mit 220 oder 380 kV. In der Energieverteilung zeichnet sich der Trend zu einem 3-Spannungssystem ab, entweder 110 kV/10 kV/380 V oder 110 kV/20 kV/380 V.

In den letzten Jahrzehnten hat sich der Anwendungsumfang der elektrischen Energie derart ausgeweitet, daß heute jeder Mensch täglich mit elektrischen Geräten oder Anlagen zu tun hat. Er wird daher auch ständig mit einer Gefährdung durch elektrische Energie konfrontiert.

Schutzmaßnahmen haben zum Ziel, eine Durchströmung zu verhindern. In der Bundesrepublik Deutschland sind Schutzmaßnahmen entsprechend den Vorschriften des VDE anzuwenden (Anonym 1 VDE 0100). Die Entwicklung hochwirksamer Schutzeinrichtungen setzt jedoch die Kenntnis der Gefährdungsgrenzen voraus (Buntenkötter u. Jacobsen 1977). In den nachfolgenden Beiträgen dieses Buches wird hierüber eingehend berichtet.

Neben einer Gefährdung von Menschen im Falle einer Durchströmung ist auch eine Gefährdung durch elektrische Felder denkbar. Durch die wachsenden Übertragungsspannungen (765-kV-Leitungen sind bereits in Betrieb, die Planungen gehen bis 1300 kV) werden Menschen in der Nähe elektrischer Anlagen (z. B. unter Freileitungen) immer höheren elektrischen Feldstärken ausgesetzt, so daß in den letzten Jahren die Frage nach einer möglichen Gefährdung zunehmend Bedeutung bekam.

Zunächst wurden Untersuchungen an Tieren vorgenommen (Brinkmann 1976). Ein schädigender Einfluß elektrischer Felder wurde nicht festgestellt.

Untersuchungen über den Einfluß elektrischer Felder auf Menschen wurden vor allem in den USA, in der UdSSR sowie in der Bundesrepublik Deutschland durchgeführt. In der UdSSR wurden sogar gesetzliche Beschränkungen für den Aufenthalt unter elektrischen Feldern eingeführt: Bei den Untersuchungen waren Veränderungen des Allgemeinbefindens gefunden worden. Diese Ergebnisse konnten jedoch durch die Untersuchungen in den USA und der Bundesrepublik nicht bestätigt werden. Bei gewissenhaftester Durchführung und Berücksichtigung sämtlicher Fehlerquellen wurde kein das Allgemeinbefinden veränderner oder gar krankheitserregender Einfluß elektrischer Felder festgestellt (Beyer et al. 1979; Kühne 1979).

2.2.1 Bedeutung und Vorteile des Verbundbetriebes

Eine der wesentlichen Voraussetzungen für unsere heutige sichere elektrische Energieversorgung ist der Verbundbetrieb. Wärmekraftwerke, Laufwasser- und Speicherkraftwerke der Elektrizitäts-Versorgungsunternehmen (EVU) und der privaten Erzeuger (z. B. Eigenanlagen der Industrie) sind über Hochspannungsleitungen miteinander verbunden und in Zwischenstationen mit dem regionalen Netz verknüpft. Auf diese Weise können die Kraftwerke unter Berücksichtigung ihrer Energieerzeugungskosten so eingesetzt werden, daß die Kosten der Gesamterzeugung möglichst gering sind.

Der Verbrauch an elektrischer Energie hängt stark von der Tages- und Jahreszeit ab. Nach der Zeitdauer der anfallenden Netzlast unterscheidet man zwischen Grundlast (ganztägig), Mittellast (ca. 12–18 h pro Tag) und Spitzenlast (bis zu einigen Stunden pro Tag). Entsprechend der Struktur ihrer Energieerzeugungskosten werden die verschiedenen Kraftwerksarten im Verbundbetrieb in diesen drei Lastbereichen eingesetzt:

Grundlast: Laufwasser-, Braunkohle- und Kernkraftwerke
Mittellast: Steinkohle-, Gas- und kombinierte Kraftwerke
Spitzenlast: Gas-, Öl-, Gasturbinenkraftwerke, Speicherkraftwerke, Pumpspeicherwerke.

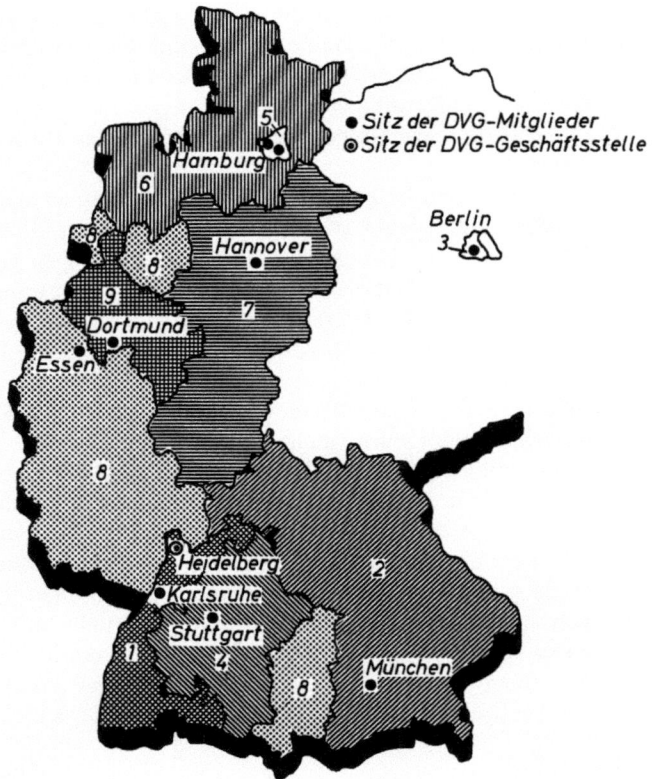

Abb. 2.3. Arbeitsbereiche der DVG-Mitglieder. *1* Badenwerk AG, *2* Bayernwerk AG, *3* Berliner Kraft- und Licht-AG (Bewag), *4* Energie-Versorgung Schwaben AG, *5* Hamburgische Electricitäts-Werke, *6* Nordwestdeutsche Kraftwerke AG, *7* Preußische Elektrizitäts-Aktiengesellschaft, *8* Rheinisch-Westfälisches Elektrizitätswerk AG, *9* Vereinigte Elektrizitätswerke Westfalen AG [Deutsche Verbundgesellschaft, Heidelberg (DVG)]

Ein breiter Verbundbetrieb bietet folgende Vorteile:
1) Verringerung der Energieerzeugungskosten durch optimalen Einsatz aller Kraftwerke
2) Verringerung der Reserveleistung für die einzelnen EVU
3) Verbraucherausgleich.

Damit trägt der Verbundbetrieb wesentlich dazu bei, daß die EVU der Anforderung des Energiewirtschaftsgesetzes nach größtmöglicher Sicherheit der Versorgung mit elektrischer Energie zu möglichst niedrigen Preisen gerecht werden können.

Die EVU in der Bundesrepublik Deutschland, die miteinander im Verbundbetrieb arbeiten, sind in der Deutschen Verbundgesellschaft (DVG) zusammengeschlossen. Das Arbeitsgebiet der DVG überdeckt das gesamte Bundesgebiet. Die DVG-Mitglieder und ihre Arbeitsbereiche können Abb. 2.3 entnommen werden.

Die Übertragung der elektrischen Energie im Verbund erfolgt über ein leistungsfähiges Hochspannungsnetz mit einer höchsten Spannungsebene von 380 kV.

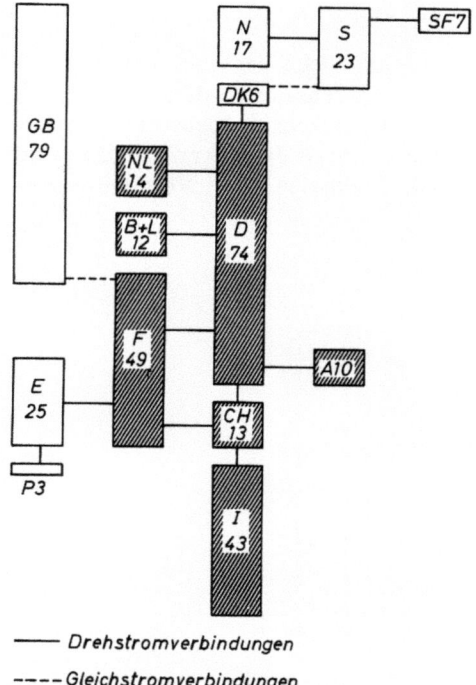

— Drehstromverbindungen
---- Gleichstromverbindungen
▨ Mitgliedsländer der UCPTE

Abb. 2.4. Der westeuropäische Verbund. Die *Zahlen* geben die Engpaßleistungen für 1975 in GW an

Die Gesamtlänge der Leitungen betrug am 1.1.1978 7250 km für die Betriebsspannung 380 kV, 16 600 km für die Betriebsspannung 220 kV. Den optimalen Einsatz der Kraftwerke steuern 8 Lastverteiler.

Um die Wirtschaftlichkeit der Erzeugung von elektrischer Energie weiter zu steigern und um Engpässe in der Energielieferung weitgehend auszuschalten, besteht in Europa auch ein Verbundbetrieb auf internationaler Ebene.

Die Hochspannungsnetze Westeuropas sind gekoppelt. Ein Teil der Staaten arbeitet in der UCPTE (Union für die Koordinierung der Erzeugung und des Transportes elektrischer Energie) zusammen. Die UCPTE umfaßte 1975 eine Engpaßleistung von 215 GW und erzeugte im selben Jahr 801 TWh.

Die Mitgliedsländer der UCPTE sind Belgien, Bundesrepublik Deutschland, Frankreich, Italien, Luxemburg, Niederlande, Österreich und die Schweiz.

Angeschlossen sind außerdem Dänemark, Spanien, Großbritannien, Norwegen, Portugal, Schweden und Finnland.

Abbildung 2.4 zeigt schematisch die Verbindung im westeuropäischen Verbund sowie die Engpaßleistungen der angeschlossenen Staaten.

Auch in Osteuropa haben sich die Staaten des Comecon [im Rahmen der OES (Vereinigte Energiesysteme)] zu einem Verbund zusammengeschlossen, der die Netze Bulgariens, der CSSR, der DDR, Polens, Rumäniens, Ungarns sowie ein Teilnetz der UdSSR umfaßt.

2.2.2 Belastungsdiagramme

Das Führen eines Verbundbetriebes setzt eine einheitliche Lenkung voraus, die in den Händen des Lastverteilers liegt. Für die EVU besteht die Forderung, die Energieerzeugung und -verteilung möglichst sicher und gleichzeitig möglichst wirtschaftlich durchzuführen. Dies setzt aber eine genaue Kenntnis des Energiebedarfes und dessen örtlicher Verteilung im Netz sowie der Leistung der in das Netz einspeisenden Kraftwerke voraus.

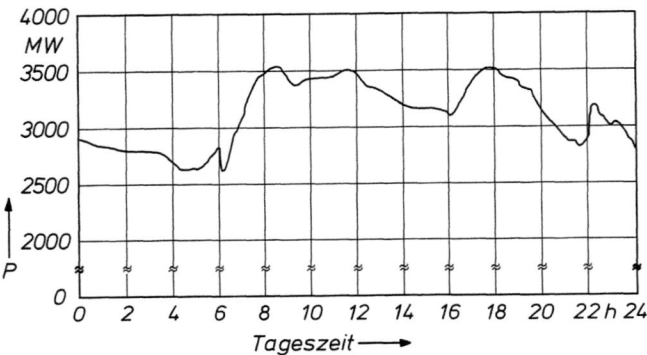

Abb. 2.5. Werktagsbelastungsdiagramm im Spätherbst (Preußenelektra; Mittwoch, 29.11.1978). Belastung P, in Abhängigkeit von der Tageszeit

Der Verlauf der voraussichtlichen Belastung wird vom Lastverteiler geschätzt; grob bereits auf Wochen und Monate voraus, endgültig auf einen Tag voraus für die Weisungen an die Kraftwerks- und Netzwarten. Dadurch sind während des laufenden Betriebes lediglich noch Korrekturen aufgrund vorher nicht übersehbarer Abweichungen erforderlich. Damit braucht nur eine geringe Maschinen- und Netzreserve bereitgehalten zu werden, so daß außer der Betriebssicherheit eine optimale Wirtschaftlichkeit gewährleistet ist.

Die richtige Lastprognose ist daher eine wichtige Aufgabe des Lastverteilers. Zur Prognose dienen die Belastungsdiagramme, die durch schreibende Meßinstrumente aufgezeichnet wurden. Diese Belastungsdiagramme werden durch den Verbraucher bestimmt und stellen die Summe aller Leistungsanforderungen in Abhängigkeit von der Zeit dar.

Abbildung 2.5 zeigt ein typisches Werktagsbelastungsdiagramm in einem Versorgungsgebiet mit gemischter Verbraucherstruktur. Es ist gekennzeichnet durch die Hauptbelastung während der Arbeitsstunden von Industrie und Gewerbe mit dem Lasteinbruch in der Pausenzeit und einem Abfall der Belastung in den frühen Nachmittagsstunden. Nach dem Einsetzen der Dunkelheit tritt durch Einschalten der Beleuchtungskörper eine Lastspitze auf. Durch den Einsatz elektrischer Speicherheizungen ergibt sich eine verhältnismäßig hohe Belastung in den Nachtstunden von 22.00 bis 6.00 Uhr. Letzteres gilt natürlich nicht nur an Werktagen.

2.3 Kosten der elektrischen Energie, Tarife, Preisregelungen

Die EVU müssen ihre Kosten aus den Erlösen für die eigenen Leistungen decken. Es ist somit zu überlegen, wie die einzelnen Kunden zur Kostenübernahme heranzuziehen sind.

Bei der Berechnung der beweglichen Kosten ist die Preiskalkulation für das EVU grundsätzlich einfach. Bewegliche Kosten fallen im Bereich der Energieerzeugung an. Das EVU kann also je erzeugter und damit gelieferter Energieeinheit (kWh) einen Mengenpreis ermitteln und berechnen. Diesen Preis kann man als Arbeitspreis bezeichnen, da er für die elektrische Energie bzw. Arbeit zu bezahlen ist.

Weiterhin fallen aber feste Kosten – etwa je zur Hälfte – im Erzeugungs- und Verteilungsbereich an. Sie machen immerhin bis zu 80% der gesamten Kosten aus. Die Zuordnung dieser Kosten zum verursachenden Kunden ist unvergleichlich schwieriger als bei den beweglichen Kosten. Die festen Kosten können nur für die Gesamtheit aller Kunden exakt ermittelt werden. Eine detaillierte Zuordnung des augenblicklichen Leistungsbedarfs eines bestimmten Kunden mit dem dafür benötigten Grundlast-, Mittellast- oder Spitzenlastkraftwerk ist nicht möglich. Grundsätzlich lösen die EVU dieses Problem, indem sie für die nach Gruppen zusammengefaßten Kunden einen Leistungs- oder Grundpreis berechnen, der ein Maß für die Inanspruchnahme der EVU-Anlagen sein soll.

Die somit anfallenden Preisbestandteile (Preis pro Energieeinheit sowie Leistungspreis) werden in Tarifen oder Preisregelungen zusammengefaßt, die dann nach den darin enthaltenen Preisbestandteilen bezeichnet werden können: z. B. Arbeitspreisregelungen oder Grund- bzw. Leistungspreisregelungen. Wegen der Vielzahl von Kunden muß das EVU diese zu Gruppen zusammenfassen. Die gröbste Unterteilung besteht hierbei zwischen Tarifkunden und Sondervertragskunden.

Die Tarifkunden werden aus dem Niederspannungsnetz des EVU versorgt. Der gesetzliche Rahmen für die Energiepreise ist in der BTO Elt (Bundestarifordnung Elektrizität) festgelegt. Ein besonderes Kennzeichen dieser Kundengruppe ist der geringe oder ganz fehlende Einfluß der Leistungsbereitstellung und -beanspruchung auf die Preise.

Sondervertragskunden sind alle diejenigen Kunden, die nicht zu Allgemeinen Versorgungsbedingungen und zu Allgemeinen Tarifpreisen (BTO Elt) versorgt werden. Also Nichttarifkunden oder diejenigen Kunden, die von einem EVU auf der Grundlage von Sondervereinbarungen beliefert werden, denen im Rahmen des Energiewirtschafts-, Kartell- und Preisrechts das Prinzip der Vertragsfreiheit zugrunde liegt. Demnach werden Sondervertragskunden i. allg. auch nicht mehr aus dem Niederspannungsnetz versorgt, sondern müssen eine eigene Umspannstation errichten.

2.4 Verträge in der elektrischen Energiewirtschaft

Die Versorgung mit elektrischer Energie sowohl ganzer Gebiete als auch der verschiedenen Endverbraucher (privater und gewerblicher) schafft eine Vielzahl rechtlicher Beziehungen zwischen Energieerzeugern (EVU), Verbrauchern und Gemeinden (Evers 1974). Diese Rechtsbeziehungen werden zwar durch privatrechtliche

Verträge begründet und sind daher nach dem Bürgerlichen Gesetzbuch zu beurteilen. Die das bürgerliche Recht kennzeichnende Vertragsfreiheit (Privatautonomie) ist aber im Bereich der Energieversorgung erheblich eingeschränkt. Wie schon dargelegt, ist zwischen der Versorgung der Vielzahl der Abnehmer in Haushalt, Gewerbe und Landwirtschaft, die aus den Niederspannungsnetzen beliefert werden, und den Sondervertragskunden zu unterscheiden. Im Jahre 1935 wurde mit dem Erlaß des Gesetzes zur Förderung der Energiewirtschaft – Energiewirtschaftsgesetz (EnergG) vom 13.12.1935 – eine staatliche Energieaufsicht eingeführt. Nach § 6 dieses Gesetzes sind die EVU, die ein bestimmtes Gebiet versorgen, verpflichtet, allgemeine Bedingungen und allgemeine Tarifpreise öffentlich bekanntzugeben und zu diesen Bedingungen und Tarifpreisen jedermann an ihr Versorgungsnetz anzuschließen und zu versorgen. Die Belieferung nach den allgemeinen Bedingungen und Tarifpreisen bezieht sich auf die erstgenannten Abnehmer, die danach kurz als Tarifkunden bezeichnet werden.

In den Fällen, in denen sich Abnehmer nach der Art ihrer Versorgungsverhältnisse, insbesondere dem Umfang ihres Energiebedarfes, aus der Masse der Tarifkunden herausheben, werden Sonderbedingungen und Sonderpreise vereinbart. Bei dem Umfang des Energiebedarfes dieser Abnehmergruppe, die zum Unterschied als Sondervertragskunden bezeichnet werden, reicht i. allg. ein Anschluß an die Niederspannungsnetze nicht aus, vielmehr wird ein Anschluß an die Hoch- bzw. Mittelspannungsnetze der EVU erforderlich.

Für den Anschluß und die Versorgung der Sondervertragskunden gilt das Prinzip der Vertragsfreiheit, das jedoch durch öffentlich-rechtliche Vorschriften beschränkt wird.

Die allgemeine Anschluß- und Versorgungspflicht der EVU setzt nach dem Wortlaut der zitierten Gesetzesbestimmungen ein bestimmtes Versorgungsgebiet voraus, das dem betreffenden EVU gesichert ist. Diese Sicherung erfolgt einmal durch Demarkationsverträge und zum anderen durch Konzessionsverträge.

Demarkationsverträge sind Vereinbarungen zwischen einzelnen öffentlichen Versorgungsunternehmen, nach denen die Vertragspartner sich gegenseitig verpflichten, in dem Gebiet des anderen eine öffentliche Versorgung über feste Leitungswege zu unterlassen.

Konzessionsverträge dagegen sind Vereinbarungen zwischen Versorgungsunternehmen und Gebietskörperschaften, nämlich Landkreisen und Gemeinden, durch die sich letztere verpflichten, ausschließlich dem betreffenden Versorgungsunternehmen zu gestatten, ihr öffentliches Wegnetz und ihre sonstigen Grundstücke zur Verlegung und zum Betrieb von Leitungen und zur Errichtung von Transformatorenstationen zum Zweck der öffentlichen Energieversorgung zu benutzen.

2.5 Literatur

Anonym 1 (1973) VDE 0100: Bestimmungen für das Errichten von Starkstromanlagen mit Nennspannungen bis 1000 V (Fortsetzungswerk). VDE-Verlag, Berlin

Beyer M, Brinkmann K, Kühne B, Schaefer H (1979) Einfluß elektrischer Felder auf lebende Organismen. Elektrizitätswirtschaft 78:708

Brinkmann J (1976) Die Langzeitwirkung hoher elektrischer Wechselfelder auf Lebewesen am Beispiel frei beweglicher Ratten. Dissertation, Universität Hannover

Brinkmann K (1980) Einführung in die elektrische Energiewirtschaft. Vieweg, Braunschweig
Bundesministerium für Wirtschaft (1951) Die Elektrizitätswirtschaft in der Bundesrepublik Deutschland (Statistische Jahresberichte des Referates Elektrizitätswirtschaft). Elektrizitätswirtschaft 50:355
Bundesministerium für Wirtschaft (1977) Energieprogramm der Bundesregierung – Zweite Fortschreibung vom 14.12.1977. Heger, Bonn
Bundesministerium für Wirtschaft (1979) Die Elektrizitätswirtschaft in der Bundesrepublik Deutschland (Statistische Jahresberichte des Referates Elektrizitätswirtschaft). Elektrizitätswirtschaft 78:903
Buntenkötter S, Jacobsen J (1977) Experimentelle Untersuchungen am Modelltier Schwein zur Bestimmung der Gefährdungsbereiche verschiedener Stromformen. In: Steinmetz E (Hrsg) Haus der Technik – Vortragsveröffentlichungen, Heft 388. Vulkan, Essen, S 21
Erche M, Heidinger PF (1978) Entwicklungstendenzen der Stromversorgung am Beispiel eines Energiemodells für die Bundesrepublik Deutschland. Current Report for the CIGRE Group 41 Meeting, Kongreßbericht. Paris, Sept. 1978
Evers HU (1974) Das Recht der Energieversorgung. Goldmann, München
Kühne B (1979) Methoden zur Untersuchung des Einflusses hoher elektrischer 50-Hz-Felder auf den menschlichen Organismus. Dissertation, Universität Hannover
Pestel E, Bauerschmidt R, Gottwald M, Hübel L, Möller P, Oest W, Ströbele W (1978) Das Deutschland-Modell. Deutsche-Verlags-Anstalt, Stuttgart
Roser H (1960) Rationalisierungserfolge in der Elektrizitätswirtschaft. etz 81:688
VDEW – Arbeitsausschuss „Marktforschung-Elektrizitätsanwendung" (1977) Überlegungen zur künftigen Entwicklung des Stromverbrauchs privater Haushalte in der Bundesrepublik Deutschland bis 1990. VDEW-Eigenverlag, Frankfurt

3 Statistik des Stromunfalls

3.1 Einführung

Statistiken über Stromunfälle sind bereits in den Anfängen der Elektrifizierung kurz nach der Jahrhundertwende entstanden. Sie wurden privatinitiativ von einigen Elektrotechnikern (Passavant 1905, 1906; Dettmer 1913) für bestimmte Gewerbebereiche aufgestellt. Verläßliche Angaben lagen nur für tödliche Unfälle vor. Tödliche elektrische Unfälle wurden etwa ab 1904 in amtlichen Statistiken durch die Todesursachenstatistik des Statistischen Reichsamtes erfaßt, die später vom Statistischen Bundesamt weitergeführt wurden. Sie umfaßten Unfälle in Gewerbe und Industrie und im privaten Bereich in Haushalt und Freizeit, bestanden jedoch lediglich in der Sammlung der Fallzahlen mit der Unterscheidung nach dem Geschlecht der Verunglückten. Erst Ende der 60er Jahre wurde weiter differenziert und u.a. nach Unfällen in Gewerbe und Industrie und in Wohnungen unterschieden (Statistisches Bundesamt).

Die Träger der gesetzlichen Unfallversicherung haben für die Erfüllung ihrer vom Gesetzgeber vorgeschriebenen Aufgaben bereits früh mit dem Aufbau umfangreicher Dokumentationen und Statistiken über Arbeitsunfälle in ihren Zuständigkeitsbereichen begonnen. Je nach Art ihrer Mitgliedsbetriebe und den damit verbundenen unterschiedlichen Risiken für Arbeitsunfälle haben sie jedoch unterschiedliche Maßstäbe für die Erfassung und Auswertung bei den verschiedenen Unfallarten angelegt. Die Statistiken blieben überdies interner Verwendung vorbehalten. Alle publizierten Zahlen hatten den Charakter „einfacher" Verlaufsstatistiken für wenige meist personenbezogene Unfallmerkmale. Hieran änderte sich auch nach Einführung einer einheitlichen Unfallanzeige und der Durchgangsarztberichte[1] (D-Arztbericht) kaum etwas. Erst die 1974 eingeführte *neue* Unfallanzeige gestattet eine differenzierte Unfallanalyse, doch tritt bei der zentralen Erfassung und Auswertung aller Unfallarten durch den Hauptverband der gewerblichen Berufsgenossenschaften der Stromunfall hinter anderen Unfallarten zurück; Folgerungen für die Unfallverhütung sind aus den wenigen dort für den Stromunfall gegebenen statistischen Angaben nicht zu ziehen.

Es ist das Verdienst der Berufsgenossenschaft der Feinmechanik und Elektrotechnik, der statistischen Erfassung und Analyse des Stromunfalls den Stellenwert gegeben zu haben, der ihm aufgrund der vielfältigen Art der Verursachung und der Folgekosten zukommt. Seit Ende der 60er Jahre erfaßt ihr Institut zur Erforschung elektrischer Unfälle mit „Technischen Fragebogen" und durch D-Arztberichte

---

[1] Durchgangsarztbericht: Zweiseitiges Erhebungsformular zur Ermittlung allgemeiner Unfallmerkmale aus medizinischer Sicht

(einschl. Ergänzungsberichte[2]) über die gewerblichen Berufsgenossenschaften und die Eigenunfallversicherungsträger von Bund, Ländern, Gemeinden und Städten „alle" Arbeitsunfälle durch elektrischen Strom im industriellen und gewerblichen Bereich und im Bereich der öffentlichen Hand.

Bis Ende 1980 wurden ca. 45 000 Stromunfälle erfaßt und etwa 43 000 technische und 39 000 medizinische Fragebogen ausgewertet. Die Vielzahl der erhobenen Merkmale gestatten es, auch für eng abgegrenzte Betriebssysteme und Arbeitsbereiche statistisch aussagekräftige unfalltypische Zusammenhänge zu untersuchen und aus beurteilenden Struktur- und Verlaufsstatistiken konkrete Schlußfolgerungen für die Verbesserung der Arbeitssicherheit zu ziehen.

Der vorliegende Beitrag soll dem Leser einen umfassenden Überblick über das Unfallgeschehen geben und dabei allgemeingültige, typische Zusammenhänge von Unfallmerkmalen erläutern. Da der nichttödliche Stromunfall für den Bereich „Haushalt und Freizeit" nicht erfaßt wird, sind die nachfolgenden Ausführungen ausschließlich auf den Arbeitsunfall durch elektrischen Strom abgestellt.

3.2 Allgemeine Übersicht

3.2.1 Der Stromunfall in seiner Beziehung zur Gesamtheit der Arbeitsunfälle

Nach den Erhebungen des Instituts zur Erforschung elektrischer Unfälle haben die Stromunfälle im Mittel der Jahre 1969–1979 an den Arbeitsunfällen im engeren Sinne[3] einen Anteil von ca. 0,19%[4]. Der Arbeitsunfall durch elektrischen Strom ist also innerhalb der Gesamtheit aller Arbeitsunfälle ein vergleichsweise seltenes Ereignis.

Der Stromunfall erhält jedoch eine besondere Gewichtung durch den Anteil der tödlichen Unfälle, durch die Schwere der Unfallfolgen (insbesondere bei Unfällen mit Lichtbogeneinwirkung) und durch die damit verbundenen hohen Folgekosten (Heilbehandlung, Lohnfortzahlung und Rentenzahlungen).

Der Anteil der tödlichen Unfälle[5] an den tödlichen Arbeitsunfällen im engeren Sinne ist vergleichsweise groß; er beträgt im Mittel der oben bezeichneten 11 Jahre 3,34%.

Die Letalität bei den Arbeitsunfällen in ihrer Gesamtheit ist gering, sie liegt bei 0,14%; die Letalität bei den Stromunfällen dagegen bei 2,50%, ist also ca. 18mal so groß (s. Tabelle 3.1).

---

2 Ergänzungsbericht bei Unfällen durch elektrischen Strom: Aufgrund eines Abkommens mit der Kassenärztlichen Bundesvereinigung obligatorisches zweiseitiges Erhebungsformular zur Ermittlung von medizinischen Unfallmerkmalen bei Stromunfällen
3 Bei den Arbeitsunfällen im engeren Sinne bleiben die Wegeunfälle und die Berufskrankheiten unberücksichtigt
4 Ein deutlich ausgeprägter negativer Trend der Unfallzahlen wirkt sich auf die Anteilswerte nur schwach aus und wurde bei der Mittelwertangabe nicht berücksichtigt
5 Die in den nachfolgenden Tabellen in Klammern gestellten Zahlen bezeichnen die tödlichen Unfälle bzw. deren prozentualen Anteil an der jeweiligen Bezugsgröße

Statistik des Stromunfalls

Tabelle 3.1. Relation zur Gesamtheit der Arbeitsunfälle

Jahr	Stromunfälle		Arbeitsunfälle im engeren Sinne gemäß Statistik des Hauptverbandes der gewerblichen Berufsgenossenschaften [a]	Anteil der Stromunfälle an den Arbeitsunfällen	
	Anzahl der vom Institut erfaßten Stromunfälle [a]	Anteil der tödlichen Unfälle %		Gesamt %	Tödliche %
1969	4091 (127)	3,10	1 969 909 (2622)	0,21	4,84
1970	4160 (112)	2,69	2 010 395 (2696)	0,21	4,15
1971	3937 (95)	2,41	1 959 759 (2992)	0,20	3,18
1972	3613 (104)	2,88	1 868 546 (2706)	0,19	3,84
1973	3812 (105)	2,76	1 854 677 (2691)	0,20	3,90
1974	3401 (70)	2,06	1 627 880 (2449)	0,21	2,86
1975	3109 (68)	2,19	1 406 998 (2069)	0,22	3,29
1976	2659 (71)	2,67	1 471 240 (2049)	0,18	3,47
1977	2201 (55)	2,50	1 456 301 (1989)	0,15	2,77
1978	2171 (46)	2,12	1 454 617 (1927)	0,15	2,39
1979	1991 [b] (42)	2,11	1 524 928 (1996)	0,13	2,05

[a] Zahlen in Klammern bezeichnen die tödlichen Unfälle
[b] Vorläufiger „Endwert"

3.2.2 Statistik grundlegender Unfallmerkmale

3.2.2.1 Unterschiede nach Gefährdungsmerkmalen

Zustandekommen und Folgen von Stromunfällen sind von einer Reihe von physikalischen und biologischen Größen abhängig, die i. allg. jede für sich eine beträchtliche Variationsbreite aufweisen. Diese Variationsbreite ist einerseits durch die technischen Gegebenheiten der elektrischen Anlagen und Betriebsmittel, andererseits durch materialeigene und biologisch bedingte Streuungen der Größen (z. B. Übergangswiderstände, Körperwiderstand) bedingt (Kieback et al. 1978). Primär maßgebend für die Unfallfolgen ist beim Durchströmungsunfall die Größe der einwirkenden Spannung (beim Unfall mit gleichzeitiger Lichtbogeneinwirkung auch die freigesetzte Energie des Lichtbogens).

Wegen der Unterschiede in den technischen und physikalischen Gegebenheiten bei Nieder- und Hochspannungsanlagen und den dadurch bedingten unterschiedlichen Gefährdungsmöglichkeiten ist auch beim Stromunfall grundsätzlich nach Nieder- und Hochspannungsbereichen zu unterscheiden. Die Unterscheidung folgt den in der Bundesrepublik Deutschland durch die Technik festgelegten Spannungsbereichen der Niederspannung mit Spannungswerten bis 1000 V und der Hochspannung mit Spannungswerten über 1 kV.

Die Aufteilung der Stromunfälle auf die Spannungsbereiche unter Berücksichtigung der Stromart ist aus Tabelle 3.2 ersichtlich.

Mit 91% der Gesamtzahl der Unfälle überwiegen bei weitem die Unfälle des Niederspannungsbereiches. Bei den tödlichen Unfällen ergibt sich eine etwa hälftige Aufteilung mit nur leichter Übergewichtung des Anteils im Niederspannungsbereich. Hierin drückt sich die größere Gefährdung beim Hochspannungsunfall aus;

Tabelle 3.2. Aufteilung auf Spannungsbereiche und Stromarten (Erfassungszeitraum 1969 bis 1978 ≙ 10 Jahre)

Spannungsebene und Stromart		Anzahl der Unfälle [a]	Anteil der Stromarten an den Spannungsebenen[a] %	Anteil der tödlichen Unfälle %	Anteil an der Gesamtzahl[a] %
Niederspannung (bis 1000 V)	Wechselstrom	27 971 (444)	93,0 (98,7)	1,59	84,8
	Gleichstrom	2 096 (6)	7,0 (1,3)	0,29	6,4
Summe Niederspannung		30 067 (450)	100 (100)	1,50	91,2 (53,3)
Hochspannung (über 1 kV)	Wechselstrom	2 648 (389)	91,2 (98,5)	14,69	8,0
	Gleichstrom	254 (6)	8,8 (1,5)	2,36	0,8
Summe Hochspannung		2 902 (395)	100 (100)	13,61	8,8 (46,7)
Insgesamt		32 969 (845)	100 (100)	2,56	100 (100)

[a] Zahlen in Klammern bezeichnen die tödlichen Unfälle

Tabelle 3.3. Aufteilung der Niederspannungsunfälle nach Spannungshöhe und Stromart (Erfassungszeitraum 1969 – 1978 ≙ 10 Jahre)

Niederspannung Spannungshöhe (V)	Stromart			
	Wechselstrom		Gleichstrom	
	Anzahl der Unfälle [a]	Anteil[a] %	Anzahl der Unfälle [a]	Anteil[a] %
bis 24	30 (0)	0,1 (0)	355 (0)	16,9 (0)
> 24 – 50	61 (1)	0,2 (0,2)	63 (1)	3,0 (16,7)
> 50 – 70	82 (3)	0,3 (0,7)	161 (0)	7,7 (0)
> 70 – 130	112 (1)	0,4 (0,2)	365 (0)	17,4 (0)
> 130 – 400	26 389 (419)	94,3 (94,4)	578 (0)	27,6 (0)
> 400 – 500	1 060 (15)	3,8 (3,4)	93 (0)	4,4 (0)
> 500 – 1000	47 (2)	0,2 (0,4)	409 (5)	19,5 (83,3)
Keine Angabe	190 (3)	0,7 (0,7)	72 (0)	3,9 (0)
Insgesamt	27 971 (444)	100 (100)	2096 (6)	100 (100)

[a] Zahlen in Klammern bezeichnen die tödlichen Unfälle

die Letalität ist hier mit 13,6% ca. 9mal so groß wie beim Niederspannungsunfall, für den sie 1,50% beträgt.

Die Aufteilung auf die Stromarten ist bei beiden Spannungsbereichen annähernd gleich; über 90% der Unfälle entfallen auf Wechselstrom. Die unterschiedliche Gefährdung bei Wechsel- und Gleichstrom drückt sich deutlich in der unterschiedlichen Letalität aus (s. Tabelle 3.2, Spalte 3). Wechselstrom weist im Niederspannungsbereich gegenüber Gleichstrom eine etwa 5fache, im Hochspannungsbereich eine etwa 6fache Letalität aus.

Tabelle 3.4. Aufteilung der Hochspannungsunfälle auf Spannungsebene und Stromart (Erfassungszeitraum 1969 – 1978 ≙ 10 Jahre)

Hochspannung Spannungsebene (kV)	Stromart			
	Wechselstrom		Gleichstrom	
	Anzahl der Unfälle [a]	Anteil [a] %	Anzahl der Unfälle [a]	Anteil [a] %
Bis Reihe 3	216 (10)	8,2 (2,6)	55 (1)	21,7 (16,7)
> Reihe 3 – 6	449 (49)	17,0 (12,6)	41 (1)	16,1 (16,7)
> Reihe 6 – 10	567 (58)	21,4 (14,9)	31 (0)	12,2 (0)
> Reihe 10 – 20	1091 (225)	41,2 (57,8)	26 (0)	10,2 (0)
> Reihe 20 – 30	166 (16)	6,3 (4,1)	47 (0)	18,5 (0)
> Reihe 30 – 110	105 (28)	4,0 (7,2)	48 (4)	18,9 (66,6)
> Reihe 110 – 400	17 (0)	0,6 (0)	2 (0)	0,8 (0)
> Reihe 400	0 (0)	0 (0)	0 (0)	0 (0)
Keine Angabe	37 (3)	1,3 (0,8)	4 (0)	1,6 (0)
Insgesamt	2648 (389)	100 (100)	254 (6)	100 (100)

[a] Zahlen in Klammern bezeichnen die tödlichen Unfälle

Die Tabellen 3.3 und 3.4 zeigen die Aufgliederung der Stromunfälle nach Spannungsgruppen innerhalb der Spannungsbereiche.

Die Häufigkeitsschwerpunkte der Unfälle liegen bei den in der Praxis am meisten vertretenen Werten der Betriebsspannungen elektrischer Nieder- und Hochspannungsanlagen. Die tödlichen Niederspannungsunfälle zeigen den Hauptanteil in der Gruppe > 130 V bis 400 V, die die üblichen Werte der Berührungsspannung von 220 V zwischen Außenleitern und geerdeten Teilen und von 380 V als verkettete Spannung zwischen den Außenleitern umfaßt. Dieser Anteil verdeutlicht die Gefährdung bei den üblichen Netzspannungswerten.

Neben der Aufteilung der Unfälle auf die Spannungsbereiche der Hoch- und Niederspannung ist die Unterscheidung der Verunglückten nach ihrer Qualifikation für elektrotechnische Arbeiten von Bedeutung. Der Umgang mit elektrischen Anlagen und Betriebsmitteln ist nach Art, Häufigkeit, Umfang und Befugnis für elektrotechnische Fachkräfte[6] und elektrotechnische Laien ganz unterschiedlich. Wesentlich für den Unterschied sind neben unterschiedlichen allgemeinen Tätigkeitsmerkmalen vor allem gewisse für das Arbeiten an elektrischen Anlagen und Betriebsmitteln verbindliche Verhaltensregeln, deren (nachgewiesene) Kenntnis und Anwendung unerläßlich für die unfallfreie Durchführung elektrotechnischer Arbeiten ist.

Bei der Beurteilung des Unfallgeschehens im Hinblick auf die Verbesserung der Arbeitssicherheit ist daher grundsätzlich die Qualifikation für elektrotechnische Arbeiten zu berücksichtigen.

---

6 Als Elektrofachkraft im Sinne der Unfallverhütungsvorschrift „Elektrische Anlagen und Betriebsmittel" VBG 4 gilt, wer aufgrund seiner fachlichen Ausbildung, Kenntnisse und Erfahrungen sowie Kenntnis der einschlägigen Bestimmungen die ihm übertragenen Arbeiten beurteilen und mögliche Gefahren erkennen kann

Unterschiede nach Gefährdungsmerkmalen

Tabelle 3.5. Aufteilung nach Qualifikation und Spannungsbereichen (Erfassungszeitraum 1969 – 1978 ≙ 10 Jahre)

Spannungsbereich	Stromunfälle von elektrotechnischen Fachleuten			Stromunfälle von elektrotechnischen Laien		
	Anzahl [a]	Anteil [a] %	Anteil der tödlichen Unfälle %	Anzahl [a]	Anteil [a] %	Anteil der tödlichen Unfälle %
Niederspannung	18 069 (203)	91,4 (49,0)	1,1	12 012 (247)	91,8 (57,0)	2,1
Hochspannung	1 700 (211)	8,6 (51,0)	12,4	1 072 (186)	8,2 (43,0)	17,4
Insgesamt	19 769 (414)	100 (100)	2,1	13 084 (433)	100 (100)	3,3

[a] Zahlen in Klammern bezeichnen die tödlichen Unfälle

Tabelle 3.6. Art der Stromeinwirkung beim Nieder- und Hochspannungsunfall (Erfassungszeitraum 1969 – 1978 ≙ 10 Jahre)

Art der Stromeinwirkung	Niederspannung			Hochspannung		
	Anzahl der Unfälle [a]	Anteil [a] %	Anteil der tödlichen Unfälle %	Anzahl der Unfälle [a]	Anteil [a] %	Anteil der tödlichen Unfälle %
Durchströmung	16 532 (413)	55,5 (96,0)	2,5	1395 (261)	51,1 (67,5)	18,7
Lichtbogeneinwirkung	13 060 (9)	43,9 (2,1)	0,1	857 (28)	31,4 (7,2)	3,3
Durchströmung und Lichtbogeneinwirkung	193 (8)	0,6 (1,9)	4,1	476 (98)	17,5 (25,3)	20,6
Insgesamt	29 785 (430)	100 (100)	1,4	2728 (387)	100 (100)	14,2
Keine Angabe	300 (20)		6,7	46 (10)		21,7

[a] Zahlen in Klammern bezeichnen die tödlichen Unfälle

Hinsichtlich der Aufteilung der Unfälle auf die Spannungsbereiche zeigen sich leichte Unterschiede (Tabelle 3.5).

Während die jeweilige Gesamtzahl der Unfälle sich bei beiden Qualifikationsgruppen fast gleichartig auf die Spannungsbereiche aufteilt, sind die tödlichen Unfälle ungleich verteilt. Bei Laien überwiegen die tödlichen Unfälle im Niederspannungsbereich. Die Letalität der Unfälle der Laien in den beiden Spannungsbereichen ist im Mittel um etwa 50% höher als bei Fachleuten. Die Unfälle verlaufen offenbar bei Unkenntnis der Gefährdung häufiger tödlich.

3.2.2.2 Unterscheidung nach Unfallentstehung und Unfallfolgen

Unfälle durch elektrischen Strom können entstehen *durch Berührung* von unter Spannung stehenden Teilen im Nieder- und Hochspannungsbereich, *durch Annäherung* an unter Hochspannung stehende Teile (wenn die bis zu bestimmten Abständen isolierend wirkende Luft durchschlagen und dadurch der Abstand des Verunglückten zu den unter Hochspannung stehenden Teilen von einem leitenden Lichtbogen überbrückt wird) und durch die *Wärme- und Strahlungseinwirkung elektrischer Lichtbogen* bei Kurz- und Erdschlüssen (wenn mit leitfähigen Gegenständen unter Spannung stehende Außenleiter oder Außenleiter und geerdete Teile überbrückt werden) (Kieback et al. 1978).

Für die Arbeitsunfälle zeigen sich die in der Tabelle 3.6 dargestellten Häufigkeitsverteilungen[7].

Unfälle mit Körperdurchströmung sind in beiden Spannungsbereichen mit etwa gleichem Anteil vertreten. Unfälle mit alleiniger Lichtbogeneinwirkung sind im Niederspannungsbereich etwas häufiger, während es im Hochspannungsbereich häufig zu einem Lichtbogenüberschlag zur verunglückenden Person kommt, so daß eine mittelbare Durchströmung über den Lichtbogen erfolgt.

Tödliche Unfälle sind im Niederspannungsbereich mit 96% fast ausschließlich die Folge von Durchströmungen, im Hochspannungsbereich jedoch auch Folge alleiniger Lichtbogeneinwirkung, also von Verbrennungen, wobei nach Körperdurchströmung und Lichtbogeneinwirkung in der Mehrzahl der Fälle der Unfall zunächst überlebt wird, und der Tod mit einer Latenzzeit als Folge der meist schweren Verbrennungen eintritt.

3.2.2.3 Stromweg und Letalität beim Durchströmungsunfall

Die Auswertung der Unfallstatistik von Durchströmungsunfällen mit Angaben zum Stromweg bestätigt die Ergebnisse theoretischer Betrachtungen und experimentell im Tierversuch ermittelter Feststellungen, wonach die Körperlängsdurchströmung wesentlich gefährlicher ist als die Querdurchströmung des Körpers (Kieback et al. 1978; Anonym 1 1971).

Die Ergebnisse zeigen auch, daß bei verkürzten Stromwegen (z. B. Hände–Gesäß, Kopf–Arm, Arm–Arm, Hände–Brust) wegen des kleineren Körperinnenwiderstandes (und ggf. höheren Herzstromfaktors) die Gefahr tödlich zu verunglücken, besonders groß ist (s. Tabelle 3.7).

---

[7] Die Unterschiede in den Summen der verschiedenen Tabellen ergeben sich jeweils durch fehlende Angaben bei einzelnen Merkmalen

Tabelle 3.7. Stromweg beim Durchströmungsunfall des Nieder- und Hochspannungsunfalls (Erfassungszeitraum 1969 – 1978 ≙ 10 Jahre)

Stromweg	Niederspannungsbereich					Hochspannungsbereich					
	Anzahl der Unfälle[a]		O/E	Anteil[a]	Anteil der tödlichen Unfälle	Anzahl der Unfälle[a]		E	O/E	Anteil[a]	Anteil der tödlichen Unfälle
	O	E		%	%	O				%	%
Hand–Hand	9 054	(154)	216,3	0,71	58,3 (41,5)	1,7	405	(42)	76,6	0,55	32,7 (18,0)	10,37
Hand–Fuß	1 372	(38)	32,8	1,16	8,8 (10,2)	2,8	217	(33)	41,0	0,80	17,5 (14,1)	15,21
Hand–Füße/	1 227	(39)	29,3	1,33	7,9 (10,5)	3,2	129	(33)	24,4	1,35	10,4 (14,1)	25,58
Hände–Füße	479	(42)	11,4	3,67	3,1 (11,3)	8,8	149	(59)	28,2	2,09	12,1 (25,2)	39,30
Verkürzte Stromwege bei Längs- u. Querdurchströmung	284	(70)	6,8	10,32	1,8 (18,9)	24,6	122	(56)	23,1	2,43	9,9 (23,9)	45,90
Herz nicht im Stromweg	3 117	(28)	74,4	0,38	20,1 (7,6)	0,9	215	(11)	40,7	0,27	17,4 (4,7)	5,12
Insgesamt	15 533	(371)			100 (100)	0,9	1237	(234)			100 (100)	18,92

[a] Zahlen in Klammern bezeichnen die tödlichen Unfälle

Die Erwartungswerte E der tödlichen Unfälle, die sich unter der Annahme der Homogenität als proportional zur Verteilung der Gesamtzahl der Unfälle bei den einzelnen Stromwegen berechnen lassen, liegen für die Stromwege der Längsdurchströmung des Körpers wesentlich unter den beobachteten Fallzahlen O der tödlichen Unfälle (Sachs 1969).

Die Wahrscheinlichkeit, daß ein Stromunfall mit Körperdurchströmung tödlich verläuft, nimmt u.a. mit steigender Stromstärke zu. Die Größe der Stromstärke ist bei gleicher Berührungsspannung sehr wesentlich von der Größe des Körperinnenwiderstandes abhängig, der seinerseits vom Stromweg im Körper abhängt.

Die Letalität der Durchströmungsunfälle nimmt daher etwa in dem Maße zu, wie der bei verschiedenen Stromwegen errechenbare Gesamtinnenwiderstand des Körpers abnimmt.

Zur Charakterisierung der bei verschiedenen Stromwegen unterschiedlichen Gefährdung sei eine Kenngröße G_L gebildet, die die Letalität L_x der Unfälle verschiedener Stromwege auf die Letalität L_{H-F} der Unfälle beim Stromweg „Hand–Fuß" bezieht. Dieser Bezug wurde in Anlehnung an Überlegungen von Sam (1967) bezüglich des Herzstromfaktors gewählt.

Tabelle 3.8 zeigt die Kenngröße G_L für die Unfälle des Nieder- und Hochspannungsbereiches.

Da im Niederspannungsbereich sowohl 94,4% der Gesamtzahl der Unfälle als auch 94,4% der tödlichen Unfälle bei den Netzspannungswerten 220 V/380 V eingetreten sind, kann in guter Näherung für die durch Tabelle 3.7 gekennzeichneten Unfälle bei den Stromwegen, bei denen ein Fuß oder beide Füße einbezogen sind, eine für alle gleiche Berührungsspannung von 220 V angenommen werden. Beim Stromweg „Hand–Hand" muß dagegen auch die Möglichkeit der Berührung zweier Außenleiter, also eine Berührungsspannung von 380 V, in Betracht gezogen werden.

Tabelle 3.8. Gefährdungskenngröße G_L für verschiedene Durchströmungsarten

Kenngröße $G_L = \dfrac{L_x}{L_{Hand-Fuß}}$	Niederspannungsunfälle	Hochspannungsunfälle
G_L (Hand–Hand)	0,61	0,68
G_L (Hand–Füße/Hände–Fuß)	1,14	1,68
G_L (Hände–Füße)	3,14	2,60
G_L (verkürzte Stromwege)	8,79	3,02
G_L (keine Herzdurchströmung)	0,32	0,34

Tabelle 3.9. Theoretische Gefährdungskenngröße G_{IH}

Kenngröße $G_{IH} = \dfrac{I_{Hx}}{I_{H/Hand-Fuß}}$	Niederspannungsunfall (mit $U_B = 220$ V bzw. 380 V)
G_{IH} (Hand–Hand)	0,59
G_{IH} (Hand–Füße/Hände–Fuß)	1,20
G_{IH} (Hände–Füße)	2,50
G_{IH} (Verkürzte Stromwege)	6,00

Unter Vernachlässigung von Übergangswiderständen und Annahmen einer konstanten Berührungspannung läßt sich für jeden Stromweg mit Berücksichtigung des Herzstromfaktors k_H ein fiktiver Äquivalentstrom $I_{H_x} = {U_e}/{R_x} \cdot k_{H_x}$ nach Sam (1967) berechnen. Bildet man eine zu G_L analoge Kenngröße G_{IH} durch Bezug der Äquivalentströme verschiedener Stromwege auf den Äquivalentstrom beim Stromweg „Hand–Fuß", so erhält man bei $U_B = 220$ V (bzw. 300 V für die Durchströmung von Hand zu Hand) Tabelle 3.9.

Der Berechnung liegt ein Widerstandsersatzbild des menschlichen Körpers mit 4 gleich großen Teilinnenwiderständen in den Extremitäten zugrunde (Kieback et al. 1978). Unter Voraussetzung dieser Verhältnisse spielt der Absolutwert des Körpergesamtinnenwiderstandes keine Rolle. Die Kenngröße G_{IH} ist davon unabhängig.

Der Vergleich beider Kenngrößen läßt für die Gefährdungswahrscheinlichkeit den unmittelbaren Einfluß des Stromweges deutlich hervortreten.

3.2.2.4 Letalität und Lebensalter

Die Aufschlüsselung der Unfälle nach dem Lebensalter der Verunglückten zeigt für die Durchströmungsunfälle des Niederspannungsbereiches eine auffällige Zunahme der Letalität mit zunehmendem Lebensalter (Tabelle 3.10).

Der Anteil der tödlichen Unfälle an den Unfällen einer Altersgruppe steigt von 1,59% für die Altersgruppe bis 20 Jahre gleichsinnig und fast linear auf 3,25% für die Altersgruppe der über 60jährigen. Die Altersgruppenverteilung der tödlichen Unfälle unterscheidet sich signifikant von der Altersgruppenverteilung der Gesamtzahl der Unfälle ($\chi^2_{0,05;5} = 11{,}87 > \chi^2_{0,05;5} = 11{,}07$). Die Erwartungswerte E der tödlichen Unfälle, die sich unter der Annahme der Homogenität als proportional zur Verteilung der Gesamtzahl der Unfälle auf die Altersgruppen berechnen lassen, liegen für die Altersgruppen über 50 Jahren erheblich unter den beobachteten Werten O. Die O/E-Rate nimmt mit steigendem Lebensalter zu und beträgt für die Altersgruppe der über 50jährigen 1,2, für die über 60jährigen 1,3.

Bei den Durchströmungsunfällen des Hochspannungsbereiches läßt sich ein Unterschied zwischen der Verteilung der tödlichen Unfälle und der Gesamtzahl der Unfälle zwar ebenfalls statistisch signifikant sichern ($\chi^2 = 11{,}56 > \chi^2_{0,05;5} = 11{,}07$), doch überwiegen hier die beobachteten Fallzahlen der tödlichen Unfälle der Erwartungswerte eindeutig nur in der Altersgruppe der über 60jährigen.

Bei den Unfällen mit Lichtbogeneinwirkung sind Unterschiede zwischen der Gesamtzahl der aufgetretenen Unfälle und den Unfällen mit tödlichem Verlauf statistisch signifikant nicht zu sichern (Tabelle 3.11). Auch ist eine gleichsinnige Zunahme der Letalität mit zunehmendem Lebensalter nicht ersichtlich.

Es ist daher zu vermuten, daß die sich mit dem Alter ändernde körperliche Kondition beim Durchströmungsunfall im Hinblick auf die Beeinflussung des Herzens in ursächlichem Zusammenhang mit der Zunahme der Letalität steht (Kieback 1973). Die körperliche Kondition des Menschen verschlechtert sich i. allg. mit zunehmendem Alter insbesondere durch die Zunahme von Herz-Kreislauf-Erkrankungen und durch Veränderungen der Stoffwechselorgane. Gerade für die Altersgruppe der über 50jährigen nehmen die infarktprovozierenden Herzerkrankungen stark zu (Epstein et al. 1965).

Tabelle 3.10. Lebensalter und Letalität beim Durchströmungsunfall (Erfassungszeitraum 1969–1978 $\cong$ 10 Jahre)

Altersgruppe (Jahre)	Unfälle mit Körperdurchströmung						Hochspannungsbereich					
	Niederspannungsbereich											
	Anzahl der Unfälle [a]		O/E	Anteil [a] %		Anteil der tödlichen Unfälle %	Anzahl der Unfälle [a]		O/E	Anteil [a] %		Anteil der tödlichen Unfälle %
	O	E					O	E				
Bis 20	2 827 (45)	70,7	0,64	17,6	(11,2)	1,59	118 (19)	22,0	0,86	8,6	(7,4)	16,10
>20–30	5 471 (143)	136,7	1,04	34,1	(35,7)	2,61	420 (66)	78,5	0,84	30,7	(25,7)	15,71
>30–40	4 071 (109)	101,8	1,07	25,4	(27,2)	2,68	437 (87)	81,7	1,06	31,9	(34,0)	19,91
>40–50	2 343 (64)	58,6	1,09	14,6	(16,0)	2,73	264 (56)	49,3	1,13	19,3	(21,9)	21,21
>50–60	1 022 (30)	25,5	1,17	6,4	(7,5)	2,93	99 (14)	18,5	0,76	7,2	(5,5)	14,14
Über 60	308 (10)	7,7	1,30	1,9	(2,5)	3,25	32 (14)	6,0	2,34	2,3	(5,5)	43,75
Insgesamt	16 042 (401)			100	(100)	2,5	1370 (256)			100	(100)	18,69

[a] Zahlen in Klammern bezeichnen die tödlichen Unfälle

Tabelle 3.11. Lebensalter und Letalität beim Unfall mit Lichtbogeneinwirkung (Erfassungszeitraum 1969 – 1978 ≙ 10 Jahre)

Altersgruppe (Jahre)	Unfälle mit Lichtbogeneinwirkung										
	Niederspannungsbereich						Hochspannungsbereich				
	Anzahl der Unfälle [a]		E	O/E	Anteil [a] %	Anteil der tödlichen Unfälle %	Anzahl der Unfälle [a]		E	O/E	Anteil [a] %	Anteil der tödlichen Unfälle %
	O						O					
Bis 20	1 717	(2)	2,3	0,88	13,3 (11,8)	0,12	62	(6)	6,0	1,00	4,7 (4,8)	9,68
>20–30	4 870	(3)	6,4	0,47	37,7 (17,6)	0,06	337	(37)	32,4	1,14	25,7 (29,4)	10,98
>30–40	3 305	(5)	4,3	1,15	25,6 (29,4)	0,15	418	(44)	40,2	1,09	31,9 (34,9)	10,53
>40–50	2 026	(5)	2,7	1,87	15,7 (29,4)	0,25	330	(26)	31,7	0,82	25,2 (20,6)	7,88
>50–60	784	(2)	1,0	1,94	6,1 (11,8)	0,26	134	(10)	12,9	0,78	10,2 (7,9)	7,46
Über 60	210	(0)	0,3	0	1,6 (0)	0	30	(3)	2,9	1,04	2,3 (2,4)	10,00
Insgesamt	12 912	(17)			100 (100)	0,13	1311	(126)			100 (100)	9,45

[a] Zahlen in Klammern bezeichnen die tödlichen Unfälle

3.3 Schwerpunkte der Häufigkeit elektrischer Unfälle

3.3.1 Schwerpunkte der Häufigkeit im Niederspannungsbereich

3.3.1.1 Verunglückte nach Betriebsarten – Gewerbezweige

Im Bereich der Niederspannung entfallen etwa ein Viertel der Unfälle auf Beschäftigte von *Installationsbetrieben* und *Elektrizitätsversorgungsunternehmen* (*vornehmlich Elektrofachkräfte*). Mit 17% sind Beschäftigte von Fertigungsbetrieben für elektrische Maschinen und Geräte und von Fertigungsbetrieben des allgemeinen Maschinenbaus am Unfallgeschehen beteiligt (Elektrofachkräfte und Laien). Elektrofachkräfte von Instandsetzungs- und Wartungsbetrieben für elektrische Maschinen und Geräte sind mit 7%, Beschäftigte des Hochbaus (Elektrolaien) sind mit ca. 4% am Unfallgeschehen des Niederspannungsbereiches beteiligt (s. Tabelle 3.12; s. auch Kieback 1978, 1979 a).

3.3.1.2 Arbeitssituation (Tätigkeit – Betriebsstätte – unfallbeteiligte Betriebsmittel)

Niederspannungsunfälle von Elektrolaien ereignen sich hauptsächlich beim *Handhaben und Bedienen* von elektrischen Geräten [elektrische Geräte und Elektrowerkzeuge, die selbst oder an ihren Anschluß- und Verlängerungsleitungen defekt sind (Kieback 1979 b)], Niederspannungsunfälle der Elektrofachkräfte dagegen bei *Änderungs- und Erweiterungsarbeiten* sowie *Reparatur-, Prüf-* und *Meßtätigkeiten* an unter Spannung stehenden elektrischen Anlagen und Betriebsmitteln. Dies sind Ar-

Tabelle 3.12. Aufschlüsselung der Verunglückten nach ihrer Betriebszugehörigkeit (Erfassungszeitraum 1969 – 1978 ≙ 10 Jahre)

Betriebsart	Niederspannung		
	Anzahl der Unfälle [a]	Anteil [a] %	Anteil der tödlichen Unfälle %
Kleininstallationsbetriebe	4 713 (28)	15,7 (6,2)	0,6
Elektrizitätsversorgungsunternehmen	2 999 (70)	10,0 (15,6)	2,3
Fertigungsbetriebe für elektrische Maschinen und Geräte	2 725 (23)	9,1 (5,1)	0,8
Fertigungsbetriebe des allgemeinen Maschinenbaus	2 261 (15)	7,5 (3,3)	0,7
Instandsetzungs- und Wartungsbetriebe	2 167 (18)	7,2 (4,0)	0,8
Betriebe des Hochbaus	1 120 (79)	3,7 (17,6)	7,1
Großinstallationsbetriebe	1 037 (20)	3,4 (4,4)	1,9
Sonstige	13 060 (197)	43,4 (43,8)	1,5
Insgesamt	30 082 (450)	100 (100)	1,5
Keine Angabe	10 (0)		

[a] Zahlen in Klammern bezeichnen die tödlichen Unfälle

Tabelle 3.13. Häufigste Tätigkeiten beim Niederspannungsunfall (Erfassungszeitraum 1969 bis 1978 ≙ 10 Jahre)

Tätigkeiten	Niederspannung		
	Anzahl der Unfälle [a]	Anteil [a] %	Anteil der tödlichen Unfälle %
Benutzen, Handhaben von Geräten und Apparaten	4 694 (1)	15,6 (0,2)	1,8
Aufbauen, Erweitern, Ändern in der Nähe von unter Spannung stehenden Teilen	3 534 (65)	11,7 (14,4)	1,8
Erweitern, Ändern bewußt an unter Spannung stehenden Teilen	3 243 (38)	10,8 (8,4)	1,2
Erweitern, Ändern unbewußt an unter Spannung stehenden Teilen	2 645 (58)	8,8 (12,9)	2,2
Auswechseln von Sicherungen	2 541 (3)	8,5 (0,7)	0,1
Messen, Prüfen, Störungssuche	1 881 (13)	6,3 (2,9)	0,7
Verbinden mit dem Netz, Trennen vom Netz, Ein- und Ausschalten	1 729 (32)	5,7 (7,1)	1,9
Übrige	9 818 (240)	32,6 (53,2)	2,4
Insgesamt	30 085 (450)	100 (100)	1,5

[a] Zahlen in Klammern bezeichnen die tödlichen Unfälle

Tabelle 3.14. Vorkommensschwerpunkte nach Unfallorten des Niederspannungsunfalls (Erfassungszeitraum 1969 – 1978 ≙ 10 Jahre)

Art der Betriebsstätte	Niederspannung		
	Anzahl der Unfälle [a]	Anteil [a] %	Anteil der tödlichen Unfälle %
Werk- und Montagehallen	6 981 (52)	23,2 (11,6)	0,7
Schalt- und Verteilerstationen	5 153 (40)	17,1 (8,9)	0,8
Wohnhäuser, Wohnungen	2 598 (34)	8,6 (7,6)	1,3
Hochbaustellen	1 576 (74)	5,2 (16,4)	4,7
Elektrische Prüffelder, Prüfplätze, Labors	1 129 (7)	3,8 (1,6)	0,6
Transformatorstationen	719 (17)	2,4 (3,7)	2,4
Elektrotechnische Werkstätten	865 (7)	2,9 (1,6)	0,8
Übrige (Anteil jeweils unter 3%)	11 065 (219)	36,8 (48,6)	2,0
Insgesamt	30 086 (450)	100 (100)	1,5
Keine Angabe	6 (0)		

[a] Zahlen in Klammern bezeichnen die tödlichen Unfälle

Tabelle 3.15. Häufigste unfallbeteiligte elektrische Betriebsmittel beim Niederspannungsunfall (Erfassungszeitraum 1969 – 1978 ≙ 10 Jahre)

Betriebsmittel (Unfallstelle)	Niederspannung		
	Anzahl der Unfälle[a]	Anteil[a] %	Anteil der tödlichen Unfälle %
Niederspannungsverteilungen	3 847 (35)	12,8 (7,8)	0,9
Elektromotorische Geräte	2 681 (41)	8,9 (9,1)	1,5
Niederspannungssicherungen	2 368 (5)	7,9 (1,1)	0,2
Elektrowerkzeuge	1 972 (24)	6,6 (5,3)	1,2
Feste Installation	1 949 (27)	6,5 (6,0)	1,4
Hausanschlußkästen	1 978 (3)	6,6 (0,7)	0,2
Niederspannungsschalter	1 781 (20)	5,9 (4,4)	1,1
Leuchten, Scheinwerfer	1 508 (29)	5,0 (6,4)	1,9
Elektrische Ausrüstungen von Hebezeugen	1 089 (19)	3,6 (4,2)	1,7
Übrige (Anteil jeweils unter 3%)	10 914 (247)	36,2 (55,0)	2,3
Insgesamt	30 087 (450)	100 (100)	1,5
Keine Angabe	5 (0)		

[a] Zahlen in Klammern bezeichnen die tödlichen Unfälle

beiten, die, abgesehen von den Prüf- und Meßtätigkeiten, zum überwiegenden Teil bewußt – aber meist unzulässigerweise – unter Spannung und zum kleineren Teil in der Nähe von unter Spannung stehenden Teilen durchgeführt werden. Hervorzuheben sind dabei Unfälle beim Auswechseln von Sicherungen in Niederspannungsverteilungen und Hausanschlußkästen (s. Tabellen 3.13 bis 3.15).

Niederspannungsverteilungen in Werk- und Montagehallen, in Schalt- und Verteilerstationen und Hausanschlußkästen in Wohn- und Geschäftshäusern sind mit einem Anteil von ca. 20% als besondere Vorkommensschwerpunkte zu nennen. Beim Umgang mit diesen Betriebsmitteln haben die Unfälle im betrachteten Erfassungszeitraum absolut und prozentual zum Gesamtunfallgeschehen durch elektrischen Strom stark zugenommen. Elektromotorische Geräte in Werk- und Montagehallen, in Wohn- und Geschäftshäusern, Elektrowerkzeuge in Werk- und Montagehallen, in Werkstätten und auf Baustellen sind zusammen mit einem Anteil von 15% als weitere Häufigkeitsschwerpunkte zu nennen. Die sog. feste Installation (d. h. fest installierte elektrische Leitungen ab Unterkante des Hausanschlußkastens oder einer gleichartigen Verteilung), Niederspannungsschalter in elektrischen Verteilungen (vor allem Schütze, Steuer-, Wahl- und Grenzschalter) sowie Leuchten aller Art im industriellen, gewerblichen, privaten und öffentlichen Gebäuden bilden einen dritten Gefährdungskomplex für Arbeiten im Niederspannungsbereich. Mit einem Anteil von fast 4% seien elektrische Ausrüstungen von Hebe- und Förderzeugen als weitere Gefährdungsquellen genannt (s. auch Kieback 1979b).

Die Betriebsmittel mit den meisten *Durchströmungsunfällen* sind geordnet nach abnehmender Häufigkeit (Anteil jeweils größer als 5%): elektromotorische Geräte,

Elektrowerkzeuge, feste Installation, Leuchten, Niederspannungsverteilungen und Elektrowärmegeräte. Niederspannungsfreileitungen und Dachständer weisen sich durch einen großen Anteil von tödlichen Unfällen als besondere Gefahrenstellen aus. Die Letalität der Unfälle beträgt hier 9,7% und ist damit ca. 6mal so groß wie die mittlere Letalität beim Niederspannungsunfall.

Lichtbogenunfälle (Kieback 1979c) ereignen sich hauptsächlich beim Arbeiten an Niederspannungsverteilungen (Kieback 1978a), an bzw. mit Niederspannungssicherungen in Verteileranlagen, an Hausanschlußkästen, an Niederspannungsschaltern, in Verteileranlagen und bei elektrotechnisch bedingten Arbeiten an Kabeln (Kabelmuffen) sowie bei Tiefbauarbeiten, bei denen Kabel von Elektrolaien mit Baggern, Förder- und Hebezeugen oder Werkzeugen, wie Spitzhacken und Spaten, beschädigt oder zerstört werden.

3.3.1.3 Häufigkeit der Ursachen elektrischer Unfälle im Niederspannungsbereich

Bei der Wertung der Ursachen von Stromunfällen im Hinblick auf Folgerungen für die Verbesserung der Arbeitssicherheit müssen – wie eingangs erwähnt – die Unterschiede in den Arbeitsanforderungen und Tätigkeitsmerkmalen bei Elektrofachkräften und elektrotechnischen Laien beachtet werden. Einerseits ist der bereits ausbildungsbedingte unterschiedliche Kenntnisstand über mögliche Gefahren des elektrischen Stromes zu berücksichtigen; andererseits und vor allem ist zu berücksichtigen, daß Arbeiten an elektrischen Anlagen nur von Elektrofachkräften durchgeführt werden dürfen, und daß nur für sie gezielte Verhaltensregeln für das Arbeiten an elektrischen Anlagen und Betriebsmittel durch die sog. „Fünf Sicherheitsregeln" bestehen (Hauptverband 1979).

Diesen unterschiedlichen Verhältnissen entsprechend ergeben sich für Stromunfälle elektrotechnischer Laien vordergründig vor allem durch Sachfehler und Schäden bedingte Ursachen und Fehler organisatorischer Art, während beim Stromunfall der Elektrofachkraft die Verhaltensfehler dominieren.

Unfallursachen beim Niederspannungsunfall elektrotechnischer Laien. Niederspannungsunfälle elektrotechnischer Laien werden meist durch Schäden und Fehler an elektrischen Betriebsmitteln (vorwiegend an den sog. elektrischen Verbrauchsmitteln[8] wie Elektrowerkzeugen, Staubsaugern, Küchenmaschinen, Leuchten, elektrischen Heizöfen) ausgelöst. Diese Schäden und Fehler können sich im Gefolge von Verhaltensfehlern der Verunglückten gefährlich auswirken und sind primär auf Fehler in der betrieblichen Organisation (mangelhafte Prüfung) zurückzuführen.

Tabelle 3.16 zeigt die hauptsächlichen Fehler sachlicher und organisatorischer Art, die untereinander in ursächlichem Zusammenhang stehen.

Unfallursachen beim Niederspannungsunfall von Elektrofachkräften. Charakteristisch in der Unfallursachenverteilung bei Stromunfällen von Elektrofachkräften ist

---

8 Als elektrische Verbrauchsmittel – kurz Verbrauchsmittel – gelten elektrische Betriebsmittel, die die Aufgabe haben, elektrische Energie in einer nichtelektrischen Energieart (z.B. in Form von mechanischer oder chemischer Energie, Wärme, Schall, Licht, sonstiger Strahlung) oder zur Nachrichtenübertragung nutzbar zu machen

Statistik des Stromunfalls

Tabelle 3.16. Hauptsächliche Unfallursachen des Niederspannungsunfalls elektrotechnischer Laien (Erfassungszeitraum 1969 – 1977 ≙ 9 Jahre)

Hauptsächliche Ursachen beim Niederspannungsunfall elektrotechnischer Laien	Niederspannung		
	Anzahl der Unfälle [a]	Anteil [a] %	Anteil der tödlichen Unfälle %
Unfallauslösende Schäden oder Fehler am elektrischen Betriebsmittel			
Defekte Isolation des Betriebsmittels	1818 (20)	19,0 (9,9)	1,1
Defekte Geräte (Defekt im Gerät)	719 (8)	7,5 (4,0)	1,1
Schutzleiter am/im Gerät unterbrochen, nicht angeschlossen	696 (27)	7,3 (13,4)	3,9
Durch Umwelteinfluß fehlerhaft gewordenes Gerät (Staub, Feuchtigkeit, Wasser, Vibration)	608 (4)	6,4 (2,0)	0,7
Fehlender oder mangelhafter Schutz gegen Berühren am Gerät	472 (9)	4,9 (4,4)	1,9
Schutzmaßnahme gegen zu hohe Berührungsspannung in der Anlage nicht wirksam	452 (37)	4,7 (18,3)	8,2
Schutzleiter am/im Gerät	268 (22)	2,8 (10,9)	8,2
Organisatorische und verhaltensgebundene Fehler			
Prüfung des Gerätes oder der Anlage nicht durchgeführt (oder zu lange zurückliegend)	1255 (51)	13,1 (25,2)	4,1
Unbefugtes Arbeiten an Anlagen und Betriebsmitteln (Eigenmächtiges Handeln)	788 (32)	8,2 (15,8)	4,1
Unachtsamkeit	588 (7)	5,8 (3,5)	1,3
Unsinniges Verhalten	190 (12)	2,0 (5,9)	6,3
Bewußt defektes oder ungeeignetes Gerät oder Werkzeug benutzt	48 (2)	0,5 (1,0)	4,2

[a] Zahlen in Klammern bezeichnen die tödlichen Unfälle

der große Anteil von Verhaltensfehlern, insbesondere der Anteil der Unfälle infolge Nichtbeachtung der fünf Sicherheitsregeln (Kieback 1978 c, 1979 a).

Elektrische Anlagen und Betriebsmittel sind in ihrer technologischen Gestaltung im wesentlichen durch ihre technische Aufgabe festgelegt. Entsprechende Bau- und Errichtungsvorschriften, insbesondere die VDE-Bestimmungen, die von den Forderungen der Unfallversicherungsträger beeinflußt sind, gewährleisten die Systemsicherheit der Anlagen. Im üblichen bestimmungsgemäßen Gebrauch sind Schwierigkeiten hinsichtlich der Arbeitssicherheit für die Benutzer oder die Bedienenden von elektrischen Anlagen und Betriebsmitteln kaum von Bedeutung.

Gefahren für die an den Anlagen arbeitende Elektrofachkraft treten jedoch bei Störungen in der Anlage und bei Erweiterungen und Ergänzungen, also bei Reparatur- und Änderungsarbeiten, auf. Hier genügt offenbar die konzipierte Systemsicherheit nicht mehr den besonderen (nicht „eingeplanten") Anforderungen, so daß die Arbeitssicherheit weitgehend von dem richtigen Verhalten der Beschäftigten abhängig ist (Kieback 1978 b). In Tabelle 3.17 sind die von der Erhebung erfaßten Ursachen zu Gruppen sachlich und verhaltensgebundener Art zusammengefaßt. Im einzelnen seien folgende in Tabelle 3.17 nicht ausgewiesenen Angaben hervorgehoben: „Nicht freigeschaltet" (14,2%), „Benachbarte unter Spannung stehende Teile nicht abgedeckt" (13,4%), „Spannungsfreiheit nicht festgestellt" (12,3%) und damit ursächlich eng verbunden „Unachtsamkeit" (16,8%).

Tabelle 3.17. Unfallursachen (gruppiert) beim Niederspannungsunfall von Elektrofachkräften (Erfassungszeitraum 1969 – 1977 ≙ 9 Jahre)

Unfallursachengruppen	Niederspannungsunfälle von Elektrofachkräften		
	Anzahl der Unfälle [a]	Anteil [a] %	Anteil der tödlichen Unfälle %
Nichtbeachtung der 5 Sicherheitsregeln	7140 (130)	42,5 (68,1)	1,8
Sonstiges Fehlverhalten der Verunglückten	5357 (98)	31,9 (51,3)	1,8
Fehlverhalten anderer (Fehlverhalten Dritter, organisatorische Fehler)	1457 (23)	8,7 (12,0)	1,6
Fehlerhaftes Gerät	1961 (15)	11,7 (7,8)	0,8
Fehlerhafte Anlage	720 (10)	4,3 (5,2)	1,9

[a] Zahlen in Klammern bezeichnen die tödlichen Unfälle

3.3.2 Vorkommensschwerpunkte elektrischer Unfälle im Hochspannungsbereich

3.3.2.1 Vorkommenshäufigkeit nach Betriebsarten bzw. Gewerbezweigen

Im Spannungsbereich der elektrischen Anlagen und Betriebsmittel über 1 kV werden mehr als ein Drittel der Unfälle von Elektrofachkräften aus drei Betriebsarten, nämlich den Elektrizitätsversorgungsunternehmen, den Großinstallationsbetrieben und den Betrieben des Freileitungs- und Fahrleitungsbaus verursacht (zusammengenommen ergibt sich ein Anteil von ca. 37% sowohl insgesamt als auch für die tödlichen Unfälle; s. Tabelle 3.18).

Mit je etwa ⅙ der erfaßten Hochspannungsunfälle sind Beschäftigte aus Betrieben der Elektroindustrie und des Elektrohandwerks sowie Beschäftigte des Bauhandwerks und der Bauindustrie am Unfallgeschehen beteiligt.

Im ersten Fall handelt es sich etwa gleichermaßen um Elektrofachkräfte und Elektrolaien aus Fertigungsbetrieben für elektrische Maschinen und Geräte und aus Betrieben zur Instandsetzung, im zweiten Fall ausschließlich um Elektrolaien aus Betrieben des Hoch- und Tiefbaus.

3.3.2.2 Kennzeichnung der Arbeitssituation (Unfallhäufigkeit nach Tätigkeiten, Betriebsstätten und unfallbeteiligte Betriebsmittel)

Hochspannungsunfälle von Elektrofachleuten ereignen sich hauptsächlich beim Erweitern bzw. Ändern und beim Aufbau elektrischer Anlagen und Betriebsmittel in

Tabelle 3.18. Aufschlüsselung der Verunglückten nach ihrer Betriebszugehörigkeit (Erfassungszeitraum 1969 – 1978 ≙ 10 Jahre)

Betriebsart	Hochspannung		
	Anzahl der Unfälle [a]	Anteil [a] %	Anteil der tödlichen Unfälle %
Elektrizitätsversorgungsunternehmen	791 (106)	28,5 (26,7)	13,4
Fertigungsbetriebe für elektrische Maschinen und Geräte	352 (21)	12,7 (5,3)	6,0
Tiefbau, Erdbau, Kulturbau, Straßenbau, Wasserbau, Gleisbau	245 (34)	8,8 (8,6)	13,9
Hochbau, Massivbau, Stahlhochbau, Fertigteile, Betonbau	215 (50)	7,8 (12,6)	23,3
Instandsetzung und Wartung von elektrischen Maschinen und Geräten	132 (15)	4,8 (3,8)	11,4
Großinstallation, Industriemontagen	117 (18)	4,2 (4,5)	15,4
Freileitungs- und Fahrleitungsbau	108 (25)	3,9 (6,3)	23,1
Übrige	814 (128)	29,3 (32,2)	15,7
Insgesamt	2774 (397)	100 (100)	14,3

Tabelle 3.19. Häufigste Tätigkeit beim Hochspannungsunfall (Erfassungszeitraum 1969 bis 1978 ≙ 10 Jahre)

Tätigkeiten	Hochspannung		
	Anzahl der Unfälle [a]	Anteil [a] %	Anteil der tödlichen Unfälle %
Erweitern, Ändern unbewußt an unter Spannung stehenden Teilen	307 (48)	11,1 (12,1)	15,6
Aufbauen, Erweitern, Ändern in der Nähe von unter Spannung stehenden Teilen	305 (57)	11,0 (14,4)	18,7
Bewegen von Lasten und Fahrzeugen	274 (80)	9,9 (20,1)	29,2
Schalten, Eindrücken von Sicherungen	244 (5)	8,8 (1,3)	2,0
Tiefbauarbeiten	192 (18)	6,9 (4,5)	9,4
Messen, Prüfen, Störungssuche	162 (1)	5,8 (0,3)	0,6
Hochbauarbeiten	103 (26)	3,7 (6,6)	25,2
Sonstige	1187 (162)	42,8 (40,7)	13,6
Insgesamt	2774 (397)	100 (100)	14,3

[a] Zahlen in Klammern bezeichnen die tödlichen Unfälle

Schalt- und Verteilerstationen in Transformatorstationen und auf Freileitungs- und Fahrleitungsbaustellen meistens bei Arbeiten, die in der Nähe von unter Spannung stehenden Teilen durchgeführt werden, und bei Arbeiten, die bei Nichtbeachtung der Sicherheitsregeln in Unkenntnis des Spannungszustandes der Anlagen unbewußt an unter Spannung stehenden Teilen vorgenommen werden (Tabellen 3.19 bis 3.21).

Tabelle 3.20. Vorkommensschwerpunkte nach Unfallorten des Hochspannungsunfalls (Erfassungszeitraum 1969 – 1978 ≙ 10 Jahre)

Betriebsstätten	Hochspannung		
	Anzahl der Unfälle [a]	Anteil [a] %	Anteil der tödlichen Unfälle %
Schalt- und Verteilerstationen	453 (79)	16,4 (19,9)	17,4
Transformatorstationen	403 (48)	14,5 (12,1)	11,9
Tiefbaustellen	284 (38)	10,2 (9,6)	13,4
Werkhallen, Montagehallen	259 (11)	9,3 (2,8)	4,2
Elektrische Prüffelder, Prüfstände Labors, Prüfplätze	227 (–)	8,2 (–)	–
Hochbaustellen	173 (47)	6,3 (11,8)	27,2
Freileitungsbaustellen bei elektrischen Arbeiten	159 (48)	5,7 (12,1)	30,2
Übrige	816 (126)	29,4 (31,7)	15,4
Insgesamt	2774 (397)	100 (100)	14,3

[a] Zahlen in Klammern bezeichnen die tödlichen Unfälle

Tabelle 3.21. Häufigste unfallbeteiligte elektrische Betriebsmittel beim Hochspannungsunfall (Erfassungszeitraum 1969 – 1978 ≙ 10 Jahre)

Betriebsmittel	Hochspannung		
	Anzahl der Unfälle [a]	Anteil [a] %	Anteil der tödlichen Unfälle %
Freileitungsseile, Fahrdrähte, Schleifleitungen	505 (143)	18,2 (36,0)	28,3
Hochspannungsschalter	466 (58)	16,8 (14,6)	12,4
Hochspannungsverteilungen	336 (55)	12,1 (13,9)	16,4
Kabel	261 (7)	9,4 (1,8)	2,7
Freileitungs-, Fahrleitungsseile im Mastbereich	250 (72)	9,0 (18,1)	28,8
Fernsehgeräte	126 (–)	4,5 (–)	–
Sonstige	830 (82)	30,0 (15,6)	9,9
Insgesamt	2774 (397)	100 (100)	14,3

[a] Zahlen in Klammern bezeichnen die tödlichen Unfälle

74 Statistik des Stromunfalls

Unfälle beim Schalten in Hochspannungsschaltanlagen, beim Messen, bei Prüftätigkeiten und bei der Störungssuche an elektrischen Anlagen sind weitere Häufigkeitsschwerpunkte, wobei ein nicht unbeträchtlicher Anteil auf die Prüftätigkeiten an Fernsehgeräten entfällt.

Beschäftigte von Hoch- und Tiefbauunternehmen, also Elektrolaien, verunglükken an Hochspannungsfreileitungen, an Fahrleitungen und an Hochspannungskabeln bei Hoch- und Tiefbauarbeiten und insbesondere beim Bewegen von Lasten und Fahrzeugen (Berührung von Freileitungen mit Förder- und Hebezeugen und mit Autokränen, Beschädigung von Kabeln bei Erdarbeiten mit Baggern und Werkzeugen, wie Spitzhacken oder Spaten).

Tabelle 3.22. Hauptsächliche Unfallursachen beim Hochspannungsunfall elektrotechnischer Laien (Erfassungszeitraum 1969 – 1977 ≙ 9 Jahre)

Hauptsächliche Ursachen beim Hochspannungsunfall elektrotechnischer Laien	Hochspannung		
	Anzahl der Unfälle [a]	Anteil [a] %	Anteil der tödlichen Unfälle %
Organisatorische Fehler (Fehlverhalten anderer „Dritter")			
Fehler der Aufsicht	444 (104)	44,0 (57,8)	23,4
Keine Aufsicht vorhanden	118 (34)	11,7 (18,9)	28,8
Fehlende Abschrankungen	69 (13)	6,8 (7,2)	18,8
Sonstiges Fehlverhalten anderer (Verschulden Dritter)	49 (8)	4,9 (4,4)	16,3
Fehlverhalten der Verunglückten	276 (54)	27,3 (30,0)	19,6
Keine oder ungenaue Kabelpläne (Organisatorische Sachfehler)	99 (3)	9,8 (1,7)	3,0

[a] Zahlen in Klammern bezeichnen die tödlichen Unfälle

Tabelle 3.23. Unfallursachen (gruppiert) beim Hochspannungsunfall von Elektrofachkräften (Erfassungszeitraum 1969 – 1977 ≙ 9 Jahre)

Unfallursachengruppen	Hochspannungsunfälle von Elektrofachkräften		
	Anzahl der Unfälle [a]	Anteil [a] %	Anteil der tödlichen Unfälle %
Nichtbeachtung der 5 Sicherheitsregeln	758 (128)	48,3 (66,3)	16,9
Sonstiges Fehlverhalten der Verunglückten	752 (137)	47,9 (71,0)	18,2
Fehlverhalten anderer (Verschulden Dritter, organisatorische Fehler)	263 (55)	16,7 (28,5)	20,9
Fehler an Geräten	141 (5)	9,0 (2,6)	3,5
Fehler an Anlagen	54 (4)	3,4 (2,1)	7,4

[a] Zahlen in Klammern bezeichnen die tödlichen Unfälle

3.3.2.3 Häufigkeit der Ursachen elektrischer Unfälle im Hochspannungsbereich

Für den Hochspannungsunfall elektrotechnischer Laien sind vorwiegend organisatorische Mängel als Unfallursachen zu nennen (Tabelle 3.22). Es sind in erster Linie Fehler der Aufsicht und die fehlende Aufsicht bei Arbeiten im Hoch- und Tiefbau. Durch die Mängel bei der Beaufsichtigung der Arbeiten kommt es beim Hochbau zur Berührung von Freileitungsseilen direkt mit den Auslegern von Kränen und Autokränen oder zur Berührung mit bewegten sperrigen Lasten, wie Betonfertigteilen, Profilleisten, Armier- und Moniereisen, Stahlträgern, und zum Kontakt mit fahrbaren Leitern. Beim Tiefbau werden mit Baggerschaufeln, Schlagsonden, Handrammern, Stoßeisen, Spitz- und Kreuzhacken, Meißeln und Bohrern die Isolation von Hochspannungskabeln zerstört und Kurzschlüsse (Erdschlüsse) ausgelöst. Das Fehlen von Kabelplänen, ungenaue und nicht ergänzte oder nicht geänderte Kabelpläne sowie mangelnde Einsichtnahme in vorhandene Kabelpläne sind die Unfallursachen (Kieback 1978c, 1979a).

Unfallursachen beim Hochspannungsunfall von Elektrofachkräften. Auch im Hochspannungsbereich überwiegen bei den Stromunfällen von Elektrofachkräften – bedingt durch die unter Abschn. 3.3.1.3 erläuterten Verhältnisse – die verhaltensbedingten Unfallursachen (Tabelle 3.23). In der Zusammenfassung der Unfallursachengruppen zeigt sich folgende Häufigkeitsverteilung: „Spannungsfreiheit nicht festgestellt" (19,0%), „Unachtsamkeit" (12,2%), „Verwechslung" (10,1%), „Fehlende Abschrankung, Abdeckung" (10,1%), „Nicht freigeschaltet" (9,5%) und „Fehler der Aufsicht" (8,2%).

3.4 Die zeitliche Entwicklung elektrischer Unfälle

3.4.1 Arbeitsunfälle durch elektrischen Strom

Für die Arbeitsunfälle durch elektrischen Strom liegen für die Bundesrepublik Deutschland durch die Erhebungen des Institutes zur Erforschung elektrischer Unfälle seit 1969 verläßliche und annähernd vollständige Angaben[9] aus dem industriellen und gewerblichen Bereich und aus dem Bereich der öffentlichen Hand vor; von den Erhebungen nicht erfaßt sind Unfälle im Zuständigkeitsbereich der landwirtschaftlichen Berufsgenossenschaften (geschätzter Anteil etwa 2%) und Unfälle bei der Bundesbahn und der Bundespost, sofern die Verunglückten nicht bei den Eigenunfallversicherungsträgern des Bundes, der Länder, der Städte und der Gemeinden versichert sind.

Arbeitsunfälle durch elektrischen Strom haben – wie die Gesamtheit der jährlich zu verzeichnenden Arbeitsunfälle (im engeren Sinne) – im Zeitraum von 1969 bis 1978 eine deutliche rückläufige Tendenz (Abb. 3.1; s. auch Tabelle 3.1). Der Anteil der Stromunfälle an den Arbeitsunfällen (im engeren Sinne) liegt bis 1976 etwa

---

9 Das Institut erfaßt meldepflichtige und insbesondere über die D-Arztberichte, z. T. auch nicht meldepflichtige Unfälle. Nicht erfaßt wird eine mit Sicherheit vergleichsweise noch große Anzahl nicht meldepflichtiger, nirgends gemeldeter Bagatellunfälle mit kurzzeitiger Elektrisierung der Verunglückten durch sog. Wischer.

Statistik des Stromunfalls

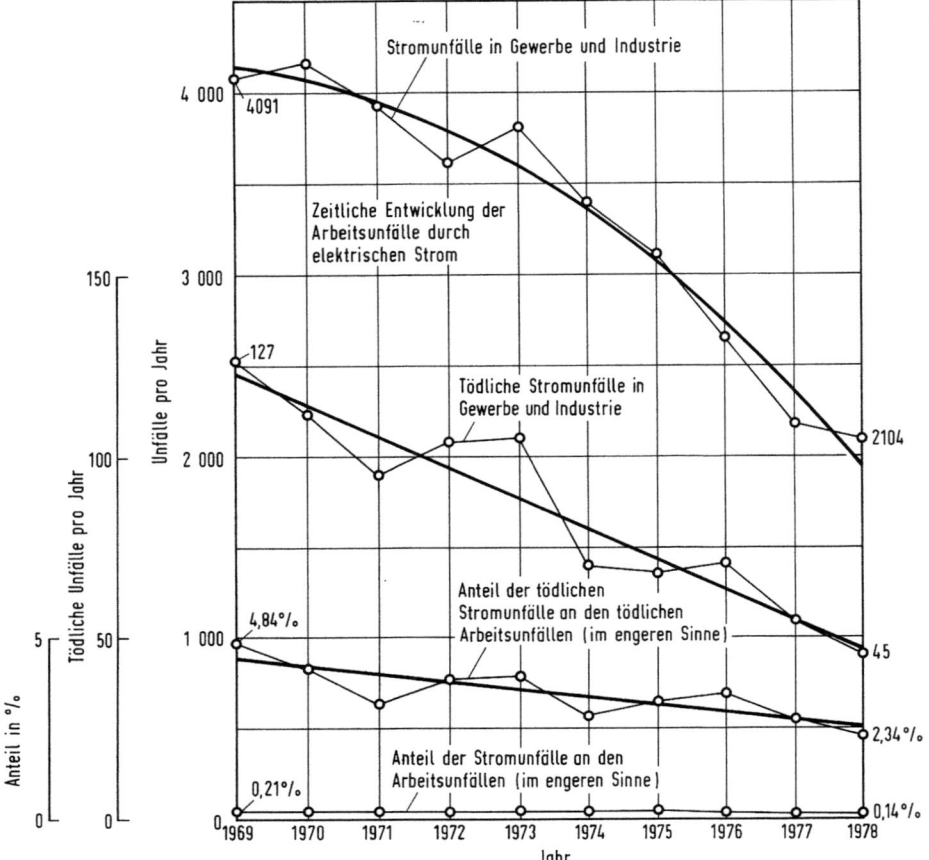

Abb. 3.1. Zeitliche Entwicklung der Arbeitsunfälle durch elektrischen Strom

gleichbleibend bei 0,2%; die Stromunfälle haben sich in gleichem Maße verändert wie die Gesamtheit der Arbeitsunfälle; ab 1976 verringert sich jedoch dieser Anteil, die Stromunfälle nehmen vergleichsweise stärker ab als die Arbeitsunfälle insgesamt.

Die tödlichen Arbeitsunfälle durch elektrischen Strom sind im Zeitraum von 1969 bis 1978 sehr stark zurückgegangen (von 127 im Jahre 1969 auf 45 im Jahre 1978); sie sind vergleichsweise stärker rückläufig als die Gesamtheit der tödlichen Arbeitsunfälle. Ihr Anteil an den tödlichen Arbeitsunfällen ist daher ebenfalls stark abgesunken von 4,84% im Jahre 1969 auf 2,34% im Jahre 1978.

Elektrische Unfälle sind bei fast allen unfallbeteiligten elektrischen Betriebsmitteln in den Absolutzahlen rückläufig. Bei einer Vielzahl von unfallbeteiligten Betriebsmitteln ergibt sich eine gleiche Regression der Unfallzahlen wie bei der Gesamtheit der Stromunfälle; bei einigen nehmen die Unfallzahlen stärker ab, so daß sich auch ihr Anteil an der Gesamtheit verringert. Einige wenige sind im Anteil steigend.

Eine Ausnahme zeigt sich bei den Stromunfällen beim Arbeiten an Niederspannungsverteilungen; hier haben die Unfallzahlen seit 1969 bis 1975 absolut und anteilmäßig ständig und fast linear zugenommen (Kieback 1978a). Ab 1976 geht die Absolutzahl der Unfälle an diesen elektrischen Betriebsmitteln zwar wieder leicht zurück, doch bleibt der Anteil weiterhin steigend, so daß Niederspannungsverteilungen weiterhin einen beachtenswerten Vorkommensschwerpunkt elektrischer Unfälle bilden.

Die ständige Abnahme der Gesamtzahl der Stromunfälle im betrachteten Zeitraum – insbesondere der starke Rückgang der tödlichen elektrischen Unfälle – ist zweifellos Ausdruck des Erfolgs der Unfallverhütungsmaßnahmen aller mit der Unfallverhütung betrauten Institutionen. Einen sehr wesentlichen Anteil an diesem Erfolg haben die Anstrengungen der Unfallversicherungsträger und hier maßgeblich die intensiven, auf den Stromunfall ausgerichteten Bemühungen der Berufsgenossenschaft der Feinmechanik und Elektrotechnik und ihres Institutes. Die analysierende Betrachtung der zeitlichen Entwicklung der Gesamtzahl der tödlichen Stromunfälle in der Bundesrepublik Deutschland (Kieback 1980) verdeutlicht den Einfluß der Unfallverhütungsarbeit der Unfallversicherungsträger; der Rückgang der tödlichen Stromunfälle ist im wesentlichen durch den Rückgang der Arbeitsunfälle geprägt.

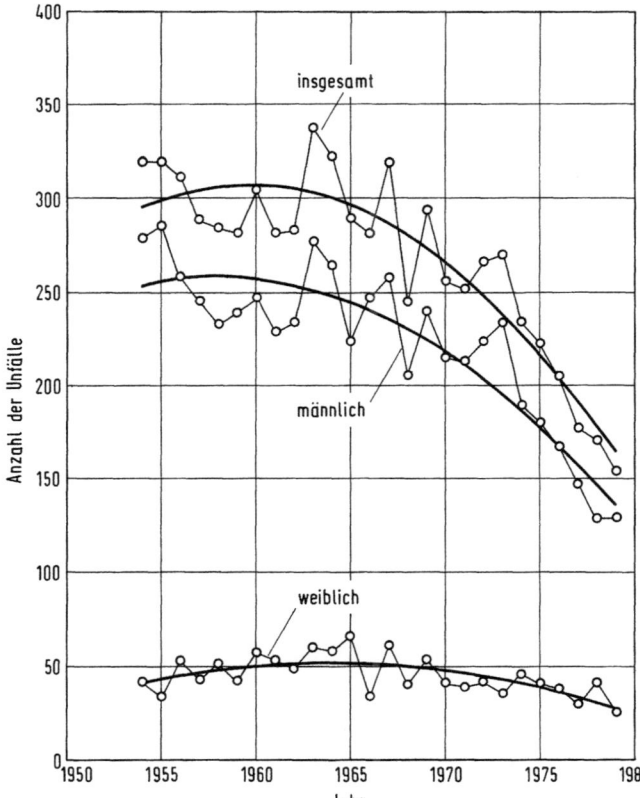

Abb. 3.2. Zeitliche Entwicklung tödlicher Unfälle durch elektrischen Strom

Statistik des Stromunfalls

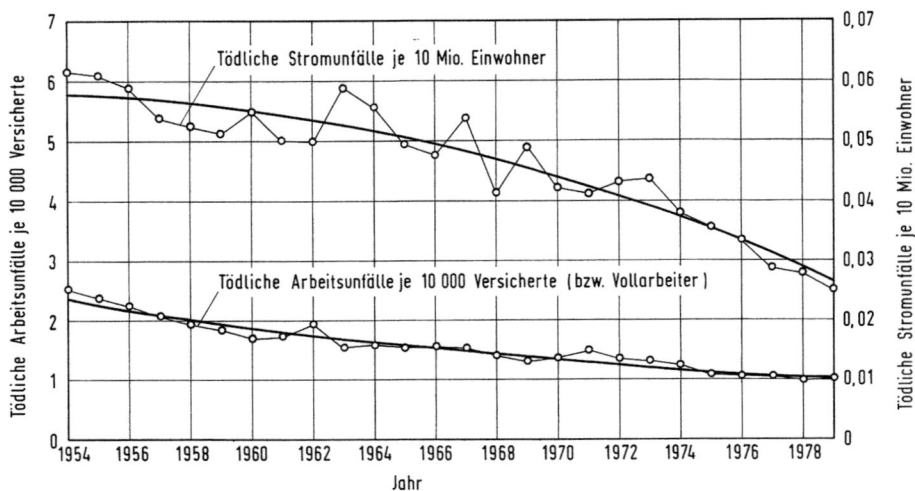

Abb. 3.3. Zeitliche Entwicklung der auf die Einwohnerzahl bezogenen tödlichen Stromunfälle

3.4.2 Tödliche Stromunfälle in der Bundesrepublik Deutschland

Tödliche Unfälle durch elektrischen Strom in der Bundesrepublik Deutschland (Statistisches Bundesamt) haben seit 1954 einen eindeutig negativen Trend (Kieback 1980). Die Unfälle nehmen sowohl absolut als auch in den auf die Einwohnerzahl bezogenen Unfallzahlen stark ab (Abb. 3.2 u. 3.3). Die Aufgliederung nach dem Unfallort zeigt, daß die Abnahme der Unfallzahlen in erster Linie durch den Rückgang der tödlichen Arbeitsunfälle bestimmt ist. Tödliche Stromunfälle im Haushalt haben – über den Zeitraum von 1970 bis 1978 betrachtet – einen nur sehr schwach negativen Trend, der durch den leichten Rückgang der Unfälle der Frauen bedingt ist.

Der seit 1954 zu verzeichnende Rückgang der tödlichen Stromunfälle zeigt sich bei der Aufschlüsselung nach dem Geschlecht der Verunglückten für die Unfälle der Männer stärker ausgeprägt als bei den Unfällen der Frauen. Das Unfallgeschehen der Männer wird durch den Arbeitsunfall, das der Frauen durch den Unfall im Haushalt bestimmt.

3.5 Literatur

Anonym 1 (1971) Elektrische Unfälle, Technischer Bericht. Institut zur Erforschung elektrischer Unfälle der Berufsgenossenschaft der Feinmechanik und Elektrotechnik, Köln

Dettmer G (1913) Die elektrischen Starkstromanlagen Deutschlands und ihre Sicherheit. ETZ 34:523, 550, 588

Epstein FH, Ostrander LD, Johnson BC, Payne MW, Hayner NS, Keller JB, Francis T (1965) Epidemiological studies of cardiovascular disease in a total community – Tecumseh, Michigan. Ann Intern Med 62:1170

Hauptverband der Gewerblichen Berufsgenossenschaften e.V., Bonn (1979) Unfallverhütungsvorschrift „Elektrische Anlagen und Betriebsmittel". VBG 4

Kieback D (1973) Die Häufigkeit elektrischer Unfälle in Abhängigkeit vom Lebensalter der Verunglückten. In: Internationale Sektion der IVSS für die Verhütung von Arbeitsunfällen und Berufskrankheiten durch Elektrizität (Hrsg) Bulletin Nr. 2. S 9. Internationale Sektion der IVSS, Köln

Kieback D (1978a) Stromunfälle beim Arbeiten an Niederspannungsverteilungen. Technischer Bericht. Institut zur Erforschung elektrischer Unfälle der Berufsgenossenschaft der Feinmechanik und Elektrotechnik, Köln

Kieback D (1978b) Kenntnisstand der Sicherheitsregeln bei Elektrofachleuten – ihre Einstellung zur Arbeitssicherheit. Zentralbl Arbeitsmed Arbeitsschutz Prophyl 28:310

Kieback D (1978c) Konsequenzen aus untersuchten elektrischen Unfällen. Berufsgenossenschaft 2:87

Kieback D (1979a) Referat Fachtagung der Internationalen Sektion der IVSS für die Verhütung von Arbeitsunfällen und Berufskrankheiten durch Elektrizität, Madrid, Oktober 1979. Internationale Sektion der IVSS, Madrid

Kieback D (1979b) Elektrische Unfälle beim Umgang mit Elektrohandwerkzeugen und beim Arbeiten an elektrischen Ausrüstungen von Be- und Verarbeitungsmaschinen. Zentralbl Arbeitsmed Arbeitsschutz Prophyl 26:169

Kieback D (1979c) Wie verhält sich Arbeitskleidung im elektrischen Lichtbogen? ETZ 100:242, 298

Kieback D (1980) Die zeitliche Entwicklung tödlicher Stromunfälle in der Bundesrepublik Deutschland. ETZ 101:23

Kieback D, Thürauf J, Valentin H (1978) Grundlagen der Beurteilung von Unfällen durch elektrischen Strom. Schriftenreihe des Hauptverbandes der gewerblichen Berufsgenossenschaften e.V., Bonn, 8 u. 14

Passavant H (1905/1906) Die beabsichtigte staatliche Überwachung elektrischer Anlagen. ETZ 26:1171; 27:275, 593

Sachs L (1969) Angewandte Statistik. Springer, Berlin Heidelberg New York, S 270

Sam U (1967) Untersuchungen über die elektrische Gefährdung des Menschen bei Teildurchströmungen, insbesondere bei Arbeiten in Kesseln, Behältern und Rohrleitungen. Elektromed 12:29

Statistisches Bundesamt, Wiesbaden. Sterbefälle nach Todesursachen. Einzelnachweis, jährlich

4 Der nichttödliche Unfall

4.1 Theoretische Einleitung

4.1.1 Was ist ein Unfall?

Bei nichttödlichen Unfällen ist es schwierig zu definieren, was ein Unfall ist. Der Begriff des Unfalles ist exakt erst im Rahmen der Reichsversicherungsordnung (RVO) definiert worden. § 548 RVO führt zwar den Begriff „Unfall" in die Sozialgesetzgebung ein, ohne aber sachlich zu erklären, was darunter zu verstehen ist. Rechtsprechung und Schrifttum erst haben in jahrzehntelanger Entwicklung eine Begriffsbestimmung des sog. „Arbeitsunfalles" erarbeitet. Danach ist ein Unfall ein von außen her auf den Menschen einwirkendes, körperlich schädigendes, plötzliches, d. h. zeitlich begrenztes, Ereignis. Ein Arbeitsunfall ist ein solcher Unfall dann, wenn das Ereignis in innerem, ursächlichem Zusammenhang mit einer von der RVO definierten, gegen Unfall versicherten Tätigkeit steht (Lauterbach u. Watermann 1979, I, 201/1).

Für die nachfolgenden Betrachtungen soll nur auf den Begriff „Unfall", aber nicht den „Arbeitsunfall" abgehoben werden. Das Unfallereignis muß ungewollt und zeitlich begrenzt sein, d. h. sich z. B. längstens in einer Arbeitsschicht abgespielt haben. Dieses auf äußere Einwirkung beruhende Ereignis erfolgt durch Aufeinanderwirken von Mensch und Gegenstand, letzterer im weiten Sinn als Bestandteil der Umwelt des Beschäftigten verstanden. Darunter fallen technische Arbeitsmittel einschließlich Maschinen, zu verarbeitende Objekte, umgebende Objekte, wie Fußboden, Treppe etc., aber auch Strahlung, elektrischer Strom, Gase etc. Ausnahmsweise kann beim Zusammenstoß zweier Menschen sinngemäß einer von ihnen auch als Gegenstand angesehen werden (Skiba 1979).

In § 548 der RVO ist der Unfallbegriff rechtlich nach der wahrgenommenen Tätigkeit begrenzt, jedoch – wie gesagt – nicht inhaltlich definiert. Als Unfall gilt nach der RVO der Arbeitsunfall (§ 548), der Wegeunfall (§ 550) und die Berufskrankheit (§ 551).

Ein Arbeitsunfall liegt nur vor, wenn ein doppelter, ursächlicher Zusammenhang besteht, und zwar zwischen der versicherten Tätigkeit und dem Unfallereignis einerseits und dem Unfallereignis und dem eingetretenen Schaden andererseits. Außerdem ist erforderlich, daß das Unfallereignis zeitlich und örtlich bestimmbar ist.

Compes (1965) gibt folgende Definition: „Ein Betriebsunfall ist ein ungewolltes, plötzliches Ereignis im Betrieb, daß durch seine Auswirkungen den normalen oder planmäßigen Betriebsablauf merklich oder erkennbar stört oder unterbricht, weil er Personen und/oder Sachen schädigt."

Hier wird also neben dem Personenschaden auch der Sachschaden in die Definition des Schadensfalles einbezogen. Wir glauben jedoch, Unfall von Personen und Sachschaden getrennt behandeln zu können und beschränken uns auf den Schaden an Personen.

In der DIN 14 011 Teil 4 (Begriffe aus dem Feuerwehrwesen) wird der Unfall als ein plötzliches, unvorhergesehenes und durch äußere Ursachen eintretendes Ereignis, das zu einem Personenschaden führt, definiert. In der Anmerkung hierzu steht, daß der Begriff Unfall in gewissen Bereichen auch für Schadensereignisse ohne Personenschäden verwendet wird, wie z. B. für einen Verkehrsunfall, bei dem lediglich Sachschaden entsteht. Nach DIN 14 011 Teil 3 ist ein Wasserunfall ein Unfall, bei dem ein Mensch oder Tier zu ertrinken droht, wie auch ein Eisunfall ein solcher ist, bei dem ein Lebewesen zu ertrinken droht; ein Verkehrsunfall ein Unfall, durch den Menschen verletzt und/oder Sachwerte beschädigt werden; ein Strahlenunfall ein solcher, bei dem Gefahren für Mensch und Tier entstehen können.

Im Gefahrenbereich drohen Gefahren für Mensch, Tier und/oder Sachwerte. DIN 31004 definiert die Begriffe Sicherheit, Schutz, Schaden, drohende Gefahr, Gefährdung und Risiko in Arbeitssystemen und sagt in seinen Erläuterungen aus, daß der Begriff Unfall in sehr unterschiedlichem Verständnis gebraucht wird, sowohl in der Unfallversicherung als auch in Rechtsverordnungen.

Die DIN 31000 in Verbindung mit der VDE 1000 als DKE-Norm gibt Hinweise für sicherheitsgerechtes Gestalten technischer Erzeugnisse einschließlich elektrischer Betriebsmittel, aber keinen Hinweis zu dem Begriff des Elektrounfalles. Das gleiche gilt für die Unfallverhütungsvorschrift „Elektrische Anlagen und Betriebsmittel (VBG 4)". Mit dieser Vorschrift werden Schutzmaßnahmen festgelegt für den Umgang mit elektrischem Strom für alle Arten von Einsatzzwecken elektrischer Anlagen und Betriebsmittel.

Unfälle durch elektrischen Strom können entstehen durch Berührung von unter Spannung stehenden Teilen im Nieder- und Hochspannungsbereich, durch Annäherung an unter Hochspannung stehende Teile – wenn die bis zu bestimmten Abständen isolierend wirkende Luft durchschlägt und dadurch der Abstand des Verunglückten zu den unter Hochspannung stehenden Teilen von einem leitenden Lichtbogen überbrückt wird –, durch Hitzeeinwirkung elektrischer Lichtbögen und durch Blitzschlag.

4.1.2 Elektrische Einwirkung ohne Unfallfolgen

Nach § 548 der RVO ist, wie vorher schon gesagt, eine der Voraussetzungen eines Arbeitsunfalles eine Körperverletzung oder eine Gesundheitsschädigung. Nicht jede Durchströmung durch Elektrizität infolge Berührung von unter Spannung stehenden Teilen, zumindest im Niederspannungsbereich, führt aber zu einer Körperverletzung oder Gesundheitsschädigung. Damit erfüllen nicht alle Durchströmungen mit Elektrizität die gesetzlichen Kriterien eines Arbeitsunfalles. Wohl aber könnten sie im Haushalt, also im privaten Bereich, als Unfall gelten, da hierüber die RVO keine Aussage macht. Wir wollen diese Doppelgeleisigkeit aber nachstehend zu vermeiden suchen.

Auch für elektrische Durchströmungen gilt das „Alles-oder-Nichts-Gesetz" (vgl. Abschn. 1.3). Nach einer elektrischen Durchströmung tritt eine Schädigung sofort auf, wenn ein bestimmter Schwellenwert erreicht ist. Dabei ist der Stromstärke und der Einwirkungsdauer eine entscheidende Rolle beizumessen. Es wird das „Alles-oder-Nichts-Gesetz" mit einem Kegelspiel verglichen. So erschüttert eine Serie ankommender Impulse entsprechend der ankommenden Kugel zunächst die Membran z. B. der Nervenzelle. Das lokale synaptische Potential der auftretenden Impulse ist entweder so stark, daß die Erschütterung des Membrangleichgewichtes die Nervenzelle zur Entladung bringt: der Kegel fällt um, der Effekt ist „alles", oder das synaptische Potential bringt die Membran nur zum Schwanken, aber nicht zum fortgeleiteten Impuls der Entladung: der Kegel bleibt stehen. Nur gefallene Kegel, nur entladene Neurone werden gezählt. Alle Stromwirkungen werden durch die dem Körper zugeführte Stromenergie ausgelöst, wenn ein gewisser Schwellenwert erreicht ist. Eine Muskel- oder Nervenfaser, auch das Herz, werden vom Strom unbeeinflußt gelassen, bis er eine genau festlegbare Intensität erreicht. In der Praxis dürften Durchströmungen ohne Schädigung des Menschen weitaus die Mehrzahl darstellen. Fast jeder Mensch hat schon einmal „einen gewischt" bekommen. Es gibt Elektriker, die mit zwei Fingern die Spannung prüfen. Der Strom geht nur durch die beiden Finger, berührt die Herzebene nicht und nichts passiert. Den Kollegen, der schlechter isoliert ist und feuchte Füße hat, durchfließt der Strom gegen Erde, durchsetzt das Herz und führt zum „Elektrounfall" dann, wenn Schäden auftreten. Wann aber kommt es zu einem Schaden?

Die Auswirkungen der elektrischen Durchströmung können vorübergehende, geringgradige Empfindungen der Haut, geringgradige Blutdrucksteigerungen und Verkrampfung der Muskeln bis zum Atemstillstand durch Krampf der Atemmuskeln sein. Diese vorübergehenden Störungen spielen in der Unfallpathologie eine wesentliche Rolle. Zahlreiche Durchströmungen des täglichen Lebens gehören infolge der günstigen Widerstandsverhältnisse (hoher Übergangswiderstand durch trockenen Fußbodenbelag, Schuhe, Kleidung, trockene, schwielige Hände) in diesen Bereich. Auch die psychische Momentaneinstellung scheint eine Rolle zu spielen, wobei auch an feuchte Hände als Folge von Aufregung zu denken ist. Die Tatsache, daß elektrische Durchströmungen stattfinden können, ohne daß sie den Charakter eines Unfalles haben, bedingt eine hohe Dunkelziffer solcher Durchströmungen. Die elektrische Durchströmung ohne Folgen verleitet viele Menschen dazu, nicht darüber zu sprechen, weil ja nichts geschehen ist. Man müßte evtl. seine eigene „Dummheit" oder Unvorsichtigkeit zugeben, und wer tut das schon gerne? Man müßte z. B. zugeben, daß man einen Beleuchtungskörper reparieren wollte und vergessen hat, vorher das Kabel aus der Steckdose zu ziehen.

So ist es verständlich, daß nur diejenigen Personen sich nach einer Durchströmung melden, die sich völlig unschuldig finden oder sich geschädigt fühlen, z. B. durch einen angeblichen „nervlichen Schock". Bei der Untersuchung stellt sich meistens nichts heraus.

Durch die hohe Dunkelziffer ungewollter Durchströmungen schwanken in der Tat die Angaben einzelner Autoren darüber, wieviel Prozent der Durchströmungen „Unfälle" im Sinne der RVO sind oder wie hoch die Gefährdung dieser Durchströmungen durch einen resultierenden tödlichen Unfall ist.

Es fragt sich, wie man Durchströmungen, die ohne Folgen bleiben, offiziell bezeichnen will. Für den Bereich der unfallversicherten Tätigkeiten könnte es sich um „Beinahe-Unfälle" handeln, wenngleich mit einer deutlichen Akzentverschiebung gegenüber diesem Begriff bei anderen Unfallursachen. Wenn ein spitzer Gegenstand den Fuß eben verfehlt, so ist tatsächlich keinerlei Ereignis eingetreten, welches den Körper des Menschen berührt. Beim Beinahe-Unfall mit elektrischem Strom fand aber eine Durchströmung statt und blieb nur ohne Folgen. Dieser Unterschied zum sonstigen Beinahe-Unfall wird dann besonders deutlich, wenn die Möglichkeit erörtert wird, ob eine elektrische Durchströmung zwar ohne nennenswerte *sofortige* Schäden blieb, aber zu langsam – mit längerer Latenz – einsetzenden körperlichen Veränderungen führen könnte. Beobachtet man also Veränderungen (Krankheiten) längere Zeit nach einem Unfall, so ist der Verdacht leicht zur Hand, daß diese Krankheit eine Folge der Durchströmung ist. Dann wird nicht nur die Anwendung des Unfallbegriffs der RVO schwierig, sondern auch die Zusammenhangsfrage problematisch. Über letztere wird später berichtet werden, doch die Abgrenzung „Unfall oder nicht" ist hier bereits zu klären.

Da der Elektrounfall seine wesentlichste Bedeutung im Bereich gewerblicher Unfälle hat und hier oft erhebliche finanzielle Fragen mit der Begriffsbestimmung des Unfalls zusammenhängen, müssen wir auf eine sehr exakte Nomenklatur Wert legen, die insbesondere in voller Übereinstimmung mit den einschlägigen Definitionen der RVO und der Rechtsprechung der Sozialgerichte steht. Wir schlagen vor, Durchströmungen allgemein als „elektrische Einwirkungen" zu bezeichnen, von einem Elektrounfall aber nur zu sprechen, wenn die Folgen der Durchströmung (Einwirkung) einen erkennbaren Gesundheitsschaden darstellen. Dieser Begriff der „Einwirkung" ist im Bereich der Berufskrankheiten üblich, und zwar in einem analogen Sinn. § 551 RVO schreibt die Berufskrankheiten „besonderen Einwirkungen" zu, die berufsgebunden sind. Diese Einwirkungen haben bekanntlich ebenso wie der elektrische Strom „Schwellen", bei deren Überschreitung eine Schädigung eintreten kann und die in den sog. MAK-Werten festgelegt sind. Bei Durchströmungen ohne Unfallfolgen im Sinne des § 548 handelt es sich daher um „elektrische Einwirkungen", die erst dann zu einem Unfall führen, wenn eine entsprechende Gesundheitsschädigung nachgewiesen und auf die Einwirkung ursächlich zurückzuführen ist.

Der Begriff der Einwirkung läßt auch die mit Latenz auftretenden Schäden manipulierbar werden. Falls sie sich ursächlich auf eine Durchströmung beziehen lassen, können sie nach § 551 (2) RVO wie eine Berufskrankheit (also wie ein Unfall) behandelt werden.

Wir wollen diese Unterscheidung von „Einwirkung", die bei Überschreiten der Wirksamkeitsschwelle einen „Unfall" bedingt, auch bei elektrischen Durchströmungen in privaten Haushalten aufrechterhalten, um die logische Präzision der Darstellung zu garantieren.

Durch das Unfallereignis und durch die elektrische Einwirkung wird die „Gefährdung" des Menschen durch den elektrischen Strom zum Ausdruck gebracht (Skiba 1979).

Bei den Einflüssen technischer elektrischer Energie auf den Menschen tritt eine Gefährdung des Menschen erst dann ein, wenn ein Aufeinanderwirken von Mensch und Strom möglich ist. Eine Gefahr für einen Durchströmungsunfall ist gegeben, wenn der menschliche Körper durch Berühren von unter Spannung stehenden Teilen oder durch Annäherung an solche (Licht- oder Flammenbogen) in einen Stromkreis einbezogen werden kann (s. Kap. 3).

Diese Gefährdung kann bei Niederspannung durch Berühren, bei Hochspannung bereits ohne direkten Kontakt schon durch Lichtbogenüberschlag stattfinden. Besondere Beachtung verdienen die verschiedenen Erscheinungsformen des Stromes, wie Gleich-, Wechsel-, phasenangeschnittene und schwingungspaketgesteuerte Ströme. Sie alle haben verschiedene Gefährdungsmerkmale. Das Zusammentreffen von Mensch und Elektrizität kann zum Unfall im Sinne der RVO werden, wenn Gesundheitsschäden unmittelbar nach der Einwirkung auftreten. Frühschäden, die sofort oder innerhalb von Stunden nach dem Stromeinfluß auftreten, sind zu unterscheiden von Spätschäden oder eventuellen Sekundärschäden. Solche sind z. B. mechanische Verletzungen als Folge von Muskelkrämpfen.

4.1.3 Katalog möglicher Unfallfolgen

Nach Kieback et al. (1978) werden folgende Gesundheitsschäden nach Elektrounfällen unabhängig von der Stromart ausgewiesen.

Verbrennungen. Beim elektrischen Unfall kann es sowohl zu elektrothermischen Verbrennungen als auch zu Lichtbogenverbrennungen durch reine Wärmeeinwirkung kommen. Während die oberflächlichen Verbrennungen beim Elektrounfall den Verbrennungen aus anderen Ursachen ähneln, dürfen die tiefergreifenden Verbrennungen in ihrer Ausdehnung nicht unterschätzt werden. Der Verlauf dieser Verletzungen ist oft protrahiert, die Entzündungszeichen gering.

Strommarken. Zu den kleinsten elektrothermischen Verbrennungen gehören die sog. Strommarken. Dabei handelt es sich um kleinflächige, umschriebene Schädigungen der Haut an der Ein- und Austrittsstelle des elektrischen Stromes aufgrund der an dieser Stelle nach dem Joule-Gesetz eintretenden Zellschädigung nach Hitzeentwicklung. Beim Blitzschlag können entsprechend sog. „Blitzfiguren" entstehen.
Die Strommarken markieren die Ein- bzw. Austrittsstellen des Stromes in charakteristischer Weise; sie sind jedoch nicht obligat und können auch bei tödlichen Unfällen fehlen.

Elektrothermische Verbrennungen. Ausgedehnte elektrothermische Verbrennungen sind zumeist gekennzeichnet durch eine tiefgreifende Zerstörung der Haut und der stromdurchflossenen Gewebeteile, insbesondere der Muskulatur und der Gefäße, ohne daß das Ausmaß der Gewebsschädigung an der Körperoberfläche schon erkennbar ist. Unmittelbar nach dem Unfall ist die volle Ausdehnung der Verbrennung oft nicht zu beurteilen (vgl. Abschn. 4.5).

Lichtbogenverbrennungen. Licht- oder Flammenbogenverbrennungen entstehen allein durch die Wärmewirkung des Lichtbogens bei hohen Temperaturen. Diese Verbrennungen sind oberflächlicher als elektrothermische Verbrennungen. Oft kommt es hier zu einer vollständigen Zerstörung der Haut im Bereich der Wärmeeinwirkung.

Folgen der Verbrennungsschäden. Infolge der Gefäßbeteiligung kann es zu Thrombosen kommen. Durch die thermisch verursachten Koagulationsnekrosen treten u. U. Myoglobinfreisetzung, Hämolyse, Elektrolytverschiebungen ein. Der Eiweiß- und Flüssigkeitsverlust kann erheblich sein. Schock und Nierenversagen treten relativ häufig auf.

Die z. T. extrem hohen Temperaturen setzen fast explosionsartig große Kräfte frei (Schädelsprengung). Komplikationen seitens der durchströmten Organe (infolge Ödem, Nekrose, Perforation etc.) sind möglich und ergeben ein vielgestaltiges Beschwerde- und Krankheitsbild.

Sekundäre Unfallfolgen durch Schreckreaktionen. Die i. allg. harmlosen sog. „Wischer" verursachen oft Schreckreaktionen mit ernsten sekundären Unfällen durch Sturz, Fall oder unkontrollierte Bewegungen. Die hierbei möglichen Verletzungen verteilen sich auf nahezu alle Gebiete der Traumatologie.

Gesundheitsschäden durch unfreiwillige Muskelkontraktionen. Durch unkontrollierte Muskelkontraktionen können Muskel-, Sehnen- und Kapselrisse, Luxationen, Knochenbrüche, Stillstand der Atmung durch Tetanus der Atemmuskulatur, Blutdrucksteigerung und Aortenruptur hervorgerufen werden.

Schädigungen am Nervensystem. Erkrankungen des Nervensystems als direkte Unfallfolge sind selten. Thermoelektrische Schädigungen peripherer Nerven finden sich meist nur im Bereich hoher Stromdichte an den schmalsten Stellen der Extremitäten. Das Gehirn wird nur bei den sehr selten auftretenden Kopfdurchströmungen (z. B. Blitzschlag) betroffen. Relativ häufig treten Amnesie und – oft nur kurz andauernde – Bewußtlosigkeit aus mitunter ungeklärter Ursache auf. Meist sind dies Folgen der Herzbeteiligung mit kurzfristiger Hypoxie des Gehirns.

Bei den auftretenden Schäden handelt es sich meist um Auswirkungen von Hitzeschäden, Traumen (z. B. Schädelfraktur) oder Herz- bzw. Kreislaufstillstand.

Durch traumatische, entzündliche, hypoxische und toxisch-metabolische Schädigungen können das zentrale und periphere Nervensystem betroffen werden (Einzelheiten werden im Kap. 4.4 behandelt).

Vegetative Störungen. Relativ häufig werden nach Elektrounfällen Klagen über vegetative Labilität, Schwindel und Kopfschmerzen vorgebracht. Differentialdiagnostisch ist ein sog. postkommotionelles Syndrom zu erwägen.

Psychische Veränderungen. Nach Elektrounfällen kann es zu Bewußtseinstrübungen, einem Durchgangssyndrom und einer abnormen Erlebnisreaktion kommen. Auftretende organische Psychosen sind u. U. auf Schädelhirntraumen zurückzuführen.

4.2 Epidemiologische Gesichtspunkte

Einige der Schwierigkeiten bei der Beurteilung angeblicher Unfallfolgen nach elektrischen Durchströmungen sind schon in Abschn. 4.1 dargelegt worden. Viele dieser Schwierigkeiten lassen sich auf den gemeinsamen Nenner bringen, daß die Folgen elektrischer Unfälle, soweit sie nicht als äußerlich sichtbare und durchwegs unproblematische Folgen thermischer Insulte einzustufen sind, unspezifische Störungen von Körperfunktionen betreffen, die fast ausnahmslos auch sonst in der Bevölkerung, also ohne jede elektrische Komponente, in nicht geringer Häufigkeit anzutreffen sind. Eine Übersicht über die nicht-chirurgischen und nicht-orthopädischen, also internistisch-neurologisch einzustufenden Unfallfolgen haben Koeppen (1953, 1955) und Panse (1955) gegeben. Eine spezielle Darstellung des Elektrounfalls hinsichtlich seiner gesundheitlichen Folgen ist seit diesen grundlegenden Darstellungen nicht mehr erfolgt.

Die Zuordnung eines elektrischen Unfalls zu einem Körperschaden, der Unfallfolge sein soll, also die Annahme eines „Zusammenhangs", macht beim Elektrounfall besondere Schwierigkeiten. Sie beruhen insbesondere darauf, daß eine zulängliche Theorie elektrischer Schädigungen, welche längere Zeit das Unfallereignis überdauern, nicht existiert. Es ist daher nicht verwunderlich, daß Koeppen (1953, 1955) die Neigung erkennen läßt, solche Zusammenhänge in der großen Mehrzahl der Fälle zu bestreiten. Die Urteilsbasis der Anerkennung von Zusammenhängen war bislang nur die Kasuistik, d.h. die pathophysiologische Analyse und klinische Bewertung einzelner Fallbeobachtungen.

4.2.1 Epidemiologische Grundbedingungen

In den letzten Jahrzehnten ist die epidemiologische Methode mit großem Erfolg zu dem Zweck ausgearbeitet worden, den Zusammenhang zwischen einer Krankheit und einem als mögliche Ursache der Krankheit postulierten Merkmal (einem „Risikofaktor") durch die statistische Korrelation von Krankheit und Merkmal so zu sichern, daß das Merkmal als Ursache der Krankheit wahrscheinlich gemacht wird. Ein bekanntes Beispiel ist die überzufällige Korrelation von Blutdruck und Herzinfarkt. Ein Ursache-Wirkungs-Verhältnis zwischen Risikofaktor und Krankheit ist allerdings auch bei stark überzufälliger Korrelation erst wahrscheinlich gemacht, wenn es ein Modell gibt, das uns die Entstehung der Krankheit aus dem Risiko mit naturwissenschaftlich einsehbaren Argumenten verständlich macht.

Nun liegen bei allen Unfällen Bedingungen vor, welche von denen üblicher epidemiologischer Studien grundsätzlich abweichen. In der klassischen Epidemiologie liegt der Forschungsansatz darin, daß ein eindeutig definierbarer krankhafter Zustand, der in seiner Erscheinungsform hinreichend genau bekannt ist, mit „Risikofaktoren" derart korreliert wird, daß man überzufällige Koinzidenzen zwischen Krankheit und vermutetem Risiko feststellt. Die Krankheit ist bekannt, ihre Ursache wird gesucht. Beim Unfall ist die Ursache des krankhaften Zustandes relativ genau bekannt, aber die Folgen des Unfalls sind kontrovers. Die Zielrichtung der Forschung ist also völlig umgedreht. (Eine analoge Situation findet sich freilich auch bei anderer medizinischer Fragestellung, z.B. bei der Geburt, deren mögliche gesundheitliche Risiken erforscht werden sollen.)

Das aber bedeutet, daß ein echter epidemiologischer Forschungsansatz nur dann gegeben ist, wenn die Folgen der klar definierten Ursache (des Unfalls) problematisch sind. In den Anfängen der Erforschung elektrischer Unfälle gab es derartige Probleme vorwiegend bei Funktionsstörungen innerer Organe, die der Beobachtung nicht unmittelbar zugänglich waren. Diese Störungen überwogen deshalb, weil die hohen Spannungen, welche zu unproblematischen, äußerlich sichtbaren, schweren Verletzungen (Verbrennungen) führen, noch unbekannt waren. Die ersten Diskussionen um die wahre Natur des plötzlichen Todes, von dem wir heute wissen, daß es ein Tod durch Kammerflimmern ist, waren in dieser Hinsicht recht eindrucksvoll (vgl. Boruttau 1918; Prevost u. Batelli 1899 und Abschn. 1.2).

Überall dort, wo der Unfall eine klar erkennbare äußere (hier also elektrische) Ursache aufweist und sich unmittelbar verständliche Folgen anschließen, reduziert sich die Unfallforschung zur Dokumentation des Unfallverlaufs mit allen Neben- und Nachwirkungen in einer sorgfältig geführten Kasuistik. In dieser Kasuistik wird die dem Unfallereignis unmittelbar nachfolgende Symptomatologie dokumentiert, wobei der Kausalzusammenhang zwischen Unfall und Symptom aus der unmittelbaren zeitlichen Aufeinanderfolge beider erschlossen wird. Das ist natürlich nur dann möglich, wenn die Unfallfolge in ungewöhnlichen Zuständen besteht, die der Verletzte vorher nicht aufwies, und die auch sonst mindestens äußerst selten „spontan" entstehen.

Ein wissenschaftliches Problem stellt sich erst dann ein, wenn in nicht strenger zeitlicher Bindung an einen Unfall Gesundheitsstörungen auftreten, die auch ohne elektrische Einwirkung nicht selten beobachtet werden und die man, da andere Ursachen nicht offen zutage liegen, dann nach dem Prinzip des „post hoc ergo propter hoc" dem Elektrounfall als dessen Folge anlastet. Der Zusammenhang wird dabei um so ungewisser, je mehr Zeit zwischen Unfall und Symptom verstrichen ist und je häufiger sich das Symptom auch in einer Bevölkerung findet, die dem speziellen Unfallrisiko nicht ausgesetzt war. Hier hilft dann in der Tat nur mehr eine neue Forschungsmethode, eben die epidemiologische, weiter. Sie ist in der Unfallforschung freilich nur in bescheidenem Umfang eingesetzt worden. Bislang überwiegt die sog. Kasuistik, d. h. die Dokumentation offenkundiger Unfallfolgen.

4.2.2 Kasuistik

Für die Träger der gesetzlichen Unfallversicherung sind Kenntnisse über unmittelbar nach Stromunfällen auftretende gesundheitliche Schäden und Kenntnisse über mögliche Spätfolgen von großem Interesse.

Unmittelbare Unfallfolgen werden i. allg. für jeden Unfall – insbesondere aber für jeden meldepflichtigen – hinreichend gut dokumentiert. Die Unfallversicherungsträger verfügen durch Angaben in der Unfallanzeige und im D-Arztbericht (mit der obligatorischen Ergänzung beim Unfall durch elektrischen Strom) über eine Reihe von technischen und medizinischen Daten zum Zeitpunkt des Unfalls, die ihnen im einzelnen Aufschluß über die Folgen elektrischer Unfälle geben.

Durch die statistische Auswertung einer Vielzahl solcher Unfallunterlagen kann eine Phänomenologie der unmittelbaren Unfallfolgen gewonnen werden. Die Arbeit von Posner (1973) ist die erste und bislang einzige medizinische Dokumentation über elektrische Unfälle und ihre Folgen, bei denen der Zusammenhang zwischen Unfall und Symptomen in der Regel durch die zeitliche Koinzidenz beider gesichert ist. Dort, wo nach den Unfallunterlagen eine solche Sicherung fragwürdig bleibt – wie das vorwiegend bei den EKG-Befunden der Fall ist –, konnte ein Urteil über Zusammenhänge zwischen Unfall und Folgeerscheinungen durch den Vergleich mit Daten der Normalbevölkerung gesichert werden (Bleifeld et al. 1972).

Die offenkundigsten Folgen eines Elektrounfalls sind naturgemäß die Verbrennungen und Verblitzungen, die auf der Körperoberfläche zu beobachten sind. Sie sind meist Folge der frei gesetzten Jouleschen Wärme als Folge des Stromdurchgangs. Sie bilden sich bevorzugt an den Punkten und Regionen größter Stromdichte. Selbst kleine Gesamtströme können lokale, eng umschriebene Hautdefekte („Strommarken") hervorrufen, die deshalb fast nur die Haut schädigen, weil die Haut normalerweise einen sehr hohen Widerstand aufweist. Er kann bei kleinflächiger Berührung in der Größenordnung von 1 MΩ liegen, so daß sich die Freisetzung der Jouleschen Wärme fast allein auf die Haut unter der Elektrode konzentriert. Es ist aber ein Irrtum anzunehmen, bei jeder elektrischen Durchströmung, die Folgen an inneren Organen hervorbringt, müsse eine Strommarke entstehen. Jellinek (1932) lehnt das ausdrücklich ab und neuere Autoren sind derselben Meinung.

Die Verbrennungen und die ihnen vorhergehenden reaktiven Hautveränderungen, die bei schwächeren Strömen u. U. nur in starken Rötungen bestehen, sind in zahlreichen Unfalldokumentationen gut beschrieben. Aus Beobachtungen an menschlicher Haut mit kleinen angelegten Spannungen geht hervor, daß der „Hautisolator" schon bei minimalen Stromstärken von etwa 0,1 mA durchschlägt (Rein 1927), bei angelegten Spannungen von 20 V bei längerer Durchströmungsdauer (Schaefer 1940, S 23). Nach Schmidt (1964) beginnen erste Veränderungen an der Haut bei Durchströmungszeiten von 10 s und mehr schon unter 10 mA/mm², und voll ausgebildete *Strommarken* finden sich nach dieser Zeit schon bei ca. 15 mA/mm². Die Veränderungen sind fließend, die Strommarke entwickelt sich aus einer reversiblen Rötung. Die Zahlen beweisen, daß bei hohen Hautwiderständen und großflächigem Stromdurchgang Strommarken keinesfalls nachweisbar sein müssen, selbst wenn Kammerflimmern ausgelöst wurde, da die Schwellen für Strommarken bei sehr kurzen Durchströmungszeiten rasch ansteigen und nach Schmidt (1964) dann bei 40 mA/mm² und mehr liegen.

Die möglichen Folgen eines Elektrounfalls, die nicht thermischer Natur sind, betreffen vorwiegend das Herz, die Gefäße und das Nervensystem. Bei der Annahme eines Zusammenhangs muß nun die „Möglichkeit" der Erklärung eines Zustandes als Unfallfolge in den Bereich des „Wahrscheinlichen" gehoben werden. Das ist dann schwierig, wenn es sich um eine keineswegs seltene Erkrankung, z. B. einen Infarkt, handelt, eine Erkrankung also, die auch ohne jeden Einfluß des elektrischen Stromes hätte entstehen können. 1) Es muß ein *Modell* wahrscheinlich gemacht werden, welches bekannte Wirkungen des Stromflusses auf menschliche Organe heranzieht, um angesichts der tatsächlichen Unfallverhältnisse (Stromweg, Stromstärke) den Zustand als durch die Durchströmung erklärbar erscheinen zu lassen. 2) Es muß jede *andere Erklärung des Zustandes*, die ohne Annahme einer elektrischen Beeinflussung auskommt, als die unwahrscheinlichere betrachtet werden können. Dieser zweite Gesichtspunkt gilt freilich auch in umgekehrter Betonung. Gibt es nämlich ein zugängliches Modell des zu beurteilenden Zustandes, das ihn als Durchströmungsfolge möglich erscheinen läßt, so ist eine wahrscheinlichere Ursache des Zustandes nachzuweisen, wenn man den fraglichen Zustand *nicht* als Folge der Durchströmung akzeptieren will. Das Bedürfnis nach Aufweisung einer Ursache des Zustandes muß in jedem Falle befriedigt werden. Selbst bei Fehlen eines Modells ist ein *auffälliger zeitlicher Zusammenhang,* der eine andere plausible Erklärung nicht findet, als Kausalzusammenhang dann interpretierbar, wenn sich mehrere Fälle solcher „Koinzidenzen" – also des zeitlichen Zusammenfallens von Stromeinwirkung und fraglicher Unfallfolge – finden, ohne daß andere, wahrscheinlichere Erklärungsmöglichkeiten existieren.

Es ist einsichtig, daß dieses voraussetzt, daß man sonst schwer erklärbare krankhafte Zustände und Prozesse, die im zeitlichen Zusammenhang mit einer Durchströmung entstanden sind, gut dokumentiert hat, um aus einer angereicherten Kasuistik dann theoretisch fundierte Zusammenhänge erschließen zu können. Bei einigen neurologischen Erkrankungen existiert z.B. eine solche Kasuistik, so daß trotz fehlender Modelle kausale Zusammenhänge wahrscheinlich gemacht werden können.

Es ist aber ebenfalls einsehbar, daß für eine sich langsam entwickelnde, sog. *chronische Krankheit* nur sehr schwer ein Unfall als Ursache erwiesen werden kann. Abgesehen von der rechtlichen Definition des Unfalls ist die Zusammenhangsfrage wohl immer nur dann leidlich entscheidbar, wenn es sich um sonst seltene Krankheiten mit einem typischen, mehrfach so dokumentierten Ablauf handelt. Es ist zudem zu fordern, daß die Erkrankung eine andere Erklärung nicht besitzt, jedoch in den dokumentierten Fällen eine relativ starre, typische zeitliche Bindung an einen Stromdurchgang aufweist, die sich auch in dem zu beurteilenden Fall findet. Um die Möglichkeit chronischer Folgen eines Unfalls überhaupt feststellen zu können, bedarf es also einer Fallsammlung unter kontrollierten Bedingungen.

Dokumentationen dieser Art waren schon die ersten Schilderungen der kardialen Durchströmungsfolgen. Eine erste systematische Fallsammlung findet sich bei Boruttau (1918). Später haben Koeppen (1955), Bissig (1960) und Osypka (1963) nach Symptomen geordnete Dokumentationen vorgelegt. Die bislang größte Zahl von 9934 Unfällen ist von Posner (1973) systematisch ausgewertet worden. Alle diese Darstellungen ermangeln des eigentlich epidemiologischen Ansatzes. Er war freilich entbehrlich, weil sich die postulierten Unfallfolgen als akute Folgen so überzeugend zeitlich an den Unfall anschlossen, daß der Unfallzusammenhang „evident" war. Diese Evidenz liegt insbesondere bei thermisch verursachten Unfallfolgen vor.

Solche thermischen Wirkungen können z.B. alle Stufen der Gewebsschädigung von der funktionellen Schädigung bis zur Verkochung oder Verbrennung und Verkohlung zeigen. Hierbei sind der spezifische Widerstand und die spezifische Wärme der Gewebe bestimmende Größen. Die äußerst mannigfaltigen Erscheinungsformen solcher Schäden sind unproblematisch und bei Jellinek (1932, 1955) gut dokumentiert. Hierbei können, durch Entstehung von Wasserdampf, auch erhebliche lokale mechanische Kräfte entwickelt werden, über die Jellinek (1955) etwas mystische Vorstellungen entwickelte. Tritt der Strom in besonders empfindliche Körperregionen ein, z.B. am Kopf oder am Brustkorb vor dem Herzen, so dann es zu spezifischen Organschäden kommen, die als Unfallfolge leicht erkennbar sind. Alle diese Unfallfolgen sind unproblematisch.

4.2.3 Modelle

Die Schwierigkeiten, Funktionsstörungen äußerlich unsichtbarer Art im Sinne des „post hoc, ergo propter hoc" einem Unfall kausal zuzuordnen, ließen sich sofort überwinden, wenn Modelle solcher Wirkungen bestünden. An der Basis einer jeden Hypothese, inwieweit ein Zustand oder Prozeß Folge eines Elektrounfalls ist, steht also das Modell der Stromwirkung. Das trifft gleichermaßen auf Einzelfälle (Kasuistik) als auch auf epidemiologische Untersuchungen zu. Nun gibt es folgende Modelle der Stromwirkung, welche in der Pathophysiologie einsichtig gemachte Folgen elektrischer Durchströmungen zeigen, die teils dem Prinzip des „information engineering", teils dem des „power engineering" folgen (vgl. Abschn. 1.3.2), also Erregungsprozessen bzw. energetischen Prozessen.

1) Der Strom verändert die Rhythmik des Herzens, verursacht sog. Extrasystolen und evtl. ein nichttödliches *Vorhofflimmern,* dessen Entstehung später erklärt wird (Abschn. 5.4). Dadurch können zahlreiche sekundäre Störungen ausgelöst werden, z. B. Thrombosen mit Embolien, wenn sich in den flimmernden Vorhöfen Blutgerinnsel bilden, die evtl. mit dem Blutstrom fortgeschwemmt werden können. Der Beginn der Wirkung ist ein Erregungsprozeß.

2) Der Strom bewirkt an den sehr empfindlichen Innenhäuten der *Blutgefäße* (der „Intima") Schäden, die zu Gerinnungsbildungen des Blutes führen, mit nachfolgenden Durchblutungsstörungen und deren Folgen. Die Wirkung ist ein energetischer Prozeß relativ hoher Empfindlichkeit, vielleicht dadurch bedingt, daß der spezifische Widerstand des Blutes kleiner ist als der des umliegenden Gewebes, was relativ hohe intravasale Stromstärken und nachfolgende Erwärmungen bedingt (vgl. S. 30).

3. Der Strom bewirkt *Muskelkrämpfe* und als deren Folge *Blutdrucksteigerungen* [die bei künstlich gelähmten Muskeln – unter Curare – nicht auftreten (Koeppen 1955, S 57; Oberdorf u. Wilcke 1954)], die vorwiegend durch Steigerung des Bauchinnendruckes als Folge des Krampfes der Bauchmuskeln entstehen. Eine Blutung aus vorgeschädigten Arterien (z. B. Schlaganfall) kann die Folge sein (Erregungsprozeß).

4) Es können *Gefäße verengt* werden, und zwar schon bei 0,5 Ws Stromenergie (Homburger u. Antoni 1977), wenngleich selbst bei Durchströmungen, welche nahe an der Flimmergrenze liegen, Krämpfe der Herzkranzgefäße am Hund nicht beobachtet wurden (Gottstein u. Wilcke 1955) (Erregungsprozeß). Gefäße sind durch die hohe spezifische elektrische Leitfähigkeit des Blutes (vgl. Abschn. 1.3.5) besonders gefährdet. Entsprechende Beobachtungen sind dokumentiert (Pontén et al. 1970) (energetischer Prozeß).

5) Es kann der *Herzmuskel* durch die thermische Energie des Stromes geschädigt werden, freilich auch erst bei sehr hohen Stromstärken von etwa 6 A und mehr, also nur bei Unfällen mit hochgespannten Strömen (energetischer Prozeß).

6) Es kommen *Krämpfe der Atemmuskulatur* vor, welche eine Reihe sekundärer Schäden zur Folge haben könnten. Rippenbrüche oder gar Lungenrisse sind aber niemals dokumentiert worden, wenn man von Jellineks schlecht dokumentierter Angabe „traumatisches Lungenemphysem" mit Zerreißungen der Lunge absieht (vgl. Koeppen 1953, S 97; Jellinek 1932, S 161 f.). Wohl aber sind im Tierversuch irreversible Atemstillstände beobachtet worden, die vom Kreislauf unabhängig sind (Schlomka u. Schrader 1934), und auch unter den Phänomenen des Elektrounfalls am Menschen wird Atemstillstand als Symptom bei 164 von 9934 Fällen erwähnt (Posner 1973). Eine Erklärung der Ursache dieser Atemlähmungen ist noch nicht möglich (vorwiegend Erregungsprozeß).

7) Auch ohne äußerlich sichtbare Verbrennungen kommt es zu thermischen Schädigungen des Muskels mit Austritt von Muskelfarbstoff (Myoglobin) in den Harn: Myoglobinurie. Die oft geäußerte Ansicht, daß hierdurch allein die Niere geschädigt werde, hat sich freilich nicht bestätigt (Schaefer et al. 1961). Doch kann die Niere durch starken Blutdruckabfall geschädigt werden, wie es durch den Abbau thermisch schwer veränderten Gewebes entsteht (energetischer Prozeß).
8) Durch thermisch verursachten Untergang lebenden Gewebes werden auch dann, wenn die Schäden äußerlich wenig imposant sind, u. U. Stoffe freigesetzt (sog. H-Substanzen, die wie Histamin wirken). Die Kapillaren erweitern sich, es kommt u. U. zu starken Ödemen, häufig dabei zu Blutdrucksenkungen mit mannigfachen Konsequenzen, bis zu lebensbedrohenden *Schockzuständen* (energetischer Prozeß).
9) Meist werden seelische Folgen des Unfalls erheblich unterschätzt. Gerade der unsichtbare Strom ruft nach einer Unfallerfahrung Angst hervor, die u. U. in eine Angina pectoris münden kann, welche als „funktionelle elektrische Angina" bezeichnet worden ist (Koeppen 1955, S 16). Seelischer Streß als Auslösungsfaktor auch körperlicher Krankheit ist eine naturwissenschaftlich beweisbare Tatsache (Dodge u. Martin 1970; Schaefer u. Blohmke 1977) (Erregungsprozeß).
10) Einer besonderen Erwähnung bedarf das Vorkommen neurologischer, z. B. spinalatrophischer Erkrankungen, für welche zureichende Modelle nicht existieren. Wohl ist die Hypothese plausibel, daß kleinste Gefäßveränderungen, durch den Strom bedingt, zu langsam sich entwickelnden Funktionsstörungen der Nerven führen (Farrell u. Starr 1968). Direkte Einwirkungen auf die Nerven mit der Folge chronischer Schäden sind durchaus vorstellbar. Modellmäßig interpretierbar sind sie aber nicht (vermutlich vorwiegend energetischer Prozeß).
11) Die vorstehend geschilderten Schäden sind Folge einer Stromeinwirkung, die noch nicht zu groben, von außen sichtbaren Verletzungen führen muß. Grobe Folgen, d. h. Verbrennungen und Verkochungen des Gewebes, sind natürlich vorwiegend lokale Defekte, die einer modellmäßigen Erklärung nicht bedürfen. Doch haben auch sie u. U. durch den eben beschriebenen Schockzustand sekundäre Folgen, welche in einer Senkung des Blutdrucks, in Veränderungen chemischer Gleichgewichte, in Entartungen des Stoffwechsels und dgl. bestehen. Hierdurch wird u. a. der Sympathikus akut aktiviert, was zu einer Reihe von sekundären Störungen führen kann, u. a. zu einem Funktionsstillstand der Niere (vgl. Abschn. 4.5.3).

4.2.4 Standardisierte medizinische Dokumentationen

4.2.4.1 Allgemeine Angaben

Die Folgen eines Elektrounfalls lassen sich, soweit es sich um akute Folgen handelt, die in enger zeitlicher Bindung an den Unfall auftreten, leicht aus Fallsammlungen entnehmen. Schlüsse auf den Einfluß von Spannung und Stromart sowie auf die Häufigkeit von Symptomen kann man freilich nur standardisierten Dokumentationen entnehmen, die ein Vorstadium zur Epidemiologie darstellen. Alle derartigen

Dokumentationen sind jedoch mit erheblichen Fehlern behaftet, da die Autoren auf die Korrektheit und Vollständigkeit der Unfallmeldungen angewiesen sind, die jedoch fast immer zu wünschen übrig lassen.

Die Ausweitung dieser Dokumentationen ist nur dann sinnvoll, wenn man gleiche Schadensquellen miteinander vergleicht. Wir geben daher in Tabellen 4.1 und 4.2 die Vergleiche für niedergespannte Ströme unter 1000 V und hochgespannte Ströme wieder. Dabei treffen wir auf die Schwierigkeit, daß Koeppen et al. (1961) und Osypka (1960) sich an Koeppens Stromstärkebereiche halten (s. S. 27), welche nicht unbedingt die 1000-V-Grenze berücksichtigen. Es dürfte jedoch der Koeppensche Bereich IV in der Regel auf Hochspannung zurückgehen, so daß seine Parallelisierung mit den Hochspannungsunfällen berechtigt sein wird.

Wie schon in Abschn. 1.3 ausgeführt wurde, kann man die Folgen nichttödlicher Elektrounfälle in zwei Gruppen einteilen: in solche, welche Folge von Erregungen sind und schon aus diesem Grund mit dem Ende der Durchströmung rasch und vollständig zurückgebildet werden, und thermische Schäden, die je nach der thermisch-energetischen Empfindlichkeit der Organe sehr spezifisch sein können, wie

Tabelle 4.1. Symptomhäufigkeit beim Elektrounfall mit niedrigen Spannungen (< 1000 V) und Wechselstrom

	Posner (1973) ~Strom unter 1000 V	Bissig (1960) Niederspannung	Osypka (1963) nur Bereich I–III nach Koeppen	Koeppen et al. (1961, 1962) Nur Bereich I–III
Zahl der Fälle (n) überlebend bzw. Gesamtzahl (n_0)	6894 = n_0 6806 = n	404 = n	520 = n	532 = n
Bewußtlosigkeit	7,3%	19,3%	30%	
Häufigkeit von Strommarken und Verbrennungen	42,7%	43,8%	49,8%[b]	10,1%[b]
Häufigkeit von Sekundärverletzungen	10,4%	20,7%	13,3%	3,6%
Augenverletzungen	12,2%	6,4%		0,2%
Herzbeschwerden, Stiche, funktionelle Angina oder organische Angina, Arrhythmie	9,0%	15,8%		15,8%
Tachykardie	23,4%			
Schädigung des Nervensystems (Lähmungen, Neuritis, Psychose, Neurose)		13,1%		3,8%[c]
Letalität insgesamt	1,3%	5,16%	15,8%	11,9%
Akuter Herztod	1,2%	4,0%[a]	15,8%	11,9%
Tod nach Verbrennung und Schock	0,1%	0	0	0

[a] Einige Fälle waren bezüglich der Todesursache nicht entscheidbar, vermutlich aber Herztod
[b] Todesfälle mit eingerechnet. Es ist unbekannt, warum dieser Wert hier so klein ist
[c] Ausgangsmaterial 842 Gutachten

Tabelle 4.2. Symptomhäufigkeiten bei Unfällen mit Hochspannung (> 1000 V), Wechselstrom

	Posner (1973) über 1000 V ~Strom	Kieback (1974) Anonym 1 u. Tabelle 3.2	Baur u. Bissig (1962) Über 1000 V (Tabelle 3)	Osypka (1963) nur Bereich IV	Koeppen et al. (1961, 1962) nur Bereich IV
Zahl der Unfälle	592	2648		150	158
Zahl der Überlebenden	516	2259		137	
Bewußtlosigkeit	16,7%	5,4%		87,6%	
Häufigkeit der Strommarken und Verbrennungen	35%	43,4%		100%	59,5%
Häufigkeit von Sekundärverletzungen	3,7%	3,3%		67%	7%
Augenverletzungen	12,2%				7%
Körperdurchströmung		68,6%[b]			
Lichtbogenverletzungen		31,4%			
Herzbeschwerden	8,0%			38%	11,4%
Tachykardie	30,2%				
Schäden des Nervensystems					
Letalität insgesamt	12,8%	14,7%		8,7%	5,7%
Herztod (sofort)	9,1%		n = 62[a]	2,7%	3,2%
Tod durch Verbrennung und Schock (Spättod)	6,6%	7,2%	n = 22[a]	6%	2,5%

[a] Nach Abrechnung von Sekundärtodesursachen und unklaren Fällen
[b] Meist zusammen mit Lichtbogenverbrennungen

Die Angaben in Tabelle 4.1 und 4.2 beziehen sich auf eine Auswahl aus insgesamt 9934 Unfällen, für welche genaue Angaben über Stromart und Spannung vorlagen. Zur Gesamtletalität vgl. S. 110

sich das aus den skizzierten Modellvorstellungen bereits ergab (s. S. 90). Bei niedergespannten Durchströmungen (unter 1000 V) überwiegen in der Wirkung die Erregungsprozesse („information engineering"), bei hochgespannten die energetischen Prozesse („power engineering"). Solange *nur* Erregungsprozesse ausgelöst werden, verschwinden die Nachwirkungen rasch und endgültig, es sei denn, es tritt Tod durch Kammerflimmern ein. Man hat dieses Verhalten mit dem Alles-oder-Nichts-Gesetz der Erregungsphysiologie verglichen: unversehrt oder tot (Koeppen et al. 1961, S 222).

Die Folgen des Unfalls hängen von der das geschädigte Organ durchfließenden Stromdichte (A/cm²) ab. Von der angelegten Spannung hingegen sind die Stromfolgen prinzipiell unabhängig. Leider sind uns in der Praxis des Elektrounfalls in der Regel nur die wirksamen Spannungen bekannt. Die Stromstärken, die geflossen sind, müssen meist aus unsicheren Angaben über die Summe aller Widerstände erschlossen werden, und erst recht aus diesen dann die Stromdichten. Das macht bei der Beurteilung spezieller Unfallsituationen meist die größten Schwierigkeiten, zumal die Widerstände vorwiegend vom Verletzten selbst, seiner Haut und seiner Kleidung, abhängen (Abschn. 5.4.4). Diese Widerstände sind so extrem variabel, daß eine Hochspannung wie eine Niederspannung wirken kann und umgekehrt. Selbst die Angabe einer minimalen Gefährdungsspannung ist problematisch. Es sind z. B. Todesfälle bei 70 V Gleich- und Wechselspannung als Gefährdungsquelle beschrieben worden (Osypka 1960).

Die *Stromdichte* ist vor allem maßgebend für die thermisch-energetischen Wirkungen des Stromes (vgl. Abschn. 1.3.4). Doch ist für die Erregungsvorgänge innerer Organe die Stromdichte ebenso bedeutsam, da sie die Erregungsspannungen bestimmt, welche an der einzelnen erregbaren Faser entstehen und die Schwelle dieser Faser überschreiten müssen, ehe sie wirken. Die Stromstärke I_i, welche z. B. eine individuelle Herzfaser durchsetzt, erzeugt an dem Innenwiderstand dieser Faser R_i nach dem Ohmschen Gesetz die Reizspannung $U_i = I_i \cdot R_i$. Die Stromdichte S, die das Herz durchsetzt, bestimmt diese individuelle Reizstromstärke nach dem einfachen Gesetz: $I_i = A \cdot S$, wenn A der Querschnitt der erregbaren, vom Strom durchflossenen Zelle ist. Da die Querschnitte von Herzmuskelfasern z. B. bei ca. $1{,}5 \cdot 10^{-6}$ cm² liegen und die „erregbare Strecke" einen Widerstand von rund 5 MΩ aufweist, die Schwellenspannung aber 10 mV betragen muß, ergibt sich eine Größe von I_i, die Schwellenwert hat, von $2 \cdot 10^{-9}$ A und eine Stromdichte von 1 mA/cm² als Erregungsschwelle (Daten aus Schaefer 1951, S 56). Bei kleinflächigen, dem Herzen direkt anliegenden (z. B. intrakardialen) Elektroden kann durch die hohe Stromdichte daher ein Strom schon von weniger als 1 mA tödlich wirken (Roy et al. 1977; vgl. Abschn. 5.4.3).

4.2.4.2 Unfälle mit Niederspannung (Tabelle 4.1)

Unfälle mit Spannungen unter 1000 V haben also in der Regel eines gemeinsam: bei ihnen entstehen keine schweren und keineswegs tödliche Verbrennungen oder Verkochungen der Gewebe, wenngleich es natürlich zu Schädigungen durch Einwirkung eines Lichtbogens und zu lokalen Verbrennungen („Strommarken") kommen kann. Todesfälle in diesem Bereich sind daher in der Regel Herztodesfälle durch Herzstillstand oder Kammerflimmern, wenn man Sekundärverletzungen ausnimmt. Die Todesfolge variiert enorm, da je nach äußeren Umständen – durch die Variabilität der Hautwiderstände, der Kleider, insbesondere der Schuhe, und den Stromweg – alle Stromstärken von 1 bis nahezu 1000 mA fließen können, wenn die Spannung entsprechend hoch ist.

a) Die Letalität dieser Unfallklasse (< 1000 V) schwankt stark, je nach dem Material, aus dem sie berechnet wird. Sammelt eine Stelle wie die Berufsgenossenschaft der Feinmechanik und Elektrotechnik alle, auch kleinste Unfälle, so liegt die Letalität im Material der BG bei 1,7% (Kieback 1974), mit dem Herztod als nahezu einziger Todesursache (Posner 1973). Erfolgt die Selektion des Materials durch die begutachtende oder behandelnde Stelle, bei der Bagatellfälle nicht erscheinen, so ist die Letalität hoch: 15,8% bei Osypka (1963). Je nach der Selektionsmethode kann jeder Zwischenwert erscheinen (Tabelle 4.1).

b) Thermisch-energetische Unfallfolgen leichter Art finden sich auch bei Niederspannung, falls hohe Stromdichten entstehen. Erfolgt die Stromzuführung zum Körper auf kleiner Fläche, so bildet sich zunächst die „Strommarke". Unter allen Unfällen der BG fand sie sich in 11,3% der Fälle dokumentiert (Posner 1973), doch sind *Verbrennungen* weit häufiger, da die geringen und kurz dauernden Stromdichten, die nur eine Strommarke hervorrufen, relativ selten sind. Es finden sich demnach sichere Zeichen des Stromeintritts an der Haut nur in ca. 50% aller Fälle. Das bedeutet aber auch, daß in mehr als der Hälfte aller Unfälle Strommarken oder Verbrennungen *nicht* zu finden sind. Der „forensische" Nachweis des Stromtodes kann sich also keinesfalls auf den Nachweis der Strommarke verlassen, auch nicht beim tödlichen Unfall, da die das Herz zum Kammerflimmern bringenden Stromstärken sehr gering sein können (Abschn. 4.2.2) und bei breitflächiger Stromzuführung thermische Wirkungen nicht entfalten. Dies dürfte allgemeine Meinung der Experten sein (vgl. Panse 1955, S. 147, 156; Posner 1973). Auch bei fehlender Strommarke läßt sich aber der erfolgte Stromdurchgang durch Nachweis der Metallisation meist leicht führen (Boehm 1978; Pierucci u. Danesino 1980).

c) Das *Verhalten* des Verletzten im Unfall und unmittelbar danach ist ebenfalls sehr unterschiedlich. Die dramatischste Folge ist *Bewußtlosigkeit* (Panse 1955, S 197), die je nach Selektion des Materials in 7–30% der Fälle eintritt, und deren Ursache unklar ist. Vermutlich ist es eine Mischung von Kreislaufeffekten (Blutdruckabfall durch Störungen des Herzrhythmus) und eine Schockwirkung, welche aber auch nur ein Ausdruck für ein Phänomen unbekannter Ursache ist. Die Bewußtlosigkeit dauert selten länger als wenige Minuten, nach Bissig (1960) in der Mehrzahl der Fälle kürzer als 1 min; doch gibt es auch Bewußtlosigkeiten, vorwiegend bei hohen Spannungen, die länger als 30 min dauern (Posner 1973). Es ist also verständlich, daß sogar ein beträchtlicher Teil der Verletzten den Arzt zu Fuß aufsucht (12% bei Niederspannungsunfällen), und stationäre Aufnahme nur bei 23% der Niederspannungsunfälle, allerdings bei 49% der Hochspannungsunfälle, nötig war (Posner 1973). Im Stromstärkebereich III (80–3000 mA) fand Osypka (1963) Bewußtlosigkeit bei 78% der Fälle.

d) *Die einzelnen Unfallfolgen* für Kreislauf und Nervensystem werden in speziellen Abschnitten abgehandelt (Abschn. 4.3–4.5), so daß bezüglich der klinischen Problematik hierauf verwiesen sei.

4.2.4.3 Unfälle mit Hochspannung

Bei Spannungen über 1000 V treten naturgemäß die energetischen Wirkungen des Stromflusses in den Vordergrund, weil es erst zu nennenswerten Erwärmungen kommen kann, wenn Ströme von weit über 1 A mehrere Sekunden lang fließen (Abschn. 1.3.5). Wie der Vergleich der Tabellen 4.1 und 4.2 ergibt, ist die Letalität bei Hochspannungsunfällen hoch, wenn wir uns auf das umfangreiche Material der BG beziehen (Kieback 1974; Posner 1973). Die niedrigeren Letalitätszahlen bei Osypka (1963) und Koeppen (1955) sind sicher die Folge einer Selektion des Materials, da die Todesfälle den behandelnden Arzt meist nicht erreichen. Die Verbrennungen herrschen vor, Bewußtlosigkeit gibt es häufiger, Sekundärverletzungen jedoch seltener und Augenverletzungen gleich oft wie bei Niederspannungsunfällen. Selbst die Herzsymptome sind nicht wesentlich verschieden.

Es wird nur immer wieder behauptet, daß sehr hohe Spannungen weniger leicht Herzkammerflimmern auslösen als niedrige Spannungen (Ferris et al. 1936; Koeppen 1953, S 40; Guck et al. 1954). Freilich sind hier statistische Irrtümer bei der Auswertung klinischer Daten schwer auszuschließen: die Todesfälle gelangen z. B. nicht in die Hand des Chirurgen. Die sorgfältige Statistik von Posner (1973) zeigt, daß auch bei Hochspannung der Herztod in 9,1% der Fälle auftrat, eine Zahl, die wohl auch Dokumentationsfehlern unterworfen ist. Exakte experimentelle Daten sind spärlich, deuten aber darauf hin, daß hohe Stromstärken die Flimmerbereitschaft tatsächlich senken (Abschn. 5.4.7).

4.2.4.4 Unfälle mit Gleichstrom

Unfälle mit Gleichstrom sind allein deswegen selten, weil der Anwendungsbereich des Gleichstroms sehr begrenzt ist (vgl. Abschn. 3). Die dokumentierte Kasuistik ist schon aus diesem Grunde wenig aussagekräftig. Die niedrige Letalität des Gleichstromunfalls, die bei Niederspannung nur 0,3%, bei Hochspannung 2,4% beträgt (Daten nach Tabellen 3.3 u. 3.4), ist zu einem Teil eine Folge der Tötungswahrscheinlichkeit, da Gleichstrom nur bei Ein- und Ausschaltung, nicht aber während des Stromflusses, das Herz erregt und Flimmern auslöst. Die Dokumentation von Posner (1973) zeigt bei Unfällen mit niedergespanntem Gleichstrom seltener Bewußtlosigkeit (2,2%) oder Schock (4,8% gegen 8,7% bei niedergespanntem Wechselstrom), dagegen mehr Verbrennungen, die vermutlich nur in größeren Strommarken bestanden haben (54,1% gegen 42,7% Wechselstrom). Herzbeschwerden finden sich etwas seltener, wohingegen die leichten neurologischen Symptome, wie Kribbeln, Schmerzen, insbesondere Kopfschmerzen, Schwindel etc., sich fast ebenso oft bei Gleich- wie bei Wechselstrom finden, ein Zeichen, daß sie in beiden Fällen eher Reaktionen auf das Unfallerlebnis als auf die Durchströmung selbst sind.

4.2.5 Prospektive epidemiologische Studie*

4.2.5.1 Veranlassung

Aus der nicht unmittelbar an den Unfall anschließenden Zeit werden den Unfallversicherungsträgern ärztliche Befunde i. allg. erst bekannt, wenn Verunglückte eine Rente beantragen. Über die Zeit zwischen Unfallereignis und Rentenantrag liegen meist keine medizinischen Angaben von den Verunglückten vor. Auch bleiben aus der Zeit nach dem Unfall medizinische Daten von Personen, die einen Unfall hatten, aber keinen Anlaß für einen Rentenantrag sahen, unbekannt; es fehlen Vergleichsdaten für eine Beurteilung von Spätfolgen.

Wissenschaftlich gesicherte Erkenntnisse über Spätfolgen nach Stromunfällen sind daher nur schwer zu gewinnen, zumal auch Vergleichsdaten von Personen nicht greifbar sind, die keinen Unfall hatten, aber in wichtigen biologischen und sozialen Daten den Verunglückten entsprechen.

Die Problematik der Entscheidung über das Vorhandensein eines kausalen Zusammenhangs zwischen Unfall und einem später aufgetretenen Leiden kompliziert sich weiter, wenn – wie eingangs erläutert – in nicht strenger zeitlicher Bindung an den Unfall Gesundheitsstörungen auftreten, die auch bei Personen ohne elektrischen Unfall nicht selten beobachtet werden. Die Frage, ob es Spätfolgen nach dem Stromunfall gibt, blieb daher ungenügend untersucht. Die Begutachtung stützt sich bislang auf wenige kleine und sehr heterogene Kasuistiken, was eine objektive Beurteilung von Zusammenhangsfragen häufig erschwert.

Wie in Abschn. 4.2.1 dargelegt wurde, ist eine epidemiologische Untersuchung der sich an einen Unfall anschließenden gesundheitlichen Veränderungen der beste Weg, solche Veränderungen dem Unfall als Ursache eindeutig zuzuordnen. Eine mit epidemiologisch hinreichender Methodik durchgeführte epidemiologische Studie lag aber – zweifellos mitbedingt durch die oben genannten Schwierigkeiten – bislang nirgends vor.

Um die Folgen elektrischer Unfälle sicher abklären zu können, wurde von der BG die Durchführung einer prospektiven Studie beschlossen.

Die Studie bietet derzeit die einzige methodisch verläßliche Information über mögliche langzeitige Folgen einer elektrischen Durchströmung. Sie wurde vom ärztlichen Beirat der Berufsgenossenschaft beraten und wird unter der Leitung von Prof. H. H. Hilger und Prof. A. Stammler in der inneren und neurologischen Klinik der Universitätskliniken Köln in Zusammenarbeit mit dem Institut zur Erforschung elektrischer Unfälle der BG in Köln durchgeführt.

4.2.5.2 Planung und Anlage

Die Studie wurde nach Grundsätzen der prospektiven Epidemiologie methodisch entwickelt und geplant, um den Teilkomplex der leichteren Durchströmungsunfälle

---

* Nach einer Untersuchung von Dr. V. Carstens, Prof. Dr. H. Hilger (Innere Medizin), Dr.-Ing. D. Kieback (Organisation und statistische Auswertung), Prof. Dr. A. Stammler (Neurologie), Prof. Dr. H. Schaefer und Prof. Dr. K. Überla (medizinisch-wissenschaftliche Beratung)

ohne gravierende Sofortfolgen abzuklären. Sie stellt sich als prospektive epidemiologische Untersuchung mit Vergleichsreihe dar, die – als Langzeitstudie geplant – seit 1975 läuft.

In dieser Studie werden Verunglückte und unfallfreie Vergleichspersonen als sog. "matched pairs", – d. h. als Paarling, die in einer Reihe von Merkmalen wie Alter, Größe, Gewicht (mit einer als maximal noch zulässig festgesetzten Abweichung) übereinstimmen müssen – internistisch und neurologisch in der zentralen Clearingstelle in den Universitätskliniken Köln untersucht.

Für die Aufnahme in die Studie zugelassen waren männliche deutsche Elektrofachkräfte aus Mitgliedsbetrieben der BG mit mehr als 50 Beschäftigten und mehr als einem Jahr Betriebszugehörigkeit im Alter zwischen 18 und 42 Jahren. Das Einzugsgebiet für Verunglückte und Vergleichspersonen war aus organisatorischen Gründen auf einen Umkreis von ca. 50 km Radius (bei günstigen Verkehrsbedingungen auch größer) um die Clearingstelle begrenzt. Zu jedem Verunglückten wurde nach oben angedeuteten Kriterien eine unfallfreie Vergleichsperson ausgewählt (für diese Auswahl wurde eine Personengruppe bereitgestellt, die etwa dreimal so groß war wie die zu erwartende Gruppe der Verletzten.

Beide Probandengruppen – Verunglückte und unfallfreie Vergleichspersonen – werden mit einem für beide völlig gleichen standardisierten Untersuchungsverfahren innerhalb eines Zeitraums von 7 Jahren mehrfach untersucht. Die ersten Untersuchungen wurden etwa zeitgleich für beide Paarlinge jeweils nach dem Unfall der Verunglückten durchgeführt. Zwei Nachuntersuchungen werden für die Paarlinge – ebenfalls etwa zeitgleich – in einem zeitlichen Abstand von jeweils 2 Jahren vorgenommen.

Die Untersuchungen bieten zunächst die Möglichkeit der Auswertung als einfache Fallkontrollstudie, in der beide Probandengruppen hinsichtlich der für sie erhobenen Merkmale (Befunde, Laborwerte, Antworten) verglichen werden (Querschnittuntersuchung).

Durch die Verfolgung der zeitlichen Entwicklung der Merkmale bei beiden Probandengruppen ist die Studie als Längsschnittuntersuchung prospektiv angelegt. Die Frage, ob sich mit einer derartigen Anlage der Studie ein kausaler Zusammenhang zwischen Unfallereignis und Folgeerscheinungen nachweisen läßt, ist nicht eindeutig zu entscheiden, wenn sich nicht – trotz einer überzufälligen Häufung von Symptomen in der Unfallgruppe – Modelle für diesen Zusammenhang entwickeln lassen (Abschn. 4.2.3). Das äußerst umfangreiche (in einer Pilotphase sorgfältig erprobte) Erhebungsprogramm der Studie umfaßt 5 Fragebogensätze mit insgesamt 397 Merkmalen.

Von der internistischen Abteilung der Clearingstelle wird nach der Aufnahme der Personaldaten der Probanden eine ausführliche anamnestische Befragung und eine umfangreiche Befundung durchgeführt. Im einzelnen werden die Familienanamnese, die Eigenanamnese, eine Berufs- und Unfallanamnese und eine kardiologische Anamnese erfragt, und Fragen nach dem Nikotin-, Alkohol- und Medikamentenkonsum sowie Fragen allgemein nach gesundheitlichen Beschwerden gestellt. Daran schließt sich die Befundung der Probanden mit der Ermittlung des allgemeinen und eines sehr differenzierten internistischen Befundes. Bei der Erhebung des internistischen Befundes wird ein Elektrokardiogramm bei Belastung und eine

Röntgenaufnahme des Thorax angefertigt. Im Labor werden die Blutwerte[1] Cholesterin, Neutralfette, Harnsäure, CPK, SGPT, Gamma-GT, Kreatinin und Glucose gemessen.

In der Abteilung Neurologie wird eine neurologisch-psychiatrische Anamnese sowie eine spezielle Unfallanamnese erfragt und eine neurologische und psychiatrische Befundung mit Anfertigung eines Elektroenzephalogramms durchgeführt.

Drei Fragebogen, die von den Probanden selbst auszufüllen sind, mit insgesamt 56 Fragen ermitteln die Einstellung der Probanden zu ihrer Umwelt (Zufriedenheit, Angaben zur Kindheit, Kontaktfreudigkeit, Risikobereitschaft etc.). Eine Wissensprüfung über Unfallrisiken umfaßt 9 Fragen.

Da sich in der Pilotphase zeigte, daß sich die Zielsetzung der Studie auch auf Probleme der Unfallentstehung bzw. auf Fragen der Unfallverursachung erweitern lassen konnte, wurde ein sog. Unfallverhütungsfragebogen entwickelt. Er enthält 20 Fragen über die Einstellung der Probanden zur Arbeitssicherheit und 10 Fragen allgemein zum Risikoverhalten.

4.2.5.3 Ergebnisse

Ergebnisse von Merkmalauszählungen für beide Probandengruppen mit Vergleich durch statistische Tests liegen für die Erstuntersuchung und die erste Nachuntersuchung vor. Die Ergebnisse stellen sich nach dem Stand der Auswertung im wesentlichen als Querschnittsdaten zweier Zeitpunkte dar.

Ergebnisse der Erstuntersuchung. Unterschiede in den erhobenen Merkmalen zwischen Verunglückten und Vergleichspersonen ergaben sich im wesentlichen in den anamnestisch ermittelten Daten und in den von den Probanden selbst ausgefüllten Fragebogen. Bei der Auswertung der Eigenanamnese zeigt sich, daß Verunglückte signifikant[2] häufiger als Vergleichspersonen Medikamente einnehmen. In erster Linie betrifft dies die Einnahme von Herz-Kreislauf-Mitteln. Dieses Ergebnis wird durch die kardiologische Anamnese gestützt. Für Verunglückte ließ sich eine größere Häufigkeit von Herzbeschwerden nachweisen, wobei im einzelnen häufiger „Schmerz- und Druckgefühl am Herzen" und die Angabe „Plötzliches Herzjagen" festzustellen war. Auch ließ sich bei den Verunglückten signifikant häufiger die Angabe „Schwindelneigung" sichern.

In der internistischen Befundung zeigten sich keine signifikant zu sichernden Unterschiede, auch nicht in den Laborwerten und im Elektrokardiogramm.

Bei der neurologisch-psychiatrischen Untersuchung bestätigt sich bei der Anamnese unfallunabhängiger Erkrankungen die größere Häufigkeit der Neigung zu Schwindelgefühlen bei den Verunglückten. Signifikant häufiger wurden auch vorübergehende Kopfschmerzen und Affektstörungen für die Verunglückten ermittelt.

---

1 Cholesterin, Neutralfette: Parameter des Fettstoffwechsels; Harnsäure: Parameter des Nukleinstoffwechsels; SGPT (Serum-Glutamat-Pyruvat-Transaminase): Parameter der Enzymdiagnostik; Gamma-GT (Gamma-Glutamyltranspeptidase): Parameter der Enzymdiagnostik; CPK (Kreatin-Phospho-Kinase): Enzyme der Skelett- und Herzmuskulatur; Kreatinin: Parameter bei der Nierenfunktionsprüfung; Glucose: Parameter bei der Blutzuckerbestimmung

2 Als Signifikanzniveau wurde eine Irrtumswahrscheinlichkeit von 5% zugelassen

Besonders starke Unterschiede ergaben sich bei der Auswertung der Elektroenzephalogramme (EEG). Verunglückte haben statistisch gesichert häufiger von der Norm abweichende Veränderungen im EEG. Durch eine nochmalige, im Blindverfahren – also streng unwissentlich hinsichtlich der Probandenart – durchgeführte Auswertung der EEGs mit einem stark differenzierten Raster wurde dieses nicht erwartete Ergebnis bestätigt.

Bei der Auswertung des Persönlichkeitsfragebogens ergaben sich folgende Unterschiede: Verunglückte suchen signifikant häufiger einen Arzt auf. Sie bezeichnen signifikant häufiger ihre Kindheit und Jugend als unharmonisch und sind häufiger als die Vergleichspersonen unzufrieden mit ihrer Nachbarschaft und mit ihrem Einkommen. Diese Ergebnisse stehen in guter Übereinstimmung mit Angaben der Weltliteratur (vgl. Abschn. 7.5).

Die Unfallrisiken wurden von Verunglückten und Vergleichspersonen unterschiedlich beurteilt, wobei bei der Wertung der Beantwortung zweifellos die gerade erlittene Unfallerfahrung der Verunglückten von Einfluß gewesen sein muß. Die Verunglückten schreiben dem Stromunfall gegenüber den Vergleichspersonen signifikant erhöht eine größere Häufigkeit zu, vermuten jedoch, daß körperliche Schädigungen weniger oft auftreten.

Auch hinsichtlich der Möglichkeiten der Verbesserung der Unfallverhütung bestehen zwischen beiden Probandenkollektiven unterschiedliche Auffassungen. Vergleichspersonen sind optimistischer; sie sehen häufiger als Verunglückte mehr Möglichkeiten für die Verbesserung der Unfallverhütung. Auch zeigte sich eine unterschiedliche Beurteilung der Gefährdung bei Arbeiten an elektrischen Anlagen.

Verunglückte üben eher Kritik an den Sicherheitsregeln und halten einige der Regeln für entbehrlich. Sie sind eher geneigt, Vorschriften außer acht zu lassen, falls sie unter Zeitdruck arbeiten müssen; auch sind sie häufiger als Vergleichspersonen der Auffassung, daß es eine Rolle spielt, sich beim Arbeiten an elektrischen Anlagen durch vorsichtiges Verhalten und Einhalten der Vorschriften lächerlich zu machen.

Ergebnisse der ersten Nachuntersuchung. Die Ergebnisse der ersten Nachuntersuchung weisen im wesentlichen gleichartige Unterschiede zwischen Verunglückten und Vergleichspersonen wie bei der Erstuntersuchung aus. Bei einigen Personaldaten zeigen sich Unterschiede gegenüber der Erfassung bei der Erstuntersuchung, die mit der beruflichen Entwicklung der Probanden in Zusammenhang stehen.

Unter den anamnestisch erhobenen Daten sind weiterhin die signifikant größeren Häufigkeiten der Verunglückten mit plötzlichem Herzjagen und erhöhter Neigung zu Schwindel bemerkenswert.

Im internistischen Befund zeigen sich dagegen – wie bei der Erstuntersuchung – keinerlei statistisch zu sichernde Unterschiede. Die Laborwerte haben sich bei beiden Probandengruppen gleichsinnig verändert, so daß zwar für eine Reihe von Werten ein statistisch signifikanter Unterschied zu den Werten der Erstuntersuchung festzustellen ist, jedoch sind zwischen den Werten der Nachuntersuchung bei Verunglückten und Vergleichspersonen keine Unterschiede zu sichern.

Dagegen bleibt der bei der Erstuntersuchung ermittelte auffällige Unterschied im EEG bestehen. Für Verunglückte ergibt sich statistisch signifikant eine größere Häufigkeit von der Norm abweichender EEGs.

Abweichend von den Ergebnissen der Erstuntersuchung zeigen sich bei der neurologisch-psychiatrischen Untersuchung statistisch signifikante Unterschiede in der Anamnese unfallunabhängiger Erkrankungen und im neurologischen Befund. Verunglückte haben häufiger vegetative Störungen als Vergleichspersonen; es besteht bei ihnen eine größere Häufigkeit von Antriebs- und Affektstörungen, und es ist ein größerer Anteil mit Hyperhidrosis feststellbar.

Eine abschließende Beurteilung der beim EEG ermittelten Unterschiede erscheint noch nicht möglich. Die Ergebnisse deuten jedoch darauf hin, daß es sich bei den auftretenden Abweichungen nicht um unfallabhängige Veränderungen handelt, sondern um Veränderungen, die bereits vor dem Unfall vorhanden waren (alte Herdbefunde).

Die Ergebnisse der vom Probanden ausgefüllten Fragebogen, die bei der Nachuntersuchung nochmals vorgelegt wurden, bestätigen die Beantwortung bei der Erstuntersuchung. Es bestehen jedoch bei den Verunglückten häufiger Sorgen wegen ihrer Gesundheit als bei den Vergleichspersonen.

Zusammenfassung. Faßt man die Ergebnisse der beiden Querschnittauswertungen zusammen, so wird deutlich, daß biologisch – mit der Ausnahme beim EEG – keine Unterschiede zwischen Unfall- und Vergleichsgruppe bestehen, jedenfalls keine, die bei den Verunglückten mit Stromeinwirkung in ursächlichem Zusammenhang stehen. Eine Spätfolge ist bei Stromunfällen, die im üblichen Sprachgebrauch als leicht bis mittelschwer bezeichnet werden, im somatischen Bereich praktisch nicht vorhanden.

Im Verlauf der Studie hat sich eine zunächst nicht erwartete Gewichtung im Hinblick auf die Problematik der Unfallverursachung ergeben, die durch die Diskriminanzanalyse der Querschnittsdaten weiter untersucht wird. Die Studie wird mit dem Ende der zweiten noch laufenden Nachuntersuchungsphase abgeschlossen. Für eine endgültige Wertung der Untersuchung müssen die Ergebnisse der vergleichenden Längsschnittauswertung abgewartet werden.

4.2.5.4 Prospektive epidemiologische Studie mit Elektrokardiogrammen*

Bei der Beurteilung und Begutachtung der Folgen elektrischer Unfälle spielt das Elektrokardiogramm (EKG) eine besondere Rolle, vermutlich durchwegs auf Grund irriger Annahmen über das Wesen des elektrischen Unfalls. Da, wie in Abschn. 1.3 betont wurde, der elektrische Strom, von Verbrennungen abgesehen, entweder durch Kammerflimmern tötet oder keine nennenswerten direkten Folgen hinterläßt, schien das Herz der schlechthin verwundbarste Teil des Körpers. Das ist es jedoch keinesfalls. Denn erstens wird das Herz elektrophysiologisch nicht annähernd so stark in Mitleidenschaft gezogen wie die Muskulatur, die sich oft im Zustand maximaler Verkrampfung befindet, ohne daß jemals Dauerschäden beschrieben worden wären. Zweitens ist das Herz optimal durchblutet, was jede Form funktioneller Belastung sofort beseitigen würde. Drittens läßt sich an Hand exakter experimenteller Daten zeigen, daß eine thermische Schädigung des Herzens dann, wenn nicht zugleich auch schwerste Verbrennungen aufgetreten sind, nicht entste-

---

* Nach Untersuchungen durch Prof. H. Hilger und Dr. V. Carstens

hen kann (vgl. Abschn. 5.4.8). Solange es sich also nicht um die Möglichkeit solcher thermischer Schäden bei Verbrennungen mit Körperdurchströmung handelt, ist es extrem unwahrscheinlich, daß am Herzen Dauerschäden auftreten.

Wir haben dieser Frage, gerade weil physiologische Theorie und allgemeine Meinung sich so widersprechen, besondere Aufmerksamkeit bei unserer prospektiven epidemiologischen Studie gewidmet. Die Ergebnisse sind absolut überzeugend. Es überraschte uns eine auffallend hohe Zahl „abnormer" Befunde im EKG auch der „normalen" Vergleichspersonen, die bei ihnen ebenso wie bei den Verunglückten bei 23 und 25% bei der Erstuntersuchung lag (Tabelle 4.3). Bei der Nachuntersuchung stieg dieser Anteil nur bei der Vergleichsgruppe auf 29%. Bei beiden Untersuchungen war also der Anteil „abnormer" EKG-Befunde bei der Vergleichsgruppe höher als bei den Verunglückten. „Spätschäden" bei Verunglückten finden sich nicht, da gerade bei ihnen die Häufigkeit „abnormer" Befunde gleich blieb. Auch die Auflistung nach der Spezifität der Befunde bestätigt, daß die Verunglückten nur bei Linkshypertrophie-EKG und T-Negativität nach Belastung etwas höhere Häufigkeiten hatten als die Vergleichsgruppe, was bei der Hypertrophie sicher nicht mit dem Unfall zusammenhängen kann. Bei der T-Negativität sind es nur 2 Fälle, welche keine Signifikanz ergeben (Tabelle 4.4).

Die hohen Häufigkeiten „abnormer" Befunde erklären sich leicht dadurch, daß im deutschen Schrifttum die Grenzen der Normalität sehr viel enger gezogen werden als in den sorgfältigen epidemiologischen Analysen der Minnesota-Code-Gruppe (Blackburn et al. 1960; Simonson 1961). Was in den USA noch als in der Norm liegend betrachtet wird, gilt bei uns oft schon als „Grenzbefund", wenn nicht als abnorm. Jedenfalls rangiert die Gesamtprozentzahl aller Abnormitäten in der Gesamtbevölkerung nach Blackburn bei 17,3%. Auch Untersuchungen von Blohmke et al. (1967) fanden übrigens eine hohe Häufigkeit abnormer Befunde, wobei freilich die Prozentzahl der Individuen mit Abnormitäten nicht dokumentiert war. Von einer Erhöhung der Häufigkeit selbst dieser „Grenzbefunde" durch einen Elektrounfall ohne Verbrennungen kann also keine Rede sein. Das Material ist allerdings klein. Es verwundert daher nicht, daß bei einer retrospektiven Auswertung etwas andere Abnormitäten gefunden wurden. Die Gesamthäufigkeit lag aber unter denen der prospektiven Studie und die Unsicherheit der Zuordnung zum Unfall als Ursache der Abweichung ist in einer retrospektiven Studie ohne exakte Vergleichsgruppe ziemlich unsicher.

4.2.5.5 Retrospektive Studie über Elektrokardiogramme

Neben der prospektiven Studie (Abschn. 4.2.5.4) existiert nur noch eine einzige retrospektive Studie über EKG-Befunde nach Elektrounfällen, welche den Namen einer Epidemiologie verdient. Aus dem Aktenmaterial der BG konnten 1126 EKGs, die bei Verletzten nach einem Elektrounfall aufgezeichnet wurden, entnommen und ausgewertet werden. Die Erhebung war vollständig. Die Selektion kam nur dadurch zustande, daß von den mehr als 10000 durchmusterten Akten nur eine kleine Zahl ein vollständiges EKG inkl. Brustwandableitungen enthielt. Die Auswertung erfolgte durch 2 voneinander unabhängige klinische Institute (Med. Klinik Aachen unter Leitung von Prof. Effert, Poliklinik für Berufskrankheiten Erlangen unter Leitung von Prof. Valentin). Die Ergebnisse wurden epidemiologisch von Schaefer aufgear-

Tabelle 4.3. Prospektive Studie, EKG-Auswertung

Art des EKG-Befundes	Erstuntersuchung				Nachuntersuchung			
	Verunglückte		Unfallfreie Vergleichspersonen		Verunglückte		Unfallfreie Vergleichspersonen	
	Anzahl	Anteil %	Anzahl	Anteil %	Anzahl	Anteil %	Anzahl	Anteil %
Normal	123	76,9	121	75,2	110	76,9	107	71,3
Auffällig	37	23,1	40	24,8	33	23,1	43	28,7
Insgesamt	160	100	161	100	143	100	150	100

Vergleich der Befunde der Erstuntersuchung bei Verunglückten und Vergleichspersonen
$\chi^2 = 0,13 < \chi^2_{1;\,0,05} = 3,841$ (zweiseitiger Test); FG = 1; C = 0,02

Nicht signifikant

Vergleich der Befunde der Nachuntersuchung bei Verunglückten und Vergleichspersonen
$\chi^2 = 1,19 < \chi^2_{1;\,0,05} = 3,841$ (zweiseitiger Test); FG = 1; C = 0,06

Nicht signifikant

Unveröffentlichte Angaben des Instituts zur Erforschung elektrischer Unfälle, Weitergabe und Veröffentlichung nur unter Angabe der Quelle

Tabelle 4.4. Aufstellung abnormer Befunde in der prospektiven Unfallstudie der Tabelle 4.3. Bei dem selben Probanden können sich mehrere Abnormitäten finden, so daß die Zahlensummen dieser Tabelle höher sind als die Zahlen in Tabelle 4.3

Befunde	Verunglückte Erstuntersuchung		Verunglückte Nachuntersuchung		Vergleichspersonen Erstuntersuchung		Vergleichspersonen Nachuntersuchung		Insgesamt
	Anzahl	%	Anzahl	%	Anzahl	%	Anzahl	%	
Inkompletter Rechtsschenkelblock	12	6,9	10	6,1	18	9,5	19	10,8	59
Supraventrikuläre Extrasystolen	4	2,3	5	3,1	4	2,1	9	5,1	22
Ventrikuläre Extrasystolen	3	1,7	1	0,6	7	3,7	6	3,4	17
Bradykardie in Ruhe unter 50/min	5	2,9	5	3,1	3	1,6	2	1,1	15
Auffällig kurze PQ-Zeit					2	1,1	1	0,6	3
Linksherzhypertrophie	6	3,5	4	2,5	1	0,5	1	0,6	12
Überdrehter Linkstyp	1	0,6	1	0,6	1	0,5			3
Repolarisationsstörungen			1	0,6	1	0,5			2
AV-Block I. Grades	2	1,2	1	0,6	2	1,1	1	0,6	6
T-Präterminal negativ in Ruhe					2	1,1	1	0,6	3 } 17
T-Präterminal negativ bei Belastung	5	2,9	3	1,8	3	1,6	3	1,7	14
T-Negativierung bei Belastung			1	0,6					1
Frequenz in Ruhe über 100 oder bei Belastung über 200 minus Alter	3	1,7	5	3,1	5	2,6	4	2,3	17
Besondere Befunde außerdem	2	1,2	4	2,5	4	2,1	3	1,7	13

beitet (Bleifeld et al. 1972). Das Ergebnis ist überraschend. Es fanden sich bei 6,7% Tachykardien; eine Zahl, die deshalb so klein war, weil das EKG zwar in 75% der Fälle spätestens am 1. Tag nach dem Unfall, in jedem Fall aber mehrere Stunden nach dem Unfall registriert wurde. Akute Durchströmungsfolgen, die nach aller Wahrscheinlichkeit und nach den Tierexperimenten häufig sein sollten, sind bis dahin abgeklungen.

Ein Zusammenhang zwischen einer Abnormität im EKG und dem Elektrounfall wurde dann für wahrscheinlich gehalten, wenn eines der folgenden Kennzeichen vorlag: 1) ein enger zeitlicher Zusammenhang zwischen Unfall und EKG-Änderung (was eine Kenntnis des EKG vor dem Unfall voraussetzt); 2) bei mehreren Kontrollaufnahmen Nachweis einer zeitlichen Veränderung nach dem Unfall; 3) Befunde, die in der Normalbevölkerung selten sind.

Ein Zusammenhang ließ sich danach nur in 1,2% der Fälle wahrscheinlich machen (14 von 1126 Fällen). Es fanden sich: 8mal Vorhofflimmern (0,7%), 1 supraventrikuläre Extrasystole, 4 ventrikuläre Extrasystolen, 1 Infarkt, 1 elektrischer Alternans, Verlängerungen der QT-Dauer und abnorme T-Wellen in 4 Fällen. (Doppelnennungen sind möglich.) Weitere Einzelheiten vgl. Abschn. 4.3.

Die Zahl fraglich strombedingter EKG-Veränderungen lag bei 2,5% des Materials. In jedem Fall aber ist die Gesamtzahl der EKG-Störungen in dieser meist jungen, vorwiegend männlichen Gruppe der Verletzten kleiner als bei den in USA untersuchten Gruppen in Framingham und Tecumseh und einigen anderen normalen Vergleichsgruppen der Weltliteratur. Die Untersuchung rechtfertigt also die Annahme, daß Spätschäden durch Elektrounfall am Herzen, die im EKG erfaßbar sind, mindestens zu den Seltenheiten gehören und ein Zusammenhang abnormer EKG-Befunde mit einem Unfall daher besonderer Nachweise bedarf. Als Kriterium eines möglichen Zusammenhangs sollte dann eines der oben angeführten drei Kennzeichen dienen. Diese drei Zusammenhangskriterien dürften für alle äußeren Symptome gelten.

4.3 Der Elektrounfall aus internistischer Sicht (akute Folgen und Spätfolgen)

Abildgaard untersuchte und beschrieb 1775 die Auswirkung von elektrischem Strom auf den lebenden Organismus. Eine Henne und ein Hahn wurden durch auf den Kopf gerichtete elektrische Entladungen „wie tot hingestreckt". Durch einen auf das Brustbein gerichteten Stromstoß konnten die Tiere „wiedererweckt" werden. Henne und Hahn benahmen sich anschließend wieder völlig normal, die Henne legte sogar wieder Eier. Nachdem die Tiere erneut durch elektrische Entladungen „hingestreckt" und mit der „Wiedererweckung" bis zum folgenden Morgen gewartet wurde, waren alle Bemühungen, die Tiere wiederzubeleben, vergeblich (Abildgaard 1775). Damit hat Abildgaard unwissentlich wahrscheinlich nicht nur eine der wichtigsten Komplikationen eines Elektrounfalls – Herzkammerflimmern – schon vor über 200 Jahren experimentell hervorgerufen, sondern auch die einzig mögliche Therapie durchgeführt, eine elektrische Defibrillation.

4.3.1 Bedeutung des Stromweges

Die zahlreichen Veröffentlichungen zum allgemeinen Thema elektrischer Wirkungen sind in Abschn. 1.3 und 4.2 dargestellt worden.

Bezüglich von Einzelheiten wird auf die entsprechenden Kapitel dieser Monographie verwiesen sowie auf frühere Übersichtsarbeiten, in denen die Grundlagen der Elektrophysiologie und Elektropathologie eingehend geschildert werden (Freiberger 1934; Grosse-Brockhoff 1954; Jenny 1945; Koeppen 1955).

Der Stromweg ist bei der ärztlichen Beurteilung der Auswirkungen eines elektrischen Unfalles von besonderer Bedeutung. Bei einem Stromfluß in Richtung der Körperlängsachse, z. B. von Arm zu Bein, fließen 9–10% des Stromes über das Herz, bei Querdurchströmung, z. B. von Arm zu Arm, 3%. Dementsprechend ist die für das Auftreten von Herzstörungen, insbesondere Herzkammerflimmern, erforderliche Stromstärke bei Längsdurchströmung geringer als bei Querdurchströmung (Kouwenhoven u. Langworthy 1931). Sam (1966, 1967) hat die resultierenden Feldstärken am Herzen bei verschiedenen Stromwegen ermittelt (vgl. Abschn. 5.2.7). Nach deutschen Statistiken (Ferris et al. 1936), anders als in USA (LaJoie 1962), liegt in ⅔ der Unfälle Querdurchströmung vor und nur bei ¼ Längsdurchströmung, die relativ gefährlicher ist und eine 3,5mal höhere Letalität aufweist als die Querdurchströmung (Kap. 3). Die Wirkung des Stromes ist am Herzen dadurch besonders hoch, daß das Herz – durch seine hohe spezifische Leitfähigkeit – eine sehr hohe Stromdichte aufweist (vgl. Abschn. 1.3 und 5.4.8).

Die Bedeutungen von Stromart, Stromstärke, Spannung und Stromdauer sind in den vorhergehenden Kapiteln bereits dargestellt worden, worauf verwiesen sei.

4.3.2 Auswirkungen des Stromes auf den Körper

Bei den Auswirkungen des elektrischen Stromes auf den Körper ist zu unterscheiden zwischen den elektrospezifischen, den elektrothermischen und den sekundären Schäden. Unter den elektrospezifischen Schäden werden die Auswirkungen verstanden, die durch den spezifischen elektrischen Reiz an der lebenden Zelle entstehen. Hier ist das Alles-oder-Nichts-Gesetz der erregbaren Zelle bestimmend (Schaefer 1958), d.h., bei Überschreiten der Reizschwelle kommt es zu einer momentanen, unabhängig von der Stärke des Reizes immer gleichen, Reaktion. Elektrospezifische Schäden stellen die Mehrzahl der Schäden im Stromstärkebereich I bis III nach Koeppen. Unter den elektrothermischen Schäden werden die Auswirkungen verstanden, welche durch die bei der Durchströmung entstehende Hitze verursacht werden, in erster Linie Verbrennungen und Verkohlungen. Derartige Schäden finden sich, abgesehen von den Strommarken der Haut, vor allem bei Hochspannungsunfällen. Unter sekundären Schäden versteht man die Schäden, die nicht direkt durch den elektrischen Strom bedingt sind, aber dennoch in direktem Zusammenhang mit dem Unfall stehen, z. B. Stürze infolge eines elektrischen Schlages, aber auch sekundäre Folgen von Verbrennungen.

Im folgenden soll zunächst die Einteilung von Koeppen in vier Stromstärkebereiche zugrundegelegt und die Wirkung des elektrischen Stromes auf den Körper bei bestimmten Stromstärken untersucht werden, wie sie sich aufgrund sorgfältiger Analysen bei menschlichen Stromunfällen sowie aufgrund tierexperimenteller Untersuchungen darstellt (Gottstein u. Wilcke 1955; Guck et al. 1954; Jacobsen et al.

1975; Kayser et al. 1953; Koeppen et al. 1961, 1962; Oberdorf u. Wilcke 1954; Wilcke u. Broghammer 1976). Im Anschluß daran sollen die Schädigungen am Herzen ausführlich behandelt werden.

Im *Stromstärkebereich I* (Gleichstrom unterhalb etwa 80 mA, Wechselstrom unterhalb etwa 25 mA) kommt es selbst bei längerer Einwirkungsdauer zu keinen ernsthaften elektrospezifischen Schäden. Nicht jede Stromeinwirkung wird überhaupt empfunden, erst eine Stromstärke von 0,3 mA führt zu einer Empfindung an den Fingerspitzen, eine Stromstärke von ca. 1,0 mA zu einer Empfindung an der Handinnenfläche. Mit zunehmender Stromstärke kommt es zu einer Kontraktion der im Stromweg liegenden Muskulatur mit konsekutiver Blutdrucksteigerung sowie zu einer geringen Verkrampfung der Atemmuskulatur. Bei einer Stromstärke von 9–20 mA, im Durchschnitt 16 mA, kann es dem Verunfallten unmöglich werden, sich selbsttätig vom Strom zu befreien, da willkürliche Muskelbewegungen unmöglich geworden sind (Keesey u. Letcher 1970). Durch ein Überwiegen der Kontraktionen der Beugemuskulatur „klebt" er am Strom; in ungünstigen Fällen kann dies durch eine Verlängerung der Stromdauer und – damit verbunden – einer Abnahme des Hautwiderstandes zu einer Erhöhung der effektiven Stromstärke führen und den Ausgang des Unfalles entscheidend verschlimmern.

Außer sekundären Schäden, z. B. infolge eines Sturzes durch Schreckreaktion, kann man in diesem Stromstärkebereich häufig noch funktionelle Beschwerden beobachten in Form objektiv ungenügend erfaßbarer Erscheinungen wie Schwindelgefühl, Nervosität, Schlafstörungen, Wetterfühligkeit, Schwächeanfälle und Angstgefühle sowie uncharakteristische, objektiv harmlose Herzbeschwerden. Zu einer direkten Schädigung am Herzen kommt es dagegen in diesem Stromstärkebereich nicht.

Im *Stromstärkebereich II* (Gleichstrom 80–300 mA, Wechselstrom 25–80 mA) findet man neben einer zunehmenden Verkrampfung der Skelettmuskulatur mit begleitender Blutdrucksteigerung und der damit verbundenen Gefahr – im Tierexperiment wurden Blutdrucksteigerungen bis zu 400 mmHg registriert (Guck et al. 1954) – vor allem eine tetanische Kontraktion der Atemmuskulatur, die willkürliche Atembewegungen unmöglich macht und bei entsprechender Dauer zu einer respiratorischen Azidose sowie zu einer Hypoxämie führt mit nachfolgenden hypoxischen Organschäden, insbesondere am Gehirn und am Herzen. Hierdurch kann es schließlich zum Erstickungstod mit hypoxischem Herzstillstand kommen (Jenny 1945; Lee 1961; Levy 1971). Daneben beobachtet man in diesem Stromstärkebereich Schäden am Herzen mit Erregungsleitungsstörungen, Störungen der Erregungsrückbildung sowie bradykarden und tachykarden Herzrhythmusstörungen bis hin zum Herzstillstand und bei längerer Einwirkungsdauer (mehr als 30 s) Herzkammerflimmern.

Der *Stromstärkebereich III* nach Koeppen (Gleichstrom 300 mA – 8 A, Wechselstrom 80 mA – 8 A) ist, zumindest was die Auswirkungen auf die inneren Organe betrifft, der gefährlichste, weil es in diesem Bereich, abgesehen von einer sehr kurzen Einwirkungsdauer von weniger als 0,2–0,3 s, zum Auftreten von Herzkammerflimmern kommt, vorausgesetzt, daß das Herz im Stromweg liegt. Das Herzkammerflimmern endet nur in Ausnahmefällen spontan (Keesey u. Letcher 1970; Merx 1975), in der Regel führt es vielmehr innerhalb weniger Minuten zum Tode, sofern nicht sofort geeignete Gegenmaßnahmen getroffen werden, was leider in vielen Fällen aufgrund äußerer Umstände nicht möglich ist. Wie aus dem jüngsten technischen Jahresbericht der BG hervorgeht, ist jedoch erfreulicherweise die Zahl der tödlichen Elektrounfälle in den vergangenen Jahren aufgrund von Schulungen des betroffenen Personals und technischen Vorbeugungsmaßnahmen rückläufig (Technischer Jahresbericht 1977). Bei Unfällen dieses Stromstärkebereiches mit einer Einwirkungsdauer von weniger als 0,2–0,3 s entsprechen die Schäden denen des Stromstärkebereiches II.

Im Vordergrund der Schäden im *Stromstärkebereich IV* (Gleichstrom und Wechselstrom oberhalb 8 A) stehen die Verbrennungen und Verkohlungen, also die elektrothermischen Schäden. Daneben finden sich aber auch elektrospezifische Schäden. Neben einer Lähmung des Atemzentrums mit nachfolgendem Tod durch Atemstillstand kann es bei länger dauernder Stromeinwirkung durch Hemmung jeglicher Automatie zu einem langanhaltenden Herzstillstand mit konsekutivem Abfall des Blutdruckes kommen. Im Gegensatz zum Herzkammerflimmern beginnt das Herz beim Stillstand, wie man ihn bei Unfällen im Stromstärkebereich IV beobachten kann, nach Beendigung der Stromeinwirkung in der Regel wieder spontan und ohne äußere Hilfsmaßnahmen zu schlagen, sofern es noch nicht zu irreversiblen hypoxischen Schäden gekommen ist. Man sieht dann jedoch sehr häufig im Anschluß Herzrhythmusstörungen, ähnlich denen im Stromstärkebereich II. Kammerflimmern ist in diesem Bereich ebenfalls möglich (Guck et al. 1954). Entgegen lange vertretener Meinungen tritt der Tod bei Hochspannungsunfällen überwiegend sofort auf, als sog. akuter Herztod (Baur u. Bissig 1962; Posner 1973) und nur in der Minderzahl später als Folge von Verbrennungen. Der akute Herztod ist bei hochgespanntem Wechselstrom darüber hinaus signifikant häufiger als bei niedergespanntem Wechselstrom (Posner 1973).

Aus dem bisher Geschilderten ist zu resümieren, daß der elektrische Strom primär vor allem zu Auswirkungen an der Muskulatur und am Herzen führt. Durch die Kontraktionen der Skelettmuskulatur kommt es einerseits zu einer akuten Blutdrucksteigerung, andererseits kann es dadurch zu Muskel-, Sehnen- und Gelenkkapselrissen sowie zu Luxationen und Frakturen kommen. Die sekundären und die elektrothermischen Schäden werden in einem weiteren Beitrag gesondert abgehandelt.

4.3.3 Auswirkungen des Stromes auf das Herz

Bevor wir uns den elektrospezifischen Schäden am Herzen im einzelnen zuwenden, sollen noch einige Anmerkungen zu der Schwierigkeit der Erkennung solcher Schäden und ihrer ursächlichen Zuordnung gemacht und das an einem Beispiel erläutert werden. Wenn ein Arbeiter auf einer Leiter stehend einen elektrischen Schlag bekommt und dabei zu Boden stürzt und mit gebrochenem Bein liegenbleibt, dann ist sowohl die Diagnose als auch die Ursache eindeutig. Wenn sich nun aber bei ihm darüber hinaus im EKG Störungen der Erregungsrückbildung finden, dann wissen wir in der Regel weder, was diesen Veränderungen zugrundeliegt, noch ob sie mit dem Unfall im Zusammenhang stehen oder bereits vorher bestanden haben. Noch schwerer wird die Beurteilung bei Befunden, die sowohl bei Gesunden als Normvariante vorkommen können als auch bei Stromverletzten als Hinweis einer Herzschädigung; erwähnt sei hier das Vorliegen eines inkompletten Rechtsschenkelblockes.

Und noch schwerer wird die Beurteilung, wenn diese Befunde gar erst Monate oder Jahre nach einem Elektrounfall erstmals beobachtet werden. Ähnliches gilt auch für die übrigen inneren Organe. Auf der anderen Seite können sich Veränderungen dieser Organe einer subjektiven und objektiven Erfassung leicht entziehen, insbesondere, wenn u. a. aufgrund von Unwissenheit nicht gezielt und eindringlich genug danach gesucht wird.

Es finden sich in der Literatur zahlreiche klinische Beobachtungen und Untersuchungen über das Auftreten von Herzschäden infolge eines Elektrounfalles, die jedoch fast ausnahmslos nur an einem relativ kleinen und darüber hinaus ausgesuchten Patientengut gemacht worden sind, d. h. bei Verletzten, die wegen besonders ausgeprägter Beschwerden oder eines besonders schweren Unfalles einer eingehenderen Untersuchung oder Behandlung bedurften (Benthaus u. Hundt 1954; DiVincenti et al. 1969; Kuo u. Huang 1972; LaJoie 1962; Sandner 1966; Skoog 1970; Solem et al. 1977). Diese Arbeiten geben uns zwar einen guten Einblick in die Art und den Verlauf möglicher Schäden, sind aber, was die Häufigkeit des Vorkommens angeht, in keiner Weise repräsentativ. Es soll daher im folgenden bewußt weitgehend auf Zahlenangaben betreffend die Häufigkeit des Auftretens bestimmter Störungen, wie sie sich aufgrund derartiger Beobachtungen ergeben, verzichtet werden, da diese ein falsches Bild vermitteln würden. Unseres Wissen gibt es nur zwei Arbeiten an größeren Zahlen Verunfallter. In einem Fall hat Posner die Untersuchungsergebnisse von 9934 Unfallverletzten analysiert, die in den Jahren 1967 bis 1970 von der BG erfaßt wurden (Posner 1973). In einem weiteren Fall haben Bleifeld et al. (1972) von 1126 Unfallverletzten die EKG-Aufzeichnungen analysiert, die in den Jahren 1967 bis 1971 von der BG gesammelt worden waren (vgl. Abschn. 4.2).

4.3.3.1 Der akute Herztod

Der plötzliche oder sofortige Tod beim Elektrounfall ist nach den heutigen Kenntnissen der Wissenschaft in der überwiegenden Zahl der Fälle ein Herztod. Eine Differenzierung zwischen primärem Herzstillstand und Herzkammerflimmern ist fast immer ausgeschlossen, da die einzige Möglichkeit zwischen diesen beiden Todesursachen zu unterscheiden, die Aufzeichnung eines EKG, aus verständlichen Gründen in der Regel nicht besteht. Dementsprechend sind Zahlen über die Ursachen plötzlicher tödlicher Unfälle mit Zurückhaltung zu bewerten. Aus tierexperimentellen Untersuchungen wissen wir aber, daß es sich in der Mehrzahl um Herzkammerflimmern handeln muß, vor allem bei Niederspannungsunfällen, insbesondere im Stromstärkebereich III, in der Minderzahl um einen primären Herzstillstand, vor allem bei Hochspannungsunfällen. In jüngerer Zeit ist allerdings darauf hingewiesen worden, daß es auch beim Hochspannungsunfall häufig zu Herzkammerflimmern kommt, insbesondere dann, wenn der Körper nur von einer Teilspannung betroffen wird oder die Stromeinwirkung extrem kurz ist (Baur u. Bissig 1962). Weitere Ursachen sofortiger Todesfälle sollen der Vollständigkeit halber erwähnt werden; es handelt sich um Folgen einer zentralen Atemlähmung, um Folgen einer Erstickung durch tetanische Kontraktionen der Atemmuskulatur, um Folgen innerer Verletzungen durch Sturz oder um Folgen anderer seltener Umstände wie Ertrinken.

Während es bei einer normalen Erregung des Herzens nacheinander zu einer Erregungsbildung im Schrittmachergewebe des Sinusknotens, zu einer Erregungsleitung im spezifischen Leitungssystem und zu einer geordneten Erregung der einzelnen Myokardfasern mit koordinierter Kontraktion des Herzmuskels kommt, kreisen beim Kammerflimmern zahlreiche, unregelmäßig ablaufende Erregungswellen, die das Herz in eine Vielzahl kleiner, unkoordiniert sich kontrahierender Muskelareale teilen (Merx 1975) (vgl. Abschn. 5.4.1.1). Hämodynamisch kommt Kammerflimmern einem Herzstillstand gleich mit Beendigung der Blutzirkulation; dies führt innerhalb weniger Minuten zu hypoxischen Organschäden, insbesondere am Gehirn und am Herzen, die den Tod zur Folge haben. Neben der Stromstärke ist für das Entstehen von Kammerflimmern der Zeitpunkt des elektrischen Reizes in bezug auf die Herzerregung von wesentlicher Bedeutung. Nur bei Einfall des Reizes in die sog. vulnerable Phase kommt es zur Auslösung von Kammerflimmern (vgl. Abschn. 1.3).

Vorgeschädigte Herzen flimmern leichter als gesunde (Guck et al. 1954), jedoch scheint eine Mindeststromstärke von 60 mA in jedem Fall erforderlich (Keesey u. Letcher 1970). Wegen der Mortalitäten vgl. Kap. 3 und 5.

Posner (1973) berichtet in ihrer Auswertung von 9934 Unfällen (s. S. 92 f.) über 182 Todesfälle, davon 26 durch angenommenes Kammerflimmern und 125 durch angenommenen Herzstillstand. Bissig, der 426 Niederspannungsunfälle der Jahre 1956 bis 1957 aus dem Verletztengut der Schweizerischen Unfallversicherungsanstalt ausgewertet hat, berichtet über 22 Todesfälle, davon, wie er annimmt, 17 wahrscheinlich durch Kammerflimmern und 4 weitere möglicherweise ebenfalls durch Kammerflimmern (Bissig 1960). Baur analysierte 103 Todesfälle durch Starkstrom (ebenfalls nach Unterlagen der Schweizerischen Unfallversicherungsanstalt) aus den Jahren 1947 bis 1961 und fand dabei 62 Fälle mit einem akuten Herztod, die er auf Kammerflimmern bezog (Baur u. Bissig 1962). Daneben existieren zahlreiche Einzelbeobachtungen über das Auftreten plötzlicher Todesfälle im Rahmen eines Elektrounfalles sowie über die Bedeutung des Kammerflimmerns (Adgey et al. 1969; Ott et al. 1973; Solem et al. 1977).

4.3.3.2 Andere Herzrhythmusstörungen

Neben dem akut lebensbedrohlichen Kammerflimmern und dem primären Herzstillstand kann es im Rahmen eines Elektrounfalles noch zu einer Reihe weiterer weniger gefährlicher Herzrhythmusstörungen kommen. Es sind dies vor allem Sinusbradykardien und Sinustachykardien, Vorhofflimmern und Vorhofflattern, Knoten- und Kammertachykardien sowie supraventrikuläre und ventrikuläre Extrasystolen (Bissig 1960; Custer 1959; DiVincenti et al. 1969; Kaulbach u. Portele 1965; Kuo u. Huang 1972; Skoog 1970; Solem et al. 1977). Tierexperimentelle Untersuchungen haben zwar ergeben, daß es sich hierbei um elektrospezifische Schäden handeln kann (Guck et al. 1954; Kayser et al. 1953; Lown et al. 1962), beim Unfall eines Menschen läßt sich dennoch häufig nicht entscheiden, ob es sich im Einzelfall tatsächlich um einen elektrospezifischen Schaden handelt, denn derartige Arrhythmien können auch andere Ursachen haben und z.T. allein durch das Unfallerlebnis ausgelöst sein. Das gilt insbesondere für das Auftreten von Sinusbradykardien und -tachykardien. Bezeichnenderweise finden sich diese Störungen auch bei solchen Unfällen, bei denen die erforderlichen physikalischen Bedingungen für einen elektrospezifischen Herzschaden nicht gegeben waren. Die Rhythmusstörungen treten in einem engen zeitlichen Zusammenhang mit dem Unfall auf, d. h. meist unmittelbar oder doch innerhalb weniger Stunden danach und nur ausnahmsweise nach wenigen Tagen.

Die Häufigkeit derartiger Störungen ist nur sehr schwer abzuschätzen, da es verständlicherweise bei der Vielzahl elektrischer Unfälle systematische Untersuchungen darüber nicht gibt. Bleifeld et al. (1972) fanden bei ihrer Analyse (s. S. 105) von EKG-Aufzeichnungen bei 1126 Unfallverletzten in 8 Fällen Vorhofflimmern, in 2 Fällen supraventrikuläre und in 12 Fällen ventrikuläre Extrasystolen sowie in 76 Fällen eine Sinustachykardie und in 2 Fällen eine Sinusbradykardie. Unter Berücksichtigung des Unfallhergangs, klinischer Daten und von Verlaufsbeobachtungen kamen sie zu dem Schluß, daß davon 8 Fälle mit Vorhofflimmern, 1 Fall mit supraventrikulären und 4 Fälle mit ventrikulären Extrasystolen als strombedingt anzusehen waren. Bei Kontrollen, davon bei 4 Patienten innerhalb der ersten 24 h nach dem Unfall, fand sich bei 6 Patienten mit Vorhofflimmern wieder ein Sinusrhythmus, bei 2 Patienten unterblieb eine Kontrolle. Auch bei den Patienten mit Extrasystolen kam es in 2 Fällen innerhalb der ersten 24 h wieder zu einem regelmäßigen Sinusrhythmus, in einem Fall unterblieb eine Kontrolle, in einem weiteren Fall waren auch 5 Tage nach dem Unfall noch ventrikuläre Extrasystolen im EKG nachweisbar, eine Kontrolle danach unterblieb. Zeigen diese Zahlen an sich schon, daß das Auftreten derartiger Rhythmusstörungen im Zusammenhang mit einem elektrischen Unfall sehr selten ist, so wird das noch weiter unterstrichen durch die Tatsache, daß diese 1126 Patienten nur etwa 10% der der BG in diesem Zeitraum gemeldeten Unfälle durch elektrischen Strom darstellen. Bei 90% der Verunfallten wurde ein EKG nicht aufgezeichnet. Man kann wohl davon ausgehen, daß sich bei diesen Personen bei der körperlichen Untersuchung kein Anhalt für das Vorliegen einer Herzrhythmusstörung ergab.

Aufgrund dieser Untersuchungen läßt sich also feststellen, daß Rhythmusstörungen eine seltene Folge eines Elektrounfalles darstellen und meistens nur vorübergehender Natur sind. Letztere Feststellung wird unterstützt durch zahlreiche weitere Arbeiten (Bissig 1960; Custer 1959; Kaulbach u. Portele 1965; Kuo u. Huang 1972; Skoog 1970), in denen allerdings überwiegend von einem häufigeren Auftreten berichtet wird, als Bleifeld et al. (1972) es feststellen konnten. Es handelt sich bei diesen Untersuchungen aber auch in der Mehrzahl um ein ausgesuchtes Krankengut von Patienten mit besonders schweren Unfällen oder ausgeprägten Beschwerden, so daß diese Berichte wahrscheinlich quantitativ ein falsches Bild vermitteln. Nur in Ausnahmefällen bleiben Rhythmusstörungen über größere Zeiträume bestehen (Benthaus u. Hundt 1954).

4.3.3.3 Erregungsleitungsstörungen

Neben den Rhythmusstörungen finden sich als elektrospezifische Herzschäden vor allem Erregungsleitungsstörungen. Es handelt sich um sinuaurikuläre, intraatriale, atrioventrikuläre und intraventrikuläre Erregungsleitungsstörungen (Bissig 1960; Custer 1959; DiVincenti et al. 1969; Kaulbach u. Portele 1965; Kuo u. Huang 1972; Sandner 1966; Skoog 1970). Auch hier lassen sich genaue Angaben über die Häufigkeit des Vorkommens nicht machen, da diese Störungen noch weniger als Herzrhythmusstörungen ohne EKG-Aufzeichnungen zu erfassen sind. Bleifeld et al.

(1972) beobachteten in der oben erwähnten Studie strombedingte Erregungsleitungsstörungen nur in 3 Fällen, und zwar jeweils eine intraventrikuläre Erregungsausbreitungsstörung, sowie in 8 weiteren Fällen fraglich strombedingte Erregungsleitungsstörungen, und zwar in jeweils einem Fall einen AV-Block 1. Grades, einen Links- und einen Rechtsschenkelblock und in 3 Fällen fraglich strombedingte Vorhofleitungsstörungen. Angaben über die Dauer dieser Veränderungen finden sich in dieser Arbeit nicht; wir wissen jedoch von anderen Untersuchern, die ähnliche Befunde erheben konnten, daß auch diese Veränderungen sich in der Mehrzahl schnell zurückbilden (Bissig 1960; Custer 1959; Kaulbach u. Portele 1965; Kuo u. Huang 1972; Skoog 1970). In 85 Fällen sahen Bleifeld et al. (1972) nicht-strombedingte Erregungsleitungsstörungen und Erregungsausbreitungsstörungen. Es muß also betont werden, daß das Vorliegen eines pathologischen EKGs nach einem Elektrounfall nicht bedeutet, daß es zu einer Herzschädigung gekommen ist. Vielmehr ist die Möglichkeit, daß es sich um einen vorbestehenden Schaden handelt aufgrund dieser Untersuchung wesentlich wahrscheinlicher. Bezeichnenderweise fanden Bleifeld und Mitarbeiter in ihrem Kollektiv insgesamt nicht mehr pathologische EKG-Veränderungen als andere Untersucher bei größeren Kollektiven der Normbevölkerung.

4.3.3.4 Erregungsrückbildungsstörungen

Unter Erregungsrückbildungsstörungen versteht man Veränderungen der ST-Strecke und/oder der T-Welle im EKG. Derartige Veränderungen kann man unter einer Vielzahl von krankhaften und nicht krankhaften Bedingungen sehen, so daß eine Zuordnung im Einzelfall meist außerordentlich schwierig ist. Nicht jede von der Norm abweichende EKG-Kurve darf als krankhaft gewertet werden, das gilt auch für negative T-Wellen, besonders in den Brustwandableitungen, die nicht selten auch bei klinisch Herzgesunden auftreten. Unter den extrakardialen Faktoren, die zu entsprechenden EKG-Abweichungen führen können, seien erwähnt: vegetative Störungen, Tageszeit, Adipositas und Elektrolytstörungen. Andererseits können solche Veränderungen Ausdruck einer Herzmuskelschädigung sein, sei es toxischer, entzündlicher oder ischämischer Genese. Daraus ergibt sich, daß eine Bewertung derartiger nach einem Elektrounfall beobachteter EKG-Veränderungen sehr problematisch sein kann und mit großer Unsicherheit verbunden ist. Immerhin gibt es eine Anzahl sowohl tierexperimenteller als auch klinischer Beobachtungen, die einen Zusammenhang zwischen solchen EKG-Abweichungen und einem Elektrounfall beschrieben haben und einen kausalen Zusammenhang im Sinne einer elektrospezifischen Myokardschädigung sehen (Bissig 1960; Custer 1959; Guck et al. 1954; Kaulbach u. Portele 1965; Lown et al. 1962; Solem et al. 1977). Die klinische Bedeutung dieser Veränderungen ist jedoch schwer abzuschätzen, zumal sie sich nach übereinstimmender Meinung der meisten Autoren in der Mehrzahl der Fälle schnell zurückbilden und nur im Einzelfall über Monate oder gar Jahre bestehen bleiben mit entsprechenden klinischen Hinweisen für einen Herzmuskelschaden mit eingeschränkter körperlicher Leistungsfähigkeit (Benthaus u. Hundt 1954; Custer 1959; Hundt 1955; Keller 1972). Im gleichen Sinn sprechen die Ergebnisse der prospektiven Studie (vgl. Abschn. 4.2.5.1), in der sich bei 150 Elektrounfällen die gleiche Häufigkeit von EKG-Abweichungen fand wie bei einer Kontrollgruppe.

Einer besonderen Erwähnung bedürfen die Fälle, bei denen es infolge eines elektrischen Unfalles zum Auftreten eines Myokardinfarktes gekommen ist. Es finden sich in der Literatur viele Angaben über das Auftreten eines Herzinfarktes im Rahmen eines Elektrounfalles (Blumberger 1954; Hundt 1955; Imboden u. Newton 1952; Kaindl et al. 1970; Keller 1972; Neuhold 1956; Wuhrmann 1939). Selbst unter Berücksichtigung der Tatsache, daß ein Teil dieser Infarkte ungenügend dokumentiert, bzw. ein Zusammenhang mit einem Unfall nicht schlüssig ist, da der Zeitraum zwischen Unfall und erstmaliger Feststellung eines durchgemachten Infarktes oft mehrere Jahre betrug, bleiben doch einige Fälle, bei denen der zeitliche Zusammenhang und die Dokumentation einen Zweifel nicht erlauben. Darüber hinaus ist es in Tierversuchen gelungen, durch Stromeinwirkung sowohl infarkttypische EKG-Veränderungen als auch Herzmuskelnekrosen hervorzurufen. Guck et al. (1954) sahen in Durchströmungsversuchen an Hunden Bilder, wie man sie sonst bei einem frischen Infarkt sehen kann. Diese Veränderungen bildeten sich jedoch schnell wieder zurück (Guck et al. 1954). Ähnliche Beobachtungen machten auch Lown et al. (1962) bei ihren Untersuchungen. Neuhold konnte in Tierversuchen zeigen, daß bereits durch relativ geringe Stromstärken eine Herzmuskelnekrose entstehen kann (Neuhold 1956).

Eine Erklärung für das Auftreten derartiger Befunde fällt schwer. Sicher kann man beim Elektrounfall eines Menschen in einem Teil der Fälle von einem vorgeschädigten Koronarsystem ausgehen, so daß dem Unfall im Zusammenhang mit einem Blutdruckabfall und/oder einer Herzrhythmusstörung oder auch im Zusammenhang mit einer Hypoxämie infolge eines Atemstillstandes nur eine auslösende Ursache zukommt. In einem Teil der Fälle, insbesondere bei jüngeren Personen, bei denen darüber hinaus keine Risikofaktoren für das vorzeitige Auftreten einer koronaren Herzkrankheit bestehen, ist diese Erklärung jedoch ungenügend. Es finden sich demzufolge in der Literatur mehrere theoretische Erklärungen, die zwar teilweise auch durch tierexperimentelle Untersuchungen unterstützt werden, im ganzen jedoch nicht zu überzeugen vermögen. Es sind dies vor allem die Annahme eines elektrisch induzierten Koronarspasmus sowie die unfallbedingte Bildung einer Koronarthrombose. Aufgrund tierexperimenteller Untersuchungen scheint ein Koronarspasmus als Ursache wenig wahrscheinlich, da das koronare Stromvolumen sich praktisch nur druckpassiv verändert, der Blutdruck allerdings beim Tier erheblich absinken kann, auch bei (verlangsamt) schlagendem Herzen (Gottstein u. Wilcke 1955). Andererseits gehören Gefäßspasmen zu den „häufigen Zeichen einer Stromeinwirkung" (Koeppen u. Panse 1955), was durch Augenschein zu beweisen ist. Auch sind koronare Spasmen neuerdings bei Stromstärken gemessen worden, die beim Elektrounfall schon bei 220 V auftreten (vgl. Abschn. 5.4.8). Eine kurzdauernde Minderdurchblutung des Herzens ist also keinesfalls unwahrscheinlich. Eine Koronarthrombose ließ sich zwar tierexperimentell durch elektrischen Strom induzieren (Ikram et al. 1975), aber die Voraussetzungen der Tierversuche sind nur bedingt auf das Unfallgeschehen beim Menschen übertragbar. Immerhin hat sich aber bei einem Teil der im Anschluß an einen Elektrounfall gestorbenen Patienten eine Koronarthrombose in der dem Infarktbezirk entsprechenden Koronararterie nachweisen lassen, bei im übrigen weitgehend unauffälligem Koronarsystem. Offen bleiben muß allerdings, ob es sich hierbei nicht um sekundäre Koronarthromben gehandelt hat, wie sie nach einem Myokardinfarkt in dem zugehörigen Gefäß entstehen können. Neuhold (1956) glaubt aufgrund seiner Untersuchungen an eine unmittelbare Einwirkung elektrischer Energie, die aufgrund von Elektrolytverschiebungen zu einer Herzmuskelnekrose führen soll. Er beobachtete ausgedehnte Herzmuskelnekrosen ohne wesentliche Koronarveränderungen und ohne Beziehung zu bestimmten Gefäßgebieten. Schließlich bleibt noch die Tatsache, daß man auch unabhängig von Elektrounfällen gelegentlich einen Herzinfarkt ohne angiographisch nachweisbare Koronarveränderungen oder sonstige ersichtliche Ursachen beobachten kann.

Erschwert wird die Beurteilung durch die Tatsache, daß ein Infarkt infolge eines Elektrounfalls häufig schmerzlos verläuft oder auch erst nach einem größeren zeitlichen Intervall von Tagen bis Wochen zu Beschwerden führt, so daß die Diagnose häufig erst nach einem mehr oder weniger großen Zeitraum erstmals gestellt wird, und über den Zeitpunkt des Infarkteintrittes und insbesondere über den Zusammenhang mit dem Elektrounfall eine sichere Aussage nicht mehr getroffen werden kann. Auf jeden Fall ist das Auftreten eines Infarktes in diesem Rahmen ein ausgesprochen seltenes Ereignis, wie insbesondere die erwähnte Untersuchung von Bleifeld et al. (1972) belegt. Dort fand sich nur ein Verletzter mit einem wahrscheinlich sowie ein weiterer mit einem möglicherweise strombedingten Infarktbild.

4.3.3.5 Funktionelle Herzbeschwerden

Hierunter versteht man subjektive Herzbeschwerden ohne sonstige erkennbare pathologische Veränderungen, in der Regel also ohne EKG-Veränderungen und ohne Zeichen einer Beeinträchtigung der Herzleistung. Sie finden sich in allen Stromstärkebereichen, vor allem aber nach Erfahrung Koeppens im Stromstärkebereich I. Es handelt sich um objektiv schwer faßbare Beschwerden wie Herzstiche, Herzdruck, Herzklopfen, Herzjagen und präkordiale Schmerzen. Sie treten meist ebenfalls in unmittelbarem zeitlichem Zusammenhang mit einem Unfall auf (Benthaus u. Hundt 1954; Bissig 1960; Custer 1959; Kaulbach u. Portele 1965; Koeppen et al. 1962; LaJoie 1962), selten erst Wochen oder Monate später (Bissig 1960; Custer 1959). Charakteristischerweise treten sie unabhängig von körperlicher Belastung auf.

Koeppen prägte dafür den Begriff der funktionellen Angina pectoris electrica, eine Bezeichnung, die nach unserem heutigen Verständnis unglücklich scheint, da wir unter einer Angina pectoris ein typisches Beschwerdebild verstehen mit einem meist belastungsabhängigen, vor allem retrosternal empfundenen Beklemmungs- und Druckgefühl, das sich bis zu krampfartigen Schmerzen steigern kann, die oft auch in den Hals und beide Arme, besonders den linken, ausstrahlen und häufig von Angst- und Vernichtungsgefühl sowie einem Schweißausbruch und Luftnot begleitet werden. Diese Beschwerden, die Ausdruck einer myokardialen Sauerstoffarmut und in der Mehrzahl der Fälle Folge einer koronaren Herzerkrankung sind, werden dagegen von durch einen elektrischen Unfall Geschädigten nach übereinstimmenden Angaben nur selten geklagt. Immerhin können die funktionellen Beschwerden im Einzelfall recht gravierend sein und zu einer erheblichen Beeinträchtigung der Lebensqualität führen. Es ist jedoch anzunehmen, daß sich derartig ausgeprägte Beschwerden nur bei Personen mit bestimmten Persönlichkeitsmerkmalen finden, so daß der Unfall nicht eigentlich als ursächlich anzusehen ist, sondern eher als auslösend oder verschlimmernd. Bei den meisten der Verunglückten kommt es nämlich zu keinerlei funktionellen Beschwerden, bzw. bilden diese sich fast ausnahmslos schnell zurück, in der Regel innerhalb weniger Tage oder Wochen.

4.3.3.6 Zusammenfassung

Es läßt sich also feststellen, daß eine elektrospezifische Herzschädigung, nämlich das Kammerflimmern, die gefährlichste, weil meistens tödliche Komplikation eines Elektrounfalles darstellt – unter Außerachtlassung der elektrothermischen Schäden. Darüber hinaus ist der akute Herzstillstand die häufigste Todesursache beim Elektrounfall. Im übrigen aber sind elektrospezifische Schäden am Herzen selten und in der Regel nur vorübergehender Natur; bleibende Veränderungen bilden die Ausnahme. Weiter läßt sich feststellen, daß es weder für einen Elektrounfall spezifische klinische Veränderungen gibt noch pathologisch-anatomische, was die Beurteilung und Zuordnung etwaiger pathologischer Befunde außerordentlich erschwert. Schließlich läßt sich aufgrund tierexperimenteller Untersuchungen, der Kenntnis der Elektrophysiologie und Elektropathologie sowie bei Kenntnis des natürlichen Krankheitsverlaufes feststellen, daß die Einwirkung eines elektrischen Stromes nicht zu entzündlichen oder degenerativen Veränderungen am Herzen und den Gefäßen führt, wie man sie bei Endo- und Myokarditiden, bei Herzfehlern und bei der koronaren Herzkrankheit findet, wenn solche Zusammenhänge von verschiedenen Untersuchern auch immer wieder vermutet worden sind. Es gibt auch weder theoretische noch experimentelle oder überzeugende klinische Hinweise für das Auftreten von Spätschäden am Herzen (Jenny 1945; Koeppen u. Panse 1955; LaJoie 1962). Vielmehr kommt es nur unmittelbar oder allenfalls innerhalb einer sehr kurzen Zeitspanne nach dem Unfall zum Auftreten von Schäden. Bleibende Veränderungen finden sich fast nur beim sehr seltenen Herzinfarkt sowie bei ebenfalls selten bestehenbleibenden Rhythmusstörungen, wie z. B. dem Vorhofflimmern, die zu einer Beeinträchtigung der kardialen Leistungsfähigkeit führen können.

Abschließend und einschränkend sei jedoch noch vermerkt, daß ein EKG allein eine sichere Aussage über mögliche Schäden am Herzen und deren Folgen nicht zuläßt. So kann die Herzleistung trotz gravierender EKG-Veränderungen absolut normal sein, auch unter körperlicher Belastung, wie man es z. B. bei Erregungsleitungsstörungen beobachten kann, insbesondere auch beim Links- oder Rechtsschenkelblock. Andererseits lassen sich trotz eines normalen EKG-Befundes, das zudem nur eine Augenblicksaufnahme darstellt, Schäden am Herzen, die eine Beeinträchtigung der Herzleistung bedingen, nicht ausschließen. Es muß daher gefordert werden, daß sich bei entsprechenden Beschwerden und der technischen Möglichkeit einer Herzschädigung, d. h. wenn das Herz im Stromweg lag und eine entsprechende Stromstärke und -dauer möglich waren, der EKG-Untersuchung auch immer eine Prüfung der Herzleistung anschließt. Dazu bietet uns die Klinik heute sowohl sehr gute nicht eingreifende Untersuchungsmöglichkeiten wie Röntgenuntersuchungen, Bestimmung der Kreislaufzeiten, Ultraschallkardiographie und Ergometrie als auch risikoarme invasive Untersuchungsmöglichkeiten wie Rechts- und Linksherzkatheter. Diese Untersuchungen sind nicht nur für den Verunglückten wichtig, da sich für ihn daraus möglicherweise therapeutische oder versorgungsrechtliche Konsequenzen ergeben können, sondern auch im Hinblick auf das Verständnis eines Elektrounfalles. Schließlich sei noch erwähnt, daß man bei lang anhaltenden Veränderungen, insbesondere wenn keine Tendenz zu einer Besserung besteht, immer auch an das Vorliegen einer unfallunabhängigen Herzschädigung denken und ggf. danach suchen sollte.

4.3.4 Einfluß des Stromes auf den Kreislauf und andere innere Organe

Die Arbeitsgruppe um Schaefer hat sich eingehend mit der Wirkung des elektrischen Stromes auf den Kreislauf befaßt (Gottstein u. Wilcke 1955; Guck et al. 1954; Oberdorf u. Wilcke 1954). Bei Untersuchungen an Hunden fanden sie im Stromstärkebereich I keine nennenswerten Veränderungen. Anders lagen die Verhältnisse im Stromstärkebereich II. Während des elektrischen Reizes kam es infolge einer tetanischen Kontraktion der erregten Muskulatur zu einem Anstieg des arteriellen Blutdruckes sowie zu einer Abnahme des arteriellen und einer Zunahme des venösen Stromvolumens. Nach Beendigung der Stromeinwirkung kehrten sich die Verhältnisse um. Der arterielle Blutdruck fiel erheblich unter den Ausgangswert ab. Dieser zweiten Phase schloß sich nach wenigen Sekunden eine dritte Phase an mit einer Rückkehr der Kreislaufparameter auf die Ausgangswerte innerhalb weniger als 1 min. Die Größen des initialen Blutdruckanstieges und des anschließenden Abfalles waren abhängig von der Reizdauer und dem Stromweg. Sie gingen parallel mit der gesamten jeweils erregten Muskulatur und waren bei Längsdurchströmung ausgeprägter als bei Querdurchströmung (Oberdorf u. Wilcke 1954). Es wurden Blutdruckanstiege bis systolisch 400 mmHg registriert (Guck et al. 1954).

Die Koronargefäße zeigten im wesentlichen den Blutdruckveränderungen passiv folgende Schwankungen ihrer Stromvolumina. Während des Blutdruckanstieges kam es außer bei Querdurchströmung immer zu einer Zunahme, während des Blutdruckabfalles zu einer Abnahme der Koronardurchblutung (Gottstein u. Wilcke 1955).

Entsprechende Untersuchungen beim Menschen liegen aus verständlichen Gründen nicht vor. Ähnliche Veränderungen sind aber anzunehmen. Die Bedeutung liegt in den Gefahren, die - vor allem bei vorgeschädigten Gefäßen - mit einer plötzlichen erheblichen Blutdrucksteigerung verbunden sind, wie Gefäßrupturen und Apoplexien. Andererseits kann der Blutdruckabfall eine schon vorbestehende zerebrale oder koronare Minderdurchblutung verstärken und Ursache entsprechender Ischämien werden. Hier liegt möglicherweise eine Erklärung für die häufig zu beobachtenden vorübergehenden Bewußtseinsstörungen (Schaefer 1958). Tierexperimentell ließen sich parallel zur verminderten Koronardurchblutung kurzfristig Herzrhythmusstörungen beobachten (Gottstein u. Wilcke 1955).

Obwohl von einzelnen Untersuchern bisweilen ein Bezug hergeleitet worden ist zwischen verschiedenen internen Erkrankungen einerseits und einem Elektrounfall andererseits - was gelegentlich zu umfassenden Gutachten und langwierigen Rechtsstreitigkeiten geführt hat -, fehlen hierfür sowohl theoretische Grundlagen als auch experimentelle und klinische Beweise. Koeppen (1955), der zu den Untersuchern mit der größten Erfahrung in bezug auf Stromunfälle gehörte, war der Auffassung, daß es zu keinen elektrospezifischen Schäden an inneren Organen kommt, abgesehen vom Herzen. Er konnte an vielen Einzelbeispielen Verunglückter, bei denen Schäden innerer Organe im Zusammenhang mit teilweise Jahre oder Jahrzehnte zurückliegenden Unfällen in ursächliche Verbindung gebracht worden waren, nachweisen, daß ein derartiger Zusammenhang oft schon aufgrund fehlender physikalischer Vorbedingungen ausgeschlossen war. Er wies in diesem Zusammenhang darauf hin, daß es nur allzu menschlich sei, alle möglichen Erkrankungen mit äußeren Ereignissen in Verbindung zu bringen. Darüber hinaus ist der Verletzte selbst, aber auch der behandelnde Arzt, aufgrund häufiger Unkenntnis der Elektrophysiologie und -pathologie über mögliche Schäden verunsichert, und der natürlichen Entstehung einer Erkrankung wird deshalb oft nicht genügend Aufmerksamkeit geschenkt.

Erwähnt sei nur kurz, daß es im Rahmen von Verbrennungen auch zu einer Reihe von Komplikationen an inneren Organen kommen kann, entweder durch direkte Hitzeeinwirkung oder als sekundäre Schäden. Thermische Schäden an Organen im Inneren der Leibeshöhlen sind allerdings sehr selten (Custer 1959; Kirchmer et al. 1977), da es dazu außerordentlich großer Stromstärken und langer Stromflußzeiten bedarf (Schaefer 1961) (Kap. 1.3.4), weil Widerstand und Stromdichte hier relativ gering sind. Als bedeutende und wichtige sekundäre Schäden an inneren Organen infolge von Verbrennungen seien insbesondere Nierenschäden genannt, aber auch Infekte, Endokarditiden, Pneumonien, Thrombosen, Embolien, Streßulzera sowie Elektrolytstörungen mit schwersten Herzrhythmusstörungen. Da den elektrothermischen Schäden jedoch ein eigener Beitrag gewidmet ist, soll in diesem Rahmen darauf nicht weiter eingegangen werden.

4.3.5 Schlußbetrachtung

Abschließend seien noch einige Schlußfolgerungen aus dem Beschriebenen gezogen. Um die Auswirkungen eines elektrischen Unfalles auf die inneren Organe möglichst exakt und genau zu erfassen, ist besonders im Interesse des Verunglückten eine möglichst frühzeitige eingehende internistische Untersuchung, insbesondere eine Untersuchung des Herzens einschließlich EKG und anderer Funktionsanalysen, erforderlich. Bei krankhaften Befunden sollten diese Untersuchungen auf jeden Fall kurzfristig wiederholt werden, da sich bei Fehlen von Untersuchungsergebnissen in angemessenem Zeitraum vor dem Unfall am ehesten aus kurzfristigen Veränderungen nach dem Unfall Schlüsse auf die Auswirkungen des elektrischen Stromes im Einzelfall ziehen lassen. Zur besseren Analyse etwaiger Veränderungen wäre es darüber hinaus wünschenswert, wenn der untersuchende Arzt möglichst eingehende technische Angaben über den Unfallhergang hat, insbesondere über Stromweg, Stromdauer und Stromstärke. Da diese, wie ausgeführt, wesentliche Einflüsse auf den Ausgang eines elektrischen Unfalles haben, kann ihre Kenntnis damit auch wesentlich zur Erkennung und Beurteilung der Auswirkungen eines elektrischen Unfalles beitragen. So wird man z. B. selbst bei schwersten EKG-Veränderungen diese bei einem Unfall des Stromstärkebereiches I nicht mit dem Unfall in Verbindung bringen können und den Patienten daher weiteren eingehenden Untersuchungen zuführen müssen, um die Ursache dieses unfallunabhängigen Schadens diagnostizieren und entsprechend behandeln zu können.

4.4 Neurologische Probleme des Elektrounfalls*

4.4.1 Klassifizierung möglicher neurologischer Unfallfolgen

Der elektrische Unfall wird in zahlreichen Veröffentlichungen für eine Fülle von neurologischen Symptomen verantwortlich gemacht. Eine kritische Sicherung der Literatur existiert leider nur aus älterer Zeit (Koeppen 1955; Kruse 1969; Panse 1955). Bei der großen Bedeutung des Problems gerade für die Unfallversicherung wird deshalb dieses Kapitel relativ ausführlich dargestellt.

Die Unfallfolgen lassen sich auf verschiedene Weise klassifizieren. Wir mögen akute Folgen von Spätschäden unterscheiden. Beide können sofort nach dem Unfall einsetzen, was nach Abschn. 4.2 die Zusammenhangsfrage in der Regel unproblematisch macht. Doch können sich Krankheitserscheinungen erst einige Zeit nach dem Unfall entwickeln, die dann gerne auf den Unfall als Ursache bezogen werden. Hier ist die Zusammenhangsfrage in der Regel problematisch.

Die Unfallfolgen können teils unmittelbare Folge der Durchströmung sein, wobei wieder spezifisch elektrische Folgen („information engineering" nach Abschn. 1.3) von thermischen Folgen unterschieden werden sollten. Bei einer großen Zahl von Unfällen aber ist der Schaden die sekundäre Folge der Durchströmung: Stürze, Folgen der Muskelverkrampfung und dgl. zeitigen neurologische Symptome. Stammler fand z.B. in einer Auswertung von 70 neurologisch relevanten Unfallakten in 18 Fällen (26%) ein Hirntrauma als wahrscheinliche Ursache der Bewußtlosigkeit. Leider gibt es keine genaueren Angaben über diese Verhältnisse.

Die Phänomene neurologischer Unfallfolgen lassen sich wie folgt klassifizieren: einer kleinen Zahl objektiver, insbesondere histologischer Befunde steht eine bunte Vielfalt subjektiver Sensationen gegenüber, welche im Anschluß an Elektrounfälle dokumentiert sind (Posner 1973). Es finden sich ferner wenige funktionelle Befunde, insbesondere progredienter Art mit jahrelangem Verlauf, deren morphologisches Substrat nur in wenigen Fällen hat ermittelt werden können, sowie eine Vielfalt psychisch indizierter Erscheinungen. Alle Klassifikationen greifen ineinander, so daß wir im folgenden primär akute von chronischen Verläufen unterscheiden wollen.

4.4.2 Modelle möglicher Unfallfolgen

Die neurologischen Unfallfolgen sind deshalb oft so schwierig zu beurteilen, weil subjektive Symptome nicht nur schwer objektivierbar, sondern auch schwer kausal interpretierbar sind, die objektiven Symptome aber sich offenbar häufig langsam, progredient entwickeln, wodurch der Zusammenhang mit dem Unfall problematisch wird. In dieser Situation wären pathogenetische Modellvorstellungen von größtem Wert.

Für traumatische Unfallfolgen bedarf es solcher Modelle ebensowenig wie für thermische Schädigungen, die durch Verbrennungen offen dokumentiert sind. Wie aber in Abschn. 1.3 schon dargelegt wurde, sind thermische Wirkungen im Grenz-

---

* Wir danken Herrn Prof. Dr. A. Stammler für liebenswürdige Beratung und Kritik des Textes

bereich schwer zu belegen. *Tierversuche* helfen z.T. weiter und zeigen z. B. starke Gefäßspasmen unter Stromeinwirkung (Panse 1955, S 209), die uns bereits als koronare Spasmen begegneten (Abschn. 5.4.8). Es ist aber unbekannt, wie weit diese Spasmen sich unter realen Unfallbedingungen im Gehirn entwickeln können. Wenn das Gehirn im direkten Stromkreis, eine Elektrode also am Kopf liegt, sind solche Gefäßspasmen wahrscheinlich und mögen sekundäre, hypovolämische Folgen auslösen. Blutungen bei direkter Durchströmung sind beim Hund beschrieben (Heidrich et al. 1976). Bei Katzen ließ sich ein Hydrozephalus auslösen (Heidrich 1976). Auch ein Stromweg von Vorderpfote zu Vorderpfote und sogar Vorderpfote zu Hinterpfote läßt im Gehirn bei 300 V Spannung bis zu 6 V Spannung durch Stromschleifen entstehen, wodurch Gefäßkrämpfe und Blutungen bedingt sein könnten (Küstner 1975). Eine atrophische Spinalparalyse ließ sich bei der Katze auslösen (Komar u. Komar 1966). Atmung und Blutdruck ändern sich stark bei Durchströmung des Gehirns; die Folgen sind Atemkrämpfe oder Atemstillstand und Blutdruckanstieg mit Herzstillstand oder doch Bradykardie (Koeppen 1953).

Modelle möglicher Schädigungen sind aber auch aus den bekannten Durchströmungsfolgen abzuleiten. Die kardialen Störungen können den Blutdruck senken und damit Bewußtlosigkeit auslösen, die häufig eintritt (s. S. 93). Andererseits kann bei fortschlagendem Herzen durch Muskelkrämpfe der Blutdruck stark ansteigen (Abschn. 4.2.3), was z.B. Gefäßrupturen durchaus möglich macht, wenngleich solche bislang nicht beschrieben sind. Da die Blutgefäße eine hohe Leitfähigkeit für den Strom aufweisen (Abschn. 1.3), sind thermische Wirkungen in ihnen leicht möglich. Sie führen offenbar zu perivaskulären Blutungen neben einer direkten Schädigung, die histologisch in wenigen Fällen sicher nachgewiesen ist (Farrell u. Starr 1968; Gerhard u. Spancken 1972; Panse 1955). Die Markscheiden der Nerven blähen sich auf, oft bis ins Rückenmark hinein (Ectors 1957), offenbar durch die Joulesche Stromwärme.

Endlich sind vielfach Gerinnungen in arteriellen Gefäßen als Folge einer Durchströmung beschrieben worden (Sawyer et al. 1960; Fouchard et al. 1979; Hunt et al. 1974), die durch elektrische Strömungen an der Intima entstehen mögen (Frost et al. 1968), obgleich die Modellversuche sich quantitativ selten auf den Ernstfall übertragen lassen (Gleichstrom, zu hohe Stromstärken im Experiment). Doch würden Gefäßverschlüsse solcher Gefäße, die im Stromkreis liegen, neurologische Schäden verursachen können.

Ein besonders eindrucksvolles Modell elektrischer Wirkung auf das Nervensystem gibt der Unfall durch *Blitz* (Kruse 1969; Panse 1955). So wurden Lähmungen, Parkinson-Krankheit und Muskelatrophien beobachtet (Richards 1973; Schmeiser 1965; Sharma u. Smith 1978), die sich meist mit einer Latenz von Tagen entwickelten. Der Zusammenhang ist offenbar: sowohl der Blitzunfall als auch die rasch einsetzende Lähmung sind so seltene Ereignisse, daß die Koinzidenz auch bei einer Latenz von Tagen überzeugt, wenn auch solche Spätschäden sich keinesfalls immer finden (Müller et al. 1978).

4.4.3 Akute neurologische Symptome in Einzelfallbeschreibungen

Bei den zunächst zu beschreibenden akuten Folgen des Elektrounfalls ist die Zusammenhangsfrage durch den unmittelbaren zeitlichen Zusammenhang unproblematisch. Die Phänomene sind leicht aufzählbar, ihre Häufigkeit freilich nur den wenigen standardisierten Dokumentationen zu entnehmen.

Es findet sich unter den Symptomen des Elektrounfalls als markantestes und häufigstes Merkmal die *Bewußtlosigkeit,* deren Vorhandensein durch den typischen Verlauf (vorübergehende Reaktionslosigkeit, die in normales Wachsein übergeht) objektiv zweifelsfrei feststellbar ist, vom Verletzten aber auch subjektiv im Vorgang des Wiedererwachens aus der Bewußtlosigkeit erlebt wird und anamnestisch richtig dokumentiert werden kann.

Von typischen subjektiven Symptomen finden sich Schmerz, Gefühl der Lähmung und Kraftlosigkeit, Kopfschmerz und Schwindel. Eine retrograde Amnesie ist offenbar selten (Panse 1955, S 223). Ferner sind Angst, Übelkeit, Reizbarkeit und Konzentrationsmangel dokumentiert (Posner 1973). Alle diese Symptome setzen in der Regel sofort nach dem Unfall ein.

Objektive Befunde sind weit spärlicher: Blutungen (Koeppen 1953, S 134), Gefäßkrämpfe, Anstieg des Liquordrucks, Hirnödem, das sich auch ohne direkte Durchströmung des Kopfes ausbildet (Panse 1955, S 239) und die schon beschriebenen (s. S. 119) Befunde von Nerven- und Gangliendegeneration (Ectors 1975; Löwenstein u. Meindel 1932; Gerhard u. Spanchen 1972). Gefäß- und Nervenschädigungen sind offenbar die Ursache der funktionellen Störungen, die noch beschrieben werden (s. S. 122).

Die Befunde bei der *Sektion* sind spärlich in der Literatur dokumentiert. Sie sind wohl vorwiegend die Folge des plötzlichen Kreislaufstillstandes, wenn sie nicht thermische Effekte sind: Blutfülle der Venen, Blutaustritte in der Wand des III. Ventrikels und am Boden des IV. Ventrikels (Koeppen 1953, S 128).

Die funktionellen Schäden nach Elektrounfall sind im wesentlichen Lähmungen, die sich zwar im Anschluß an den Unfall entwickeln, aber oft sehr langsam fortschreiten und enge Beziehungen zu den mit Latenz entstehenden Symptomen haben. Wir wollen diese Lähmungen daher später abhandeln (Abschn. 4.4.6).

4.4.4 Häufigkeit der Befunde

Wie schon gesagt, lassen sich die relativen Häufigkeiten akuter Unfallfolgen aus der fast ausschließlich aus Kasuistik bestehenden Literatur nicht entnehmen. Standardisierte Dokumentationen sind nur im Kölner Institut der BG angelegt worden. Deren Ergebnisse lassen sich wie folgt resümieren:

In einer nachträglichen Durchmusterung der Akten von 9934 Unfällen ließen sich die neurologischen Symptome dokumentieren. Soweit auf die Fragen eines standardisierten Fragebogens (der sofort oder doch wenige Tage nach dem Unfall vom Durchgangsarzt auszufüllen war) korrekte Antworten gegeben wurden, sind diese Angaben zuverlässig. Danach wurden dokumentiert (Posner):

a) Kribbeln, taubes Gefühl, Lähmungserscheinungen   in 3,6% aller Fälle
b) Krampfgefühl   in 3,6% aller Fälle
c) Schmerzen   in 6,6% aller Fälle
Kombinationen von a, b oder c   in 1,6% aller Fälle

d) Kopfschmerzen   in 5,2% aller Fälle
e) Schwindel   in 5,6% aller Fälle
f) Nervosität, Reizbarkeit   in 5,5% aller Fälle
   oder Konzentrationsmangel
g) Angstgefühl, Angst vor   in 2,5% aller Fälle
   Strom

Alle Symptome begannen überwiegend sofort, waren in der Mehrzahl der Fälle als „mäßig stark" klassifiziert (Schmerzen machten mit 26% der Angabe „stark" eine Ausnahme), nahmen durchwegs rasch ab und dauerten offenbar meist nicht mehr als 6 h an, wobei freilich diese Dauer nur in einem kleinen Teil der Fälle dokumentiert war. Eine Altersabhängigkeit dieser Symptome war nicht deutlich. Die Häufigkeit und Schwere der Symptome zeigte auch keine nennenswerte Abhängigkeit von der Wechselspannung: sie war bei Unfällen mit Hoch- und Niederspannung ziemlich gleichartig. Starke Beschwerden durch Schmerz, Kribbeln, Krampfgefühl war bei Hochspannungsunfällen mit 5,7% aller Fälle etwas häufiger als bei Niederspannung (3,4%). Selbst bei Gleichstromunfällen ergeben sich keine erheblichen Abweichungen. Die Beschwerdeprofile sind also offenbar wenig von den objektiven Tatbeständen beeinflußt. Selbst die Unvollständigkeit der Dokumentation kann diese Annahme schwerlich entkräften.

Eine Auswertung der Akten von 70 Fällen, die nur nach Vorhandensein von neurologischen Störungen ausgerichtet waren, durch Stammler (1974) ergab, daß Bewußtlosigkeit in 77% der Fälle eingetreten war, in ⅔ dieser Fälle aber weniger als 5 min angehalten hatte. Es ließ sich aus den Akten die Vermutung rekonstruieren, daß nur 37 der 55 Fälle von Bewußtlosigkeit der Stromeinwirkung zuzurechnen waren; der Rest ließ sich durch Hirntraumen erklären, die einer sekundären Einwirkung (z. B. Sturz) anzulasten waren. Eine Hypoxie, indiziert durch Zyanose oder Folge von Atemstillstand, Schock und Blutdruckabfall, war in 20 der 55 Fälle die wahrscheinliche Ursache der Bewußtlosigkeit. Nur bei ¼ aller ausgewerteten Unfälle lag möglicherweise eine direkte Stromeinwirkung auf das Gehirn vor. Nur 4mal ließ sich, durch einen hirnorganischen Krampfanfall oder Zungenbiß, eine zentrale Beteiligung sichern. Fand sich ein normales EKG am Unfalltag, so betrug die Dauer der Bewußtlosigkeit nur Sekunden oder höchstens wenige Minuten. Unter den 70 Fällen fand sich nur 3mal eine Schädigung des Rückenmarks, zweimal durch Sturz, einmal durch Blitzschlag. Periphere Nerven waren nur 3mal durch Verbrennungen geschädigt, 2mal trat eine passagere Lähmung ein. Bleibende Schäden fanden sich nur in 10% der Fälle.

Daß schwere neurologische Symptome nach Elektrounfall selten sind, ergab auch die dritte Dokumentation, die quantitativ äußerst verläßliche prospektive Studie (Abschn. 4.2.5), deren neurologischer Teil ebenfalls von Stammler (1974) geleitet wurde. Nur in 11% fanden sich bei den Untersuchten nach dem Unfall Bewußtseinsstörungen, in 2% ein hirnorganischer Anfall sofort beim Unfall, bei 3,9% periphere Lähmungen (Plexus, Einzelnerv). Häufiger finden sich die allgemeinen Symptome: in 20% vorübergehender Schwindel, in 12% Kopfschmerz, in 4,4% eine Antriebsstörung und in 7% eine „Affektstörung". Die Lähmungen hatten sich alle nach 3 Jahren wieder zurückgebildet, die Antriebs- und Affektstörungen dagegen nicht; sie waren vermutlich unfallunabhängig.

4.4.5 Versuch einer Erklärung der akuten Befunde

Die Ursachen der beschriebenen akuten Befunde sind vermutlich z. T. die direkte Stromwirkung (thermisch, vielleicht auch elektrisch), z. T. sind es indirekte Folgen mechanischer Insulte durch Stürze, oder Folgen der bekannten Reaktionen des Kreislaufs, insbesondere des Herzens (Abschn. 4.4.2). Da das Herz vermutlich schon bei Stromstärken von weit weniger als 50 mA in seiner Rhythmik verändert wird, müssen kardiale, flüchtige Effekte schon bei relativ kleinen Stromstärken merklich sein und jedenfalls bei Unfällen mit den üblichen Gebrauchsspannungen (110 und 220 V) fast immer auftreten. Arrhythmien, Extrasystolen mit kompensatorischen Pausen und Gefäßspasmen werden zu Bewußtlosigkeit, mindestens zu Schwindel und Herzsensationen führen, die auch als Schmerz oder Schwäche empfunden werden können. Solche Wirkungen entstehen also durch Einwirkung auf das Herz.

Der Kopf liegt relativ selten im Stromkreis, in ca. 2% aller Durchströmungsunfälle mit Niederspannung (Daten von Kieback 1979, persönliche Mitteilung).

Die zentralnervösen Symptome müßten also durch „Fernwirkung" entstanden sein. Nun weist Heidrich (1976) in Tierversuchen nach, daß auch eine Durchströmung von Pfote zu Pfote zu nennenswerten Spannungen im Gehirn führt: bis zu 3% der angelegten Spannung liegt intrazerebral durch Stromschleifen an. Das wird für Gefäßspasmen gerade ausreichen, wie Heidrich beobachtete. Ob sich aber Hirnödeme, Liquordrucksteigerungen, subarachnoidale Blutungen durch so relativ schwache Stromschleifen erklären lassen, muß dahingestellt bleiben. Ein befriedigendes Modell für eine solche Fernwirkung existiert nicht.

4.4.6 Schädigungen des Rückenmarks

Mit zu den problematischsten Folgen elektrischer Durchströmungen gehören Schädigungen des Rückenmarks, welche sich manchmal zwar mit sehr kurzer Latenz nach dem Unfall zu entwickeln beginnen, aber oft eine sich über Monate oder Jahre erstreckende Progredienz zeigen und zu schweren Lähmungserscheinungen führen. Solche Zustände sind schon von Panse (1930), von Löwenstein u. Mendel (1932) beschrieben worden. Die Problematik läßt sich dahin präzisieren, daß durch die Latenz zwischen Unfall und Symptomentwicklung der Zusammenhang mit dem Unfall strittig wird.

Die Häufigkeit solcher spinalen Symptome, die als Folge eines Elektrounfalls (zu recht oder nicht) angesehen werden, ist klein: unter 110 Fällen sind es 5 nach Kawamura (1921), unter 111 nur 2 nach Levine et al. (1975). Die Seltenheit läßt an zufälliges Zusammentreffen denken, da Rückenmarksleiden an sich nicht allzu selten sind. Nach Scheid (1968) werden von 100000 Menschen immerhin drei bis vier in ihrem Leben von einer amyotrophischen Lateralsklerose oder einer spinalen Muskelatrophie befallen.

Die beschriebenen *Phänomene* lassen sich nach Panse (1955) in Immediatlähmungen und spinalatrophische Folgezustände trennen, wobei erstere kaum kontrovers sein können, wegen der auffälligen zeitlichen Koinzidenz. Sie bestehen in flüchtigen Lähmungen oder Sensibilitätsausfällen, die bei Elektrounfällen weniger eindrucksvoll sind als nach Blitzschlag. Auch vasomotorische Phänomene, bis hin zum „elektrischen Ödem", werden beschrieben (Panse 1955). Nach Kruse (1969), der die Literatur kritisch referiert hat, sind beim Stromdurchgang Hand-Hand die Schäden im Bereich der Rückenmarkssegmente C_4–D_2 anzutreffen, greifen aber bei Stromfluß Hand-Fuß auch auf lumbale und sakrale Elemente über (Panse 1955, S 273).

Die sich langsam entwickelnden spinalatrophischen Symptome bilden sich allmählich voll aus, es werden Latenzen von Jahren beschrieben, in denen sie sich voll entwickeln (Baxter 1970; Silversides 1964). Alle Autoren berichten aber von dem über Monate sich erstreckenden Verlauf (Heidrich 1960, 1976; Levine et al. 1975; Löwenstein u. Mendel 1932, Panse 1955). Die Zusammenhangsfrage tritt also in ihrer vollen Schärfe hervor (Abschn. 4.2.2).

Zum *Zusammenhang* von Unfall und spinalen Schäden lassen sich nun folgende Argumente anführen:

a) Es werden zwar nicht häufig, aber auch nicht gerade selten derartige Fälle berichtet. Eine sicher nicht vollständige Durchsicht der Literatur ergibt bei Koeppen 10 nicht immer eindrucksvolle Fälle, bei Panse 40 eigene und fremde Fälle und 40 Fälle neueren Datums, die uns aus der Literatur bekannt geworden sind. In Jahrzehnten sind also unter vermutlich mehreren 100000 Elektrounfällen in den Nationen, aus denen die Berichte stammen, ca. 100 Fälle aufgetaucht, d. h. es herrscht eine Morbiditätsziffer der Exposition von sicher weniger als 1‰. Diese Häufigkeit spricht, wenn überhaupt, so nur für einen Zusammenhang, der eine Erkrankungsdisposition voraussetzt.

b) Die Verläufe sind aber in der Mehrzahl der Fälle so dokumentiert, daß ein Prodromalstadium von zweifelsfrei bereits abnormen Symptomen sich in Tagen, Wochen oder Monaten zum vollen Krankheitsbild entwickelt. Die zeitliche Koinzidenz von Unfall und ersten Symptomen ist unleugbar.

c) Es sind wenige, aber sehr eindrucksvolle analoge Symptome nach Blitzunfall beschrieben (hierzu Kruse 1969), mit enger zeitlicher Koinzidenz.

d) Die Verläufe, bei denen zwischen Unfall und Symptomentstehung eine Latenz von Tagen oder Wochen lag, gleichen im weiteren Verlauf denjenigen, bei denen Prodromalerscheinungen sofort nach dem Unfall einsetzten.

e) Hoehl (zit. bei Panse 1955, S 306) beschrieb eine spastische Parese bei einem 6jährigen Kind nach Elektrounfall, während eine „spontane" Erkrankung dieser Art in diesem Alter äußerst selten vorkommt (Kruse 1969).

f) Die aus einer Kasuistik dieser Art zu ziehende Schlußfolgerung auf einen Zusammenhang mit dem Elektrounfall wäre schlecht gesichert, wenn nur die Kasuistik betrachtet würde. Ein an sich seltenes Unfallereignis trifft nun aber mit einer ebenfalls seltenen Erkrankung in einer Zahl von Fällen zusammen, die bei der Seltenheit beider Ereignisse dadurch den Zusammenhang überhaupt erst diskutabel macht. Die Abneigung des klinischen Neurologen, Zusammenhänge dieser Art anzuerkennen, ist bei der Seltenheit der Ereignisse verständlich. Stammler betont bei der Durchsicht dieses Manuskriptes, daß er in 30 Jahren bei fast 100000 stationären Patienten nicht einen einzigen sah, der in die hier beschriebene Unfallsymptomatik einzugliedern wäre, obgleich er andererseits in dieser Zeit fast 500 spinalatrophische Prozesse betreut hatte. Auch unter den ca. 10000 Fällen der BG, die von Posner ausgewertet wurden, fand sich kein einziger Fall solcher spinalatrophischer Erkrankungen.

Die Annahme des Zusammenhangs wäre einleuchtender, wenn es ein *Modell* der elektrischen Einwirkung auf das Nervensystem und die es versorgenden Gefäße gäbe. Solche Modelle fehlen aber, mit Ausnahme der keinesfalls strikt anwendbaren Angabe, daß die elektrischen Ladungsverschiebungen an der Intima Thrombenbildungen auslösen (s. Abschn. 4.4.2). Das langsame Wachstum solcher Veränderungen, die der elektrische Strom nur einleitet, könnte die langen Latenzen verursachen. Andererseits setzt die Seltenheit der Abläufe eine gewisse Disposition voraus, die Peters (1954) auch für andere Noxen mit ähnlicher Wirkung annimmt. Auffällig mag in diesem Zusammenhang auch die Tatsache sein, daß nach Le Loc'h et al. (1973) neurologische Erkrankungen als Berentungsursache beim Personal der französischen Elektrizitätswerke an zweiter Stelle stehen, und die multiple Sklerose nach Untersuchungen von Blohmke eine weit überzufällige Häufigkeit als Ursache der Erwerbsunfähigkeit bei deutschen männlichen Arbeitern der Elektrobranche und bei Elektroapparatebauern aufweist (Schaefer u. Blohmke 1978, S 230).

Da die Ursache der chronisch-degenerativen Erkrankungen des Rückenmarks völlig unbekannt ist, läßt sich die Argumentation über den möglichen Zusammenhang mit dem Elektrounfall durch bessere Hypothesen auch nicht ersetzen. Es sollte demnach ein Zusammenhang mit dem Unfall erst dann als „wahrscheinlich" gelten, wenn Prodromalsymptome sich bald nach dem Unfall entwickelt haben und ihr Bestehen schon vor dem Unfall unwahrscheinlich oder ausgeschlossen ist.

4.4.7 Andere neuropsychiatrische Folgen

Daß Elektrounfälle auch andere als die schon beschriebenen Folgen haben können, überrascht nicht angesichts der Häufigkeit seelischer Symptome als Folge von Unfällen überhaupt. Der elektrische Strom ist mit Sinnesorganen auf Entfernung nicht wahrnehmbar. Das erzeugt eine verständliche Angst vor der Berührung, deren Folge u. a. die von Koeppen (1953, S 48) so bezeichnete „funktionelle Angina pectoris electrica" sein kann, also Herzschmerzen, die durch emotionale Vorgänge ausgelöst werden. Das Spektrum der seelischen und der sog. „neurovegetativen" Störungen ist ziemlich breit (Kostka 1958); es ist durch das Fehlen meßbarer Abnormitäten gekennzeichnet sowie durch eine Änderung der „Lebensgrundstimmung", die sicherlich nicht nur für den Elektrounfall typisch ist. Wir verweisen auf Kap. 7 und auf die Behandlung dieser Probleme in der psychosomatischen Literatur.

4.5 Thermische Wirkungen und ihre Folgen

4.5.1 Physikalische Gesichtspunkte

Beim Elektrounfall kommt es nach einer Statistik des Jahres 1971 in 65% der Fälle zu Verbrennungen 1. bis 3. Grades (Elektrische Unfälle 1971), wobei 3,1% dieser Unfälle tödlich verlaufen; d. h. in absoluten Zahlen, daß von ca. 11 000 Stromverletzungen über 7100mal Verbrennungen der verschiedensten Schweregrade einschließlich von Strommarken beobachtet wurden. Strommarken werden oft, aber keinesfalls immer beobachtet, wenn der Stromdurchgang kurzzeitig war und sonstige Verbrennungen nicht vorliegen.

Die Schwere der Schädigungen durch thermische Wirkungen ist ganz allgemein von zwei Faktoren abhängig:

1) entstandene Temperatur am betroffenen Organ oder Gewebe,
2) Dauer der Temperatureinwirkung.

Weiter müssen wir beim Elektrounfall unterscheiden zwischen einem direkten Kontakt mit einer elektrischen Leitung und Stromdurchfluß (Joulesche Wärme) und dem Überspringen eines Lichtbogens bei sehr hohen Spannungen (Tabelle 4.5). Beide Arten der Einwirkung sind in etwa der gleichen Größenordnung am Unfallgeschehen beteiligt. Allerdings ist bei der Durchströmung der tödliche Ausgang mit 6,0% erheblich höher als bei der Lichtbogeneinwirkung mit nur 0,8%. Treffen beide Einwirkungen zusammen, so liegt der tödliche Ausgang bei 14%. Bei Hochspannungsleitungen kann es bei dichter Annäherung ohne Berührung durch Überschlag zu einem Stromübergang kommen, der immer unter Lichtbogenbildung stattfindet. Die Schlagweite ist von der Spannung abhängig (Alvensleben, zit. nach Koeppen u. Panse 1955).

Tabelle 4.5. Überschlagentfernung bei Hochspannungsleitungen

Spannung (V)	Überschlagweite (mm)
5.000	1
20.000	6
40.000	13
100.000	35

Im Lichtbogenkern ergeben sich Temperaturen von 4000–10000 °K. Es kommt stets zu Verbrennungen. Aus einer neueren Statistik (Kieback 1978) ist aber zu entnehmen, daß auch bei Niederspannungsunfällen bei über mehr als 70% der Fälle Kurzschlüsse mit Lichtbogeneinwirkung auf den Verursacher entstehen. Dabei kommt es zu Verbrennungen 1. und 2. Grades, vorwiegend an Händen (50%) und im Gesicht (40%). Beim Stromdurchfluß ist der Stromweg entscheidend für die Folgen auf den Organismus. Dabei ist nach einer Erfassung von 4653 Fällen in über 67% der Fälle eine Querdurchströmung erfolgt, die eine geringere Letalitätsrate aufweist (3,9%) als die Längsdurchströmung (13,3%) (Elektrische Unfälle 1971).

Die entstehende Wärme bei Stromdurchfluß ist entsprechend dem Ohmschen Gesetz von der Stromstärke und dem Widerstand abhängig; die Wärmemenge (Joulesche Wärme) dazu noch von der Zeit

$$W = I^2 \cdot R \cdot Z$$

(W = Wärmemenge; I = Strom; R = Widerstand; Z = Zeit).

Man erkennt, daß auch bei geringer Stromstärke und langer Einwirkungsdauer erhebliche Wärmemengen entstehen können.

Beim Lichtbogen handelt es sich, wie gesagt, um sehr hohe Temperaturen, die allerdings nur kurzfristig (Sekundenbruchteile) einwirken, aber fast immer zu Verbrennungen führen.

Beim Blitz haben wir es mit sehr hohen Stromstärken zu tun, der aber durch seine kurze Einwirkung entsprechend geringere Wärme erzeugt; immerhin kommt es bei 26% der Fälle zu Verbrennungen (Sasse u. Fäth 1976); ein typisches Beispiel für den Einfluß des Widerstandes auf die erzeugte Wärmemenge ist das unterschiedliche Verhalten von Haut und Muskulatur, da die erstere je nach Beschaffenheit einen Widerstand bis zu 100 000 Ω/cm^2 haben kann, die Muskulatur dagegen nur bis zu 500 Ω/cm^2 und 1 cm Schichtdicke (Abschn. 1.3).

Die Wärmeübertragung geschieht in allen Fällen durch Wärmeleitung, diese ist durch die Wärmeleitzahl λ, einer Stoffkonstanten, gegeben (Tabelle 4.6). Die Wärmemenge, welche eine beliebige Substanz mit der Masse m um 1°K erwärmt, nennen wir deren Wärmekapazität ($J \cdot K^{-1}$).

Tabelle 4.6. Physikalische Daten (1 J = 0,24 cal)

Organ	Spezifische Wärmekapazität ($J \cdot kg^{-1} \cdot K^{-1}$)	Wärmeleitzahl λ ($J \cdot m^{-1} \cdot s^{-1} \cdot K^{-1}$)	
Haut (schwach durchblutet)	$3{,}59 \cdot 10^3$ [a]	$0{,}334$ [b]	
Haut (stark durchblutet)	$3{,}22 \cdot 10^3$ [a]	$1{,}463$ [b]	
Muskel (normal durchblutet)	$3{,}76 \cdot 10^3$ [a]	$0{,}531$ [b]	
Muskel (nicht durchblutet)		$0{,}460$ [b]	
Wasser	$4{,}18 \cdot 10^3$ [c]	$0{,}598$ (20° C) [c]	293 °K
Luft	$0{,}274 \cdot 10^3$ [c]	$0{,}026$ (20° C) [c]	293 °K

[a] Werte vom Schwein, umgerechnet nach Henriques u. Moritz (1947)
[b] Umgerechnet nach Precht et al. (1955)
[c] Werte nach Hütte (1967)

Die Wärmekapazität ist stoffabhängig und durch die spezifische Wärme C gegeben ($J \cdot kg^{-1} \cdot K^{-1}$) = spezifische Wärmekapazität.

Wasser besitzt die höchste spezifische Wärme, die wir kennen und damit auch eine hohe Wärmekapazität; da der menschliche Organismus über 70% aus Wasser besteht, sind theoretisch große Wärmemengen erforderlich um Temperaturänderungen zu bewirken.

Andererseits besitzt das Körperwasser durch gelöste Elektrolyte eine Molarität von ca. 0,33 und stellt für den elektrischen Strom einen guten Leiter dar; als physiologischer Schutz ist die trockene Haut anzusehen, die, wie schon erwähnt, einen verhältnismäßig hohen Widerstand aufweist. Wenn dieser aber von einen Strom durchbrochen wird, wird es an dieser Stelle zu einer sehr hohen Wärmeentwicklung kommen, es entstehen die Strommarken oder aber auch – je nach Richtung des Stromeintritts in den Körper – großflächige Verbrennungen. Da die Verteilung des Körperwassers sehr unterschiedlich ist, wird die einwirkende Wärmemenge je nach Organ und Gewebeart sehr verschiedene Wirkungen bzw. Schäden verursachen; die geringfügigen Veränderungen der Oberflächenbeschaffenheit der Haut täuschen bei Verbrennungen durch den elektrischen Strom oft über erhebliche Schäden in tieferen Gewebsschichten hinweg.

Die Verbrennungsfolgen in einem Organismus sind von der verursachenden Wärmequelle weitgehend unabhängig. So konnten wir in ausgedehnten Tierversuchen zeigen, daß nach Lichtbogeneinwirkung im Vergleich zu einer Kontaktverbrennung (heißer Metallstempel) nur im zeitlichen Ablauf der Wundheilung Unterschiede bestehen, die auf verschiedene Temperaturen zurückzuführen sind (Engelhardt u. Struck 1974). Aus klinischer Sicht war diese Meinung schon vorher vertreten worden (Allgöwer u. Siegrist 1957).

Wir werden uns daher im folgenden im wesentlichen auf die Erkenntnisse stützen, die uns von der allgemeinen Verbrennung bekannt sind, und nur dort Abweichungen besonders erwähnen, die durch die Wärmequelle bedingt sind.

4.5.2 Lokale Einflüsse

Je nach der Schwere der Verbrennung unterscheiden wir zwischen 1., 2. und 3. Grad.

Beim 1. Grad beobachten wir eine Rötung der Haut; der 2. Grad ist durch Blasenbildung und partielle Zerstörung der Haut gekennzeichnet, und beim 3. Grad schließlich sehen wir eine totale Zerstörung aller epithelialen Hautanteile.

Verbrennungen 1. Grades entstehen bei Aufnahme von
$2,5 \text{ cal/cm}^2 = 10 \text{ J/cm}^2$; $(1 \text{ cal} = 4,184 \text{ J})$.

Verbrennungen 2. Grades entstehen bei Aufnahme von
$5 \text{ cal/cm}^2 = 20 \text{ J/cm}^2$.

Verbrennungen 3. Grades entstehen bei Aufnahme von
$8 \text{ cal/cm}^2 = 33 \text{ J/cm}^2$.

Welche Temperaturen sind nun gewebeschädlich und welches sind ihre lokalen Einflüsse? Entscheidend ist dabei nicht die Temperatur der Wärmequelle, sondern die im Gewebe selbst entstehende Temperatur. Hier kommt es bei Temperaturen über 50° C zu irreversiblen Schäden, die bei höheren Temperaturen über eine vollständige Zerstörung bis zur Verkohlung der organischen Substanz führen.

Bei Eintritt dieses vollständigen Gewebeverlustes kommt es aber auch in der Umgebung zu Funktionseinbußen, die bei geringeren Temperaturen direkt in den betroffenen Bezirken beobachtet werden. Die Störungen beziehen sich vor allem auf die Blut- und Lymphzirkulation, denn es kommt sehr rasch zu einer erhöhten Kapillarpermeabilität, die bis zur Durchlässigkeit von Serumproteinen geht (bis zu einem Mol.-Gew. von 300000 Dalton) (Abb. 4.1).

Durch die verminderte Sauerstoffgewebsspannung kommt es zu einem anaerobem Stoffwechsel; es fallen mehr Wasserstoffionen an, als abgepuffert oder von der Niere ausgeschieden werden können; es kommt zu einer metabolischen Acidose (stoffwechselbedingte Säuerung des Gewebes) mit Hyperventilation.

Im Wundgebiet selbst beobachtet man neben einer Zunahme der Flüssigkeit (Ödembildung) auch einen Einstrom von Natrium, dem ein Verlust an Kalium und Phosphat gegenübersteht. Die Stickstoffbilanz im Wundgebiet ist negativ; nicht nur durch Temperatureinfluß zerstörte Proteine und Peptide werden abtransportiert,

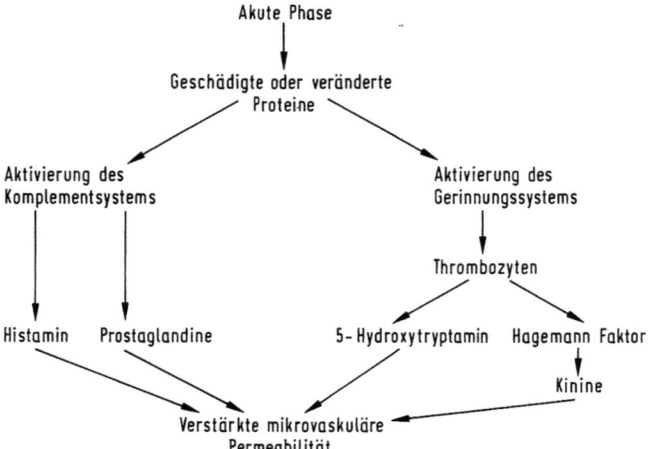

Abb. 4.1. Thermische Verletzung. (Nach Arturson u. Rammer 1974)

sondern durch die veränderte Kapillarpermeabilität wandern auch intakte Proteinmolekeln mit der Lymphe ab. Die durch Temperatureinwirkung veränderten physiko-chemischen Eigenschaften mancher Proteine (Kollagen, Serumproteine) machen diese auch dem proteolytischen Abbau vor allem durch endogenes Trypsin zugänglich. Durch Zellzerstörung kommt es weiterhin zu einem deutlich vermehrten Enzymgehalt im Verletzungsgebiet; dabei handelt es sich überwiegend um hydrolytisch wirksame Enzyme lysosomalen Ursprungs. Diese Fermente sind verhältnismäßig hitzestabil (bis zu 70° C), so daß sie auch durch erhöhte Temperaturen nicht inaktiviert werden; wie rasch das hydrolytische Gewebspotential nach einer Verletzung zunimmt, konnte Birnbaum (1979) bei großflächigen Verletzungen an Ratten darstellen. Arylamidasen, die in Beziehung zum Bindegewebsstoffwechsel stehen, zeigen ebenso wie die alkalische Phosphatase schon 1 h nach Verletzungseintritt im Wundgebiet eine deutliche Aktivitätszunahme, die bei der alkalischen Phosphatase nach 24 h bereits das ca. 450fache der Ausgangsaktivität ausmacht.

4.5.3 Allgemeine Veränderungen

Bei starker Muskelschädigung findet ein Anstieg der Kreatininkinase (CK) im Serum statt; andere Enzyme sind erniedrigt, da sie entweder in das Wundgebiet ausgeschüttet werden oder ihre Synthese in der Leber vermindert ist. Nach Verbrennungen kommt es im Plasma neben einem deutlichen Abfall der Proteinkonzentration zu einer starken Kaliumerniedrigung; auch das freie Hydroxyprolin als spezifische Aminosäure für das Kollagen fällt ab; Kreatinin und Harnstoff dagegen steigen an. Eine stets zu beobachtende Hypophosphatämie erreicht am 5. Tag ihren niedrigsten Wert (Nordström et al. 1977). Das Gerinnungspotential ist bei Schwerstverbrannten ebenfalls deutlich erniedrigt, das betrifft sowohl die Thromboblasten als auch die löslichen Gerinnungsfaktoren (Simon et al. 1977). Aber bereits nach 4–5 Tagen kann eine vermehrte Fibrinogensynthese beobachtet werden (Kukral et al. 1969); außerdem kommt es zu diesem Zeitpunkt durch deutliche Zunahme von

Antiplasmin und Urokinaseinhibitor zu einer Hemmung der Fibrinolyse (Arturson u. Rammer 1974).

Eine verminderte immunologische Abwehrlage konnte im Tierversuch nach Verbrennungen ebenfalls bewiesen werden (Miller u. Trunkey 1977). Die γ-Globulinfraktion war bei brandverletzten Kindern in den ersten 8 Tagen deutlich erniedrigt (Daniels et al. 1974). Im Urin kommt es dagegen, wenn keine Anurie vorliegt, zu einer erheblich gesteigerten Ausscheidung von Proteinen und Peptiden, die zunächst aus dem geschädigten Gewebe stammen, wie Myoglobin aus der Muskulatur und Kollagenbruchstücke aus dem Bindegewebe. Darüber hinaus kommt es zu einer erhöhten Hämoglobinausscheidung (Zerfall von Erythrozyten) und einem verstärkten Phosphat- und Kaliumabstrom.

Nach neuerer Ansicht scheint die schädliche Ausscheidung der hohen Mengen an Myoglobin (Fischer et al. 1955) überwiegend eine Frage der Nierendurchblutung zu sein und bei ausreichender Urinausscheidung nicht so problematisch, wie früher angenommen wurde (Allgöwer u. Siegrist 1957; Blöhmer et al. 1971; Schaefer et al. 1961).

Bei den Stoffwechselveränderungen, die in einer Spätphase beobachtet werden, stehen die Verbrennungstoxine im Vordergrund, die aus dem Serum stark verbrannter Individuen (über 30%) als Lipoproteine identifiziert und angereichert werden konnten (Schoenenberger et al. 1974). Ob aber die Todesfälle in dieser Phase auf die Wirkung der Toxine oder nicht vielmehr auf Infektionen zurückzuführen sind, bleibt zur Zeit noch völlig offen. Die Veränderungen des Blutbildes und der Hämostase nach Verbrennungen sind schwerwiegend. Im Vordergrund steht der hohe Flüssigkeitsverlust mit einem starken Anstieg des Hämatokrits; bei den Erythrozyten beobachtet man eine Volumenzunahme und Abnahme der osmotischen Resistenz, die Zellen sind zerbrechlicher (die biologische Halbwertzeit sinkt auf etwa die Hälfte), daher kommt es zu der starken Hämoglobinurie. Am Anfang der Verbrennung kommt es zu einer Leukozytose mit starker Vermehrung der Granulozyten.

Wie aus Abb. 4.1 zu entnehmen ist, bedingen vor allem Thrombozytenaggregationen an geschädigten Gefäßwänden (Kollagen) und die danach erfolgende Ingangsetzung des plasmatischen Gerinnungssystems Störungen der Mikrozirkulation und fördern die Ischämie des Gewebes, potenzieren die anaerobe Glykolyse zur Energiegewinnung und bedingen dadurch die Erhaltung der Stoffwechsellage der metabolischen Acidose.

4.5.4 Der Verbrennungsschock

Beim Verbrennungsschock handelt es sich um einen Volumenmangelschock, der durch den Verlust an Plasma und extrazellulärer Flüssigkeit zustande kommt.

Die im Verbrennungsgebiet und auch in der Umgebung auftretende Ödembildung beruht auf der Änderung der Kapillarpermeabilität, des erhöhten osmotischen Drucks im extravaskulären Raum sowie auf einem vermehrten Flüssigkeitsabtransport an die Hautoberfläche und Verdunstung in den geschädigten Hautarealen; der letztere Vorgang bedingt auch noch erhebliche Energieverluste, die bis zu 4184 kJ pro Tag und mehr betragen können. Flüssigkeitsverluste von mehreren Litern pro Tag sind bei Schwerverbrannten keine Ausnahme.

Der Schock korreliert mit dem Schweregrad und der Ausdehnung der thermischen Schädigung; dabei ist vor allem der Flüssigkeitsentzug durch die Ödembildung sowohl im Verbrennungsgebiet als auch in der Umgebung desselben durch die veränderte Kapillarpermeabilität zu berücksichtigen.

Die eben geschilderten zellulären und dadurch mitbedingten hämodynamischen Veränderungen führen darüber hinaus zu einer Viskositätszunahme des Blutes und damit zu einer Verschlechterung der Fließeigenschaften. Die Hämokonzentration und Vasokonstriktion der Gefäße führen, wie schon früher erwähnt (s. S. 127), zu Gewebshypoxie und metabolischer Acidose, welche der Organismus durch eine Hyperventilation auszugleichen versucht.

Bei den elektrischen Unfällen mit Stromdurchfluß ist vor allem an die oft sehr ausgedehnten Muskelschädigungen zu denken, die den harmlos erscheinenden Oberflächenschädigungen (Strommarke) gegenüberstehen und die notwendigen Voraussetzungen für das Eintreten eines Verbrennungsschocks bilden.

4.5.5 Normale Wundheilung

Je nach Ausmaß der Verbrennung in Breite und Tiefe kommt es zu einer Primär- oder Sekundärheilung, wobei die letztere die klinisch relevante ist. Zunächst erfolgt im Wundgebiet durch die Ausschüttung lysosomaler Enzyme ein endogenes Débridement im Wundbereich: der Wundgrund wird in der reparativen Phase durch das entstehende Granulationsgewebe ausgefüllt, vom Wundrand setzt eine Epithelisierung ein. Bei großflächigen Verletzungen erfolgt der Wundverschluß zusätzlich durch eine Wundkontraktion, die im wesentlichen durch eine spezifische Zellart, die Myofibroblasten, bewirkt wird.

Verbrennungen 1. Grades heilen innerhalb von 8 Tagen ab; eine oberflächliche Verbrennung 2. Grades mit Blasenbildung benötigt etwa 10–12 Tage bis zur vollständigen Epithelisierung. Tiefe Verbrennungen 2. Grades, ebenso wie die 3. Grades, benötigen Zeiten, die etwa zwischen 14 und 28 Tagen schwanken, zumal hier in sehr häufigen Fällen mit Wundheilungsstörungen gerechnet werden muß, wobei die Infektionen im Vordergrund stehen.

Wie schon mehrmals erwähnt, ist es bei Verbrennungen durch elektrischen Strom außerordentlich schwer, das Ausmaß der Verletzung zu objektivieren, da die thermischen Schäden oft in der Tiefe liegen ohne entsprechende Beeinflussung der Hautoberfläche. Bei großflächigen Verbrennungen ist die Unterscheidung zwischen vitalem und totem Gewebe nicht so schwierig; hier verwendet man Vitalfarbstoffe, welche noch intakte durchblutete Gewebeareale gegenüber dem toten Gewebe durch eine deutliche Anfärbung abgrenzen.

4.5.6 Infektionen

Eine frische Verbrennungswunde stellt ein ausgezeichnetes Milieu für eine Keimbesiedlung dar, da sie feucht und warm ist. Bei der Einwirkung hoher Temperaturen können Bakterien in der Tiefe von Schweißdrüsen oder Haarfollikeln durchaus überleben.

Neben dieser endogenen Infektion ist die Gefahr einer exogenen außerordentlich hoch; der durch die Verbrennung schon schwer geschädigte Organismus ist oft nicht mehr in der Lage, zusätzliche Abwehrkräfte gegen eine invasive Infektion zu mobilisieren. Bis zu einer Keimbesiedlung von ca. 10^5 Mikroorganismen/1 g Gewebe ist eine Infektion i. allg. zu beherrschen und es werden auch keine wesentlichen Beeinträchtigungen bei der Einheilung von Transplantaten beobachtet (Müller 1979).

4.5.7 Organveränderungen

Im Vordergrund der Organschäden steht die *Niere,* weil sie am empfindlichsten auf eine Minderdurchblutung, wie sie nach Verbrennungen regelmäßig auftritt, reagiert. Die stündliche Nierenleistung ist daher ein besonders guter Indikator für die Durchblutung, so lange der Filtrationsdruck gewährleistet ist.

Durch die Eigenart der elektrischen Verbrennungen kommt es oft zu erheblichen Muskelschädigungen mit einer massiven Ausschwemmung von Myoglobin. Untersuchungen vor allem von Fischer et al. (1955) sollten im Tierversuch zeigen, daß saures Myoglobin erheblich nephrotoxischer ist als alkalisches; daher empfahlen sie eine sofortige Alkalitherapie am Unfallort (s. Abschn. 6.2). Heute ist man allerdings der Meinung, daß es durch Myoglobin und auch Hämoglobin nur dann zu Nierenschädigungen kommt (Crush-Niere), wenn die Nierendurchblutung infolge hohen Blutvolumenverlustes sowieso vermindert ist (Allgöwer 1961). Eine Schädigung durch denaturiertes Myoglobin oder Hämoglobin ist unwahrscheinlich (Blöhmer et al. 1971; Schaefer et al. 1961).

Morphologisch lassen sich Nierenschädigungen nach Verbrennungen vor allem in den distalen Tubulusabschnitten mit Epithelnekrosen beobachten, nach 3–4 Tagen können aber bereits auch neu gebildete Epithelschichten erkannt werden, so daß Abbau und Wiederherstellung sehr dicht beieinander liegen.

Bei der *Leber* kann man morphologisch eine läppchenzentrale Zellnekrose beobachten, die vor allem als Folge der Hypoxie anzusehen ist; die Syntheseleistungen der Leber (Glykogen, Protein) sind ebenfalls eingeschränkt.

Die Hypoxie führt im *Magen-Darm-Trakt* häufig zu Schädigungen der Magenschleimhaut mit leichten Blutungen, die aber auch größeres Ausmaß annehmen können.

4.5.8 Spätschäden

Bei elektrischen Verbrennungen kommt es – wie schon erwähnt – zu tiefen Gewebeschädigungen; so sind besonders die Übergangsstellen von verschiedenen Organen wegen des oft unterschiedlichen Widerstandes und der damit verbundenen Temperaturerhöhung besonders gefährdet. So kann es zwischen Muskeln und Sehnen zu Gewebstrennungen ebenso wie zwischen Sehnen und Knochen kommen, wobei Funktionsverluste eintreten.

Durch die auch in der Tiefe teilweise noch geschädigten Gefäße und Kapillaren bleibt die Ischämie mancher Gewebsbezirke über längere Zeit erhalten, was dann zu nekrotischen Veränderungen der betroffenen Gebiete führt.

So kann an Extremitäten etwa die Haut noch vital erscheinen, obwohl die Muskulatur darunter bis weit proximal nicht mehr funktionsfähig ist.

Brandwunden neigen zu überschießender Narbenbildung, nicht häufig kommt es zu einer Keloidbildung; in manchen Fällen vor allem über Gelenken oder auch bei Kindern ergeben sich dann Narbenkontrakturen, die ebenfalls zu erheblichen Funktionseinbußen führen können.

4.6 Verletzungen am Auge und Ohr

Die Beeinträchtigung der Leistungen unserer beiden Sinnesorgane, mit denen wir Kontakt mit der weiteren Entfernung aufnehmen können (der sog. Telerezeptoren), ist immer ein für den Verletzten wesentlicher Vorgang. Über die Möglichkeit solcher Beeinträchtigungen gibt es nur mehr oder weniger standardisierte kasuistische Dokumentationen.

Am Auge sind Trübungen der Linse (Katarakte) sehr oft beschrieben worden, insbesondere bei „Verblitzungen" und also erst recht beim natürlichen Blitz. Die elektrische Natur solcher Linsentrübungen läßt sich nach Neubauer (1958) noch nach Jahren klinisch nachweisen und gegen andere Formen der Linsentrübung abgrenzen. Nach Hanselmayer (1969) handelt es sich nicht um Kapselschäden, sondern um Vakuolen und Riesenzellen unter der Linsenkapsel, bei normalem Linsenepithel. Auch finden sich immer Glaskörperabhebungen (Hanselmayer 1969). Diese Linsentrübungen entwickeln sich erst mit Latenz, nach Tagen oder Wochen, was die Entscheidung der Zusammenhangsfrage erschwert (Cremer 1960). Da Linsentrübungen aber selten sind, lassen sich die in Abschn. 4.2.5.2 wiedergegebenen Kriterien wohl immer anwenden. Auch eine Iritis, die mit Latenz auftritt, wurde beschrieben (Hanselmayer 1969).

Von Trübungen der *Hornhaut* wird nach Elektrounfällen nichts Besonderes berichtet. Hier gelten offenbar die üblichen Gesetze thermischer Einwirkung. Nach Durchströmung des Auges selbst mit relativ schwachen Stromschleifen (z.B. beim Entflimmern des Herzens) sind bei entsprechender Intensität und Häufigkeit (z.B. nach zehnmaliger Defibrillation) auch Schäden der Iris beschrieben worden (Berger 1978). Auch nach Hanselmayer (1969) entstehen an der Linse, ohne daß der Kopf im Stromkreis lag, offenbar also durch Stromschleifen, Trübungen, freilich meist bei Spannungen von 5000 V und mehr. Im Tierexperiment fanden sich auch funktionelle Schäden der Netzhaut ohne morphologische Befunde (Wiesinger 1975): eine Herabsetzung des elektrischen Belichtungspotentials (des Elektroretinogramms) beim Tier, und (selten) Optikusatrophie, Netzhautveränderungen und Stauungspapille auch beim Menschen (Neubauer 1958).

Schäden am Ohr dürften in der Regel nur dann entstehen, wenn der Kopf im Stromkreis lag. Doch wird zwischen direkten und indirekten Schäden zu unterscheiden sein, wobei letztere durch „Fernwirkung", und zwar so entstehen können, daß entweder (s. Abschn. 4.4.2) Stromschleifen den Kopf durchsetzen oder eine mit längerer Bewußtlosigkeit einhergehende zentrale Durchblutungsstörung, z.B. bei Beeinträchtigung der Herzfunktion, anoxische Schäden längerer Dauer hinterläßt. Hierauf weisen Mounier-Kuhn et al. (1963) hin, und Kittel (1961) beschreibt einen solchen Fall ausführlich.

Hat der Strom das Mittel- und insbesondere das Innenohr durchsetzt, so sind Gehördefizite, Gleichgewichtsstörungen und Schwindel offenbar immer anzutreffen

(Mounier-Kuhn et al. 1963). Dabei wird eine *Schallempfindungsstörung* neben audiometrisch faßbaren Defekten des Hörfeldes beschrieben (Kittel 1961; Goodwin u. Wolfe 1972), die ein erschwertes Sprachverständnis bei geringer Reduktion des Hörfeldes bedeutet. Kittel (1961) und Goodwin u. Wolfe (1972) nehmen dabei ganglionäre Defekte, auch zentraler Lokalisation, an. Solche Störungen gehen mit anderen zentralnervösen Symptomen, vor allem Vergeßlichkeit, parallel. Cochleovestibuläre Schäden können auch dann eintreten, wenn Bewußtlosigkeit nicht aufgetreten war, und Schwindel kommt ohne Hörschädigung vor (Demanez 1974). Doch sind vestibuläre Störungen ein inkonstantes Symptom (Mounier-Kuhn et al. 1963).

Eine von mehreren Autoren referierte Tatsache ist die oft beträchtliche Latenz, mit der sich die Schäden an Gehör und Gleichgewichtssinn entwickeln. Nach Mounier-Kuhn et al. (1963), die 30 Fälle der Literatur aufgearbeitet haben, fanden sich 6mal verzögerte Vestibularstörungen mit Latenzen bis zu mehreren Wochen, wobei die Latenz ohne Bezug zur Schwere der Anfangssymptome zu sein scheint (Demanez 1974). Noch nach 1–2 Jahren kann sich Schwerhörigkeit bis zur Taubheit ausbilden (Demanez 1974; Kittel 1961). Auch Wagemann (1957) berichtet über solche Latenzen. Die Phänomene werden erklärbar aus Tierversuchen, bei denen sich bei direkter Stromzufuhr Gewebszerstörungen und Funktionsdefekte (mit Aktionspotentialen registriert) schon bei 1,5 V und 20–40 µA Stromstärke fanden (Aran 1977). Loebell (1950) hat, freilich bei wesentlich höheren Spannungen und Stromstärken, nach direkter Durchströmung an Hunden und Katzen Blutungen im Trommelfell, im Mittelohr, in der Schnecke und (seltener) im Vestibularapparat festgestellt und Spätschäden auch in Form von Kernschwund im Ganglion cochleae als vermutliche Ursache der sich beim Menschen langsam entwickelnden Innenohrschwerhörigkeit gefunden. Als Ursache solcher Schäden, die mit Latenz auftreten, mögen aber auch die in Abschn. 4.2.3.2 erörterten, langsam fortschreitenden Gefäßschädigungen angesehen werden, worauf auch Demanez (1974) hinweist.

Schwere Zerstörungen des Mittel- und Innenohres finden sich bei Elektrounfällen offenbar selten. In ihrer Literatursammlung fanden Mounier-Kuhn et al. (1963) sie nie. Trommelfellrupturen sind nur bei Blitzunfällen bekannt, wobei fraglich ist, ob sie nicht der Schallwelle anzulasten sind. Nach Elektrounfällen ist das Trommelfell höchstens etwas verfärbt. Schäden dieser Art können schon durch elektrische Hörgeräte entstehen und wurden auch nach einem Blitzeinschlag ins Telefon beim Menschen registriert (Leveillé-Nizerolle et al. 1978).

Weitere Einzelheiten entnehme man den zitierten neueren Arbeiten (Aouchine 1968; Aran 1977; Demanez 1974; Goodwin et al. 1972; Wiesinger 1975). Ihre Besprechung überschreitet die Aufgabe dieses Buches. Schwierig ist bei Auge und Ohr vor allem die kausale Zuordnung dann, wenn die Erkrankung mit großer Latenz auftritt. Ein gewisser Hinweis auf den Zusammenhang ist dann gegeben, wenn von dem paarigen Sinnesorgan derjenige Teil, der stärker durchströmt wurde, schwerer erkrankt als das Sinnesorgan der anderen Seite.

4.7 Literatur

Abildgaard PC (1775) Tentamina electrica in animalibus instituta. Collectanea Societatis Medicae Hafniensis 2:157

Adgey AAJ, Scott ME, Allen JD, Nelson PG, Geddes JS, Zaidi SA (1969) Management of ventricular fibrillation outside hospital. Lancet I: 1169

Allgöwer M (1961) Thermische und elektrische Verbrennung. In: Diebold O, Junghans H, Zuckschwerdt L (Hrsg) Klinische Chirurgie für die Praxis, Bd 1. Thieme, Stuttgart

Allgöwer M, Siegrist J (1957) Verbrennungen. Springer, Berlin Göttingen Heidelberg

Aouchiche O et al. (1968) Considérations sur deux observations de cataractes électriques. Arch Mal Prof (Paris) 29: 706–709

Aran JM (1977) Neural correlates of electrically-induced cochlear dysfunction. Clin Otolaryngol 2/4: 305–310

Arturson G, Rammer L (1974) Endogenous inhibition of fibrinolysis in patients with severe burns. Acta Chir Scand 140: 181–184

Baur E, Bissig H (1962) Tödliche Elektrounfälle an Hochspannungsanlagen. Elektromed 7: 150

Baxter CJ (1970) Present concepts in the management of major electrical injury. Surg Clin North Am 50: 1401–1417

Benthaus J, Hundt HJ (1954) Herzschäden und vegetative Störungen nach elektrischem Unfall. Z Inn Med 9: 847

Berger RO (1978) Ocular complications of cardioversion. Ann Ophthalmol 10: 161–164

Birnbaum R (1979) Enzymaktivitäten bei Ratten vor und nach Wundsetzung. Med. Dissertation, Universität Köln

Bissig H (1960) Über Niederspannungsunfälle (Untersuchungen an 426 Fällen aus dem Verletztengut der SUVA der Jahre 1956 und 1957). Elektromed 5: 154–183

Blackburn H, Keys A, Simonson E, Rautaharju P, Punsar S (1960) The ecg in population studies. Circulation 21: 1160–1175

Bleifeld W, Effert S, Thürauf J, Valentin H, Schaefer H (1972) EKG-Befunde nach Stromunfällen. In: Institut zur Erforschung elektrischer Unfälle bei der Berufsgenossenschaft der Feinmechanik und Elektrotechnik (Hrsg) Medizinischer Bericht. Berufsgenossenschaft der Feinmechanik und Elektrotechnik, Köln, S 5–32

Blöhmer A, Karsunky KP, Metz J, Taugner R (1971) Zum Schicksal, vor allem zur Nierenausscheidung von exogenem Hämoglobin und Myoglobin bei der Ratte. Z Ges Exp Med 155: 112–127

Blohmke M, Schaefer H, Dressler S, Stelzer O, Stumpf H (1967) Elektrokardiographische Befunde bei arbeitsfähigen Männern in Ruhe, nach Belastung und zu Beginn und am Ende einer Kur bzw. eines Urlaubs. Arch Kreislaufforsch 52: 64–78

Blumberger K (1954) Herzinfarkt und Herzwandaneurysma nach elektrischem Stromunfall. Chirurg 25: 481

Boehm E (1978) Metallisation nach elektrischer und thermischer Hautschädigung – transmissionselektronenmikroskopische Befunde. Beitr Ger Med 36: 323–331

Boruttau H (1918) zit. 1.3

Christensen JA, Sherman RT, Balis GA, Wuamett JD (1980) Delayed neurologic injury secondary to high-voltage current with recovery. J Trauma 20/2: 166–168

Compes PC (1965) Betriebsunfälle wirtschaftlich gesehen. Aulis-Deubner, Köln, S 16

Cremer M (1960) Elektrischer Unfall am Auge. Zentralbl Arbeitsmed 10: 170

Custer W (1959) Über Hochspannungsunfälle. Elektromed 4: 113

Daniels JC, Larson DL, Abston S, Ritzmann SE (1974) Serum protein profiles in thermal burns. I. Serum electrophoretic patterns, immunoglobulins, and transport proteins. J Trauma 14: 137–152

Demanez JP (1974) Les accidents par électrocution. Aspects ORL. Acta Otorhinolaryngol Belg 28: 769–771

DiVincenti FC, Moncrief JA, Pruitt BA (1969) Electrical injuries: a review of 65 cases. J Trauma 9: 497

Dodge DL, Martin WT (1970) Social stress and chronic illness (Mortality patterns in industrial society). Univ. Notre Dame Press. Notre Dame, London

Ectors P (1975) Les lésions non-traumatiques du nerf. B. Les lésions infectieuses, métaboliques, toxiques et vasculaires. Acta Chir Belg [Suppl] 146–157

Elektrische Unfälle. Institut zur Erforschung elektrischer Unfälle bei der Berufsgenossenschaft der Feinmechanik und Elektrotechnik, Köln 1971, S 5–72

Engelhardt GH, Struck H (1974) Experimentelle Untersuchungen zur Behandlung von Brandwunden. In: Institut zur Erforschung elektrischer Unfälle bei der Berufsgenossenschaft der Feinmechanik und Elektrotechnik (Hrsg) Medizinischer Bericht. Köln, S 5–58

Farrel DF, Starr A (1968) Delayed neurological sequelae of electrical injuries. Neurology 18:601–606

Ferris LP, King BG, Spence PW, Williams HB (1936) Effect of electric shock on the heart. Electrical Engineering 1:498

Fischer H, Huber P, Staub H (1955) Beitrag zur Nierenpathologie des Starkstromunfalles. Myoglobin als nephrotoxischer Faktor (Myoglobinstudien III). Arch Gewerbepathol 13:643–672

Fouchard J, Duval-Arnould G, Simon JC, Chapuis Y (1979) Thrombose artérielle par électrotraumatisme. J Chir (Paris) 116:27–30

Freiberger H (1934) Der elektrische Widerstand des menschlichen Körpers gegen technischen Gleich- und Wechselstrom. Springer, Berlin

Frost H, Hess H, Richter I (1968) Untersuchungen zur Pathogenese der arteriellen Verschlußkrankheiten. I. Eine neue Methode zum Studium früher Veränderungen auf der Gefäßwand. Klin Wochenschr 46:1099

Gerhard L, Spancken E (1972) Chronische Rückenmarksschädigung nach Starkstrom-Unfall. Acta Neuropathol (Berl) 20:357–362

Goodwin MR, Wolfe A (1972) Effects of intense electrical stimulation on hearing. Arch Otolaryngol 95:570–573

Gottstein U, Wilcke O (1955) Untersuchungen über die Wirkung von Gleich- und Wechselstrom auf den Kreislauf und die Coronardurchblutung. Z Ges Exp Med 125:331–344

Grosse-Brockhoff F (1954) Schädigungen durch elektrische Energie. In Bergmann Gv, Frey W, Schwiegk H (Hrsg) Springer, Berlin Göttingen Heidelberg (Handbuch der Inneren Medizin, Bd VI/2, S 106)

Guck R, Kayser K, Raule W, Zink K (1954) Der Einfluß hochgespannter Wechselströme auf das Herz. Z Ges Exp Med 123:369–395

Hanselmayer H (1969) Electric accidents and the eye. Klin Monatsbl Augenheilkd 155:883–890

Heidrich R (1960) Myasthenisches Syndrom nach Elektrounfall. Elektromed 5:203–206

Heidrich R (1976) Intrazerebrale Messung elektrischer Spannungen nach peripherem Elektrotrauma. Schweiz Arch Neurol Neurochir Psychiatr 119:325–331

Heidrich R, Warzok R, Küstner R (1976) Neuropathologische Befunde nach Elektrotrauma bei Hunden. Psychiatr Neurol Med Psychol (Leipz) 28:360–366

Henriques FC, Moritz AR (1947) Werte vom Schwein. Am J Pathol 23:531–549

Homburger H, Antoni H (1977) Tierexperimentelle Untersuchungen über Wirkungen des elektrischen Stromes auf Herzmuskulatur und Coronararterien. Beitrag zur ersten Hilfe etc. Forschungsstelle Elektropathol Freiburg Heft 8:164–191

Hütte (1967) Taschenbuch der Werkstoffkunde, 4. Aufl, Ernst, Berlin München, S 1057, 1071

Hundt HJ (1955) Herzinfarktähnliche EKG-Veränderungen nach elektrischem Unfall. Z Kreislaufforsch 44:941

Hunt JL, McManus WF, Haney WP, Pruitt Jr BA (1974) Vascular lesions in acute electric injuries. J Trauma 14:461–473

Ikram H, Nicholls JC, Flemming DC (1975) An experimentel model for the in-vivo study of coronary arterial thrombosis. Angiology 26:356

Imboden LE, Newton CB (1952) Myocardial infarction following electric shock. US Armed Forc Med J 3:497

Jacobsen J, Buntenkötter S, Reinhard HJ (1975) Experimentelle Untersuchungen an Schweinen zur Frage der Mortalität durch sinusförmige, phasenangeschnittene sowie gleichgerichtete elektrische Ströme. Biomed Tech (Berlin) 20:99

Jellinek St (1932) Elektrische Verletzungen. Klinik und Histopathologie. Barth, Leipzig

Jellinek St (1955) zit. 1.3.

Jenny F (1945) Der elektrische Unfall als pathologisch-anatomisches, klinisches und unfallmedizinisches Problem. Huber, Bern

Kaindl F, Mannheimer E, Schmidt A (1970) Kardiale Komplikationen bei Elektrounfällen. Wien Z Inn Med 51:393

Kaulbach W, Portele H (1965) Starkstromverletzung und Herzbeteiligung. Bruns Beitr Klin Chir 211:315
Kawamura J (1921) Klinische und experimentelle Elektropathologie. Z Ges Exp Med 12:168
Kayser K, Raule W, Zink K (1953) Über Einwirkungen des elektrischen Stromes auf das Herz. Z Ges Exp Med 122:95
Keesey JC, Letcher FS (1970) Human thresholds of electric shock at power transmission frequencies. Arch Environ Health 21:547
Keller B (1972) Über den Strominfarkt. Z Kreislaufforsch 61:29
Kieback D (1974) Unfälle durch elektrischen Strom. In: Technischer Bericht. Institut zur Erforschung elektrischer Unfälle bei der Berufsgenossenschaft der Feinmechanik und Elektrotechnik (Hrsg) Köln, S 5–97
Kieback D (1978) Stromunfälle beim Arbeiten an Niederspannungsverteilungen. In: Institut zur Erforschung elektrischer Unfälle bei der Berufsgenossenschaft der Feinmechanik und Elektrotechnik (Hrsg). Technischer Bericht. Köln, S 5–65
Kieback D, Thürauf J, Valentin H (1978) Grundlagen der Beurteilung von Unfällen durch elektrischen Strom. Schriftenreihe Hauptverband der gewerblichen Berufsgenossenschaften, Bonn
Kirchmer JT, Larson DL, Tyson KR (1977) Cardiac rupture following electrical injury. J Trauma 17:389
Kittel G (1961) Das Elektrotrauma in der Otologie. Z Laryngol Rhinol Otol 40:684–693
Koeppen S (1953) Erkrankungen der inneren Organe und des Nervensystems nach elektrischen Unfällen. Springer, Berlin Göttingen Heidelberg
Koeppen S (1953/1955) zit. 1.3.
Koeppen S, Panse F (1955) Klinische Elektropathologie. Thieme, Stuttgart, S 208
Koeppen S, Eichler R, Fölz G, Hoppe D, Hosang W, Kostka F, Osypka P (1961) Der elektrische Unfall. Elektromedizin 6/4:215–251
Koeppen S, Eichler R, Fölz G, Hoppe D, Hosang W, Kostka F, Osypka P (1962) Der elektrische Unfall. Elektromedizin 7/1:35–59;90–106
Komar J, Komar Jr G (1966) Paralysie spinale atrophiante due au traumatisme électrique du chat. Schweiz Arch Tierheilkd 108:325–331
Kostka F (1958) Psychische und neuro-vegetative Erscheinungen nach Elektrounfall. Elektromed 3:118
Kouwenhoven WB, Langworthy OR (1931) Importance of points of contact in electrical injuries. J Indust Hyg 13:145
Kruse R (1969) Schädigungen des Nervensystems durch Elektrizität und Blitz. In: Opitz H, Schmid F (Hrsg) Springer, Berlin Heidelberg New York (Handbuch der Kinderheilkunde, Bd VIII/1) S 546–603
Küstner R (1975) Neuropathologische Befunde nach Elektrotrauma bei Hunden. Neuropatol Pol 13:363–366
Kukral JC, Zeineh R, Dobryszycka W, Pollitt J, Stone N (1969) Metabolism of plasma proteins in injury states. Clin Sci 36:221–230
Kuo TP, Huang TJ (1972) Electrical injuries: a clinical experience with 100 cases. Taiwan J Hsueh Hui Tsa Chih 71:603
Kupfer J, Stieglitz R (1973) Unfälle durch elektrischen Strom. Tribüne, Berlin
LaJoie RJ (1962) Post-electroshock syndrome. Ind Med Surg 31:354
Lauterbach H, Watermann F (1979) Gesetzliche Unfallversicherung, 4 Bde. Kohlhammer, Stuttgart
Lee WR (1961) A clinical study of electrical accidents. Br J Ind Med 18:260
Le Loc'h H, Sommer M, Blanc C, Bertin M (1973) Etude des causes d'absentéisme et de la mortalité parmi le personnel d'Electricité et Gaz de France. Cah Sociol Demogr Med 13:98–104
Leveillé-Nizerolle M, Lintzer JP, Bérézin A (1978) Conséquences auriculaires d'un coup de foudre. Ann Otolaryngol Chir Cervicofac 95:695–702
Levine NS, Atkins A, McKeel DW, Peck SD, Pruitt Jr BA (1975) Spinal cord injury following electrical accidents: case reports. J Trauma 15:459–463
Levy LS (1971) Physiological changes during electrical asphyxiation. Br J Ind Med 28:164

Loebell H (1950) Die Wirkung elektrischer Ströme auf das Ohr (Tierexperimentelle Untersuchungen). Arch Ohr- usw. Heilk 157:78–88

Löwenstein K, Mendel K (1932) Hirnschädigungen durch elektrische Einwirkung (Elektrotraumatische Encephalomyelosen). Dtsch Z Nervenheilkd 125:214

Lown B, Neuman J, Amarasingham R, Berkovits BV (1962) Comparison of alternating current with direkt current electroshock across the closed chest. Am J Cardiol 10:223

Merx W (1975) Kammerflimmern beim akuten Myokardinfarkt. Giulini, Hannover

Miller CL, Trunkey DD (1977) Thermal injury: Defects in immune response induction. J Surg Res 22:621–625

Mounier-Kuhn P, Lafon H, Lewi M (1963) Etude clinique des lésions de l'appareil auditif causées par l'électricité. Rev Otoneuroophtalmol 35:165–176

Müller FE (1979) Die Infektion der Brandwunde. Hefte Unfallheilkunde. Springer, Berlin Heidelberg New York, S 136

Müller E, Endler S, Wedekind UG (1978) Neuropsychiatrische und hirnelektrische Verlaufsuntersuchungen nach Unfällen durch Blitzschlag. Psychiatr Neurol Med Psychol (Leipz) 30/9:567–576

Neubauer H (1958) Zur Begutachtung von Augenschäden nach Blitzschlag oder Elektrounfall. Elektromed 3:255–260

Neuhold R (1956) Zur Morphologie und Histochemie der Herzveränderungen bei Starkstromeinwirkung. Beitr Pathol Anat 116:594

Nordström H, Lennquist S, Lindell B, Sjöberg HE (1977) Hypophosphataemia in severe burns. Acta Chir Scand 143:395–399

Oberdorf A, Wilcke O (1954) Untersuchung über die Wirkung kleiner und mittlerer Stromstärken auf den Kreislauf. Z Ges Exp Med 124:209–228

Osypka P (1960/1963) zit. 1.3.

Ott J, Kresic I, Frey P, Steinbrunn W (1973) Elektrounfall mit Herzkammerflimmern. Z Unfallmed Berufskr 66:41

Panse F (1930) Schädigungen des Nervensystems durch technische Elektrizität. Abh. aus d. Neurologie etc. Beiheft Monatsschr Psychiatr Neurol Bd 39. Karger, Berlin

Panse F (1955) Die Neurologie des elektrischen Unfalls und des Blitzschlages. In: Koeppen S, Panse F (Hrsg). Klinische Elektropathologie. Thieme, Stuttgart, S 147, 156, 197, 209, 239, 273, 306

Peters G (1954) Die häufigeren degenerativen Erkrankungen des Zentralnervensystems unter besonderer Berücksichtigung versorgungsgrundsätzlicher Gesichtspunkte. Fortschr Neurol Psychiatr 22:139

Pierucci G, Danesino P (1980) The macroscopic detection of metallization in the latent current mark. Z Rechtsmed 85:97–105

Pontén B, Erikson U, Johannson SH, Olding L (1970) New observations on tissue changes along the pathway of current in an electric injury. Scand J Plast Reconstr Surg 4:75–82

Posner G (1973) Folgen elektrischer Unfälle. Statistische Auswertung von 9934 medizinischen Fragebögen über Stromunfälle. In: Institut zur Erforschung elektrischer Unfälle bei der Berufsgenossenschaft der Feinmechanik und Elektrotechnik (Hrsg). Medizinischer Bericht. Köln, S 1–87

Precht H, Christophersen J, Hensel H (1955) Temperatur und Leben. Springer, Berlin Göttingen Heidelberg, S 354

Prevost JL, Battelli F (1899) zit. 1.3

Rein H (1927) Über einen speziellen Fall von sensibler Reizung durch Gleichströme. Z Biol 85:232

Richards A (1973) Traumatic facial Palsy. Proc R Soc Med 66:556

Roy OZ, Park GC, Scott IR (1977) zit. 1.3

Sam U (1966) Untersuchungen über die elektrische Gefährdung des Menschen bei Teildurchströmungen, insbesondere bei Arbeiten in Kesseln, Behältern und Rohrleitungen. Elektromed 11:193

Sam U (1967) Untersuchungen über die elektrische Gefährdung des Menschen bei Teildurchströmungen, insbesondere bei Arbeiten in Kesseln, Behältern und Rohrleitungen. Elektromed 12:102

Sandner K (1966) EKG-Veränderungen nach Unfällen durch elektrischen Strom. Z Aerztl Fortbild (Jena) 60:653
Sasse W, Fäth V (1976) Das Blitztrauma. Notfallmed 2:415–421
Sawyer PN, Suckling EE, Weselowski SA (1960) Effect of small electric currents on intravascular thrombosis in the visualized rat mesentery. Am J Physiol 198:1006
Schaefer H (1940) zit. 1.3
Schaefer H (1951) zit. 1.3
Schaefer H (1958) Die Einwirkung des elektrischen Stromes auf wichtige innere Organe. Dtsch Z Ger Med 47:5
Schaefer H (1961) Die Vorgänge beim elektrischen Unfall. Verh Dtsch Ges Arbeitsschutz 7:98
Schaefer H, Blohmke M (1977) Herzkrank durch psychosozialen Stress. Hüthig, Heidelberg
Schaefer H, Blohmke M (1978) Sozialmedizin, 2. Aufl. Thieme, Stuttgart, S 230
Schaefer H, Hieronymi G, König K, Steinhausen M, Blömer A, Günther M, Weiss F (1961) Über die Chromoproteidausscheidung der Niere. Z Ges Exp Med 135:83–166
Scheid W (1968) Lehrbuch der Neurologie, 3. Aufl. Thieme, Stuttgart, S 523
Schlomka G, Schrader K (1934) Experimentelle Untersuchungen über den Einfluß von niedergespanntem Gleich- und Wechselstrom auf Kreislauf und Atmung als Beitrag zur Frage des elektrischen Unfalls. Arch Gewerbepathol Gewerbehyg 5:615–653
Schmeiser A (1965) Über die Blitzwirkung auf den Menschen. Dt Gesundh-Wesen 20:507–512
Schmidt G (1964) Identifizierung von Stromdurchtrittsstellen. Acta Med Leg Soc (Liege) 17:52–62
Schoenenberger GA, Städtler K, Allgöwer M, Burkhart F, Müller W, Zellner P (1974) Verbrennungskrankheit – Toxinwirkung oder Infektfolge? Chirurg 45:20–28
Sharma M, Smith A (1978) Paraplegia as a result of lightning injury. Br Med J II/6150:1464–1465
Silversides J (1964) The neurological sequelae of electrical injury. J Can Med Assoc 91:195
Simon TL, Curreri PW, Harker LA (1977) Kinetic characterization of hemostasis in thermal injury. J Lab Clin Med 89:702–711
Simonson E (1961) Differentiation between normal and abnormal in ecg. Mosby, St Louis, S 140
Skiba R (1979) Taschenbuch Arbeitssicherheit. Schmidt, Bielefeld, S 22, 23
Skoog T (1970) Electrical injuries. J Trauma 10:816
Solem L, Fischer RP, Strate RG (1977) The natural history of electrical injury. J Trauma 17:487
Stammler A (1974) Schädigungen des zentralen und peripheren Nervensystems. Vortrag. Fachtagung der Internationelen Sektion der IVSS für die Verhütung von Arbeitsunfällen und Berufskrankheiten durch Elektrizität, Paris
Technischer Jahresbericht (1977) Berufsgenossenschaft der Feinmechanik und Elektrotechnik, Köln
Wagemann W (1957) Elektrische Schädigungen des Ohres. Arch Ohren Nasen Kehlkopfheilk, Z Hals Nasen Ohrenheilk 170:503–526
Wiesinger H (1975) Electrical injuries to the eye. Albrecht Von Graefes Arch Klin Exp Ophthalmol 193:67–79
Wilcke O, Broghammer H (1976) Die Wirkung des Gleichstromes auf das Herz bei Spannungen bis 600 Volt. Z Ges Exp Med 126:511
Wuhrmann F (1939) Herzmuskelinfarkt durch Starkstromverletzung. Z Unfallmed Berufskr 33:93

5 Der tödliche Unfall

5.1 Experimentelle Daten der Tötungsbedingungen durch elektrischen Strom

Die Gefährlichkeit von elektrischen Strömen für Mensch und Tier ist von zahlreichen Faktoren, wie Stromform, Stromstärke, Einwirkdauer, Stromweg, Herzphase, Körper- und Übergangswiderstand, Spezies u. a. abhängig. Quantitative Angaben können nur durch Versuche an intakten Großtieren gewonnen werden.

5.1.1 Gefährdungsmodell

Auch bei sorgfältiger Analyse eines Unfallgeschehens kann die Unfallgefahr durch elektrische Energie meistens nicht exakt bestimmt werden, da zu viele Parameter nur unvollständig ausmeßbar und nur ungenau rekonstruierbar sind. Oft kann nur eine Ersatzschaltung angegeben werden, deren Schaltelemente durch einen Schätzwert quantifiziert werden. Die gewonnenen Gefährdungsmodelle müssen mit den Hilfsmittel der Wahrscheinlichkeitstheorie durchleuchtet werden, um daraus allgemeingültige Schlüsse zu ziehen. Dabei ist zu unterscheiden zwischen der Gefährdungswahrscheinlichkeit in der industrialisierten Umwelt, der Tötungswahrscheinlichkeit elektrischer Durchströmungen im Tierexperiment sowie dem Ektrounfall des Menschen.

Die statistische Auswertung der Gesamtelektrounfälle einer industrialisierten Region bezogen auf bestimmte Zeiträume und Populationsdichten erlaubt eine Aussage über die Gefährdungswahrscheinlichkeit bestimmter Umwelten. Aufgrund des unzureichenden statistischen Materials wird bisher von dieser Möglichkeit wenig Gebrauch gemacht.

Während die Tötungswahrscheinlichkeit eines Elektrounfalls durch die Multivariabilität geprägt ist, unterliegt das Tierexperiment streng definierten Expositionsbedingungen, die eine weitgehende Einengung der Wahrscheinlichkeitsfaktoren ermöglichen. So läßt sich beispielsweise durch subkutane Einspeisung der Reizströme die individuelle Schutzfunktion der Haut ausschalten, die bei einem Elektrounfall u. U. lebensrettend ist.

Nach dem in Abschn. 1.1.8 geschilderten Prinzip der Gefährdungsforschung wurde von einer Arbeitsgruppe an der Tierärztlichen Hochschule Hannover an über 400 Jungschweinen ein Datenmaterial über die Tötungsbedingungen durch verschiedene Stromformen erarbeitet, das geeignet ist, die ausschließlich für sinusförmige Wechselströme und Gleichströme geltende IEC-Richtlinie 479 (Anonym 1974) auf die energietechnischen Wechselströme nach Abb. 1.1 und die gleichgerichteten Ströme und Gleichströme nach Abb. 1.2 zu erweitern.

Wegen der Voraussetzung einer logarithmischen Häufigkeitsverteilung der Gefährdungsstromstärke, die aus vorherigen Untersuchungen bekannt war, wurden die vorliegenden Experimente auf der Grundlage einer Versuchsplanung durchgeführt, die den Untersuchungen von Knickerbocker (1972) nicht zugrunde lag. Die Überlegenheit in der Versuchsplanung und -durchführung der neuen Untersuchungen läßt folglich eine Aussage mit größerer statistischer Sicherheit über den funktionalen Verlauf der Gefährdungsgrenzen zu. Die statistische Unsicherheit der Untersuchungen an Hunden in Pentobarbitalnarkose, welche die geltende IEC-Kennlinie für die Gefährdungsgrenze maßgeblich geprägt haben, kann u. a. daraus abgeleitet werden, daß die Experimente Kouwenhovens (1959) eine sehr hohe Variabilität der Versuchsbedingungen aufweisen: Der Strombeginn streute ohne standardisierte Einsatzpunkte über den ganzen Bereich der Herzperiode und die Durchströmungsdauer variierte in 8 verschiedenen Zeiten. Dadurch wird die Auswertung der Versuche verhältnismäßig schwierig, wie die Auswertungen durch Dalziel u. Lee (1969), Biegelmeier (1979), Kieback (1978, persönliche Mitteilung) sowie Kupfer u. Stieglitz (1973) zeigen.

Die Untersuchungen der interdisziplinären Arbeitsgruppe über energietechnische Wechselströme (Abb. 1.1) und gleichgerichtete Ströme (Abb. 1.2a) sind abgeschlossen. Untersuchungen mit phasenangeschnittenen gleichgerichteten Strömen und Gleichströmen werden z. Z. noch durchgeführt.

5.1.2 Letale Stromstärke beim Schwein

Eine möglichst wirklichkeitsnahe Simulation des Elektrounfallgeschehens erfordert den Einsatz von intakten Ganztieren, da ausschließlich in dieser Form zahlreiche pathophysiologische Wechselwirkungen einbezogen werden, die an isolierten Herzen kleiner Laboratoriumstiere bzw. thorakotomierten Versuchstieren infolge fehlenden Verbundes und mangelnder Gegenregulationen zwischen dem Prädilektionsorgan und den übrigen Organsystemen nicht gegeben sind. Aufgrund weitgehender Übereinstimmungen zwischen Mensch und Schwein in kardiovaskulärer, dermatologischer und pathophysiologischer Hinsicht kommt dieser relativ unbehaarten Spezies eine überragende Bedeutung als Modelltier für die elektrische Gefährdungsforschung zu.

Die Rekrutierung der Versuchstiere aus einem einheitlichen Einzugsgebiet möglichst in Form von Wurfgeschwistern gleichen Geschlechts zur Einschränkung biologisch bedingter Abweichungen im Hinblick auf reproduzierbare Ergebnisse ist dabei zu beachten. Die Ausschaltung von Angst- und Schreckeinflüssen bei wachen Versuchstieren, gesetzliche Tierschutzbestimmungen, die korrekte Erfassung der aufgenommenen Parameter sowie die Sicherstellung einer stabilisierten Ausgangslage machen eine Schmerzausschaltung unumgänglich. Unter Einbeziehung entsprechender Kontrollmaßnahmen (kontinuierliche Analyse des O_2-Gehaltes im Inspirationsgasgemisch, pH-Wert-Bestimmung des arteriellen Blutes) gewährleistet die eingesetzte steuerbare Inhalationsnarkose mit Methoxyfluran[1] (0,8 Vol%), Lachgas (1,6 l/min) und Sauerstoff (0,8 l/min) nach vorhergehender Prämedikation mit Azaperon[2] (40 mg pro Tier) und Atropinsulfat (0,08 mg/kg KG) – beide intramus-

---

[1] Penthrane, Abbott
[2] Stresnil, Janssen

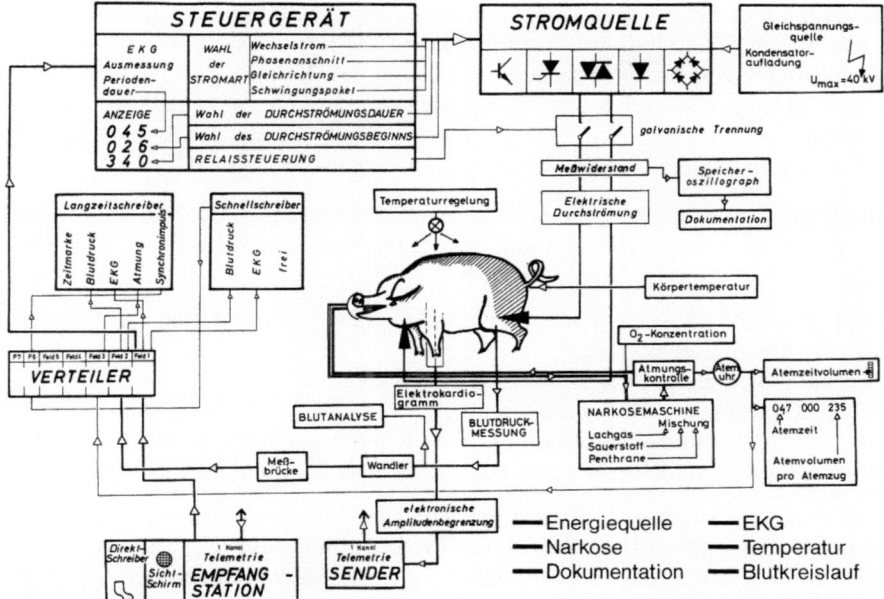

Abb. 5.1. Schema der Versuchstechnik

kulär appliziert – und intravenöser Basisnarkose mit Pentobarbital-Natrium (18 mg/kg KG) optimale Voraussetzungen für Langzeitversuche; sie kann als Methode der Wahl angesehen werden, da sie nicht mit dem Risiko repetiert applizierter parapulmonaler Injektionsnarkotika behaftet ist. Die kurzfristige Restitution der nach Durchströmung alterierten Leitparameter (Atemfrequenz, Atemvolumen, Herzfrequenz, arterieller Blutdruck), die hohe Defibrillationsrate sowie die störungsfreie Entwicklung überwiegend mehrfach klinisch totaler Versuchstiere bei restriktiver Ernährung können als Kriterien einer weitgehend belastungsfreien Versuchstechnik herangezogen werden (Buntenkötter u. Jacobsen 1977).

Der gesamte Versuchsaufbau ist Abb. 5.1 zu entnehmen.

Sämtliche Elektrokardiogramme wurden präkordial abgeleitet und aus versuchstechnischen Gründen telemetrisch übertragen. Die Einspeisung der Reizströme erfolgte herzfern mittels Neusilberelektroden ($\varnothing$ 1 mm, l = 8 cm) beim Standardstromweg zwischen dem linken Ohrgrund und der rechten Kniefalte.

Den Ausgangspunkt der Untersuchungen bildete der technische sinusförmige Wechselstrom (50 Hz) mit folgenden Modifikationen:

- Phasenanschnittssteuerung mit partiellem Stromfluß in der Sinushalbwelle; Phasenanschnittswinkel α = gesperrter Anteil innerhalb einer Sinushalbwelle entsprechend 180°;
- Sinusimpuls = Stromflußbeschränkung auf eine Sinusvollwelle, bei 50 Hz ergibt sich eine Einwirkdauer von 20 ms;
- Schwingungspaketsteuerung: Stromdurchlaßzeiten und stromlose Pausen während mehrerer Sinusvollwellen. Leistungssteuerung mit unterschiedlichen Takt-

frequenzen (Anzahl der Ein- und Ausschaltungen pro Zeiteinheit) und variablem Tastverhältnis (Verhältnis aus Stromflußdauer und Sperrdauer);
- Gleichgerichtete Ströme; Stromfluß nur in einer Richtung
  a) Zweipulsige Gleichrichtung = Stromrichtungsumkehr der negativen Halbwelle;
  b) Einpulsige Gleichrichtung = Sperrung der negativen Halbwelle.

Die Untersuchungen über die oben aufgeführten Stromformen sind abgeschlossen. Ergänzende Untersuchungen mit folgender Aufgabenstellung werden noch durchgeführt:

- Gleichgerichtete phasenangeschnittene Ströme (Zwei- und einpolige Gleichrichtung) bei Einwirkdauer von 2 s
- Geregelter Gleichstrom bei Einwirkzeiten von 2 s
- Gleichstromimpuls von 20 und 200 ms
- Kondensatorentladungen: Entladung eines Kondensators (C) über den Gesamtwiderstand des Unfallstromkreises (R_{ges}) mit der Zeitkonstanten $\tau = C \cdot R_{ges}$.

Die im Gruppenperiodenversuch mit steigender Belastung als Leitparameter fungierenden biologischen Größen Elektrokardiogramm, arterieller Blutdruck und Atemwerte (Atemfrequenz, Atemvolumen, Atemminutenvolumen) zeigen beim narkotisierten Jungschwein nach subfibrillatorischer und fibrillatorischer Durchströmung mit sofortiger elektrischer Wiederbelebung und assistierter Sauerstoffbeatmung nur kurzzeitige Alterationen. Bei subfibrillatorischen Durchströmungseinsätzen ist eine deutliche Beschleunigung der Herzfrequenz zu beobachten.

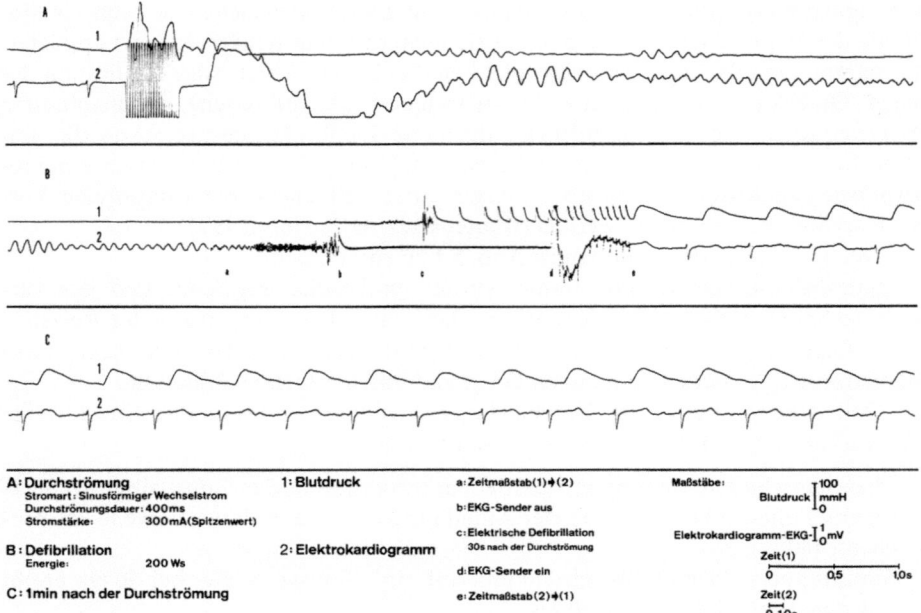

Abb. 5.2. Tödliche elektrische Durchströmung beim Schwein mit erfolgreicher Wiederbelebung (Defibrillation)

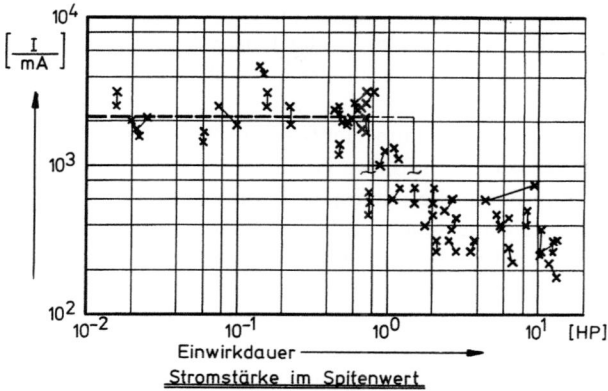

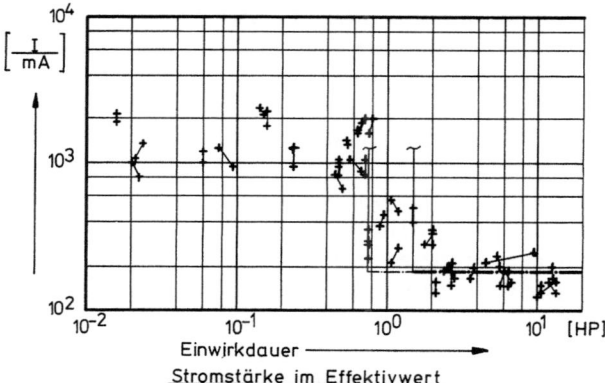

Abb. 5.3. DE_{50}-Werte in Abhängigkeit von der Einwirkdauer relativ zur Herzperiode (HP) für sinusförmige und phasenangeschnittene Wechselströme (×Stromstärke im Spitzenwert; +Stromstärke im Effektivwert)

Die Restitutionsabläufe erfordern Erholungszeiten bis zu 8 min in Abhängigkeit von der Belastungsstärke. Die Defibrillations- und Überlebensrate beträgt mehr als 90% bei Defibrillationsenergien von 200 bis 400 Ws. Eine störungsfreie Entwicklung auch mehrfach klinisch toter wiederbelebter Versuchstiere, physiologische Herzstromkurven bei der Abgangsuntersuchung sowie makroskopische Untersuchungen der Schlachtkörper ergeben keine Anhaltspunkte für durchströmungsbedingte Spätschäden.

Den Ablauf einer tödlichen Durchströmung mit anschließender elektrischer Wiederbelebung zeigt Abb. 5.2. Teil A der Abb. 5.2 dokumentiert die charakteristische Flimmerkurve im Elektrokardiogramm synchron zu der gegen Null verlaufenden Blutdruckkurve. Die Bildmitte des Teiles B stellt die elektrische Defibrillation in gerafftem Maßstab dar. Zum Schutz des telemetrischen Übertragungssystems erfolgt vor Auslösung des Gegenschocks eine kurzfristige Unterbrechung des Elektrokardiogramms. Aus Teil C der Abb. 5.2 sind der arterielle Blutdruck und die Herzstromkurve 1 min nach der erfolgreichen Wiederbelebung zu entnehmen.

Die Empfindlichkeit des Herzens gegenüber elektrischem Strom steht in Abhängigkeit zur Herzperiode. Je nachdem, ob die elektrische Durchströmung nur eine Herzperiode oder mehrere Herzzyklen trifft, verhält sich die Reizschwelle unterschiedlich.

Die Stromstärke, die bei Jungschweinen zum Herzkammerflimmern führte, ist als Funktion der Einwirkdauer in Abb. 5.3 markiert. Die eingetragenen, durch eine Linie verbundenen Kreuze symbolisieren die maximale, gemessene subfibrillatorische Stromstärke, bzw. die minimale gemessene fibrillatorische Stromstärke.

Aus dieser Darstellung ergibt sich die individuelle Flimmerschwelle in Form des geometrischen Mittelwerts der beiden Meßwerte. Gleichzeitig wird die Auflösung der angewandten Versuchstechnik bei gleichbleibendem Reizmuster im Gruppenperiodenversuch gekennzeichnet, d. h. i. allg. eine Steigerung der Stromstärke um den Faktor 1,2 unter Beibehaltung von Stromweg, Stromform und Einwirkdauer.

Die Einwirkdauer wird in Herzperioden des Versuchstiers angegeben, deren absolute Zeitdauer in Sekunden von Fall zu Fall unterschiedlich sein kann (0,25–0,85 s, im Mittel 0,45 s). In Abb. 5.3 sind die Ergebnisse mit dem Phasenanschnittswinkel 0° – also sinusförmiger Wechselstrom – und den Phasenanschnittswinkeln von 66°, 90°, 107° und 120° wiedergegeben. In der ersten Versuchsreihe, deren Ergebnisse in Abb. 5.3 und 5.5 dargestellt sind, wurden 55 Tiere mit einem mittleren Körpergewicht von 22 kg eingesetzt.

Bei longitudinaler Durchströmung von Jungschweinen mit unterschiedlicher Einwirkdauer ergibt sich im Zeitbereich einer HP ein Übergang zwischen zwei Gefährdungsstufen mit unterschiedlicher mittlerer gefährlicher Stromstärke. Bei der Auswertung der Versuchsergebnisse wird daher unterschieden zwischen Durchströmungen mit Einwirkzeiten $< 0,75$ HP (Kurzzeitdurchströmungen), $> 1,5$ HP (Langzeitdurchströmungen) sowie dem Übergangsbereich $0,75$ HP $< t < 1,5$ HP. Die in Abb. 5.3 eingezeichneten DE_{50}-Werte an Jungschweinen ergeben sich zu

$\hat{I}_K = 2118$ mA für alle untersuchten Stromformen im Kurzzeitbereich

$I_{effL} = 186$ mA für Wechselströme im Langzeitbereich.

Dieser stufenförmige Verlauf der Flimmerschwelle findet sich auch bei Kupfer u. Stieglitz (1973). Da sich die Flimmerschwellen der Durchströmungsversuche mit einer vollen Halbwelle (10 ms) und einer halben Halbwelle (5 ms) in den Funktionsverlauf einfügen, wurden diese Werte für Gleichströme mit aufgenommen.

Im Bereich der Kurzzeitströmungen konnte nicht in allen Fällen mit der zur Verfügung stehenden Stromquelle Herzkammerflimmern ausgelöst werden. Es ist zu vermuten, daß hier zusätzliche biologische Faktoren eine Rolle spielen, die bei der angewandten Versuchstechnik – Steigerung der Stromstärke nach *jedem* Belastungsversuch – zu einer scheinbar höheren Flimmerschwelle führen. Bei den durchgeführten Versuchen lag der Durchströmungseinsatz stets kurz vor der VP, da diese Plazierung als die gefährlichste angesehen wurde. Spätere Untersuchungen von Buntenkötter (1980) an insgesamt 113 Tieren zeigen jedoch, daß Durchströmungen von der S-Zacke bis zur prospektiven VP sowohl eine Vorschädigung als auch einen Vorschutz bewirken können. Da die Belastungsversuche dazu dienen sollten, eine Gefährdungsgrenze unter ungünstigsten Bedingungen („worst case") zu ermitteln, wurde ein konstantes Gefährdungsniveau zwischen 5 ms und 0,75 HP

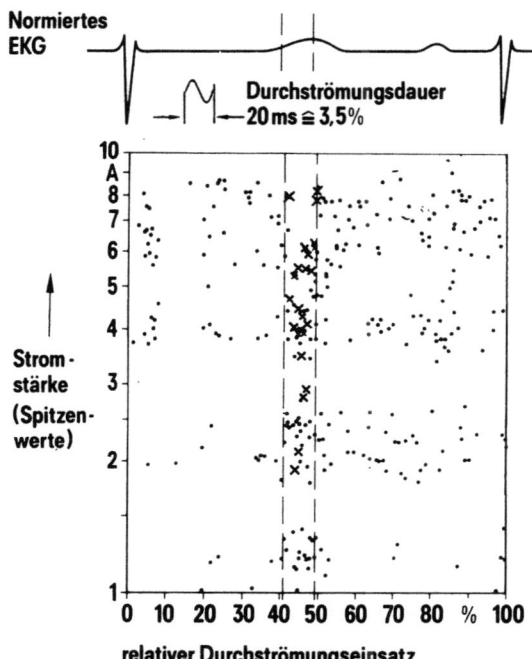

Abb. 5.4. Vulnerable Phase (*VP*) beim Schwein. × Durchströmungen, die das tödliche Herzkammerflimmern auslösen; · Durchströmungen ohne bleibende Reaktionen des Tieres

zugrundegelegt. Aus der versuchstechnisch limitierten Steigerung der Belastungsstufen resultiert im Kurzzeitbereich eine niedrigere Flimmerschwelle, die letztlich den Sicherheitsbereich erhöht, was sich erst recht bei der Transposition auf den Menschen auswirkt. Untersuchungen mit einem Sinusimpuls (20 ms) an 24 Schweinen mit einem mittleren Körpergewicht von 25,1 kg (Abb. 5.4) dienten der weiteren Klärung offener Fragen.

Bei 50 Hz Stromversorgungsnetzen ist eine Sinusschwingung von 20 ms Dauer die kürzeste Einwirkzeit für einen Wechselstrom, die bei 60 Hz nur geringfügig unterschritten wird. Dadurch ist jedoch keine gravierende Änderung der Versuchsergebnisse zu erwarten.

Bei Einwirkzeiten von 20 ms und Stromstärken bis zu $\hat{I}=9$ A konnte Herzkammerflimmern bei Jungschweinen ausschließlich in der Anstiegsflanke der T-Welle ausgelöst werden. Innerhalb des vulnerablen Bereichs ergibt sich eine Abstufung mit einem deutlichen Minimalwert der Gefährdungsschwelle im Bereich des Wendepunktes der Anstiegsflanke der T-Welle (Reinhold 1976; Reinhold u. Buntenkötter 1977).

Es ist nicht auszuschließen, daß der Anstieg der Gefährdungsschwelle im Randbereich der VP auf eine unzulängliche Koinzidenz mit dem Vulnerabilitätsmaximum zurückzuführen ist, so daß bei Bestimmung der Gefährdungsschwelle für einen Sinusimpuls zur Erhöhung der Sicherheit nur die 6 niedrigsten Werte von insgesamt 24 ermittelten Flimmerpunkten herangezogen werden. Für eine maximale

146 Der tödliche Unfall

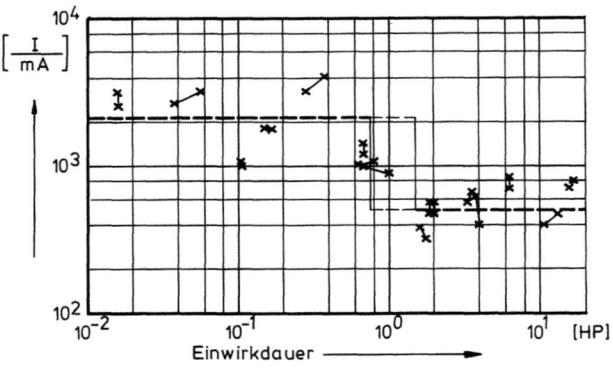

Gleichstrom, Spitzenwerte

Abb. 5.5. DE_{50}-Werte in Abhängigkeit von der Einwirkdauer relativ zur Herzperiode für gleichgerichtete Ströme ($\times$ Stromstärke im Spitzenwert)

Vulnerabilität ergibt sich eine Gefährdungsschwelle von $\hat{I} = 2{,}15$ A. Abbildung 5.9 zeigt sowohl den Mittelwert für 24 Werte als auch für diese 6 Werte. Durch dieses Vergleichsverfahren werden die experimentellen Unsicherheiten, die sich im Kurzzeitbereich durch noch ungeklärte biologische Effekte (Vorschutz oder Vorschädigung s. S. 171) ergeben könnten, bei der Ableitung einer Sicherheitskennlinie unter ungünstigsten Bedingungen durch eine Sicherheitsspanne von $\hat{I}_{DE_{50}}$ 20 ms/ $\hat{I}_k = 3{,}79$ A/2,15 A = 1,76 berücksichtigt.

Es ist somit ein weiteres vordringliches Versuchsziel, die möglichst ausnahmslos zur Vorschädigung führenden Reizbedingungen zu ermitteln, um die im Tierexperiment angestrebte optimale Einengung der Wahrscheinlichkeitsfaktoren zu ermöglichen. Alle bislang durchgeführten Versuche kommen dieser Forderung nicht nach, wobei auch die Frage offenbleibt, ob bei Einwirkzeiten bis zu einigen 100 ms durch eine elektrische Defibrillation im Anschluß an die VP ein Nachschutz gegeben sein kann.

Abbildung 5.5 zeigt den gleichen qualitativen Verlauf wie Abb. 5.3 für gleichgerichtete Ströme, jedoch mit einer geringeren Abstufung der Gefährdungsschwellen. Der Übergangsbereich zwischen 0,75 und 1,5 HP wurde ebenfalls statistisch nicht ausgewertet. Während der DE_{50}-Wert zusammen mit den Kurzzeitdruchströmungen aus Abb. 5.3 ermittelt wurde, gilt für die Langzeitdurchströmungen bei Gleichrichtung $\hat{I}_L = 496$ mA.

5.1.3 Gefährdung durch verschiedene Stromformen

Neben der Beschreibung des exakten zeitlichen Verlaufs lassen sich Stromformen durch verschiedene Stromstärkewerte (Effektivwert I_{eff}, Spitzenwert $\hat{I}$, arithmetischer Mittelwert $\bar{I}$) charakterisieren. Auch für die verschiedenen technischen Wirkungen elektrischer Ströme sind diese Stromstärkewerte zu unterscheiden, wie aus Abb. 5.6 hervorgeht.

Der arithmetische Mittelwert ist ein Maß für die Wirkung einer Elektrolyse. Diese läßt sich mit Wechselstrom nicht durchführen. Der Spitzenwert kennzeichnet die maximale Anziehungskraft zweier paralleler Leiter. Der Effektivwert oder quadratische Mittelwert ergibt das Maß der umgesetzten Verlustleistung (Wärmeentwicklung) und dient als Vergleichsgröße zwischen Gleich- und Wechselstrom.

Es ist nicht bekannt, durch welchen Stromstärkewert die Wirkung einer elektrischen Durchströmung auf einen lebenden Organismus am besten beschrieben werden kann. Es ist jedoch davon auszugehen, daß der Spitzenwert ein Maß für die maximale Reizstärke, der arithmetische Mittelwert ein Maß für die Reizmenge und der Effektivwert ein Energiekriterium darstellt.

Für die Gefährdungsstufen < 0,75 HP und > 1,5 HP wurde derjenige Stromstärkewert varianzanalytisch ermittelt, der die Vergleichbarkeit des Phasenanschnittes mit dem sinusförmigen Wechselstrom sowie der Gleichrichtungsart hinsichtlich der Gefährdung gewährleistet.

Bei den Langzeitdurchströmungen ist zwischen den energietechnischen Wechselströmen und den gleichgerichteten Strömen zu unterscheiden. Während in diesem Durchströmungsbereich der Effektivwert als zusammenfassende Beschreibungsgröße der Gefährdung für energietechnische Wechselströme ermittelt werden konnte, geht für gleichgerichtete Ströme (Ein- und Zweiweggleichrichtung) die Gefährdung vom Spitzenwert der Stromstärke aus. Die Abb. 5.3 zeigt die integrierende Wirkung bei Auftragung der gefährlichen Stromstärke im Effektivwert im Vergleich zum Spitzenwert bei Langzeitdurchströmungen.

Aus der kumulativen Verteilung von log I_{eff}/A (Abb. 5.7) geht hervor, daß sich die Flimmerschwelle für log I_{eff}/A durch eine Normalverteilung nähern läßt. Die

Stromstärkewert	Abk.	Definition	techn. Beispiel
Effektivwert	I_{eff}	$I_{eff} = \sqrt{\frac{1}{T}\int i^2 dt}$	Heizung, 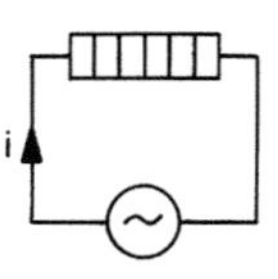 $P \approx I_{eff}^2$
arithmetischer Mittelwert	$\bar{I}$	$\bar{I} = \frac{1}{T}\int i\, dt$	Elektrolyse, 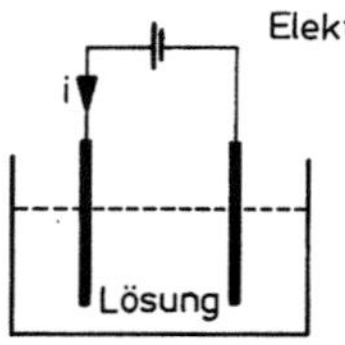 Lösung, $m \approx \bar{I}$
Spitzenwert	$\hat{I}$	$\hat{I} = i_{max}$	Kraft, 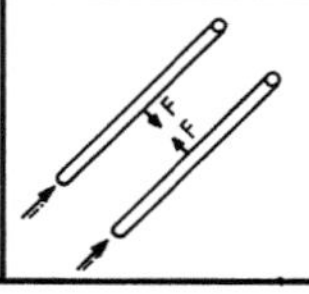 $F_{max} \approx \hat{I}^2$

Abb. 5.6. Stromstärkewerte zur Beschreibung verschiedener technischer Wirkungen

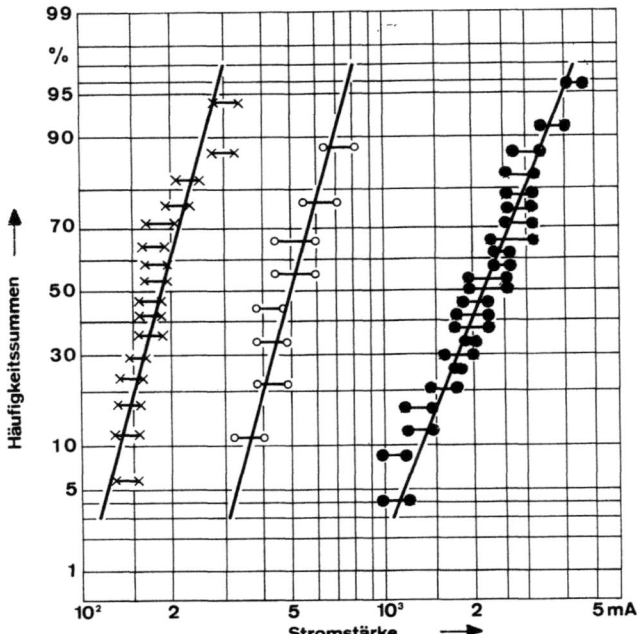

Abb. 5.7. Statistische Verteilung der Flimmerschwelle innerhalb der Gefährdungsgruppen. ×――× sinusförmige und phasenangeschnittene Wechselströme (I_{eff}), Einwirkdauer > 1,5 Herzperioden; ○――○ gleichgerichtete Ströme ($\hat{I}$), Einwirkdauer > 1,5 Herzperioden; ●――● sinusförmige und phasenangeschnittene Wechselströme und gleichgerichtete Ströme ($\hat{I}$), Einwirkdauer < 0,75 Herzperioden

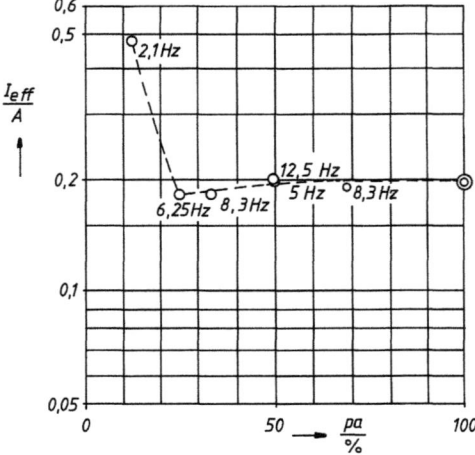

⊚DE_{50} für sinusförmige und phasenangeschnittene Wechselströme
I_{eff} = Effektivwert des Gesamtschrittes
Gesamtdurchströmungsdauer t_G = 2s

Abb. 5.8. DE_{50}-Werte bei Impulspaketsteuerung in Abhängigkeit vom Leistungsaussteuerungsgrad. (Nach Reinhold 1976)

Mortalität beläuft sich: 5% bei $I_{eff} = 118$ mA, 50% bei $I_{eff} = 186$ mA und 95% bei $I_{eff} = 292$ mA.

Für gleichgerichtete Ströme ist die kumulative Verteilung ebenfalls in Abb. 5.7 dargestellt. Die Mortalität verteilt sich wie folgt: 5% bei $\hat{I} = 311$ mA, 50% bei $\hat{I} = 496$ mA, 95% bei $\hat{I} = 792$ mA.

Bei gleichgerichteten Strömen und bei sinusförmigen und phasenangeschnittenen Wechselströmen resultieren bei Durchströmungszeiten < 0,75 HP DE_{50}-Werte, deren Unterschiede der Mittelwerte von log I/A bei Berücksichtigung der Variation so klein sind, daß für alle Stromformen gemeinsam eine kritische Schwellenstromstärke angegeben werden kann. Die Zusammenfassung ist in Abb. 5.7 dargestellt. Es kann log I/A durch eine Normalverteilung angenähert werden. Die Mortalität beträgt: 5% bei $\hat{I} = 1,11$ A, 50% bei $\hat{I} = 2,12$ A, 95% bei $\hat{I} = 4,96$ A.

Abbildung 5.8 gibt die Untersuchungsergebnisse der Impulspaketsteuerung (42 Flimmerschwellen) bei Einwirkzeiten von 2s (> 3 HP) in Abhängigkeit vom Leistungsaussteuerungsgrad wieder (Reinhold 1976). Die Stromstärke ist im Effektivwert des Gesamtschrittes angegeben, der ein Maß für die in Wärme umgesetzte Energie darstellt. Die Heranziehung dieses Stromwertes bewirkt eine deutliche Annäherung der Schwellen für die Impulspaketsteuerung an die mittlere gefährliche Stromstärke für sinusförmige und phasenangeschnittene Ströme (Abb. 5.8 rechts außen). Bei der Taktfrequenz von 2,1 Hz liegt ein großer Sprung vor, der dem Abstand zur Flimmerschwelle bei Kurzzeitdurchströmungen entspricht und dessen Spitzenwert mit den Ergebnissen für Kurzzeitdurchströmungen übereinstimmt. Es scheint daher, daß in diesem Fall die relativ lange Pause von 420 ms bei einer Stromflußzeit von 60 ms ausreicht, um ein Wirksamwerden von flimmerschwellenabsenkenden Mechanismen bei Langzeitdurchströmungen zu verhindern.

Zur Ermittlung der Gefährdung bei Kurzzeitdurchströmungen mit Impulspaketsteuerung wurden Versuche mit Einwirkzeiten von ≈ 400 ms bei einer durchschnittlichen Herzperiodendauer von 550 ms (42 Flimmerschwellen) durchgeführt (Reinhold 1976). Hieraus ergibt sich eine mittlere Gefährdungsstromstärke für das Herzkammerflimmern von $\hat{I} = 1,8$ A. Dieser Wert liegt geringfügig unterhalb der oben angeführten Schwelle für Kurzzeitdurchströmungen mit sinusförmigen und phasenangeschnittenen Wechselströmen sowie gleichgerichteten Strömen.

5.1.4 Zusammenfassung der Experimentalbefunde

Abbildung 5.9 demonstriert zusammenfassend die Versuchsergebnisse der elektrischen Durchströmungsversuche an Jungschweinen mit energietechnischen Wechselströmen und gleichgerichteten Strömen. Aufgetragen sind die Mittelwerte der Stromstärken (DE_{50}), die zum Herzkammerflimmern führten, und zwar im Spitzenwert oder im Effektivwert in Abhängigkeit von der Einwirkdauer relativ zur HP.

Der Punkt 1 gibt die Gefährdungsschwelle für einen Sinusimpuls im Spitzenwert an. Diese Gefährdungsschwelle gilt für alle Kurzzeitdurchströmungen bis zu 0,75 HP (Gefährdungsgerade 2). Werden aus der Abb. 5.7 die Mortalitätswerte übernommen, so läßt sich daraus ein Maß für die biologische Variabilität ableiten.

Der Punkt 3 in Abb. 5.9 repräsentiert das Ergebnis mehrerer Versuchsreihen für die Impulspaketsteuerungen mit unterschiedlichen Taktfrequenzen sowie unterschiedlichen Leistungsaussteuerungsgraden.

150 Der tödliche Unfall

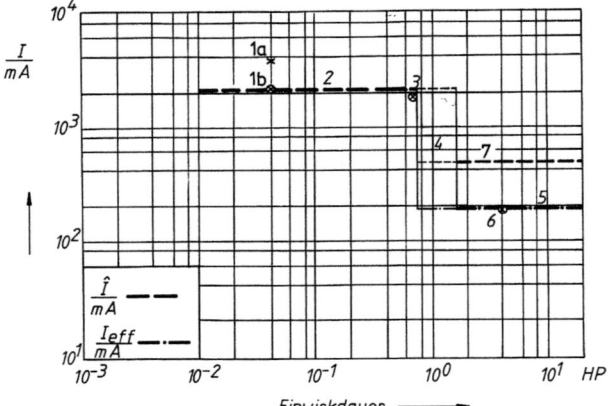

Abb. 5.9. DE_{50}-Werte bei elektrischen Durchströmungen an Schweinen. *1* Sinusimpuls 20 ms; $\hat{I}$; *a* Mittelwert, *b* reduzierter Mittelwert; *2* sinusförmige und phasenangeschnittene Wechsel- und gleichgerichtete Ströme, 5 ms bis 0,75 HP; $\hat{I}$; *3* Impulspaketsteuerung 400 ms, $\hat{I}$; *4* Übergangsbereich; *5* sinusförmige und phasenangeschnittene Wechselströme 1,5 HP bis 4,3 s; I_{eff}; *6* Impulspaketsteuerung 2 s, I_{effg} (Effektivwert des Gesamtschrittes); *7* Ein- und Zweiweggleichrichtung 1,5 HP bis 4,3 s; $\hat{I}$

Infolge fehlender Zuordnungsmöglichkeiten der Versuchsergebnisse im Übergangsbereich 4 zur Gruppe der Kurz- oder Langzeitdurchströmungen wurde auf eine statistische Auswertung des Übergangsbereiches verzichtet, weil zusätzliche zufallsbedingte flimmerschwellensenkende Mechanismen eine Erschwerung der Auswertung bedingen.

Für sinusförmige und phasenangeschnitte Wechselströme ergibt sich die Gefährdungsgerade 5. Die Gefährdung steht in Abhängigkeit vom Effektivwert des Stromes. Die Schwankungsbreiten lassen sich aus Abb. 5.7 entnehmen.

Auch für die Impulspaketsteuerung (Punkt 6) ist die Gefahrenschwelle von einem Energiekriterium, dem Effektivwert des Gesamtschrittes, abhängig. Beträgt bei kleinen Impulspaketen die stromlose Pause etwa 400 ms, so tritt keine Absenkung der Flimmerschwelle auf. Die Gefährdung geht in diesem Falle vom Spitzenwert der Impulspakete aus und ist mit dem Spitzenwert bei Kurzzeitdurchströmungen direkt vergleichbar.

Die Gefährdungsgerade 7 in Abb. 5.9 stellt die Zusammenfassung von Ein- und Zweiweggleichrichtung im Langzeitbereich dar.

Untersuchungen mit phasenangeschnittenen gleichgerichteten Strömen bei 2 s und Gleichströmen bei 20, 200 und 2000 ms sowie Kondensatorentladungen an Tieren sollen der weiteren Ergänzung dienen.

5.1.5 Einfluß der Defibrillation

In 11 Versuchen wurde nach der Defibrillation die Flimmerschwelle nochmals für die gleiche Stromform und Einwirkzeit bestimmt. Der mittlere Differenzwert von $\lg(I_{\text{vor}}/A) - \lg(I_{\text{nach}}/A)$ und die Standardabweichung betrugen: $\bar{x} = 0{,}0360$, $s = \pm\, 0{,}0747$. Diese geringe Abweichung von Null erwies sich im t-Test als nicht signifikant. Ein Einfluß der Defibrillation auf die Flimmerschwelle konnte damit nicht nachgewiesen werden. Eine Summationswirkung von mehreren aufeinanderfolgenden Durchströmungen ist daher bei Einhaltung der genannten Erholungszeiten nicht zu erwarten.

5.1.6 Vergleich von Längs- und Querdurchströmungen

Bei elf Versuchstieren wurde jeweils am gleichen Tier nach vorheriger Längsdurchströmung bis zum Herzkammerflimmern im Anschluß an die Defibrillation die Herzkammerflimmerschwelle bei Querdurchströmungen (Brust–Rücken) ermittelt. Beim Stromweg Brust–Rücken ist im Vergleich zur Längsdurchströmung nur eine geringere Stromstärke erforderlich, um Herzkammerflimmern auszulösen. Dieses Ergebnis ist hochsignifikant gesichert. Die beiden Stromstärken unterscheiden sich um einen Faktor, der zwischen 1,6 und 2,9 liegt (95% Vertrauensgrenzen für den mittleren Unterschied). Der Stromweg Brust–Rücken ist bei gleicher Stromstärke daher deutlich als gefährlicher anzusehen als eine Längsdurchströmung. Weitere Untersuchungen zur Bedeutung des Herzstromfaktors werden z. Z. noch durchgeführt.

5.1.7 Gefährdung durch energietechnische Wechselströme und gleichgerichtete Ströme

Veränderungen der Gefährdungsgrenzen durch modifizierte Stromformen lassen sich am Modelltier ohne Rücksicht auf die Problematik der quantitativen Übertragbarkeit qualitativ erfassen.

Bei einer Konstantspannungsquelle wie dem Energienetz bleibt bei der untersuchten Stromformung der Spitzenwert der Unfallstromstärke erhalten, da die Stromstärke nur von den zufällig im Unfallstromkreis vorhandenen Widerständen abhängig ist, während der Effektivwert und der arithmetische Mittelwert sich durch die Stromformung meistens ändern. In den Gefährdungsbereichen, in denen der Spitzenwert für die Gefährdung maßgebend ist, liegt daher die gleiche Gefährdung vor wie bei sinusförmigem Wechselstrom. Diese nimmt bei phasenangeschnittenen Strömen und bei Impulspaketsteuerung während Langzeitdurchströmungen mit dem Faktor des Quotienten aus Scheitelwert und Effektivwert mit zunehmendem Phasenanschnittswinkel und abnehmendem Leistungsaussteuerungsgrad der Impulspaketsteuerung ab (Jacobsen et al. 1974).

5.1.8 Übertragungsprobleme

Die pathophysiologischen Wirkungen elektrischer Durchströmungen in Abhängigkeit von Stromart, Stromstärke, Stromweg und Einwirkdauer werden seit Jahrzehnten an Versuchstieren (Ratten, Meerschweinchen, Kaninchen, Geflügel, Hunde, Katzen, Schweine, Schafe, Kälber etc.) zwecks Übertragung auf den Menschen anhand verschiedener Parameter unter besonderer Berücksichtigung der Herzkammerflimmerschwelle ermittelt. Toxizitätsrelationen in Abhängigkeit von Spezies und Körpergewicht wurden von Ferris et al. (1936) erarbeitet und von Dalziel u. Lee (1969) auf den Menschen übertragen. Empfindlichkeitsunterschiede, die bei-

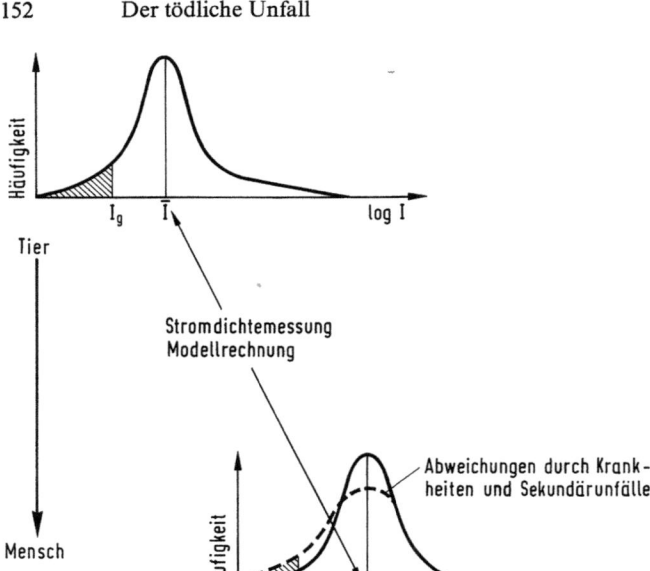

Abb. 5.10. Übertragungsschema Modelltier–Mensch. I_g Grenzstromstärke, $\bar{I}$ mittlere gefährliche Stromstärke

spielsweise bei der Toxizitätsprüfung neuer Arzneimittel als mögliche Beurteilungsbasis unter Ausschluß spezifischer Empfindlichkeiten dienen, kommen infolge der besonderen Wirkungsmechanismen elektrischer Ströme nicht in Betracht.

Abbildung 5.10 zeigt ein Übertragungsschema: Modelltier–Mensch. Die obere Kurve stellt die Häufigkeitsverteilung dar, die sich durch eine große Anzahl von Durchströmungsexperimenten bei konstanten Versuchsbedingungen ergeben würde (Jacobsen et al. 1974). Die Stromstärke, die jeweils Herzkammerflimmern hervorruft, unterliegt einer statistischen Streuung. Durch geeignete Transformation – in diesem Fall durch Logarithmieren – kann eine Normalverteilung erreicht werden. Die Gefährdungswahrscheinlichkeit in Abhängigkeit von der Stromstärke wird durch das Flächenintegral über die Häufigkeitsverteilung von 0 bis zu der jeweiligen Stromstärke I_g gebildet (obere schraffierte Darstellung in Abb. 5.10).

Für die Sicherheitstechnik ist nicht die mittlere gefährliche Stromstärke von Interesse, die bei 50% der Gesamtpopulation zu Herzkammerflimmern führt, sondern die Stromstärke, die bei extrem ungünstigen Umständen des Einzelfalles noch letale Folgen haben kann. Grundsätzlich darf keine Minimalstromstärke als ungefährlich angesehen werden, es sei denn, sie unterschreitet die biologische Flimmerschwelle. Lediglich die Wahrscheinlichkeit eines tödlichen Unfalls ist bei kleineren Stromstärken geringer. Unter anderem könnte es ein Ziel der Elektrogefährdungsforschung sein, diese Wahrscheinlichkeit quantitativ für jede Stromstärke bei vorgegebener Einwirkdauer zu ermitteln. Bei kurzen Einwirkzeiten < 1 HP wäre die unterschiedliche Vulnerabilität innerhalb des Herzzyklus zu berücksichtigen. Der zu fordernde Mindestsicherheitsgrad könnte dann durch die Gefährdungswahrscheinlichkeit angegeben werden.

Es gibt bislang keine Anzeichen dafür, daß die statistische Verteilung der Versuchsergebnisse nicht auf gesunde Menschen übertragen werden könnte, so daß auch die gefährliche Stromstärke ebenso über den Logarithmus normal verteilt sein dürfte (Abb. 5.10, unten). Die natürliche Verteilung wird jedoch beim Menschen durch zivilisatorische Einflüsse zugunsten kleinerer Stromstärken verschoben. Durch Krankheit und Folgeunfälle im menschlichen Bereich können tödliche Unfälle schon bei geringeren Stromstärken auftreten. In diesem Gefährdungsbereich wären daher exakte Kenntnisse über den Verlauf der Häufigkeitskurve zu fordern, um die Sicherheitsgrenze durch die Gefährdungswahrscheinlichkeit angeben zu können. Die mangelnde Transformationssicherheit verdeutlicht die Schwierigkeiten, die mit der Ermittlung des Mindestsicherheitsgrades durch Tierversuche verbunden sind. Die zulässigen Grenzwerte müssen daher auf anderen Wegen abgesichert werden.

Eine Möglichkeit besteht z. B. darin, über die Unfallforschung für eine bestimmte Stromform, die eine große Unfallhäufigkeit aufweist, bei einer bestimmten Einwirkdauer die Grenzstromstärke zu ermitteln und die Spannung zwischen der errechneten mittleren gefährlichen Stromstärke und der Grenzstromstärke auf andere Stromformen und Einwirkzeiten zu übertragen.

Aus der kumulativen Häufigkeitsverteilung (Abb. 5.7) kann bei parallelem Verlauf der Funktionsgeraden auf die Zulässigkeit eines gemeinsamen Sicherheitsfaktors geschlossen werden. Quantifizierte Angaben des Sicherheitsniveaus durch die Mortalitätswahrscheinlichkeit im unteren Bereich solcher Verteilungen sind nicht zulässig, auch wenn eine Mortalitätsgrenze im Promillebereich als Sicherheitsgrenze für den Menschen nicht akzeptierbar wäre. Da es sich aber bei der Flimmerauslösung um ein Schwellenproblem handelt, läßt sich das Problem auf andere Weise durch einen Bezugswert für häufig vorkommende Stromformen lösen (s. Abschn. 1.1.8).

Für die Übertragung der mittleren gefährlichen Stromstärke von Tier zu Tier oder vom Modelltier zum Menschen stehen zwei Verfahren zur Verfügung: Die Messung der Stromdichte am Herzen oder die Modellrechnung.

Messungen des Teilstromes über das Herz, bei denen ein Stromwandler dieses nach Eröffnung von Brusthöhle und Herzbeutel in toto umfaßte, gehen auf Freiberger (1934) zurück. Durch Sam (1966) wurden die Ergebnisse von tierexperimentellen elektrischen Durchströmungen über die elektrische Feldstärke am Herzen auf den Menschen übertragen. Dieser Ansatz erscheint günstiger, da der unterschiedliche Körperbau, der für die Stromverteilung von besonderer Bedeutung ist, Berücksichtigung findet. Die entscheidende Meßgröße wird somit unmittelbar am Prädilektionsorgan bestimmt, dessen Funktionsausfall durch elektrische Noxen zum Tod führt. Bei diesen Meßversuchen wurde ebenfalls – zur Anlegung von Meßelektroden – der Thorax eröffnet. Dabei entstehen durch Lageveränderungen der Brusthöhlenorgane zusätzliche Fehler.

Von Sam (1966) wurden Feldstärkemessungen an einer männlichen menschlichen Leiche bei Einhaltung verschiedener Stromwege durchgeführt. Aus den Ergebnissen, die bei einem entsprechenden Stromweg am Tier gewonnen wurden, können Angaben über die Gefährdung des Menschen bei verschiedenen Stromwegen errechnet werden. Dabei wird vorausgesetzt, daß die aus der gleichen elektrischen Feldstärke resultierende Stromdichte nicht nur beim Modelltier Jungschwein, sondern auch beim Menschen zum Tod führt.

Um die Fehler durch die Lageveränderungen der Brusthöhlenorgane bei der Eröffnung des Thorax möglichst gering zu halten, wurden Stromdichtemessungen am Herzen toter Schweine unter Zuhilfenahme einer neuen Meßmethode (Jacobsen et al. 1974) durchgeführt. Auf der Basis eines vergleichbaren Stromweges ergab sich dabei ein Übertragungsfaktor bezüglich der Stromstärke vom Modelltier zum Menschen von $2,4^3$.

Geht man bei der Modellrechnung von zwei ähnlichen Körpern unterschiedlicher Größe aus, so ist für die drei Raumdimensionen ein gleicher Maßstab anzusetzen. Dieses Übertragungsprinzip ähnlicher Körper ist sicher für Tiere gleicher Spezies zulässig und kann für Übertragungsfunktionen zwischen verschiedenen Tierarten und Menschen leicht spezifiziert werden.

Bei Tierversuchen wird i. allg. das Körpergewicht G bestimmt, das als proportionale Größe zum Volumen V angesehen werden kann. Bei einem säulenförmigen Körper der Grundfläche A und der Länge l ergibt sich folgende Beziehung für den Maßstab m, wenn das Gewicht G des Probekörpers zum Bezugsgewicht G_0 ins Verhältnis gesetzt wird.

$$G_0 = c \cdot V_0 = c\, A_0 \cdot l_0 \tag{1}$$

$$G = c \cdot V = c \cdot m^2 \cdot A_0 \cdot m \cdot l_0 = c \cdot m^3 \cdot V_0 \tag{2}$$

$$m = \sqrt[3]{\frac{G}{G_0}} \tag{3}$$

Fließt ein Strom der Stärke I durch einen langgestreckten Körper, dann ist die Stromdichte S ein Maß der Reizstärke. Setzt man die Stromdichte für den ähnlichen Probekörper und für den Bezugskörper gleich, so folgt daraus eine Übertragungsfunktion für die jeweiligen Spitzenwerte der Stromstärke als Funktion des Körpergewichts und der Bezugsstromstärke I_0, die eine gleiche Reizstärke beinhaltet.

$$\hat{S}_0 = \frac{\hat{I}_0}{A_0} \stackrel{!}{=} \hat{S} = \frac{\hat{I}}{A} = \frac{\hat{I}}{m^2 A_0}; \tag{4}$$

$$\hat{I} = \hat{I}_0 \cdot m^2 = \hat{I}_0 \left(\sqrt[3]{\frac{G}{G_0}}\right)^2; \tag{5}$$

$$\lg \hat{I} = \lg \hat{I}_0 + \frac{2}{3} \lg \frac{G}{G_0}. \tag{6}$$

Die Ableitung einer entsprechenden Übertragungsfunktion des Effektivwertes, bei dem die Leistungsdichte als Kriterium der Reizstärke anzusehen ist, resultiert der gleiche Funktionsverlauf:

$$\lg I_{eff} = \lg I_{0\,eff} + \frac{2}{3} \lg \frac{G}{G_0} \tag{7}$$

---

3 Redaktionelle Anmerkung: Der bisherige Übertragungsfaktor von 1,7 bedarf einer geringfügigen Korrektur, da in der Modellrechnung von Jacobsen et al., (1974) Effektivwert und Spitzenwert gleichgesetzt wurden. Unter Berücksichtigung der quantitativen Unterschiede ($\sqrt{2}$) ergibt sich $1{,}7 \cdot \sqrt{2} = 2{,}4$, daraus resultiert eine Steigerung des Sicherheitsniveaus um rund 40%

Setzt man in der obigen Gleichung die Gewichte G = 50 kg und G_0 = 22 kg ein, so ergibt sich ein Übertragungsfaktor von 1,7. Der durch Stromdichtemessungen ermittelte Übertragungsfaktor von 2,4 wird in etwa bei einem Gewicht von G = 80 kg erreicht.

5.1.9 Vergleich Schwein – Hund

Außer den Versuchsergebnissen an Schweinen liegen umfangreiche Messungen an Hunden von Kouwenhoven et al. (1959) (117 Hunde) mit sinusförmigen Wechselströmen von 60 Hz vor. Wegen der abweichenden Versuchstechnik müssen zunächst vergleichbare Werte bestimmt werden. Während die biomathematische Planung der Durchströmungsversuche an Jungschweinen a priori eine logarithmische Normalverteilung unterstellt, ist aus den Versuchen von Kouwenhoven an Hunden erst durch die nachträgliche Aufarbeitung die Bestätigung für eine log-normale Verteilung zu entnehmen (Biegelmeier 1979). Daher liegt die Vermutung einer linearen Stromstärkesteigerung nahe; dies führt im logarithmischen Maßstab zu einer Ungleichheit der versuchstechnisch bedingten Toleranzbreite. Weiterhin ist nicht bekannt, ob bei den Versuchen an Hunden jeweils die individuelle Flimmerschwelle des Versuchstieres bestimmt wurde. Eher ist anzunehmen, daß auch überschwellige Stromstärken aufgetragen wurden, da die Reizstromstärke entweder bei Herzkammerflimmern gesenkt oder ohne Flimmern gesteigert wurde. Da bei den Hunden die VP nicht gezielt angesteuert wurde, werden durch diesen zufälligen Parameter die Mittelwerte bei den Kurzzeitdurchströmungen zu groß gemessen.

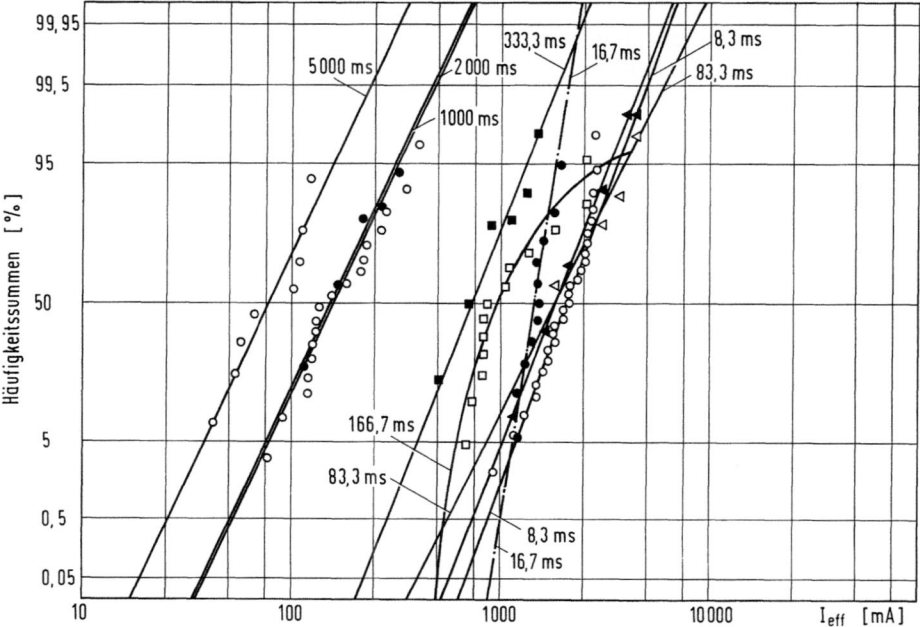

Abb. 5.11. Häufigkeitsverteilung der Flimmerschwellen von Hunden nach Kouwenhoven et al. (1959) mit sinusförmigem Wechselstrom (60 Hz). [Nach einer Auswertung von Kieback (1978), unveröffentlichte Stellungnahme in Freiburg zur Änderung der IEC-Kurven]

156 Der tödliche Unfall

Abbildung 5.11 zeigt die Gesamtergebnisse in einer Darstellung von Kieback unter Berücksichtigung einer logarithmischen Normalverteilung. Eine Auswertung der Versuchsergebnisse durch Biegelmeyer (1979) führt zu ähnlichen Resultaten.

Geht man von den meßtechnisch besser abgesicherten Versuchsdaten an Schweinen aus, so ist ein Vergleich mit den Hundeversuchen wie folgt möglich:

- Aus Abb. 5.11 ist zu entnehmen, daß auch bei Hunden ein konstantes Gefährdungsniveau für Kurzzeitdurchströmungen bei Einwirkzeiten von 8,3 ms – 83,3 ms vorliegt.
- Die Werte für 167 ms sind nach Biegelmeier (1979) statistisch nicht mehr auswertbar. Diese Werte fallen in den Übergangsbereich der Herzperiode (HP), der hier schon bei $t < 166{,}7$ ms $= 0{,}55$ HP beginnt. Dies ist auf eine Heranziehung der mittleren HP zurückzuführen; individuelle Angaben stehen nämlich nicht zur Verfügung. Die Werte für 333 ms $< 1{,}5$ HP fallen ebenfalls in den Übergangsbereich.
- Die Langzeitdurchströmungen zwischen 1,5 HP $= 450$ ms bis zu 10 HP $= 3000$ ms wurden an Hunden bei 1000 und 2000 ms ausgemessen. Auch hier wurde ein konstantes Gefährdungsniveau festgestellt.
- Für 5000 ms $= 16{,}6$ HP liegen bei Schweinen keine vergleichbaren Messungen vor.
- Für Kurzzeitdurchströmungen ist der Auswertung nach Biegelmeier (1979) ein Spitzenwert von etwa $\hat{I} = 2{,}5$ A zu entnehmen. Dieser Wert wurde an Hunden mit einem Gewicht zwischen 8 und 16 kg ermittelt.
- Die Annahme des für Schweine eingeführten Reduktionsfaktors von 1,76 (s. S. 154) bei Kurzzeitdurchströmungen und die Mutmaßung einer Stromstärkesteigerung von 100 mA führt zu einem Streubereich der Stromstärke für Kurzzeitdurchströmungen bei den Hunden von $1{,}3 < \hat{I}_K < 1{,}4$ A.
- Der Auswertung nach Kieback (1978, persönliche Mitteilung) für Langzeitdurchströmungen ist ein Effektivwert von ca. 165 mA entnehmbar. Im Falle einer

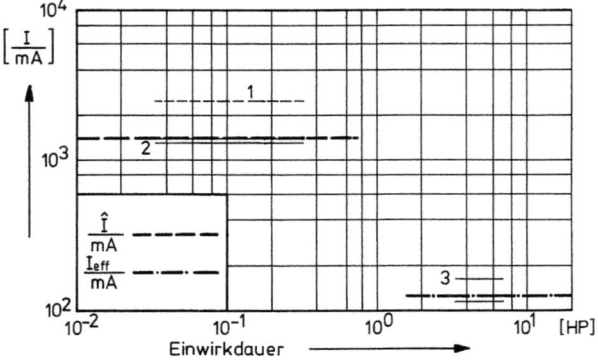

Abb. 5.12. Extrapolierte DE_{50}-Werte für elektrische Durchströmungen bei Tieren mit einem Gewicht von 12 kg. Werte von Hunden: *1* Mittelwert für Kurzzeitdurchströmungen, *2* reduzierter Mittelwert mit Streubereich, *3* Streubereich für Langzeitdurchströmungen. (Werte nach Kouwenhoven et al. 1959)

Stromstärkesteigerung von 50 mA ergibt sich hier ein Streubereich von 115 mA < I_{eff} < 165 mA.

Die Abb. 5.12 veranschaulicht die in einer Modellrechnung nach Gl. (6) und (7) ermittelten mittleren Gefährdungsschwellen (DE_{50}-Werte) bei Kurzzeitdurchströmungen $\hat{I}_K = 1,4$ A und bei Langzeitdurchströmungen $I_{effL} = 125$ mA für Tiere bei einer mittleren Gewichtsklasse von 12 kg. Zusätzlich eingetragen sind die aufgeführten Streubereiche (s. S. 155) nach Kouwenhoven et al. (1959).

Durch Heranziehung vergleichbarer Meßwerte aus Hundeversuchen, z. B. reduzierter Werte im Kurzzeitbereich, und Beachtung der Streubereiche, die durch das Meßverfahren bedingt sind, werden die Untersuchungsergebnisse an Schweinen bestätigt.

5.1.10 Übertragung der Versuchsergebnisse vom Modelltier auf den Menschen

Werden die für Schweine ermittelten und auch an Hunden bestätigten Ergebnisse auf den Menschen mit einem Körpergewicht von 50 kg übertragen, so ergeben sich folgende DE_{50}-Werte im Kurz- und Langzeitbereich

$\hat{I}_K = 3600$ mA für alle untersuchten Stromformen im Kurzzeitbereich,

$I_{effL} = 320$ mA für energietechnischen Wechselstrom im Langzeitbereich,

$\hat{I}_L = 850$ mA für gleichgerichtete Ströme im Langzeitbereich.

Die mittlere Herzperiodendauer wird mit 750 ms (80 Herzschläge/min) angenommen. Berücksichtigt man, daß die Herzfrequenz des Menschen zwischen 30 Schlägen/min und 240 Schlägen/min liegt, so vergrößert sich der unsichere Übergangsbereich von 0,75 bis 1,5 HP von 140 ms bis 2,25 s. Die Abb. 5.13 enthält die DE_{50}-Werte als Funktion der Einwirkdauer relativ zur HP.

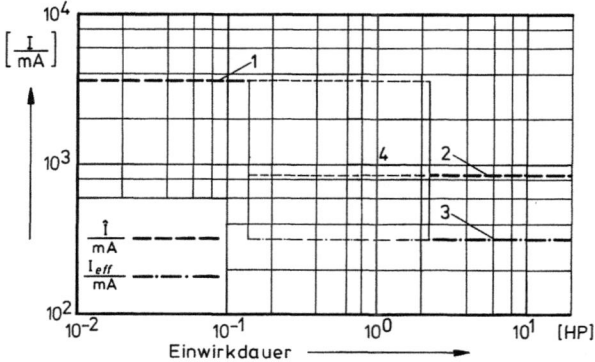

Abb. 5.13. DE_{50}-Werte für verschiedene Stromformen beim Menschen (50 kg). *1* Kurzzeitdurchströmungen, alle untersuchten Stromformen, *2* Langzeitdurchströmungen, gleichgerichtete Ströme, *3* Langzeitdurchströmungen, energietechnische Wechselströme, *4* Übergangsbereich

5.2 Wirkungen elektrischer Durchströmungen beim Menschen

Aus den vorliegenden tierexperimentellen Untersuchungen können die prinzipiellen Verläufe der Wirkungsbereichsgrenzen gefährlicher elektrischer Durchströmungen im Stromstärkezeitdiagramm für verschiedene Stromformen bestimmt werden. Bei einer Übernahme des prinzipiellen Funktionsverlaufs vom Modelltier und einer Festlegung von Eckwerten lassen sich auch für Menschen quantifizierbare Wirkungsbereichsgrenzen mit größter statistischer Sicherheit für den Funktionsverlauf der DE_{50} angeben.

Bei Berücksichtigung eines entsprechenden Sicherheitsfaktors läßt sich aus dem Funktionsverlauf eine Sicherheitskennlinie für den Menschen ableiten. Zieht man Ergebnisse von Messungen mit ungefährlichen Stromstärken aus der Literatur heran, können Loslaßgrenzen angegeben werden.

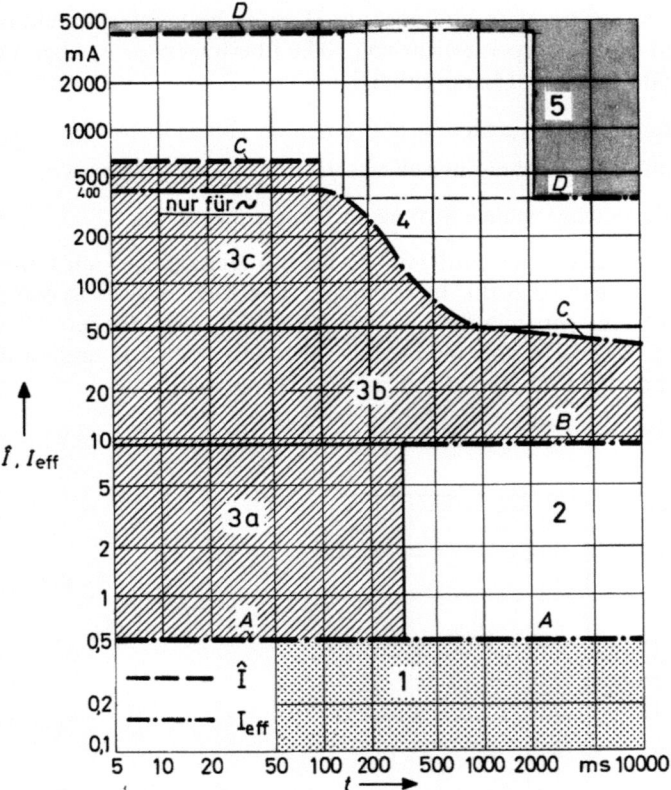

Abb. 5.14. Wirkungsbereiche energietechnischer Wechselströme auf den Menschen. Bereich *1:* i. allg. keine Wirkungen; Bereich *2:* i. allg. Selbstbefreiung möglich; Bereich *3:* i. allg. kein Herzkammerflimmern, jedoch Selbstbefreiung eingeschränkt durch *a* Reaktionszeit, *b* und *c* Überschreiten der Loslaßschwelle; Bereich *4:* Wahrscheinlichkeit für Herzkammerflimmern steigt mit zunehmender Stromstärke und Einwirkdauer bis 50%; Bereich *5:* Wahrscheinlichkeit für Herzkammerflimmern größer als 50%; *A–D* Wirkungsbereichsgrenzen

5.2.1 Mittlere Gefährdungsschwelle (DE_{50}) für energietechnische Wechselströme

Die Funktion (D) der DE_{50} in Abb. 5.14 ist identisch mit der Darstellung 1 und 3 in Abb. 5.13. Wird die Gefährdung bei Kurzzeitdurchströmungen im Spitzenwert der Stromstärke und bei Langzeitdurchströmungen im Effektivwert der Stromstärke angegeben, hat die Kurve (D) für alle energietechnischen Wechselströme in Abb. 1.1 Gültigkeit.

5.2.2 Sicherheitsgrenze für energietechnischen Wechselstrom

Um der Praxis gerecht zu werden, ist es angebracht, eine Sicherheitsgrenze mit einem konstanten Sicherheitsniveau anzugeben. Als Bezugswert kann hierfür die Stromstärke von $I_{eff} = 50$ mA bei längerer Einwirkdauer dienen. Für die Kurzzeitdurchströmung folgt daraus der entsprechende Sicherheitswert von $I = 570$ mA der Kurve (C) in Abb. 5.14.

Das gleiche Sicherheitsniveau sollte auch bei dem zeitlichen Übergang zwischen den beiden Schwellenwerten eingehalten werden. Aus didaktischen und sicherheitstechnischen Gründen wäre auch ein direkter Übergang von der Kurzzeit- zur Langzeitschwelle oder ein geradliniger schräger Übergang zwischen 100 ms und 1 s gerechtfertigt. Mangelnde Kenntnisse über den Mechanismus der Flimmerschwellenabsenkung erlauben hier nur vage Angaben. In einer nationalen Sachverständigenrunde[4] des Ausschusses „Körperströme" des VDE-Ausschusses „Unfallforschung" wurde die Festlegung eines Übergangsbereichs für die Sicherheitskennlinie zwischen 100 ms und 1 s empfohlen, wobei der genaue Funktionsverlauf im Übergangsbereich nicht festgelegt wurde (gestrichelt in Abb. 5.14). Wird der Übergangsbereich vollständig dem gefährlicheren Bereich zugeschlagen, so ist der Übergang bei 100 ms anzusetzen. Soll der Übergangsbereich durch einen mittleren Funktionsverlauf erfaßt werden (s. Abb. 5.28), die kontinuierlich den gesamten Zeitbereich abgrenzt, so sollte auch bei den Kurzzeitdurchströmungen der Effektivwert Verwendung finden. Dieser Funktionsverlauf gilt dann nur für eine bestimmte Stromform, so z. B. in Abb. 5.14 strichpunktiert für den technischen Wechselstrom. Für die Praxis ergeben sich damit folgende Eckwerte für die Sicherheitsgrenzen:

- Für Kurzzeitdurchströmungen von 10 bis zu 100 ms
  $\hat{I} = 570$ mA für beliebige Stromformen oder
  $I_{eff} = 400$ mA für technischen Wechselstrom.
- Im Übergangsbereich von 100 ms bis 1 s erfolgt ein Abfall der gefährlichen Stromstärke mit nicht definiertem Funktionsverlauf.
- Für Langzeitdurchströmungen von 1 bis 10 s sinkt die gefährliche Stromstärke für alle energietechnischen Wechselströme von $I_{eff} = 50$ mA auf $I_{eff} = 40$ mA.
- Für Durchströmungszeiten über 10 s ist mit einem weiteren Absinken der gefährlichen Stromstärke zu rechnen.

Auf diesem Wege entsteht eine Sicherheitsgrenze, die jedermann zu jeder Zeit nachvollziehen kann.

---

4 Forschungsgemeinschaft für Hochspannungs- und Hochstromtechnik, am 7.12.1979 in Mannheim

5.2.3 Loslaßgrenze für Wechselstrom

Aus Schutz- und Sicherheitsgründen ist auch eine Loslaßgrenze von Interesse. Diese wird zunächst von der Reaktionsfähigkeit des Verunfallenden bestimmt. Als Grenzwert liegt in Abb. 5.14 eine Reaktionszeit von 300 ms zugrunde. Die Grenze der Loslaßstromstärke, die erst nach der Reaktionszeit über die Selbstbefreiungsmöglichkeit entscheidet, entspricht dem Vorschlag von Frucht u. Dalziel (1963) mit 9 mA (Abb. 1.6).

5.2.4 Änderungsvorschlag zum IEC-Dokument 479

Das IEC-Dokument 479 enthält ähnliche Wirkungsbereichsgrenzen wie Abb. 5.14. Aufgrund der Experimentalbefunde liegt ein Änderungsvorschlag (Jacobsen u. Buntenkötter 1979) entsprechend Abb. 5.15 vor. Da das IEC-Dokument 479 u. a. als Grundlage zur Errichtung von Schutzeinrichtungen bei Elektrounfällen dienen soll, scheint es günstiger zu sein, im Anhang A die entsprechende Stromstärke als Funktion der Zeit aufzutragen, d. h. Abszisse und Ordinate zu vertauschen, da ein Elektrounfall als eine Funktion der Zeit dann eine leichtere Einordnung erlaubt.

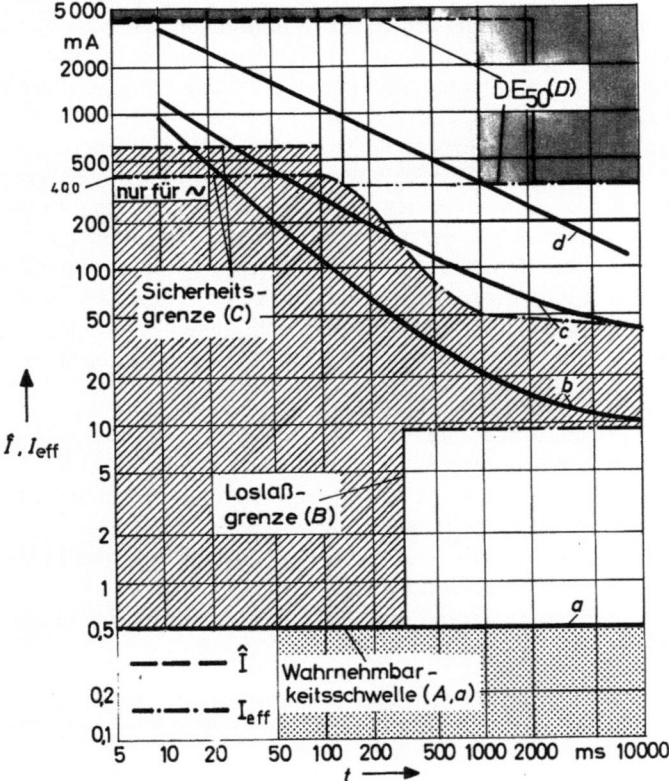

Abb. 5.15. Änderungsvorschläge zum IEC-Dokument 479 für energietechnische Wechselströme. *a, b, c, d* Wirkungsgrenzen nach IEC-Dokument

Die im Dokument der IEC angegebene Gefährdungsschwelle (d) für eine Herzkammerflimmerwahrscheinlichkeit von 50% gibt nicht den Verlauf der im Tierexperiment ermittelten mittleren Gefährdungsschwelle wieder, folglich wird eine Änderung entsprechend der überlagerten Darstellung (D) vorgeschlagen. Der prinzipielle Funktionsverlauf der Gefährdungsstromstärke läßt sich im Tierexperiment besonders gut ermitteln, während die Angabe der Mortalitätswahrscheinlichkeit bei der Übertragung auf den Menschen mit Unsicherheiten verbunden ist.

Die Funktion c in Abb. 5.15 kennzeichnet die Grenze, unterhalb derer erwartungsgemäß kein Herzkammerflimmern auftreten kann. Diese Grenze ist daher als Richtlinie für die Auslegung von Schutzeinrichtungen empfehlenswert, da sie mit einem konstanten Sicherheitsniveau ausgestattet ist.

Gelegentlich wird die Funktion b in Abb. 5.15 fälschlicherweise als Loslaßgrenze interpretiert, da dieser Schwellenwert für Schutzsysteme von Bedeutung sein kann und andere Angaben nicht vorliegen. Die für die Sicherheit maßgebende Loslaßgrenze wird sowohl von der Loslaßstromstärke als auch von der Reaktionszeit entsprechend dem Vorschlag B bestimmt.

5.2.5 Wirkungsbereiche energietechnischer Wechselströme auf den Menschen

Bei der Annahme von Wirkungsschwellen entsprechend den Vorschlägen (B, C, D) und Beibehaltung der Wahrnehmbarkeitsschwelle (A, a) lassen sich aus der Abb. 5.14 im Stromstärke-Einwirkzeit-Diagramm Bereiche bezüglich der Wirkungen elektrischer Ströme angeben.

Im allgemeinen findet im Wirkungsbereich 1 keine Reaktion des Menschen statt. Im Wirkungsbereich 2 ist nach Ablauf der Reaktionszeit eine Selbstbefreiung möglich, sofern diese nicht durch sekundäre Einflüsse verhindert wird. Dieser Wirkungsbereich ist nur gewollt herbeiführbar, oder er tritt evtl. bei nicht elektrischen Zusatzbedingungen auf. In diesem Zusammenhang ist er nicht als Wirkungsbereich eines Elektrounfalls einzustufen.

Der Wirkungsbereich 3 erfaßt die elektrischen Durchströmungen, die i. allg. kein tödliches Herzkammerflimmern auslösen, jedoch die Selbstbefreiung des Verunfallenden aus dem Stromkreis erheblich einschränken. Im Bereich 3 a ist die Selbstbefreiung von der Dauer der Reaktionszeit abhängig. Hierunter fallen alle Wischer. Die Möglichkeit der Selbstbefreiung ist dagegen auch nach Ablauf der Reaktionszeit im Bereich 3 b durch die Höhe der Stromstärke erheblich eingeschränkt. Im Bereich 3 c muß der Stromkreis bereits vor Ablauf der Reaktionszeit unterbrochen werden, um Herzkammerflimmern zu verhüten.

Herzkammerflimmern tritt im Wirkungsbereich 4 bei steigender Stromstärke und zunehmender Einwirkdauer mit wachsender Wahrscheinlichkeit auf.

Schließlich beträgt im Wirkungsbereich 5 die Wahrscheinlichkeit für Herzkammerflimmern mehr als 50%.

5.2.6 Unfallklassen

Ausgehend von den Wirkungsbereichen lassen sich die Elektrounfälle in Unfallklassen entsprechend Abb. 5.16 einteilen. Diese Unfallklassen können dazu beitragen, in Verbindung mit festzulegenden Körperwiderständen und normierten Unfallbe-

162 Der tödliche Unfall

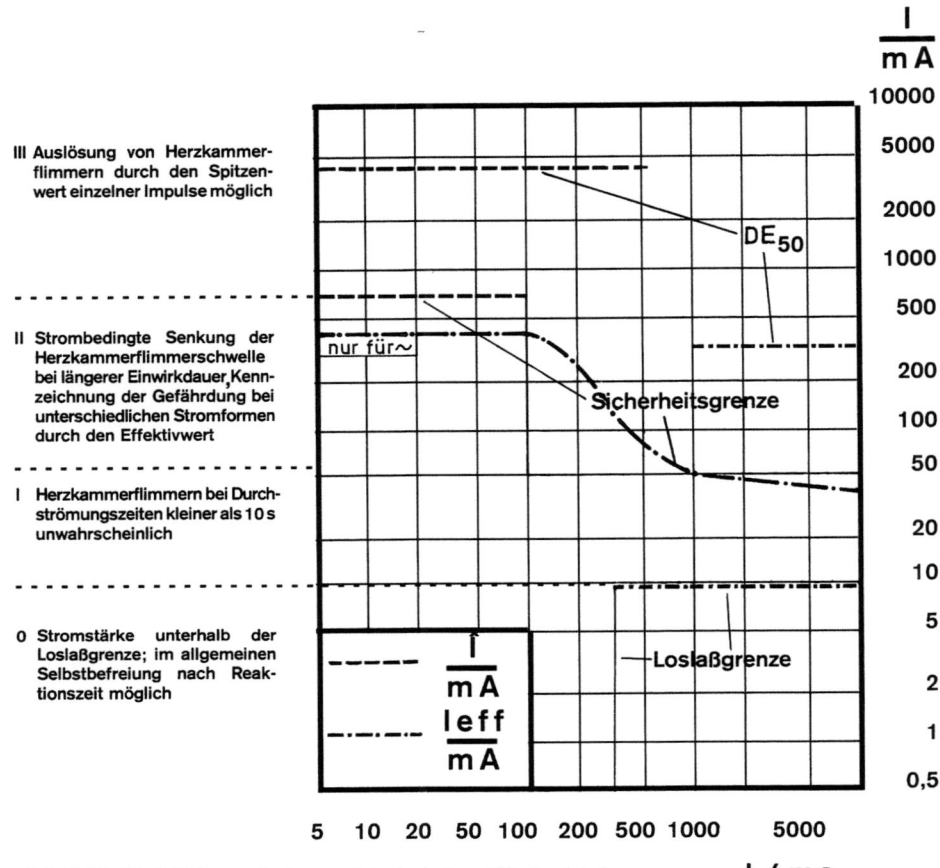

Abb. 5.16. Unfallklassen bei energietechnischen Wechselströmen

dingungen bezüglich des Stromweges und der Übergangswiderstände die Schutzvorschriften zu vereinfachen.

Für die Unfallklasse 0, bei Stromstärken unterhalb der Loslaßgrenze, sind in der Regel aller Fälle Schutzvorrichtungen nicht vorzusehen, da i. allg. eine Selbstbefreiung nach der Reaktionszeit möglich ist. Elektrische Durchströmungen mit Einwirkzeiten unterhalb der Reaktionszeit, sog. Wischer, werden sich nicht vollständig vermeiden lassen.

In der Unfallklasse I ist das Herzkammerflimmern auch bei Durchströmungszeiten bis zu 10 s (über diesen Zeitbereich hinaus liegen keine Angaben vor) unwahrscheinlich. Es könnte jedoch in bestimmten Fällen von Bedeutung sein, den Verbraucher elektrischer Energie vor Unfällen in dieser Klasse zu schützen.

Zu Unfallklasse II, bei der die Herzkammerflimmerschwelle durch die Stromeinwirkung bei längerer Einwirkdauer abgesenkt wird, gehören die Eelektrounfälle mit tödlichem Ausgang im Haushalt (220 V). Schutzeinrichtungen, die vor den Absinken der Flimmerschwelle abschalten, bieten hier einen wirksamen Schutz (Jacobsen et al. 1974).

Die Unfallklasse III ist bei 220 V erst bei Widerstandswerten des Unfallstromkreises unter 580 Ohm möglich, der im Regelfall nicht erreicht wird. Bei Schutzvorrichtungen dieser Unfallklasse ist zu bedenken, daß die Auslösung des Herzkammerflimmerns durch den Spitzenwert einzelner Impulse möglich ist.

Die in Abb. 5.16 angegebenen Unfallklassen gelten für die energietechnischen Wechselströme

– sinusförmiger Wechselstrom (50/60 Hz);
– phasenangeschnittener Wechselstrom ($\alpha = 0-120°$ untersucht);
– Impulspaketsteuerung.

Diese Einteilung der Gefährdung in Unfallklassen berücksichtigt im Gegensatz zu den Gefährdungsgrenzklassen der Tabelle 1.1 neben der elektrischen Stromstärke auch die Einwirkdauer.

5.2.7 Herzstromfaktoren

Neben dem Widerstand des Gefährdungsstromkreises muß der Anteil des Stromes, der über das Herz fließt und vom Stromweg abhängig ist, bei der Beurteilung eines

Tabelle 5.1. Herzstromfaktoren. [Nach Sam (1966) und Jacobsen (1973)]

Nr.	Stromweg	Herzstromfaktor k_H	Meßverfahren
1	li. Hand – li. Fuß	1,0	Vergleichende Feldstärkemessungen an Leichen nach Sam [6]
2	li. Hand – re. Fuß	1,0	
3	li. Hand – Füße	1,0	
4	li. Hand – re. Hand	0,4	
5	re. Hand – re. Fuß	0,8	
6	re. Hand – li. Fuß	0,8	
7	re. Hand – Füße	0,8	
8	Hände – li. Fuß	0,9	
9	Hände – re. Fuß	0,9	
10	Hände – Füße	1,0	
11	Rücken – li. Hand	0,7	
12	Rücken – re. Hand	0,3	
13	Rücken – Hände	0,6	
14	Brust – li. Hand	1,5	
15	Brust – re. Hand	1,3	
16	Brust – Hände	1,1	
17	Gesäß – li. Hand	0,8	
18	Gesäß – re. Hand	0,6	
19	Gesäß – Hände	0,7	
20	Hals – li. Hand	0,3	
21	Hals – re. Hand	0,2	
22	Hals – Hände	0,1	
23	li. Achselh. – Füße	1,0	
24	Brust – Rücken	1,6 – 2,9	Vergleich der Gefährdungsstromstärke beim Schwein bei Längs- und Querdurchströmung

Unfalls berücksichtigt werden. Dies erfolgt mit Hilfe der Herzstromfaktoren nach Sam (1966), die zwischen $0,1 = k_H = 1,5$ liegen. Die Werte nach SAM konnten durch neuere Untersuchungen an Schweinen um den Herzstromfaktor Brust–Rücken $k_H = 1,6$ bis $2,9$ erweitert werden (Tabelle 5.1).

Multipliziert man die sich aus der Urspannung im Gefährdungsstromkreis und dem Gesamtwiderstand des Unfallstromkreises ergebende Stromstärke mit dem Herzstromfaktor, so resultiert daraus die Stromstärke, die beim Menschen bei diagonaler Durchströmung linke Hand – rechter Fuß ($k_H = 1$) die gleiche Gefährdung ergäbe.

5.3 Pharmakologische Aspekte

5.3.1 Kriterien myokardialer Modellarrhythmien

Herzkammerflimmern ist die klinisch bedeutungsvollste Störung der normalen Herzschlagfolge und daher auch im pharmakologischen Experiment als Parameter fibrillatorischer sowie antifibrillatorischer Wirkungen von besonderer Bedeutung. So erfordert die Suche nach klinisch brauchbaren Antiarrhythmika die Erzeugung von tierexperimentellen Modellarrhythmien des Herzens, die leicht induzierbar und behebbar sind, und in ihrem Pathomechanismus den genuinen Herzrhythmusstörungen weitgehend entsprechen (Szekeres u. Papp 1973).

Die zur Bewertung von antiarrhythmischen Pharmaka herangezogenen Verfahren sind nach Szekeres u. Papp (1973) auf drei Grundprinzipien zurückzuführen:

1) Die Erzeugung einer experimentellen Arrhythmie und die Bestimmung der Dosis, welche entweder eine bestehende Arrhythmie beseitigt oder, präventiv appliziert, das Auftreten einer Arrhythmie verhindert.
2) Die Bestimmung der zum Reizerfolg führenden Schwellintensität unter dem Schutz einer antiarrhythmischen Substanz.
3) Die quantitative Erfassung elektrophysiologischer Parameter, die im Pathomechanismus der Arrhythmien eine wichtige Rolle spielen (Erregbarkeit, Refraktärperiode etc.).

5.3.2 Spontandefibrillation und Flimmerpersistenz

Bei der Auswahl von Versuchstieren bildet die Befähigung zur Spontandefibrillation bei elektroinduziertem Herzkammerflimmern ein wichtiges Unterscheidungsmerkmal. Maus, Ratte, Meerschweinchen, Kaninchen, Katze, Igel, Geflügel und Affen (Macacus) verfügen über eine spontane Rückbildungsfähigkeit (McWilliam 1887; Kronecker 1896; Garrey 1914, 1924; Demel et al. 1928, 1929).

Nach Garrey (1914, 1924) ist die Flimmerpersistenz der Herzmasse direkt proportional. Der Hund mit einem relativ großen Herzen weist keine Neigung mehr zur selbständigen Entflimmerung auf (Szekeres u. Papp 1973).

Meesmann (1973) sieht methodologische Vorteile in der fehlenden Spontandefibrillation, denn Unsicherheiten und Fehlermöglichkeiten bei der Flimmerschwellenbestimmung durch Heranziehung von kurzen, in der Entstehung nicht eindeutig definierten Flatter- oder Fibroflatterschwellen mit Spontanremission sind dadurch vermeidbar.

Intakte Jungschweine im Gewicht von 15 bis 35 kg verfügen offensichtlich über eine absolute Flimmerpersistenz, wie sich aus Belastungsversuchen zur Ermittlung der Physikotoxizität (Kaemmerer 1975) neuer elektrischer Stromformen folgern läßt (Buntenkötter 1980).

So läßt das zur Bestimmug der akuten Toxizität dienende und durch herzferne Reizung in der VP der HP induzierte Herzkammerflimmern bei mehr als 500 Probanden keine Defibrillationstendenzen erkennen; die Elektrodefibrillation dagegen weist eine Erfolgsrate von annähernd 100% auf.

Aufgrund der Spontandefibrillation verschiedener Spezies kommt der Verkürzung von Ausfallzeiten durch Reizeinbrüche in elektrokardiographischen Registriersystemen besondere Bedeutung zu.

Die von Reinhold (1976) sowie von Reinhold u. Buntenkötter (1977) für das Elektrokardiogramm beschriebene Amplitudenbegrenzung des Eingangssignals auf elektronischer Basis mindert nicht nur reizbedingte systemschonende Ausfallzeiten auf Werte < 1 s. Außerdem ermöglicht die Begrenzung eine einwandfreie Erkennung von Einsatz und Ende der elektrischen Durchströmung wie auch die synchrone Aufzeichnung des Reizstromes im EKG (Abb. 5.2).

5.3.3 Testung von Antiarrhythmika

Die Entwicklung eines optimalen Screeningprogramms (Siebteste) für Antiarrhythmika in der experimentellen Pharmakologie läßt sich nach Szekeres u. Papp (1973) in drei Abschnitte gliedern, diese sind in Tabelle 5.2 wiedergegeben. Durch die Verwendung des elektrischen Stroms ergeben sich intensive Beziehungen zur Elektrogefährdungsforschung. Die pharmakodynamische Prävention des Chloroformflimmerns realisiert die von Levy (1911, 1913, 1914) zur Klärung des plötzlichen Herztodes an Katzen in Chloroformnarkose (0,5 – 1,5%) nachgewiesene Flimmerneigung des Herzens nach intravenöser Adrenalininjektion für pharmakologische Zwecke ebenso, wie die topische Applikation von Aconitin (Aconitum Napellus, Eisenhut), das als arrhythmogene Modellsubstanz wesentlich zur Aufklärung des Flimmermechanismus beigetragen hat (Scherf 1929, 1947, 1966).

Somit ergeben sich am Herzen zahlreiche Möglichkeiten zur Testung von Antiarrhythmika unter Berücksichtigung von Tierart, Reizmethode, Versehrtheitsgrad, zentralnervösem Zustand der Versuchstiere, Isolierungsstufe von Organ und Organteilen etc.

Die Testpalette reicht von der isolierten Faser von Ungulaten über wache Kaninchen bis zum narkotisierten Großtier (Jungschwein).

Die Bestimmung der Flimmerschwelle steht dabei eindeutig im Vordergrund sowohl bei den Orientierungsversuchen als auch bei der selektiven Analyse an ausgewählten experimentellen Arrhythmien. Versuchstechnisch ist die durch definierte Wechselströme beispielsweise induzierte Modellarrhythmie mit totalem Funktionsausfall des Herzens durch die Bestimmung der elektrischen Herzkammerflimmerschwelle in Ampere als Spitzenwert ($\hat{I}$) quantifizierbar (Buntenkötter 1980).

Grundsätzlich behindert jedoch der Mangel an einheitlichen Kriterien zur Bewertung antiarrhythmischer Substanzen als Folge widersprüchlicher Theorien über

Tabelle 5.2. Vorschlag für die Entwicklung eines optimalen Screeningprogramms auf dem Gebiet der Antiarrhythmika. (Nach Szekeres u. Papp 1973)

Stufe	Methode	Präparat, Spezies	Bestimmt wird:
1. Orientierungsversuche	a) Fibrilloplatterschwelle oder	Narkotisierte thorakotomierte Katze	Vorhof- und Kammerschwelle, Blutdruck, Herzfrequenz
	b) Chloroformflimmern	Narkotisierte Maus	% der vor Flimmern geschützten Tiere
	c) Maximale Treibfrequenz	Kaninchenvorhofpräparat	Effektive Refraktärperiode
2. Selektive Analyse an ausgewählten experimentellen Arrhythmien	a) Strophanthinarrhythmie	Narkotisierter Hund oder Meerschweinchen	Erste Kammerextrasystole, Kammertachykardie, Kammerflimmern
	b) Akute Koronarligaturarrhythmie	Narkotisierter Hund	Aufhebung der Arrhythmie
	c) Zweistufige Koronarligatur nach Harris	Wacher Hund nach Koronarligatur	
	d) i. v. BaCl$_2$-Arrhythmie	Waches Kaninchen	Ventrikuläre Extrasystolen, Tachykardien, Flimmern
	e) Aconitin am Vorhof	Narkotisierter Hund	
3. Analyse des Wirkungsmechanismus	Bestimmung der elektrophysiologischen Parameter am isolierten Herzpräparat; intrazelluläre Potentiale	Kaninchen, Katze und Meerschweinchen: isoliertes Vorhof- und Papillarmuskelpräparat; Kalb; Purkinjefaserpräparat	Elektrische Reizschwelle, Reizleitungsgeschwindigkeit, Spontanfrequenz; Kontraktilität, Effektive Refraktärperiode, AP-Amplitude, Membranpotential, Repolarisationsdauer

Pathogenese und Pathomechanismus von Herzrhythmusstörungen die systematische Forschung (Szekeres u. Papp 1973).

5.3.4 Antiarrhythmische Prinzipien

Grundsätzlich lassen sich antiarrhythmische Pharmaka mit myokardialem Angriffsvermögen folgendermaßen unterteilen (Vaughn-Williams 1970):

1) Pharmaka mit direkter Herzemembraneinwirkung; prominentester Vertreter dieser Gruppe ist das Chinidin, das als Prototyp der Antiarrhythmika angesehen wird.
2) Pharmaka mit sympatholytischem Einfluß durch präsynaptische Hemmung oder durch kompetitive Blockierung der β-Rezeptoren, die eine Beeinflussung der Spontanaktivität bewirken.
3) Pharmaka, die eine Verlängerung der Aktionspotentialdauer und der absoluten Refraktärität auslösen und prinzipiell eine Thyreoidektomie reproduzieren (Amiodaron).
4) Pharmaka mit zentraler Wirkung (Phenytoin).

5.3.4.1 Das Na^+-Transportsystem

Die an zwei transmembranäre Einwärtsströme gebundene Erregung des Herzens wird durch einen initial schnellen Natriumstrom verursacht, der die rasche Umladung der Membran und den Aufstrich des Aktionspotentials bewirkt (Kohlhardt 1975). Die schnelle Zunahme der Na^+-Membranleitfähigkeit zu Beginn einer Erregung erfordert nach Hodgkin u. Huxley (1952a, b) die aktivierte bzw. inaktivierte Funktion eines speziellen Na^+-Transportsystems.

Im Hodgkin-Huxley-Modell folgt die Na^+-Leitfähigkeit der Gleichung

$$\overline{g_{Na}} = g_{Na} \cdot m^3 h \tag{8}$$

mit den Variablen m und h, die Werte von 0–1 annehmen können. Die Größe $\overline{g_{Na}}$ entspricht einer Konstanten, welche die maximale Na^+-Leitfähigkeit kennzeichnet; m symbolisiert die Aktivierung und h repräsentiert die Verfügbarkeit des Transportträgers.

Das von Vaughn-Williams (1970) auf den Wirkungsmechanismus der Gruppe 1 übertragene und von Antoni (1972) modifizierte Modell ist in Abb. 5.17a, b dargestellt.

Es versteht sich als Kanalsystem mit vier getrennt regulierbaren Toren m und h, die den Variablen m und der Gl. (8) entsprechen.

Prinzipiell kann eine Herabsetzung der Na^+-Leitfähigkeit in zweifacher Weise erfolgen:

1) Durch eine ungenügende Öffnung der m-Tore, die Aktivierung des Transportsystems ist ungenügend oder sie fehlt.
2) Durch Verschluß der h-Tore als Folge einer Inaktivierung oder als Folge mangelnder Erholung von der Aktivierung.

Der sich in der maximalen Aufstrichsgeschwindigkeit (dE/dt max) des Aktionspotentials manifestierende initiale Na^+-Einstrom limitiert die Ansprechbarkeit des Myokards (Weidmann 1955; Antoni 1972); diese ist durch eine s-förmige Relation zwischen dem vorangehenden Membranpotential und der maximalen Aufstrichsgeschwindigkeit gekennzeichnet. Dadurch ergibt sich die Möglichkeit einer von Repolarisation und Aktionspotential unabhängigen Veränderung der Refraktärzeit durch Rechtsverschiebung als Folge einer geänderten Beziehung zwischen Membranpotential und Aufstrichsgeschwindigkeit.

168 Der tödliche Unfall

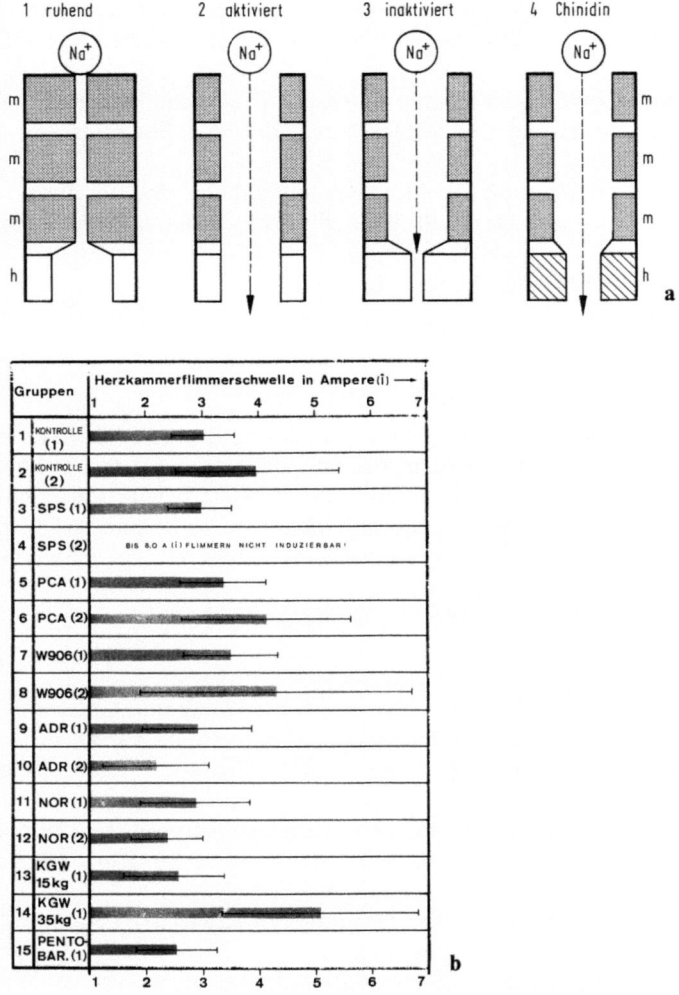

Abb. 5.17a. Natriumtransportsystem an erregbaren Membranen, Modellvorstellung eines verminderten Natriumeinstroms durch partielle Blockade der h-Kanäle nach Chinidin. [Nach Antoni (1972) und Senges (1974).] **b.** Pharmakodynamisch bedingte Schwellenduplizität (Gruppe *1–12*) bei identischer Versuchsdurchführung, aber unterschiedlicher Flußzeit von Wechselstrom (50 Hz). (*1*) Reizstrom 1, Flußzeit 20 ms; (*2*) Reizstrom 2, Flußzeit 200–230 ms. Reizeinfall: Ansteuerung der vulnerablen Phase (*1*) bzw. nach der S-Zacke unter Einbeziehung des prospektiven Maximums der T-Welle (*2*) (n = 113 Jungschweine, Mindestkollektivstärke n = 7). (Buntenkötter 1980)

Antoni (1972) differenziert die Antiarrhythmika nach drei Kriterien. Bei einer verzögerten Repolarisation des Aktionspotentials liegt ein r-Typ vor. In den beiden anderen Fällen wird der Wirkungsmechanismus in der Abhängigkeit vom Funktionszustand des Na^+-Transportsystems als m-Typ oder h-Typ bezeichnet. Abbildung 5.17a veranschaulicht den Wirkungsmechanismus von Chinidin an einem

Tabelle 5.3. Einteilung verschiedener Antiarrhythmika. [Nach Antoni (1972) und Senges (1974)]

m-Typ Verminderte Aktivierung des Na$^+$-Carriers	h-Typ Verzögerte Erholung des Na$^+$-Carriers	r-Typ Verzögerte Repolarisation
Verapamil Dichlorisoproterenol Kö 592 Procainamid Spartein sulf. (Senges 1974)	Prenylamin Pronethalol Propanolol LB 46 Xylocain	Amiodaron

Modell von Senges (1974). Nur die gleichzeitige Öffnung aller 4 Tore sichert die Na$^+$-Durchlässigkeit der Membran. Chinidin behindert den Na$^+$-Einstrom durch eine partielle Blockade der h-Tore. Es nimmt daher eine Mittelstellung zwischen m- und h-Typ ein (Antoni 1972). Nach der von Antoni (1972) unterbreiteten Unterteilung ist das dem Procainamid ähnelnde Spartein dem m-Typ zuzurechnen (Senges 1974). Bei frequenzunabhängiger verminderter Aktivierbarkeit der Na$^+$-Carrier sind vorwiegend die m-Tore durch Spartein blockiert (Tabelle 5.3).

Unter dem Einfluß von Antiarrhythmika wird die physiologische Latenzzeit für die Verfügbarkeit des nach einer Erregung regenerationsbedürftigen Na$^+$-Carriers erheblich verlängert (Fleckenstein 1970). Bei höheren Erregungsfrequenzen wird beispielsweise durch Propanolol bei abnehmenden Intervallen zwischen den einzelnen Potentialen die Aufstrichgeschwindigkeit der Aktionspotentiale sukzessive herabgesetzt. Dieses erstmalig von Tritthart et al. (1968) beschriebene antifibrillatorische Prinzip gewährleistet nach Fleckenstein (1970) spezielle Schutzeffekte gegen Flattern und Flimmern. Die spezielle Beeinflussung der Aufstrichgeschwindigkeit erlaubt eine Dreiteilung der Antiarrhythmika mit starker, mäßiger und fehlender Frequenzabhängigkeit (Tritthart et al. 1969). Substanzen mit Frequenzfiltereffekt besitzen eine höhere antifibrillatorische Potenz (Fleckenstein 1970).

5.3.4.2 Die 3-Komponenten-Wirkung

Jede antiarrhythmische Substanz verfügt nach Tritthart (1973) über ein eigenes, charakteristisches Wirkungsprofil. So liegt keine feste Korrelation zwischen dem Ausmaß der Na$^+$-antagonistischen Hemmung der Erregbarkeit und Ca^{++}-antagonistischen, negativ inotropen Effekten vor. Herzwirksame Pharmaka mit weitgehend spezifischer Einwirkung müssen unter dem Aspekt einer 3-Komponenten-Wirkung gesehen werden, die sich sowohl durch Einflüsse auf die Na$^+$- und Ca^{++}-Einwärtsströme als auch auf den K$^+$-Auswärtsstrom äußern kann. In einem Antiarrhythmikum kann jede der drei Komponenten einer hemmenden Membranwirkung vorhanden sein und je nach Substanz eine unterschiedliche Ausprägung aufweisen. Die Wirkungsvielfalt kann nicht durch die einfache Bestimmung der Chinidinähnlichkeit analysiert werden.

Beispiele der 3-Komponenten-Wirkung auf die Ionenströme während der membranären Erregung sind in Tabelle 5.4 aufgeführt.

Infolge der eigenartigen Wirkungscharakteristik empfiehlt Fleckenstein (1970) die Tilgung des Begriffs der chinidinähnlichen Wirkung in der pharmakologischen Terminologie. Er täuscht eine Homogenität vor, die gar nicht vorhanden ist.

Tabelle 5.4. Membranwirkungen von Amiodaron, Procainamid und Verapamil. [Nach Tritthart (1973)]

Membranwirkung	Pharmakon
K – Ausstrom	Amiodaron
Na – Einstrom	Procainamid
Ca – Einstrom	Verapamil

5.3.4.3 Elektrokardiographische Kriterien (HBE)

Die His-Bündel-Elektrokardiographie (HBE) mit atrialer Stimulation (Seipel et al. 1974) hat inzwischen neue Kriterien für die klinische Beurteilung geschaffen. Bezüglich der intrakardialen Erregungsleitung lassen sich die beim Menschen gebräuchlichen Antiarrhythmika in drei Gruppen aufteilen:

1) Pharmaka ohne wesentlichen Einfluß auf die Erregungsleitung (Lidocain, Phenytoin, Spartein).
2) Pharmaka mit selektiver Verlangsamung der Leitungsgeschwindigkeit im AV-Knoten (Verapamil und alle β-Rezeptoren blockierende Substanzen).
3) Pharmaka mit bevorzugter Leitungsverzögerung im His-Purkinje-System (Ajmalin, sein Bitartrat NPAP, Antazolin, Procainamid).

Aprindin, Propafenon und C 661 zeigen im Gegensatz zu den bisher bekannten Antiarrhythmika eine in allen Herzabschnitten verhältnismäßig einheitliche Verlängerung der Leitungszeit mit ausgedehnter Sinusknotenerholungszeit (Seipel et al. 1974). Die Pharmaka bilden ein wirksames antiarrhythmisches Prinzip, das jedoch bei vorgeschädigtem Erregungsleitungssystem zu gefährlichen Nebenwirkungen führen kann.

5.3.4.4 Strukturelle Kriterien

Ihrer chemischen Struktur und Zusammensetzung nach sind die gebräuchlichen antifibrillatorischen Substanzen wie Ajmalin, Amidin, Procainamid oder Spartein Alkaloide (Petter 1968). Petter (1968) nimmt für ihre antifibrillatorische Wirkung zwei verschiedene Wege an:

1) Eine Wirkung infolge positiv geladener Basenkationen; dieses gilt für Procainamid und Spartein und im wesentlichen auch für Ajmalin.
2) Eine Wirkung als apolare lipoidlösliche Basen; das sehr lipoidlösliche Chinidin ist als Vertreter dieses Wirkungstyps anzusehen.

Aktuelles Schrifttum über das kürzlich eingeführte orale Langzeitantiarrhythmikum Propafenon (SA 79) ist in Buchform zugänglich (Hochrein et al. 1977).

5.3.5 Beeinflussung der elektrischen Herzkammerflimmerschwelle durch Pharmaka

Für die Antiarrhythmika Procainamid und Sparteinsulfat sowie für das Versuchspräparat W-906 liegen eigene Untersuchungen an intakten Jungschweinen vor (Buntenkötter 1980).

Der entwickelte Gruppenperiodenversuch mit steigender Belastung bis zur Auslösung des Entscheidungsmerkmals Herzkammerflimmern erweitert die bisherigen Testmethoden in biologischer (Modelltier Jungschwein) und in versuchstechnischer Hinsicht durch die gezielte Reizung der VP. Darüber hinaus stellt die nachgewiesene Schwellenduplizität bei identischen Versuchsbedingungen, aber unterschiedlichen Reizströmen innerhalb einer HP die ungezielte Elektrostimulation spontan entflimmernder Labortiere zur Testung von Antiarrhythmika in der experimentellen Arzneimittelforschung ernsthaft in Frage, da Fehlbeurteilungen aufgrund einer unterlassenen Ansteuerung der VP nicht auszuschließen sind.

Aus der Abb. 5.17b ist die Schwellenduplizität für die eingesetzten Pharmaka Procainamid (PCA) und Sparteinsulfat (SPS), sowie für W-906 zu entnehmen. Ebenso sind die sich umkehrenden Flimmerschwellen für Katecholamin-belastete Jungschweine dargestellt. Im Vergleich zu unbehandelten Kontrollen [Kontrolle (1) und (2)] zeigt sich eine deutliche Senkung der Herzkammerflimmerschwellen nach prästimulatorischer Adrenalin- und Noradrenalingabe (ADR, NOR). Die Versuchsgruppe 13 und 14 demonstrieren die Gewichtsabhängigkeit der kollektiven Herzkammerflimmerschwellen bei 15 und 35 kg schweren Versuchstieren (Gruppe 13 und 14 in Abb. 5.17). Die aufgeführte Versuchsgruppe 15 diente anästhesiologischen Ausschlußversuchen zur Bewertung der eingesetzten Prämedikatoren Azaperon und Atropin. Weitere Einzelheiten sind an anderer Stelle ausführlich dargestellt (Buntenkötter 1980).

5.4 Allgemeine physiologische Theorie des elektrischen Herztodes

Der elektrische Strom tötet, wie schon in Abschn. 1.3 dargestellt wurde, entweder durch Verbrennungen, wobei der Tod erst nach einiger Zeit eintritt, oder sofort durch Auslösung von Kammerflimmern. Kammerflimmern ist deshalb tödlich, weil es sich spontan beim Menschen niemals zurückbildet, aber das Flimmern der Herzkammer mit einer normalen Funktion des Kreislaufs und daher mit der Fortsetzung des Lebens unvereinbar ist.

5.4.1 Auslösung von Flimmern

5.4.1.1 Begriffsbestimmung

Dieses tödliche Ereignis „Kammerflimmern" erhielt seinen Namen von dem optischen Eindruck, den ein flimmerndes Herz hervorruft: seine Oberfläche, falls sie feucht ist, wirft das Licht in den verschiedenen Teilen der Herzwand in wechselnder, völlig unregelmäßig erscheinender Weise zurück, so daß der Eindruck einer flimmernden Oberfläche entsteht, dem Flimmern einer vom Wind bewegten Wasserfläche vergleichbar.

Im Gegensatz zur normalen Herztätigkeit, bei der das ganze Herz in allen Teilen praktisch gleichzeitig schlägt, erfolgt also beim Flimmern die Herztätigkeit so, daß kleine Teile des Herzens selbständig und unabhängig von ihrer Nachbarschaft arbeiten („fraktionierte Tätigkeit"). Dadurch kann ein Blutdruck, der durch die Gesamtkontraktion des Herzens erzeugt wird, nicht mehr entstehen; er sinkt auf Null. Daher werden nun auch die Herzmuskelzellen selbst nicht mehr mit frischem Blut versorgt. Dieser Zustand, der einen totalen Sauerstoffmangel und Überladung mit Kohlensäure und Stoffwechselendprodukten im ganzen Körper und auch im Herzmuskel hervorruft, trägt anfangs sogar dazu bei, die Flimmerbereitschaft zu erhöhen, indem die Fortleitung aller Erregungswellen im Herzen verlangsamt wird (Schaefer 1951, S 81, 411 ff.). Es entsteht so ein Rückkoppelungskreis (circulus vitiosus), bei dem Flimmern und Flimmerbereitschaft sich im Kreis verstärken.

5.4.1.2 Entstehung

Die Entstehung des flimmernden Zustands wird von Fachleuten heute fast nur noch mit der Theorie des sog. Reentry erklärt (Antoni 1979; Sano 1976). Diese Theorie ist zwar niemals exakt bewiesen worden und bietet theoretische Schwierigkeiten. Da sie aber das Beste ist, was man heute zur Erklärung des Flimmerns besitzt, soll sie kurz geschildert werden.

Der Zerfall der Herzmuskelkontraktion in die Tätigkeit kleiner, selbständiger Areale des Herzmuskels setzt voraus, daß eine Erregungswelle, die normalerweise das ganze Herz in Erregung versetzt, weil alle Faserbündel des Herzens miteinander zusammenhängen („Synzytium"), vom Ursprungsort her überall auf noch unerregbare Herzwandteile stößt. Unerregbar sind sie, weil eine voraufgehende Erregung des gesamten Herzens noch keine Zeit hatte, abzuklingen. Das Herz befindet sich noch im Zustand der „Refraktärität". *Flimmerauslösung setzt also voraus, daß ein Reiz ungewöhnlich früh einem voraufgehenden Reiz nachfolgt.* In der Regel ist der voraufgehende Reiz ein normaler Herzschlag, der früh einfallende Reiz kann ein von außen einwirkender elektrischer Strom (*Extrareiz*) oder eine vom Herzen selbst produzierte Erregung (*Extrasystole*) sein. Auch der Extrareiz erzeugt dann eine Extrasystole, die aber auf einen kleinen Teil der Herzkammer beschränkt ist. Extrareiz bzw. Extrasystole setzen also voraus, daß im Herzen einzelne Areale schon wieder erregbar geworden sind. Sie sind dies entweder, weil an bestimmten Orten, z. B. in geschädigten Herzteilen, die Erregung (Refraktärität) kürzer anhält als in normalen Herzteilen. Oder es stellt sich die Erregung dadurch ein, daß sehr starke Reize, z. B. starke von außen zugeführte Ströme, das Herz schon erregen, weil es an bestimmten Stellen, freilich nur für sehr starke Reize, wieder erregbar geworden ist: es ist „*relativ refraktär*". *Je mehr sich die einzelnen Herzteile also in der Dauer ihrer Refraktärzeit unterscheiden, desto leichter stellt sich die Flimmermöglichkeit ein.* Flimmerbedingung ist die Inhomogenität des Refraktärvorgangs.

Flimmern tritt aber erst dann ein, wenn die an einem vorzeitig erregten oder erregbar gewordenen Ort erzeugte Erregung zwar ringsum auf noch unerregbares (refraktäres) Gewebe stößt, eine schmale Bahn aber bereits erregbar ist, in welche die Erregung einfließt (Abb. 5.18). Diese Erregungsbahn muß in einem Bogen wieder in die ursprünglich als Startpunkt der Erregung dienende Stelle zurückfließen, so daß sie nun von hier aus immer wieder erneut die gleiche Kreisbahn beschreibt (Reen-

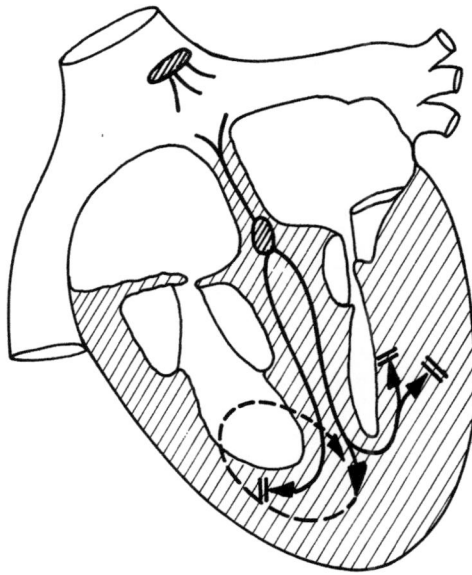

Abb. 5.18. Schema einer flimmererzeugenden Erregung, welche auf ihrem normalen Ausbreitungsweg (*Pfeile*) überall auf Blockaden stößt, weil das Gewebe noch unerregbar (refraktär) ist. Nur der *gestrichelt* gezeichnete Weg ist schon gangbar und führt zum Ausgangspunkt zurück

try). Da die Nachbarbezirke ihrerseits ähnlichen Prozessen kreisender Erregung unterliegen, bilden sie Zonen aus, die gegen von der Nachbarschaft her eindringende Erregungen refraktär sind. Die Erregung ergreift dadurch niemals das ganze Herz zu gleicher Zeit. (Vgl. hierzu Abb. 1.4 in Abschn. 1.2.)

Diese Theorie bietet eine Reihe von Schwierigkeiten, die hier nicht exakt behandelt werden können. Sie erklärt aber einige fundamental wichtige Tatsachen:

1) Der Zustand einer bereits geöffneten Erregungsbahn bei noch blockierten Nachbarbahnen kann nur für kurze Zeit bestehen, und zwar, grob gesprochen, während der Zeit, in der einige Teile des Herzens schon wieder, andere noch nicht wieder erregbar sind. Diese *relative Refraktärzeit* ist kurz und liegt im aufsteigenden Schenkel der T-Welle des EKG. Es ist die sog. *vulnerable Periode.*
2) Dieser Zustand bedingt, daß die Schwelle zur Auslösung der flimmererzeugenden Extrasystole relativ hoch ist, der Extrareiz also sehr stark sein muß, weil in der relativen Refraktärzeit die gerade erregbar gewordenen Fasern eine hohe Schwelle haben, d.h. mehr Strom oder Spannung benötigen, um erregt zu werden, als eine normale Faser.
3) Der Zustand ist, wie eben gesagt wurde, um so wahrscheinlicher anzutreffen, je mehr sich benachbarte Herzteile in der Dauer ihrer individuellen Refraktärzeiten unterscheiden. Jede Erzeugung oder Begünstigung solcher Unterschiede begünstigt den Eintritt des Flimmerns.
4) Es ist verständlich, daß die Verschiedenheiten im Erregungs- bzw. Refraktärzustand durch sehr starke elektrische Reizströme, die das ganze Herz durchsetzen, verkleinert wenn nicht gar aufgehoben werden. Hierdurch erklärt sich der Mechanismus der „*Defibrillation*". Alle Areale des Herzens werden durch den defibrillatorischen „Gegenschock" in einen gleichmäßigen Tritt gezwungen.

5) Diese bei defibrillatorisch wirksamen Strömen fast immer wirksame Synchronisierung der flimmernden Herzareale könnte auch bei Strömen wirksam sein, welche an der Schwelle der Flimmerauslösung liegen. Falls solche Ströme die Refraktärzeiten vereinheitlichen, also dem inhomogenen Erregungsrückgang entgegenwirken, müßten sie die Flimmerschwelle erhöhen. Das wird in der Tat beobachtet: der Anstieg der Durchströmungsdauer von 20 ms auf 100 ms geht manchmal (nicht immer) mit einer Schwellensteigerung einher. Wir wollen dieses Phänomen „Vorschutz" nennen. (Daten bei Buntenkötter 1980, Abb. 103.)
6) Ströme, welche die Refraktärperiode überdauern, können offenbar Flimmern, das sich eben auszubilden beginnt, wieder zum Erlöschen bringen, indem sie die Erregungsbahn, auf der das Reentry sich vollzieht, vorzeitig erregen und refraktär machen: dadurch erhöht der länger fließende Strom ebenfalls seine Schwelle, falls er über die Refraktärzeit hinausfließt. Wir wollen dieses Phänomen „Nachschutz" nennen (vgl. Abschn. 5.1.3).

Vorschutz und Nachschutz hängen von den sehr empfindlichen Prozessen der Refraktärität ab. Sie sind vermutlich mitverantwortlich für die hohe Variabilität der Flimmerschwellen, die nachfolgend beschrieben wird (Abschn. 5.4.2).

5.4.1.3 Auslösung von Vorhofflimmern

Das Myokard der Vorhöfe des Herzens unterliegt den gleichen Gesetzmäßigkeiten wie das der Herzkammern, was die elektrische Erregbarkeit angeht. Von Brooks et al. (1955, S 92) wird sogar ausdrücklich angegeben, daß bei Reizung mit gleichen Elektroden sich die Erregbarkeitskurven von Vorhof- und Kammermyokard vollständig decken. Es erstaunt dennoch, in der gewiß umfangreichen experimentellen Literatur über Flimmerauslösung allenfalls beim Menschen etwas über die Auslösung von Vorhofflimmern zu lesen (Bleifeld et al. 1972). Von Schwellenbestimmungen für Vorhofflimmern ist nirgends die Rede. Es wird sogar von Jacobsen (1973) ausdrücklich gesagt, daß Ströme, welche für Kammerflimmern unterschwellig sind, die EKG-Zeiten nicht merklich verändern.

Man wird aus diesem Sachverhalt nur den Schluß ziehen können, daß unter Bedingungen, welche die Herzkammer bereits zum Flimmern bringen, die Vorhöfe in der Regel noch nicht flimmern, ihre Flimmerschwelle also höher liegt. Da das nicht an den elementaren Erregungsbedingungen (Rheobase, Chronaxie) liegen kann, kommen nur folgende Eigenschaften des Vorhofs in Frage, welche diese geringere Flimmerneigung (höhere Flimmerschwelle) bedingen:

1) Die Vorhoffasern sind histologisch anders angeordnet als die Kammerfasern. Sie zeigen einen sehr stark divergierenden Verlauf ihrer Fasern, so daß benachbarte Fasern nicht in derselben Weise vom Reizstrom durchflossen werden, also unterschiedliche Schwellen für eine gegebene Richtung der Stromfäden zeigen müssen.
2) Die relative Refraktärzeit des Vorhofs ist merklich kürzer als die der Kammer [ca. 86 gegen 120 ms in einem Beispiel von Brooks et al. (1955, S 78)].
3) Der Verlauf der Refraktärität ist relativ homogen.

Alle diese Bedingungen können also teils die Schwelle für die Auslösung von Extrasystolen erhöhen, teils die Reentry-Bedingungen verschlechtern. Daß diese

Reentry-Bedingungen beim Vorhof verschlechtert sind, ergibt sich auch aus der Tatsache, daß die Mehrzahl aller beobachteten Fälle von Vorhofflimmern reversibel war, im Gegensatz zum Kammerflimmern, das bis auf seltene Ausnahmen tödlich endet.

Mit diesen Ausführungen ist nicht gesagt, daß es nicht unter bestimmten Umständen beim Menschen zu einem Vorhofflimmern ohne Kammerflimmern kommen kann. Die Fälle, in denen Vorhofflimmern auftrat, waren, soweit sie längere Zeit verfolgt wurden, reversibel (Bleifeld et al. 1972). Es ist überdies zu bedenken, daß Vorhofflimmern von einer starken Aktivität des Sympathikus mindestens begünstigt wird, also Schreck und ähnliche Emotionen bei seiner Entstehung beteiligt sein könnten. Als Folge des Elektrounfalls ist jedenfalls ein reversibles Vorhofflimmern mehrfach beschrieben worden (Koeppen 1953, 1955; Bleifeld et al. 1972). Es ist zu vermuten, daß die Schwellen für dieses Vorhofflimmern sich im Prinzip ähnlich verhalten wie die des Kammerflimmerns, d.h. ähnliche Abhängigkeiten von der Durchströmungsdauer aufweisen und nur in der Regel eine höhere Schwelle haben. In der prospektiven Longitudinalstudie (Abschn. 4.2.5.4) kam Vorhofflimmern nicht vor.

5.4.2 Die Variation der Flimmerschwellen

Mit Hilfe der Reentry-Theorie lassen sich die in Abschn. 5.1 beschriebenen Tatsachen allein nicht erklären. Erklärbar ist nur die Existenz der „vulnerablen Periode" (VP) als derjenigen Zeit, innerhalb deren Teile des Herzens bereits, andere noch nicht erregbar sind. Ungeklärt bleibt zunächst der enorme Unterschied in der Flimmerschwelle, wenn teils sehr kurze, teils sehr lange Ströme das Flimmern auslösen. Diese beiden Schwellenbereiche variieren ungefähr um eine Zehnerpotenz (Abb. 5.14).

Die in Abschn. 5.2 gegebene Darstellung könnte zu der Annahme verführen, als handle es sich um zwei verschiedene Mechanismen der Flimmerauslösung; nämlich um einen, der kurzdauernde, und einen, der langdauernde Ströme zu seiner Auslösung voraussetzt. Gegen diese Zwei-Mechanismen-Theorie lassen sich gewichtige Argumente anführen:

1) Die in Abschn. 5.2 gezeichneten Schwellenkurven sind für den Gebrauch des Technikers vereinfachte Kurven. Der in Abb. 5.14 sichtbare bogig verlaufende Übergang zwischen dem Bereich einer hohen und einer niederen Flimmerschwelle ist hypothetisch, weil es an exakten Daten fehlt. Der Übergang von hohen zu niederen Schwellen erfolgt aber allmählich (vgl. Abb. 5.19) und gibt keinen Anhalt für zwei distinkte Schwellen.
2) Zeichnet man die Schwellenkurven für mittlere Schwellen, Schwellen für eine 0,5%ige und für eine 95%ige Wahrscheinlichkeit der Flimmerauslösung, so laufen diese Schwellenkurven parallel (Abb. 5.19). Es wäre aber zu erwarten, daß verschieden starke Reize die beiden Mechanismen nach verschiedenen Wahrscheinlichkeitskriterien auslösen, daß also die Kurven der Abb. 5.19 bei steigender Reizdauer stärker divergieren. Wohl sieht man, daß bei 100 ms und darüber eine andere Abhängigkeit von Schwelle und Reizdauer zu herrschen scheint als bei kurzen Reizen.

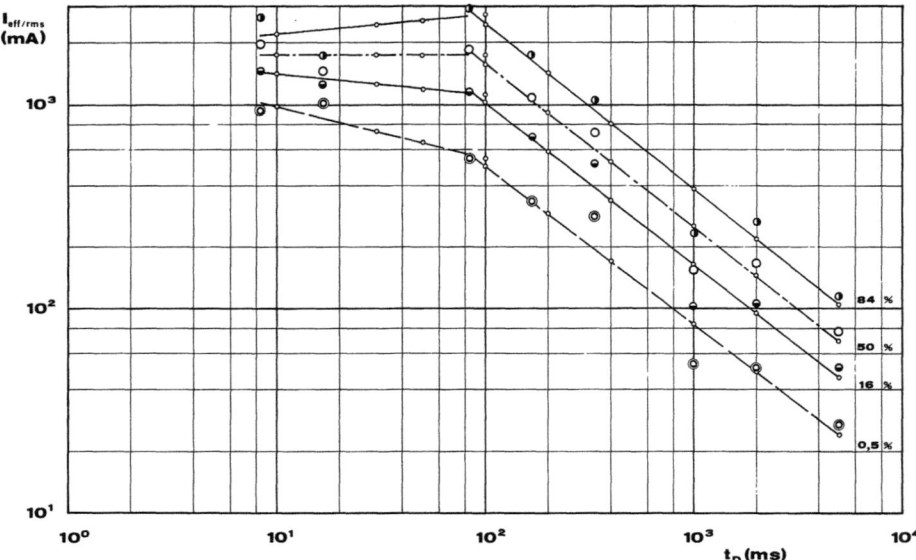

Abb. 5.19. Abhängigkeit der Schwellen für Flimmerauslösung mit verschieden hoher Trefferwahrscheinlichkeit von der jeweiligen Durchströmungsdauer (*Abszisse*) in ms. Die 4 Kurven stellen die Werte dar, bei denen in der Wahrscheinlichkeitsverteilung analog der Abb. 5.11 jeweils 84, 50, 16 oder 0,5% der Durchströmungen Flimmern erzeugen würden. Die Kurven verlaufen ab 100 ms praktisch parallel, was dagegen spricht, daß bei Verlängerung der Stromflußdauer ein völlig neuer Mechanismus der Flimmerentstehung mit niedrigerer Schwelle ausgelöst wird

3) Bei Flimmerauslösung unter sehr eindeutigen Bedingungen, z. B. bei direkter Stromzufuhr zum Herzen, findet sich ein kontinuierlicher Abfall der Flimmerschwelle mit steigender Stromdauer (Roy et al 1977, Abb. 1.5). Ähnliches finden, wenn auch weniger stark, Younossi et al. (1973) beim Meerschweinchen. Auch beim Hund findet sich kein Anhalt dafür, daß zwei verschiedene Schwellen abrupt (in Z-Form) einander ablösen (Werte von Kouwenhoven et al. 1959). Leider haben diese Arbeiten aber Unzulänglichkeiten im Experimentalansatz. Die Werte, welche Buntenkötter u. Mitarbeiter analysierten (Buntenkötter 1980), haben den Nachteil, daß alle Durchströmungen in der VP beginnen (als Folge der Triggerung der Reizquelle durch das EKG) und daher alle Stromdauern, die länger sind als die VP, erst dann eine Chance haben, mit ihrer ganzen Stromflußzeit wirksam zu sein, wenn sie mindestens so lange anhalten, bis eine zweite Extrasystole von ihnen ausgelöst werden kann, d.h. merklich über 200 ms, so daß Stromdauern von 100, 240 oder 400 ms fast gleichwertig hinsichtlich der Flimmerschwelle sein müssen, während bei Roy et al. (1977) und Kouwenhoven et al. (1959) die verschiedenen Reizstromdauern in alle Zeiten der QRS-T-Zeit gelegt werden.

Es sind mehrfach Versuche vorgelegt worden, die Schwellenwertkurve mathematisch zu interpretieren (Kupfer 1979; Roy et al. 1977; Dalziel u. Lee 1968), doch ist der Erfolg deshalb bescheiden, weil alle mathematischen Interpretationen so viele nicht näher identifizierbare Parameter benötigen, daß die Aussagekraft der Formel sehr gering bleibt. Vermutlich wird man zunächst versuchen müssen, einige experimentelle Modelle zu ersinnen.

Ein erster Schritt in dieser Richtung gelingt, wenn man die Ergebnisse von Sugimoto et al. (1967) zugrundelegt. Diese Autoren haben gefunden, daß die Flimmerschwelle mit der Zahl ausgelöster Extrasystolen absinkt (Abb. 5.20).

Das würde besagen, daß bei länger fließenden Strömen nicht der Reizstrom selbst die zum Flimmern führende Erregung auslösen müßte. Es könnten vielmehr die ausgelösten Extrasystolen, die ja auch aus Erregungswellen bestehen, welche in alle bereits erregbaren Teile der Herzwand vordringen, diese Rolle der Auslösung einer Reentry-Welle übernehmen. Da Extrasystolen viel niedrigere Schwellen haben als die direkte Flimmerauslösung durch den Reizstrom, würde durch diese Übertragung der Flimmerauslösung auf eine Extrasystole die Flimmerschwelle auf die Schwelle für Extrasystolen sinken können. Die Versuchsergebnisse sprechen leider nicht lückenlos für diese Hypothese. Mit Kondensatorreizen an Meerschweinchenherzen findet sie sich freilich gut bestätigt (Younossi et al. 1973).

Da sich die Extrasystolen beim Hund nach experimentellen Daten (Sugimoto et al. 1967) mit Intervallen von ca. 200 ms Dauer folgen, sollten Ströme, welche so lange fließen, daß sie noch nach der VP eine Extrasystole auslösen können, merklich erniedrigte Schwellen haben. Das ist auch der Fall bei Strömen, die 200 ms Dauer überschreiten (Daten von Kouwenhoven et al. 1959).

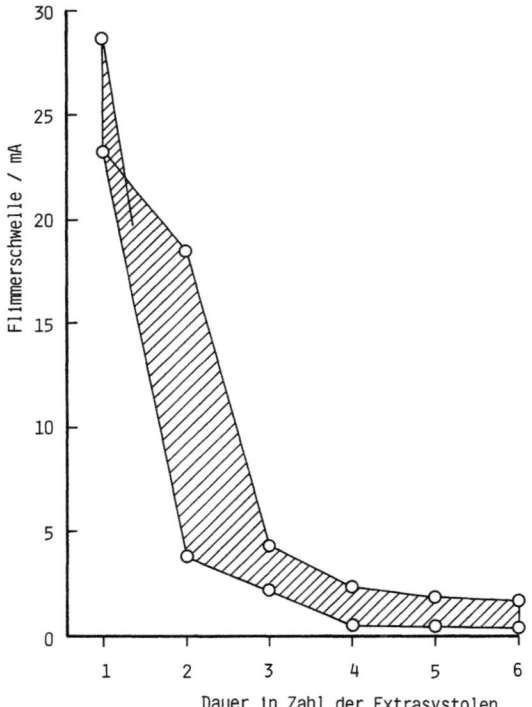

Abb. 5.20. Umhüllungskurve der Flimmerschwellen (in mA) bei 6 Hunden, in Abhängigkeit von der Reizstromdauer (60 Hz). Die Reizstromdauer ist nicht in absoluter Zeit, sondern in der Zahl der Extrasystolen angegeben, welche durch den Reizstrom ausgelöst werden. Die experimentellen Werte liegen im *schraffierten* Bereich. (Nach Sugimoto et al. 1967, Abb. 3)

Mit der Theorie der Schwellensenkung durch Extrasystolen sind nun keineswegs alle Tatsachen befriedigend erklärt.

1) Es blieb unbeantwortet, welcher Mechanismus es ist, mit dem jede Extrasystole die Schwellen absenkt. Eine Modelltheorie besteht nicht. Wohl wissen wir, daß nach einer Extrasystole, d. h. durch Erregung des Gesamtherzens zu einer Zeit, wo die einzelnen Herzmuskelfasern sich von der vorhergehenden Erregung möglicherweise wohl nicht ganz erholt haben, die Unterschiede in der relativen Refraktärität größer sind als nach einer Normalsystole (Han et al. 1966). Die Zunahme der Inhomogenität des refraktären Zustandes in den verschiedenen Herzarealen begünstigt aber Flimmern. Quantitativ reicht auch diese Aussage nicht zur Erklärung der Flimmerschwellen aus.

2) Es bleibt unerklärt, warum eine Verlängerung der Stromdauer bis zu 200 ms auch schon eine Schwellensenkung zur Folge hat, obgleich eine Extrasystole bei diesen Stromdauern kaum hat ausgelöst werden können. (Da man in diesen älteren Experimenten das EKG während der Durchströmung nicht registrieren konnte, ist man über die Vorgänge während der Durchströmung nicht orientiert.) Derartige Schwellensenkungen wurden schon erwähnt (s. S. 156) und sind beschrieben für Schafe von Ferris et al. (1936), für Hunde von Kouwenhoven et al. (1959) und Roy et al. (1977), für Kaninchen von Younossi et al. (1973). Wir wollen diese Schwellensenkung durch längere Stromdauern, die nicht auf der Flimmerauslösung durch Extrasystolen beruht, eine „Vorschädigung" nennen, die also dem Vorschutz wie dem Nachschutz als ein vermutlich völlig neuer Mechanismus zur Seite tritt. Während am Schwein unter normalen Umständen die Schwellen ansteigen, wenn statt einer Vollwelle (20 ms), welche in die VP fällt, der Strom schon am Ende der QRS-Welle beginnt, sinkt auch dann die Schwelle, wenn das Herz unter der Wirkung von Katecholaminen steht (Buntenkötter 1980, Abb. 103). Von diesen Katecholaminen ist bekannt, daß sie die Flimmerbereitschaft insgesamt erhöhen (vgl. Abschn. 5.3).

Die Reentry-Theorie läßt Vorschutz und Vorschädigung verständlich erscheinen: ein fließender Strom kann die verschiedenen Herzfasern so beeinflussen, daß sie ihre Refraktärzeiten angleichen; er kann aber ebenso wohl z. B. die Auslösung einer Extrasystole in der Refraktärzeit begünstigen, wenn er ein Arrhythmiezentrum, wie es unter Adrenalin erfahrungsgemäß entsteht, aktiviert. Beide Wirkungen greifen also an verschiedenen Mechanismen an. Bei näherer Betrachtung zeigt sich dann auch, daß Fälle, bei denen der etwas längere Reizstrom die höhere Schwelle hat, nicht selten sind und sich z. B. auch bei einigen Schafen von Ferris et al. (1936) finden. Vorschutz, Vorschädigung oder Wirkungslosigkeit einer Durchströmung vor Beginn der VP sind also verständlich. Welcher der 3 Fälle eintritt, hängt vom Zustand des Herzmuskels ab.

Ein weiteres Problem wird durch Beobachtungen von Jacobsen (1973) gegeben, wonach die Schwellen bei sehr kurzen Stromzeiten seltsame Sprünge machen: Eine Halbwelle hat z. B. 2200 mA Flimmerschwelle, drei Halbwellen 1300 mA, 9 Halbwellen wieder 2300 mA. Hier könnten insbesondere Prozesse wirksam werden, welche die Erregung an physiologischen Anoden und Kathoden betreffen. Die komplizierten Verhältnisse sind so wenig abgeklärt, daß wir mit der Bemerkung zufrieden sein müssen, daß bei Reizdauern unter 100 ms die Schwellen keinesfalls eindeutig erklärbar sind.

Es bleibt endlich die Frage, ob es echte Unterschiede der Flimmerschwelle von Tier zu Tier, vielleicht gar intraindividuell (d. h. beim gleichen Tier) auch bei völlig konstanten Bedingungen gibt. Die Frage muß offen bleiben. Äußerlich freilich schwanken die Schwellen von Versuch zu Versuch, ohne erkennbaren Grund, wodurch jede Flimmerauslösung in mehrfacher Hinsicht eine Frage der Wahrscheinlichkeit ist:

1) Der Strom muß eine VP überstreichen,
2) er muß so lange fließen, bis er die Flimmerschwelle überschreitet,
3) er muß die jeweils wechselnde Schwellenbedingung erfüllen.

Es ist offenbar so, daß auch bei sehr starken Strömen und auch in der VP diese Flimmerbedingungen nicht immer erreicht werden (s. Abb. 1.5 u. 5.4). Da technische Sicherheitsmaßnahmen immer vom ungünstigen Fall ausgehen müssen, können Annahmen über die Wahrscheinlichkeit der Flimmerauslösung hier übergangen werden, da auch der unwahrscheinliche Fall abgesichert werden muß.

5.4.3 Die Rolle der Stromdichte und die Situation bei Herzkathetern

Da bei jeder Durchströmung beim Elektrounfall der Strom durch Elektroden zugeleitet wird, die fern dem Herzen auf der Körperoberfläche liegen, ist das Herz nur durch die Stromschleifen gefährdet, die es durchsetzen. Der Eintritt des Flimmerns hängt dann davon ab, welche Richtung die Stromfäden haben müssen, um möglichst große Unterschiede im Refraktärverhalten der einzelnen Herzfasern vorzufinden. Sollte also die Inhomogenität der Refraktärität eine räumliche Orientierung haben (was sicher anzunehmen ist), so würde die Flimmerschwelle selbst bei gleicher Stromdichte der das Herz durchsetzenden Stromfäden von der Richtung des Stroms abhängig sein. Die Richtung des Stroms ist darüber hinaus auch für die Stromdichte selbst insofern maßgebend, als der Gesamtwiderstand des Körpers und sein Querschnitt, auf den sich der Strom verteilt, stark von den Ein- und Austrittsstellen des Stroms abhängen. Durch beide Faktoren ergibt sich ein erheblicher Einfluß des Stromwegs im Körper auf seine Gefährlichkeit (Abschn. 5.1.6).

Die Stromdichten, die schon in Abschn. 1.3.2 theoretisch wegen ihres Einflusses auf die Schwellen behandelt wurden, und die bei langen Durchströmungsdauern zu Flimmern führen, werden in der Literatur fast nie angegeben. Wenn Osypka (1960) von Todesfällen bei 70 V Berührungsspannung berichtet, so sollen hierbei 90 mA Wechselstrom geflossen sein. Bei Querdurchströmung (die hier nicht exakt vorlag) würde die Stromdichte am Herzen, wenn man andere Werte von Osypka (1963) benutzt und einen spezifischen Widerstand des Herzgewebes von 200 Ω cm annimmt (Tabelle 5.5), möglicherweise nur ca. 150 $\mu A/cm^2$ gewesen sein, gemessen in Effektivwerten.

Bei direkter Stromzuführung sind von Roy et al. (1977) exakte Daten am Hundeherzen ermittelt worden. Bei langen Stromdauern (16 s) ist die kleinste Schwellenstromdichte ca. 0,8 mA_{eff}/cm^2. Dieser Wert gilt aber nur für relativ großflächige, direkt dem Herzen aufliegende Elektroden (90 mm^2 Oberfläche). Sinkt die Elektrodenoberfläche nach Roy et al. (1977) auf 0,224 mm^3, so sinkt auch die Flimmer-

180   Der tödliche Unfall

Tabelle 5.5. Körperwiderstände in Phasen 1 und 2 der Durchströmung, gemessen an normaler Menschenhaut in situ. Der Teststrom floß ca. 10 ms lang. Gemessen wurde die Stromstärke, welche die Spitze der Einschaltzacke aufweist, sowie der für kurze Zeit leidlich konstante Strom nach der Einschaltzacke. [Auszug aus Biegelmeier (1979), Tabelle II, S. 57 (Mittelwerte aus 6 Messungen). (Die Widerstandswerte sind von uns neu aus U/I bzw. U/Î berechnet. Die angegebenen Effektivspannungen sind dabei in ihren Spitzenwert umzurechnen.] U Berührungsspannung, Î Stromstärke im Spitzenwert

	Berührungsspannung in Volt			
	75	100	150	200
Spitzenwert des Einschaltstroms (Phase 1) Î in mA	148	202	297	371
Effektiver Dauerstrom nach 10 ms (Phase 2) I_{eff} in mA	30,7	44,4	69,8	103,7
Anfangswiderstand in Phase 1 R_1 in Ohm	715	698	712	760
Widerstand in Phase 2 R_2 in Ohm	2443	2252	2149	1927

schwelle auf 18 μA_{eff}. Irnich et al. (1974) geben in guter Übereinstimmung damit 28 μA und 66 mV Berührungsspannung als Flimmerschwelle an, und nach Hull (1978) haben 44 μA eine Flimmerwahrscheinlichkeit von 0,1%. Die Schwellenfeldstärke dürfte, bei parallel das Herz durchsetzenden Stromlinien, schon bei 20 mV_{eff}/cm liegen, wenn 100 $\mu A/cm^2$ als Schwellenstromdichte bei parallelen Stromlinien betrachtet wird.

Die Stromdichte ist nicht der einzige Bestimmungsfaktor für die Flimmerschwelle. Die Schwelle besteht ja darin, in irgend einem Teil des Herzmuskels die Flimmerbedingungen zu erreichen. Es kommt also darauf an, die Stromdichte so zu wählen, daß die Reizschwelle an einem Herzabschnitt erreicht wird, der eben beginnt, wieder erregbar zu werden, und daß dieser Reizort auch die Bedingungen für einen Reentry findet. Diese letztere Tatsache wird dann vermutlich am ehesten erfüllt, wenn große Areale des Herzens gleichmäßig durchströmt werden; die Schwelle hingegen wird bei hoher Stromdichte durch kleinflächige Elektroden, die dem Herzen direkt aufliegen, am ehesten erreicht. Beide Einflüsse sind antagonistisch. Nach Roy et al. (1977) sinkt die Schwellenstromstärke beim Hund für Flimmern mit sinkender Elektrodengröße, wobei die Stromdichte an der Elektrode aber erheblich ansteigt; nach Antoni et al. (1979) steigt die Flimmerschwelle bei sinkender Elektrodengröße beim Meerschweinchen, wenn die Elektrode dem Herzen außen aufliegt. Diese Widersprüche sind also verständlich.

Diese Rechnungen haben nur eine Bedeutung für die nicht seltenen Unfälle im *Krankenhaus* bei der Einführung von Herzkathetern, die eine Leckspannung aufweisen (de Bakker u. Irnich 1977). Auch thermische Verletzungen kommen durch solche Leckströme, bei der Benutzung sog. elektrischer Messer, vor, die hier nicht behandelt werden können. Die maximal zulässigen Leckspannungen bei elektromedizinischen Geräten müssen also klein gehalten werden. Raber (1978) schlägt 50 mV vor. Irnich et al. (1974) errechnen eine Schwelle von 66 mV. Ein Wert von 50 mV bzw. 15 μA dürfte eine vernünftige Sicherheitsgrenze bei direkter Stromzuführung sein, auch bei kleinen Elektrodenoberflächen.

5.4.4 Die Rolle des Körperwiderstandes

Bisland sind alle Gefährdungsschwellen in Stromstärken, nicht in Spannungen angegeben worden. Selbst wenn man die Berührungsspannung als Bezugsgröße nähme, würde sich eine allgemeingültige Darstellung von Schwellenspannungen nicht erzielen lassen, da die Gefährdungen entweder von den Stromdichten, die im Herzen entstehen, oder von den thermischen Energien, die dem Quadrat der Stromstärke und dem lokalen (spezifischen) Widerstand proportional sind, gegeben werden. Diese Stromstärken hängen aber von Widerständen ab, welche z.T. von äußeren Zufälligkeiten bedingt sind: von den durch Kleider und berührte Materialien bestimmten Vorwiderständen, welche die Berührungsspannung herabsetzen, insbesondere aber von der Hautbeschaffenheit und der Elektrodengröße, welche die Stromzuführung zum Körper durch die Haut festlegt.

Die Rolle der *Kleidung*, insbesondere der Schuhe, welche den Erdkontakt herstellen (Osypka 1960), muß hier übergangen werden. Die Rolle des Hautwiderstandes ist jedoch so vielschichtig und so selten korrekt dargestellt worden, daß sie nachfolgend eingehender behandelt wird.

Das die Stromstärke begrenzende Verhalten des Körperwiderstandes zeigt folgende Besonderheiten:

1) Der Hautwiderstand ist von Mensch zu Mensch auch bei gleichen Umweltbedingungen sehr verschieden. Er kann für kleine Spannungen und kleine Elektrodenflächen von $10\,k\Omega$ bis zu $1\,M\Omega$ bei Gleichstrom, bis zu $100\,k\Omega$ bei Wechselstrom schwanken.

2) Auch beim selben Menschen schwankt der Hautwiderstand. Er ist maximal an der trockenen, stark verhornten Haut, und sinkt durch Befeuchtung, insbesondere durch Schwitzen, sehr stark.

3) Der Widerstand verändert sich rasch beim Absterben der Haut, z.B. an der Leiche, so das Messungen an exzidierter Haut (Carter u. Morley 1969b) oder Leichenhaut (Freiberger 1934) mit einer gewissen Kritik betrachtet werden müssen. Für den Elektrounfall sind diese Messungen gleichwohl sehr bedeutsam, da unter dem Einfluß des Stroms der Widerstand auch der lebenden Menschenhaut rasch auf dieselben Werte absinkt, welche die Leichenhaut zeigt. Es wird sogar berichtet, daß Leichenhaut bei Spannungen bis 140 V höhere Widerstände aufweist als lebende Haut bei Patienten, die einen Elektroschock erhielten, wenn der Widerstand während einer Durchströmung von 0,1–0,4 s gemessen wird (Löwenbach et al. 1943).

4) Der Widerstand ändert sich bei anhaltender Durchströmung ständig nach verschiedenen Zeitgesetzen in 3 voneinander unterscheidbaren Phasen. Bei niedrigen Gleichspannungen (bis 10 V) sinkt der Widerstand in der ersten Sekunde in 2 verschiedenen exponentiellen Funktionen ab (Krause et al. 1953).

5) Der Widerstand hängt im Grade dieser zeitlichen Änderung sehr stark von der Berührungsspannung ab.

Dieses Widerstandsverhalten erklärt sich am besten durch das Ersatzschaltbild des Hautwiderstandes nach Abb. 5.21. Für Gleich- und Wechselstrom muß also der Widerstand verschieden hoch sein und bei Wechselströmen eine Abhängigkeit von der Frequenz zeigen. R_3 in Abb. 5.21 kann man sich auch als Symbol des Körperinnenwiderstands denken, der von Stromart und Frequenz unabhängig ist.

182   Der tödliche Unfall

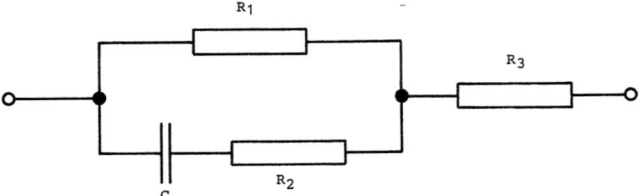

Abb. 5.21. Ersatzschaltbild des Hautwiderstandes. In R_3 ist auch der Körperinnenwiderstand repräsentierbar, wenn der Gesamtwiderstand des Körpers durch dieses Ersatzschaltbild wiedergegeben werden soll

Leider gibt es keine befriedigenden Messungen mit gleicher Methode über einen weiten Bereich der Durchströmungsdauer, so daß die Darstellung der quantitativen Werte bei langen Durchströmungen hypothetisch bleiben muß. Für kurze Zeiten liegen exakte Werte von normaler Menschenhaut und für Berührungsspannungen bis 200 V vor (Osypka 1963; Biegelmeier 1977, 1979), ebenso für die Innenwiderstände des Körpers, die dann allein wirksam sind, wenn der hohe Hautwiderstand durch thermische oder mechanische Schädigung durchgeschlagen ist. Für längere Durchströmungen und höhere Spannungen besitzen wir Messungen nur von Leichen (Freiberger 1934) oder amputierten Gliedmaßen (Carter u. Morley 1969b).

Der Hautwiderstand für Wechselstrom, der allein weiter behandelt werden soll, variiert mit der Zeit der Durchströmung in 3 deutlich voneinander abgesetzten Phasen, die in Abb. 5.22 symbolisch und für die langen Stromzeiten keinesfalls quantitativ allgemeinverbindlich dargestellt sind.

Phase 1 zeigt eine im Bereich von Mikrosekunden ablaufende Einschaltzacke, welche der Auflagung des Hautkondensators entspricht. Ihre Größe und Dauer

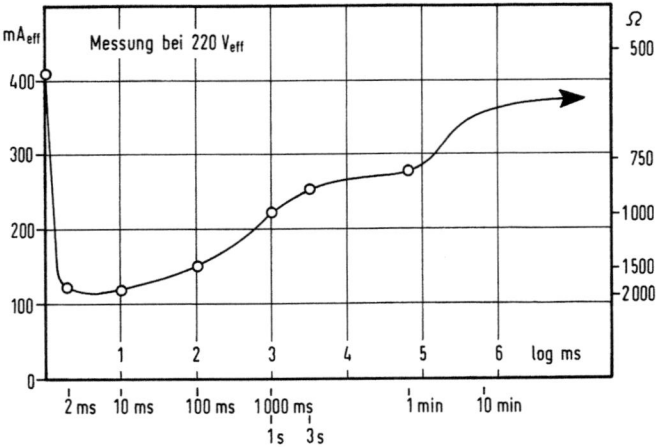

Abb. 5.22. Schematische, im Detail nicht verwertbare Kurve ungefährer Widerstandsverläufe nach Einschalten einer Berührungsspannung von 220 V_{eff}. Die Werte schwanken individuell sehr stark. Dennoch liegen der Kurve Messungen zugrunde. Die Eichungen sind *links* in Stromstärken, *rechts* in den entsprechenden Widerstandswerten angegeben. Die *Abzisseneichung* gibt die Zeit logarithmisch wieder, von Millisekunden über Sekunden zu Minuten

hängt von der Elektrodengröße und den Vorwiderständen ab, die Kapazität ist aber nach Biegelmeier (1979, S 56) mit 0,5 µF von der Berührungsspannung ziemlich unabhängig. Die Zeitkonstante CR dieser Schaltzacke dürfte kleiner als 0,5 µF · 2000 Ω sein, also sicher unter 1 ms liegen. Sie erklärt sich durch Abb. 5.21.

Phase 2: Nach der „kapazitiven" Einschaltzacke sinkt die Stromstärke auf einen Minimalwert ab, der durch die Widerstände der Abb. 5.22 bestimmt ist, die allerdings zeitlich nicht konstant sind und von der angelegten Spannung abhängen. Nach Ende der Einschaltzacke zeigen sie für Wechselstrom Werte, die in Tabelle 5.5 wiedergegeben sind. Man erkennt, daß die Steigerung der Berührungsspannung bereits in 10 ms eine Senkung des Hautwiderstands bewirkt. Die Isolatoren der Haut beginnen also sehr rasch durchzuschmelzen. Diese Phase verläuft bei anderen Versuchsanordnungen, z.B. bei der Haut frisch amputierter Gliedmaßen, wesentlich anders (Carter u. Morley, 1969b). Bei Spannungen von 250 bis 500 V steigt (nach der offenbar nicht gemessenen Ladezacke) in diesen Versuchen der Strom 0,5–1 s lang an, erreicht ein Plateau, von dem er dann steil absinkt, offenbar durch Bildung von Gas an den Elektroden und in der Haut.

Für die *3. Phase* des rasch absinkenden Hautwiderstandes lassen sich allgemeine Gesetzmäßigkeiten schwer angeben. Folgende Grenzdaten mögen die Ereignisse in einer für alle Berührungsspannungen gültigen Form charakterisieren:

1) Der Widerstand sinkt in einer konstanten Durchströmungszeit mit zunehmender Spannung in einer s-förmigen Kurve ab, deren absolute Werte stark vom Stromweg und vom Zustand der Haut (z. B. ihrer Feuchtigkeit) abhängen (Abb. 5.23). Bezieht man die Aussage auf eine Beobachtung 3 s nach Durchströmungsbeginn, so sinkt bei Überschreiten von 50 V der Widerstand, um bei 500 V einen Endwert zu erreichen, der kaum mehr überschritten und mit dem Körperinnenwiderstand identisch wird. Es ist jedoch sicher, daß Abb. 5.23 eine nur für die Durchströmungsdauer von 3 s gültige Beziehung darstellt.
2) Der Widerstand sinkt nämlich mit der Zeit um so steiler ab, je größer die Berührungsspannung ist. Die Steilheit dieses Absinkens ist leider experimentell nur an Leichenhaut direkt gemessen worden. Die Funktion des Absinkens läßt sich vermutlich durch die in der Haut entwickelte Joulesche Wärme erklären. In einer groben Annäherung könnte die Widerstandsabnahme der freigesetzten Energie entsprechen:

$$-dR/dt = f(U^2/R).$$

Diese Gleichung gibt aber die Verhältnisse keineswegs exakt wieder. Der Widerstand schmilzt vielmehr in einer komplizierteren Zeitfunktion zusammen, welche mindestens zwei verschiedene Mechanismen aufweist.

Abbildung 5.22 stellt den Versuch dar, für 220 V diese zeitliche Abhängigkeit der jeweils fließenden Stromstärke, die durch das Durchschmelzen des Hautwiderstandes verursacht ist, darzustellen. Auch sie ist nur in grober Annäherung gültig, da der Zeitverlauf bei kurzen und langen Durchströmungsdauern am gleichen Objekt nicht gemessen wurde, die Werte der Literatur sich keinesfalls decken und stark vom Stromweg abhängen.

Aus diesen Tatsachen ergibt sich also, daß die Haut einen erheblichen Schutz gegen Durchströmung darstellt, der aber um so schneller vernichtet wird, je höher

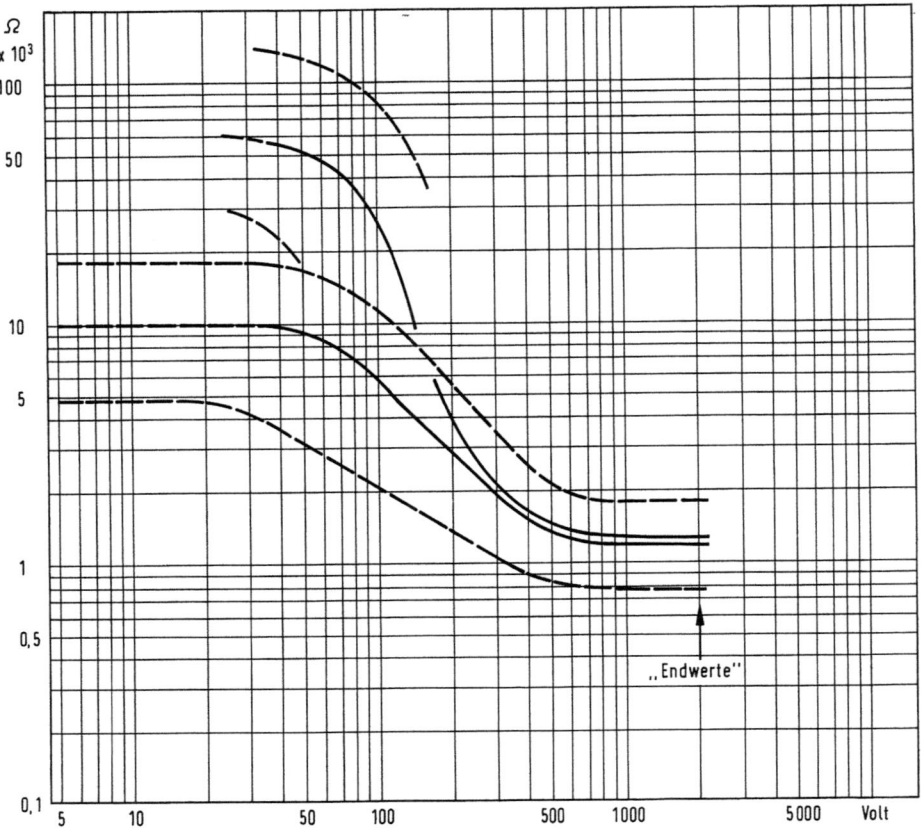

Abb. 5.23. Mittel- und Grenzwerte des Körperwiderstands. Stromweg: linke Hand – rechte Hand für Wechselstrom 50 Hz. Obere 3 Kurven kleine Elektroden mit ca. 10 cm², untere 3 Kurven große Elektroden mit ca. 350 cm² Oberfläche. (Aus Freiberger 1934, Abb. 61)

die Berührungsspannung ist. Bei 5000 V ist schon in 10 ms an der Leichenhaut der Widerstand total zusammengebrochen (Freiberger 1934, S. 97).

Abbildung 5.22 gibt den Verlauf des Widerstands auch im Anfangsteil nur unter bestimmten Annahmen korrekt wieder. Der Anfangswiderstand der Haut liegt bei kleinflächiger Stromzuführung, wie sie meist vorliegen wird, vermutlich höher, als es Abb. 5.22 darstellt, die sich ganz auf die Messungen Biegelmeiers mit großen Handgriffelektroden bezieht. Auch bei Wechselstrom geben kleine Elektroden Widerstände bis zu 100 k Ohm (Freiberger 1934). Diese Widerstände bleiben bei Durchströmung mit Gleichstrom offenbar leichter bestehen als bei solchen mit Wechselstrom. Sie brechen aber bei größeren Elektrodenflächen offenbar sehr rasch zusammen, wenn sie überhaupt auftreten. In keinem Experiment, welches mit großflächigen Elektroden und oszillographischer Messung von Stromstärke und Widerstand vorgenommen wurde, findet sich ein hoher, wenn auch nur flüchtiger Widerstand, der über einige Tausend Ohm hinausgeht. Nach Carter u. Morley (1969a) steigt die Stromstärke rasch auf hohe Werte, in Oszillogrammen Biegelmeiers (1979) sinkt die Stromstärke von einer Ladezacke auf einen für 100 ms fast konstanten Wert, der ziemlich hohen Widerständen entspricht (Tabelle 5.5). Man kann die Maximalwerte des Widerstands, die bei kurzen Durchströmungen auftreten, auf das 2–3fache des „Endwertes" des Widerstands bei langen Durchströmungen schätzen, wie es Abb. 5.22 auch zeigt. Daß also bei kurzzeitigen Durchströmungen mit technischen Spannungswerten ein Schutz im Hautwiderstand läge, kann nur mit Einschränkung angenommen werden.

Nach längeren Durchströmungen kann bei kleinflächigen Elektroden der Widerstand plötzlich durch Bildung von Gasblasen unter den Elektroden steigen, wenn die Grenztemperatur von 100° C überschritten wird (Boehm u. Milz 1975; Carter u. Morley 1969a).

Worin die Widerstandsabnahme der Haut besteht, ist nicht bekannt. Die Isolatoren der Haut sind vermutlich vielgestaltig, z.T. Membranen aus Fett-Eiweiß-Mosaiken, z.T. verhornte Schichten der Haut, deren Entfernung den Widerstand sofort senkt. Diese Hornisolatoren können auch durch Befeuchtung, insbesondere mit elektrolythaltiger Lösung, weitgehend ausgeschaltet werden (Schaefer 1940, 1964; Osypka 1963). Die Hautisolatoren werden ferner von den Ausführungsgängen der Schweißdrüsen durchstoßen, so daß der relativ gut leitende menschliche Schweiß Kurzschlüsse bildet, welche den Widerstand beim Schwitzen sofort erheblich senken. Auf diesem Effekt beruht der sog. Galvanische Hautreflex (Schaefer 1942, 1964; Regelsberger 1952). Die Abhängigkeit von den Schweißdrüsen bedingt, daß kleine Areale der Haut einen lokal niedrigeren Widerstand haben als ihre Umgebung, was man mit punktförmigen Elektroden prüfen kann (Croon 1953). Diese Tatsache ist wichtig, wenn sehr kleinflächige Stromzuführungen vorliegen. Die Be-

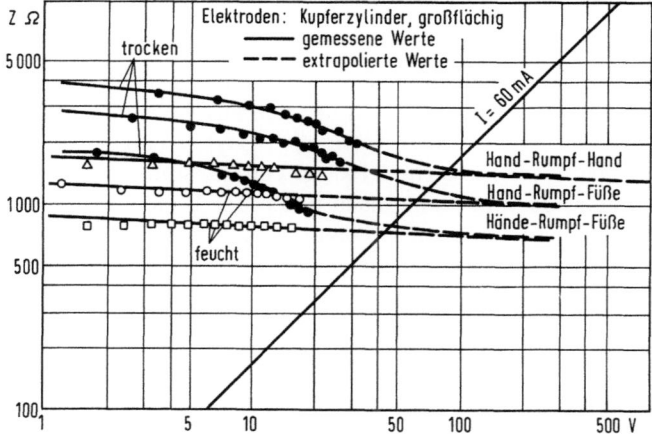

Abb. 5.24. Der elektrische Körperwiderstand des Menschen in Abhängigkeit von der Berührungsspannung, bei 50 Hz Wechselstrom, und für die drei häufigsten Stromwege nach Osypka. Angegeben sind die Widerstände für trockene und feuchte Haut. Die Werte sind eine Mischung von minimalem Endwiderstand (Innenwiderstand, bei hohen Spannungen) und noch nicht voll ausgeschaltetem Hautwiderstand, Messung vermutlich nach einigen Sekunden Stromflußzeit. Die Hände umgreifen Metallzylinder, die Füße stehen auf einer Kupferplatte.
——— gemessene Werte, - - - - extrapolierte Werte. (Aus Osypka 1963, Abb. 15)

deutung der Hautdurchblutung für die Höhe des Hautwiderstandes ist kontrovers und, wenn überhaupt, von untergeordneter Bedeutung (Schaefer 1964).

Will man die Auswirkungen einer elektrischen Durchströmung abschätzen, wenn (wie meistens) nur die Berührungsspannung bekannt ist, so ist eine Kenntnis der Teilwiderstände des Körpers erforderlich. Diese Teilwiderstände sind von Freiberger (1934) an der Leiche exakt bestimmt worden. Diese Messungen werden auch für den lebenden Menschen hinreichend gültig sein, da der Hautwiderstand, der ohnehin extrem variabel ist und die Anfangsstromstärken bestimmt, bei längerer Durchströmung weitgehend zusammenbricht, so daß die relativ stabilen Innenwiderstände des Körpergewebes übrigbleiben. Da gerade langzeitig fließende Ströme das Herz besonders gefährden, ist es sinnvoll, von dieser gefährlichsten rechnerischen Situation auszugehen und die auf das theoretische Minimum reduzierten Widerstände, nämlich die Innenwiderstände des Körpers, in die Rechnung einzusetzen. Einen groben Anhalt zu dieser Rechnung gibt Abb. 5.24 nach Osypka (1963).

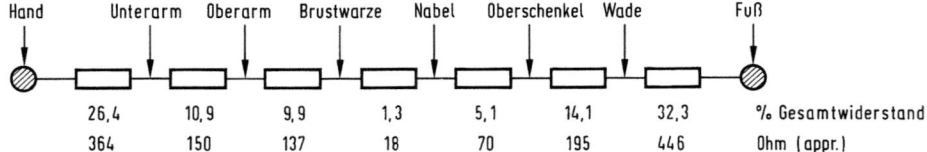

Abb. 5.25. Teilwiderstände (Innenwiderstände) des Körpers, gemessen an der Leiche. [Werte nach Freiberger (1934, S. 85).] Die Werte sind Annäherungswerte und gelten bei den Extremitäten ungefähr zwischen den Mittelpunkten jeweils der oberen und unteren Extremität. Der Gesamtwiderstand betrug 1380 Ω. Die Teilwiderstände sind teils als Prozente des Gesamtwiderstandes nach Freiberger (1934), teils auf absolute Ohm-Werte umgerechnet, angegeben

Die Verteilung des von den variablen Hautwiderständen unabhängigen „Innenwiderstands" des Körpers nach Freiberger (1934) ergibt sich aus Abb. 5.25, welche nur approximative Größen der Ohm-Werte zeigt. Da nach Osypka (1963) der Widerstand von einer Hand gegen *beide* Füße rund 1000 Ω beträgt, stimmt diese Angabe mit Abb. 5.25 gut überein, da vom Nabel nach unten der Widerstand gegen beide Füße sich halbiert. Auch der Widerstand beider Hände gegen beide Füße stimmt nach Freiberger (1934) und Osypka (1963) ebenso überein wie der Widerstand beim Stromweg von Hand zu Hand.

Die Standardwerte dieser 4 häufigsten Stromwege lauten also:

Hand zu Hand: 1300 Ohm
Hand gegen einen Fuß: 1380 Ohm
Hand gegen beide Füße: 975 Ohm
Beide Hände gegen beide Füße: 650 Ohm.

In allen vier Fällen handelt es sich um die Minimalwiderstände nach Ausschaltung des Hautwiderstands.

Die Abb. 5.25 bestätigt auch unsere Annahme von Abschn. 1.3.5, daß Brust- und Bauchraum sehr geringe Widerstände bieten, daher wenig Energie vernichten, sich also auch wenig erwärmen. Für die Errechnung der thermischen Wirkungen ist das Schema der Abb. 5.25 freilich zu grob. Überschlagsmäßig ist die freigesetzte Wärememenge

$$Q = I^2 \cdot R \cdot t \text{ Joule } (= Ws),$$

wenn I die Stromstärke in A, R der Widerstand in Ω und t die Zeit in Sekunden ist. Ein Joule erwärmt ein Gramm Gewebe, bei einer spez. Wärme von 0,8, um etwa 0,3° K (vgl. Abschn. 1.3.5).

5.4.5 Einfluß der Körpergröße

Die Flimmerschwelle hängt davon ab, ob die Stromdichte im Herzmuskel die zur Erregung notwendigen Änderungen der Potentialdifferenzen an den erregbaren Membranen erreicht. Da diese Spannung sich nach dem Ohmschen Gesetz bestimmt, nämlich durch $i \cdot r$, wobei i der die Einzelzelle durchsetzende Stromfaden, r der Membranwiderstand der Zelle ist, ist letztlich i, der auf jede Zelle entfallende Teilstrom, Schwellenbedingung. Dieser Teilstrom aber hängt von der Stromdichte ab.

Die Stromdichte ihrerseits sinkt, bei gegebener Berührungsspannung, mit der Körpergröße. Die Abhängigkeiten von Stromdichten oder Flimmerschwellen von der Körpergröße lassen sich nur am Tier experimentell klären. Die entsprechenden Ergebnisse der Literatur sind aber ziemlich uneinheitlich. Das kommt u. a. daher, daß die das Herz durchsetzende Stromdichte nicht auf einfache Weise mit der Körpergröße variiert, wegen der Unterschiede in der Anatomie verschiedener Tiere und des Menschen.

In Abschn. 5.1.9 wurde bereits die formale Übertragbarkeit der Flimmerschwelle vom Tier auf den Menschen behandelt. Es wurde der Versuch gemacht, die Schwellen von Tieren verschiedener Körpergewichte durch die Annahme miteinander zu verbinden, daß die Schwellen mit der Potenz $a = 2/3$ des Körpergewichts variieren, wie es der Fall sein müßte, wenn die vom Querschnitt des Körpers abhängigen Stromdichten die Schwellen, und einfache geometrische Verhältnisse die Beziehung zwischen Querschnitt und Gesamtgewicht bestimmen. Diese Beziehung bestätigt sich leider nicht. Die von Buntenkötter und Jacobsen angegebenen Schwellenmittelwerte für Schweine verschiedener Gewichtsklassen ergaben eine Gewichtsabhängigkeit zwischen den 3 Gewichtsklassen, in denen der Exponent a einer Gleichung $I/I_0 = K (G/G_0)^a$ in jeder der 3 möglichen Relationen einen völlig verschiedenen Wert annimmt (a = 0,36, 0,73 und 1,19). Eine umfangreiche Durchsuchung der Literatur führt überall zu extrem uneinheitlichen Ergebnissen. Neue Experimente von Geddes et al. (1973) ergeben einen Exponenten a, der beim Hund zwischen 0,437 und 0,533 liegt, was die Autoren annehmen läßt, der Exponent liege bei 0,5, d. h. die Schwellen variierten mit der Quadratwurzel des Körpergewichts.

Da alle Sicherheitsvorschriften auf dem denkbar ungünstigsten Sachverhalt aufbauen sollten, schlagen wir vor, den Exponenten a in Anlehnung an Geddes klein zu wählen, nämlich rund 0,5. Dann würden die Schwellen bei Verdoppelung des Gewichts nur um das ca. 1,4fache steigen (bei $a = 2/3$ betrüge der Anstieg das 1,6fache). Eine andere als diese exponentiale Abhängigkeit ist modellmäßig schwer begründbar. Bei Verdoppelung des Körpergewichts findet man – bei Auswertung aller erreichbaren Daten der Literatur innerhalb des Bereichs, in welchem der Quotient für den Menschen interessant ist – einen Schwellenanstieg, der vom 1,6- bis 1,9fachen reicht. Der Exponent a der obigen Gleichung läge dann zwischen 0,68 und 0,93. Ein Wert von 0,5 liegt daher sicher im untersten Bereich experimentell ermittelter Werte und genügt allen Anforderungen an Sicherheit. Wir legen unseren Sicherheitsregeln also ein Anwachsen der Flimmerschwellen zugrunde, das der Quadratwurzel der Körpergewichte proportional ist.

Das würde dann bedeuten, daß die Schwellen vom Hund auf den Menschen, wenn 20 und 70 kg als Regelgewichte der beiden Spezies genommen werden, auf das rund 1,88fache anwachsen. Beim Hochrechnen vom Schwein auf den Menschen würde sicher eine Verdoppelung des Körpergewichts anzunehmen sein, wenn nicht mehr, wenn auf den Menschen extrapoliert werden soll. Für den Menschen gälten dann mindestens die 1,4fachen Schwellenwerte des Schweines. Diese Beträge erachten wir als hinreichende Sicherheit für den Menschen, wenn wir die minimalen Flimmerschwellen der Tiere als für den Menschen noch tolerabel, d. h. außerhalb der Flimmergefährdung liegend, betrachten.

Die Rechnung hat noch eine zweite Bedeutung: die Errechnung der Schwellen für Personen mit niedrigem Körpergewicht, insbesondere für Kinder. Hier kehrt sich freilich die Sicherheitsüberlegung um: wenn die für Erwachsene geltenden Grenzwerte auf Sicherheit für Kinder umgerechnet werden sollen, sollte der Exponent a möglichst hoch angenommen werden, d. h. die Flimmerschwelle nähme dann besonders niedrige Werte an, auf welche die Sicherheitsmaßnahmen bezogen werden müßten. Es könnte also zweckmäßig scheinen, hier den Exponenten näher bei 1 anzunehmen, die Schwellen mit dem Körpergewicht (KG) variieren zu lassen. Ein Säugling von 7 kg KG hätte damit die 10fach niedrigere Schwelle wie der Erwachsene. Solch niedrige Schwellen kommen aber experimentell in der Tat nicht vor. Die Schwellen von Tieren, die etwa 1/10 des menschlichen Körpergewichtes haben, liegen nach Geddes et al. (1973) bei langen Stromdauern zwischen 30 und 100 mA und der Exponent $a=0,5$ beschreibt diese Abhängigkeit gut. Wir schlagen daher vor, auch für die Flimmerschwellen des Kindes die Proportionalität der Schwelle mit der Quadratwurzel des Gewichtes zugrunde zu legen. Ein Säugling von 10 kg KG hätte dann eine Schwelle, welche das ca. 0,38fache derjenigen des Erwachsenen von 70 kg beträgt ($0,38 = 1/\sqrt{7}$).

5.4.6 Besonderheiten des Gleichstromunfalls

Wie schon in Abschn. 4.2.4.4 dargelegt wurde, sind Unfälle mit Gleichstrom relativ selten, tödliche Unfälle erst recht. Das hat seinen Grund nicht nur in der (relativen) Seltenheit der technischen Anwendung von Gleichstrom, vielmehr auch darin, daß die Tötungsbedingung, die den Wahrscheinlichkeitsfaktor „Zeit" erfüllt, bei Gleichstrom eine viel geringere Tötungswahrscheinlichkeit aufweist (vgl. Abschn. 1.3.2). Da Gleichstrom im Moment der Einschaltung und wahrscheinlich auch dem der Ausschaltung, Flimmern leichter auslösen kann, läßt sich die Wahrscheinlichkeit, daß Gleichstrom bei beliebigem Ein- und Ausschaltmoment Flimmern erzeugt, leicht errechnen. Sie ist gleich dem zweifachen Wert (je für Ein- und Ausschaltung) des Verhältnisses von VP zur gesamten Herzperiodendauer. Dieser Wert liegt nach Abschn. 1.3.2 bei nur 2 · 0,05. Es könnte also ohnehin nur jeder zehnte elektrische Reiz Flimmern auslösen, falls er die Flimmerschwelle überschreitet.

Eben diese Flimmerschwelle dürfte aber beim Gleichstrom ebenfalls relativ hoch liegen, wenn man langdauernde Durchströmungen betrachtet. Es ist nicht gesicherte Erkenntnis, aber wahrscheinlich, daß der Gleichstrom während seiner Flußzeit zwar auch dann die Schwellen senkt, wenn er längere Zeit fließt, auch wenn seine Flußzeit kürzer ist als eine HP. Aber diese Schwellensenkung bleibt nach den Beobachtungen von Knickerbocker (1972) weit hinter derjenigen zurück, welche Wechselströme bei längerer Stromflußzeit erreichen. Eine Flimmerschwelle von 100 mA dürfte beim Hund nicht unterschritten werden, auch wenn der Gleichstrom beliebig lange fließt (Wilcke u. Broghammer 1956). Sie liegt beim Hund übrigens erheblich niedriger, wenn der Strom von den Hinterläufen nach vorn verläuft („aufsteigend"), nämlich bei 250 mA. In umgekehrter Richtung liegt die Schwelle bei 350 mA. Die Wechselstromschwellen liegen also erheblich niedriger, bei langen Stromdauern vermutlich um das 2,5 bis 3fache. Auch das Loslaßproblem liegt bei Gleichstrom ebenfalls viel günstiger als bei Wechselstrom. Die erforderlichen Flimmerschwellen dürften beim Menschen vermutlich bei über 200 mA liegen, selbst wenn der ungünstigste Stromweg angenommen wird. Günstigere Stromwege hätten 2–3mal höhere Flimmerschwellen. Da auch der Hautwiderstand bei Gleichstrom merklich höher ist als bei Wechselstrom, jedenfalls in der entscheidenden An-

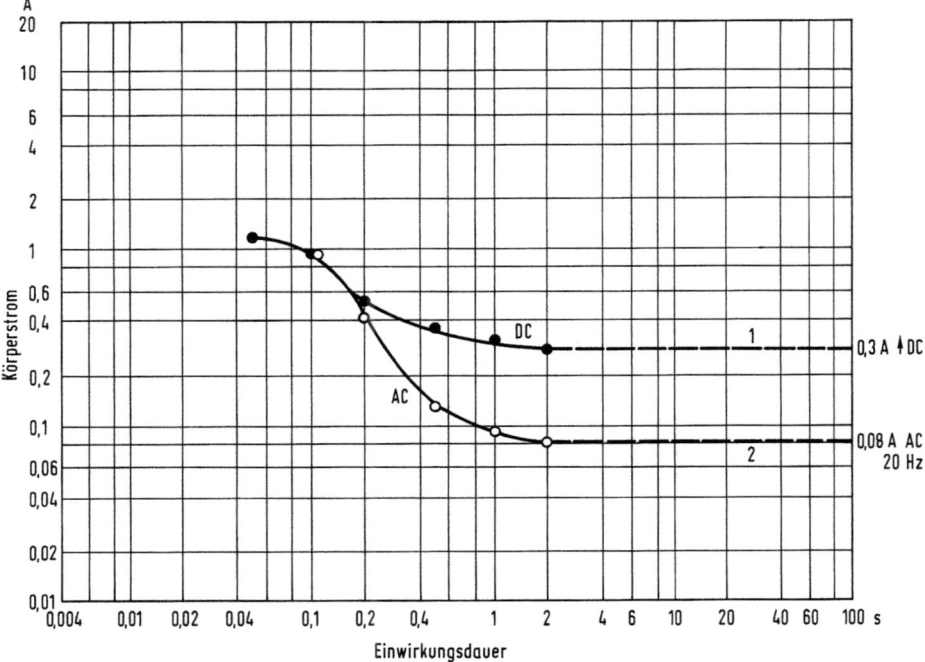

Abb. 5.26. Abhängigkeit der Flimmerschwellen von der Einwirkungsdauer bei Hunden (Knickerbocker 1972) für Gleichstrom und Wechselstrom 20 Hz. *1* • Meßergebnisse für Gleichstrom, Mittelwerte bei aufsteigender Stromrichtung; *2* ○ Meßergebnisse für Wechselstrom 20 Hz, Mittelwerte. (Nach Antoni u. Biegelmeier 1979)

fangsphase des Stromflusses, dürfte die Flimmerschwelle beim Menschen mit 220 V-Berührungsspannung nie überschritten werden, und erst merklich höhere Spannungen könnten gefährlich werden. Da alle Daten für den Menschen nicht genau bekannt sind, ist es nicht sinnvoll, exaktere Gefährdungswerte anzugeben. Eine detaillierte theoretische Darstellung findet sich bei Antoni u. Biegelmeier (1979). Die Statistik des Gleichstromunfalls ist durch die angeführten Verhältnisse einsichtig gemacht. Abbildung 5.26 gibt die Verhältnisse (nach Antoni u. Biegelmeier 1979) wieder.

5.4.7 Besonderheiten hoher Spannungen

Wie schon in Abschn. 4.2.4.3 gesagt wurde, wird immer wieder behauptet, hochgespannte, also auch starke Ströme führten weniger leicht zu Kammerflimmern als schwächere Ströme (Alvensleben 1936; Ferris et al. 1936; Koeppen 1953, S. 40).

Aus der Statistik des Stromunfalls läßt sich diese Annahme nicht beweisen, aber auch nicht widerlegen.

Die Statistik zeigt in einer neuen Arbeit von Wilkinson u. Wood (1978), daß bei über 1000-V-Spannung Flimmern in keinem der 4 tödlichen Fälle auftrat, doch wären solche Fälle, ebenso wie in der Statistik von Burke et al. (1977), nicht in die Hände des Chirurgen gekommen, da der Tod ja sofort eintritt. In der Statistik der BG (Bericht 1971) fällt zwar auf (S. 70), daß der Anteil der Todesfälle an Verbrennungen erheblich kleiner ist als an Durchströmungen, und zwar für alle Altersstufen. Doch ist hierbei einzuwenden, daß Unfälle mit Verbrennungen oft ohne Körperdurchströmung erfolgen, so daß der Herztod durch Kammerflimmern dabei natürlich seltener auftritt. Ältere Auswertungen der Unfallstatistik durch Alvensleben (1938, 1941) zeigten auch eine deutliche Mindergefährdung des Herzens bei hohen Stromstärken. [Wegen des von Posner (1973) ausgewerteten Materials vgl. Abschn. 4.2.4.3].

Es gibt nun in der Tat nur wenige experimentelle Daten, die den Sachverhalt klarstellen. Die ältesten Versuche von Ferris et al. (1936) zeigten, daß an Schafen Ströme bis zu 26 A bei 30 ms Dauer Flimmern nicht auslösen konnten, obgleich kleine Stromstärken von 4 A und 3 s Dauer regelmäßig zu Kammerflimmern führten. Erst Guck et al. (1954) haben gezeigt, daß in der Tat der Bereich, innerhalb dessen bei Variation von Strombeginn und Stromdauer Kammerflimmern auftritt, bei Strömen von über 10 A sehr viel enger ist als bei Strömen unter 1 A.

Es zeigt sich, daß hochgespannte Ströme unter folgenden Bedingungen nicht Flimmern auslösen:

a) Wenn sie vor der vulnerablen Phase (VP) beginnen, gleich ob sie dann eine oder mehrere VP überspannen;
b) wenn sie in der VP beginnen, aber sehr kurz sind;
c) wenn sie nach der FP beginnen, selbst wenn sie in die nächste VP hineinreichen.

Es hat also den Anschein, daß starke Ströme das Herz vor dem Eintritt des Flimmerns „schützen", z. B. durch Verhinderung des Reentry-Mechanismus.

Offenbar erregen sehr starke Ströme Flimmern nur dann, wenn sie in der VP beginnen und kurze Zeit (80% der RR-Zeit oder mehr) nach ihr enden. Das könnte so interpretiert werden, daß sehr starke Ströme einen synchronisierenden Einfluß auf alle Teile des Herzens haben und Extrasystolen schwer aufkommen lassen.

Uns ist aus neuerer Zeit nur noch eine exakte Untersuchung bekannt, die ähnliches aussagt. Roy et al. (1977) fanden bei intrakardialer Stromzuführung beim Hund durch einen Herzkatheter, daß es bei 100 bis 200 ms Stromdauer eine obere Stromstärke gibt, deren Überschreiten Flimmern verhindert (vgl. Abb. 1.5). Durch die Stromzuführung mit sehr kleinflächiger Elektrode (14 mm^2) sind diese Ergebnisse mit den Versuchen von Guck et al. (1954) nicht ohne weiteres vergleichbar.

Die Versuche zeigen im übrigen auch bei hohen Stromstärken, daß die Flimmerauslösung ein statistisches Phänomen ist, d.h., daß sich Stromstärken und Stromdauern finden, welche bei gleichen zeitlichen Eigenschaften einmal Flimmern auslösen und einmal nicht. Das beweist erneut, daß die Auslösung von Flimmern nicht nur ein Phänomen von Schwellenüberschreitung ist.

5.4.8 Die thermische Schädigungsgrenze des Herzmuskels

Versuche mit hohen Stromstärken zeigen die Besonderheit, daß der Herzmuskel nicht nur zu abnormen Erregungen gezwungen wird, sondern daß auch energetisch zu interpretierende abnorme Veränderungen in ihm ablaufen.

Die bislang besprochenen Stromwirkungen, welche zu Flimmern führen können, unterliegen einer „Schwelle", d.h. sie folgen dem sog. Alles-oder-Nichts-Gesetz. Das besagt, daß unterhalb der Schwelle eine Antwort völlig ausbleibt, oberhalb aber die Antwort starr und unabhängig von der zugeführten Energie ist. Ein zweiter Prozeß, von dem bislang nicht die Rede war, verändert die Strukturen des Herzens entweder durch direkte chemische Wirkungen oder durch einen Umsetzungsprozeß anderer (z.B. elektrisch-ionaler) Art, der aber nicht dem Alles-oder-Nichts-Gesetz unterliegt und in der Dimension von Energieumsetzungen quantitativ beschreibbar ist.

Zu diesen energetischen Stromeffekten liegen nur sehr wenige Angaben vor. Schon Homburger et al. (1976), Homburger u. Antoni (1978) und Somogyi (1976) haben an Meerschweinchenherzen diese Effekte quantitativ bestimmt. Neuerdings liegt eine Arbeit über Effekte am Hundeherzen von Doherty et al. (1979) vor. Wir wollen diese energetischen Effekte eine „Schädigung" nennen, in der Annahme, daß eine histologisch (also morphologisch) faßbare Strukturänderung des Herzens immer eine, wenn auch reparable, Funktionseinschränkung bedingt.

Diese Schädigungen scheinen insofern auch eine „Schwelle" zu haben, als unterhalb einer bestimmten Energiezufuhr ein Effekt nicht sichtbar ist. Ob die Schäden sich energetisch einfach erklären lassen, muß dahingestellt bleiben. Die einfachste Erklärung wäre die thermische Wirkung des Stroms durch Joulesche Stromwärme. Es ist aber auch denkbar, daß Ladungsverschiebungen, pH-Änderungen oder Eiweißdenaturierungen eine wesentliche Rolle spielen.

Die histologischen Schädigungsgrenzen am Hundeherzen durch die elektrische Durchströmung sind von Doherty et al. (1979) zu etwa 30 Wattsec. bestimmt worden, doch verändern schon 10 Ws den Pyrophosphatstoffwechsel merklich. Es ist daher von Interesse, in welcher Größenordnung die elektrische Energie liegt, die im Herzen bei Stromdurchgängen freigesetzt wird. Diese Rechnung stößt nun auf rechnerische Schwierigkeiten dadurch, daß zwar von Osypka (1963) einerseits, Sam (1966/67) andererseits die Spannungsabfälle am Herzen einer Leiche bei angelegten Spannungen bis 220 V direkt gemessen und ziemlich übereinstimmend zu etwa 1,5 V_{eff} für das ganze Herz gefunden wurden. Daraus lassen sich für den Menschen zwei Grenzfälle berechnen: es wird einmal angenommen, der Strom habe das Herz in seiner ganzen Stärke durchsetzt, was dann nach Sam einen Widerstand von 8 Ω bedeutet. Der zweite wahrscheinliche Grenzfall nimmt an, daß nur 1/5 des Gesamtstroms das Herz durchsetzt, was dann einen Herzwiderstand von 40 Ω ergibt. Würden z. B. bei 500 Ω Gesamtwiderstand, 220 V und also 0,44 A sowie 0,1 s Stromflußzeit die Werte unter den beiden Grenzbedingungen errechnet, so resultieren

unter 1) 8 Ω, 0,44 A, 0,1 s insgesamt 0,15 Ws,
unter 2) 40 Ω, 0,44/5 A, 0,1 s insgesamt 0,03 Ws.

Selbst die gesamte Energie des fließenden Stromes, die im Gesamtkörper freigesetzt wird, ist in diesem Fall, der für Flimmererzeugung weit überschwellige Werte enthält, nur 9,7 Ws. Das Herz nimmt nach den beiden Modellrechnungen aber nur 1,55% im ersten und 0,3% im zweiten Fall von der Gesamtenergie auf. Berechnet man die Gesamtenergie schwellenwertiger flimmererzeugender Ströme, so ergeben sich z. B. für 10 ms Durchströmungsdauer und 1 A Stromstärke bei 500 Ω Körperwiderstand, also 500 V anliegender Spannung, nur 5 Ws. Für die Schwellenbedingungen *langer* Durchströmungsdauern finden sich noch kleinere Gesamtwerte.

Bei den Prozentsätzen, die das Herz im ungünstigsten Fall von diesen Gesamtenergien aufnimmt, darf geschlossen werden, daß erst bei Strömen, welche die Flimmerschwelle bei kurzer Stromdauer um das 67fache, bei längeren Stromdauern um das ca. 267fache überschreiten, die Grenze einer direkten histologischen Schädigung erreicht wird.

Diese Zahlen stimmen insofern mit der Erfahrung überein, als erst bei sehr hohen Stromstärken das Herz auch klinische Zeichen der Schädigung aufweist, z. B. deutliche ST-Veränderungen im EKG. Diese Grenze müßte, wenn wir einen Energieanteil von 0,3%, der im Herzen eingefangen wird, und die Schädigungsschwellen von Doherty u. a. von 10 Ws annehmen, bei etwa 5 740 V und 5,74 A liegen, wenn der Körper 1000 Ω Widerstand hat und der Strom 0,1 s fließt. Fließt er 2 s, so werden 10 Ws bei 1280 V und 1,28 A (bei 1000 Ω Körperwiderstand) erreicht.

Das bedeutet, daß im Niederspannungsbereich bei Elektrounfällen Herzschäden energetischer und insbesondere thermischer Art unwahrscheinlich sind, und erst im Hochspannungsbereich solche Schäden auftreten können, was auch mit Erfahrungen im Hundeversuch übereinstimmt (Kayser et al. 1953; Guck et al. 1954).

Die Koronararterien sind dagegen sehr viel empfindlicher und reagieren schon bei 0,5 Ws mit einer starken Kontraktion (Homburger u. Antoni 1978), so daß Herzschäden vermutlich zunächst über eine Durchblutungsdrosselung indirekt ausgelöst werden und erst bei höheren elektrischen Energien die Herzen direkt geschädigt werden. Die Energie von 0,5 Ws wird dem Herzen beim Menschen bei optimaler Stromrichtung zugeführt, wenn bei einem Körperwiderstand von 1000 Ω und 1000 V angelegter Spannung ein Strom von 1 A für 1/6 s fließt, wenn man einen Energieanteil des Herzens von 0,3% annimmt.

Um eine Übersicht zu geben, bei welchen Energien teils eine Koronarbeeinträchtigung, teils eine direkte Herzmuskelschädigung zu erwarten wäre, wenn wir die Tierversuche unter Benutzung der Daten von Sam (1966) und Osypka (1963) auf den Menschen übertragen, werden einige Grenzwerte in Tabelle 5.6 ausgerechnet. Es zeigt sich, daß im Niederspannungsbereich selbst mit indirekten, koronaren Schäden erst bei Stromdauern von über 1 s zu rechnen ist, im Bereich hoher Spannungen hingegen – z. B. bei 5000 V – die koronare Schwelle schon bei 6,6 ms überschritten wird, die myokardiale Schädigungsschwelle bei 130 ms.

Tabelle 5.6. Bedingungen (Strom, Spannung) für koronare Schädigungen einerseits (ab 0,5 Ws), direkte Herzmuskelschädigung andererseits (10 Ws) unter der Annahme von 1000 Ohm Körperwiderstand und eines Energieanteils von 0,3%, den das Herz von der gesamten durch den Strom im Körper freigesetzten Jouleschen Wärme aufnimmt. (Nach Doherty 1979)

Spannung/V	Stromstärke/A	Koronarschäden bei 0,5 Ws werden erreicht in s	Myokardschäden bei 10 Ws werden erreicht in s
220	0,22	3,4	68
380	0,38	1,14	19
1000	1,0	0,165	3,3
5000	5,0	0,0066	0,13

Bezüglich der Effekte an den Koronararterien muß betont werden, daß sie vermutlich echte „Schwellen", nämlich die der Muskelzellen in der Gefäßwand, sind. Dennoch ist die Schädigung des Herzmuskels eine Folge des Stoffwechsels (des Sauerstoffmangels) und damit letztlich energetisch bedingt.

5.4.9 Das Problem „Sicherheit"

Die komplizierte Experimentalforschung über den Elektrounfall am Tier hat nur den einen Zweck: die Sicherheitsbedingungen und Vorbeugemaßnahmen so zu gestalten, daß der Mensch, mit dem man nicht experimentieren kann, optimal geschützt ist. Die Sicherheit vor tödlichen Unfällen muß dabei so hoch getrieben werden, daß auch der unwahrscheinliche, aber mögliche Unfall vermieden wird.

5.4.9.1 Wann wird die elektrische „Einwirkung" zum Elektrounfall?

Das Unfallereignis tritt dann ein, wenn entweder die Stromwärme zu thermischen Verletzungen führt oder die durch den Strom erzeugten Erregungen den Tod durch Kammerflimmern hervorrufen. Das erste Ereignis hängt von dem Produkt Stromstärke und Stromdauer ab und hat die in Abschn. 1.3 geschilderten Toleranzen. Das zweite Ereignis hat eine viel kompliziertere Abhängigkeit: Auch eine unter ungünstigen Bedingungen tödlich endende „Einwirkung" kann ohne Folgen bleiben, ist also nicht eigentlich ein Unfall (Abschn. 4.1.1). Ob eine Einwirkung zum Unfall wird, hängt vom Zusammentreffen einiger durchwegs unwahrscheinlicher Bedingungen ab.

1) Es muß trotz aller Sicherheitsvorkehrungen der Zugang zu einem unter Spannung stehenden leitenden Gegenstand eröffnet sein; und die Gefahr muß dabei falsch eingeschätzt werden.
2) Es muß die Bedingung erfüllt sein, daß die Kontaktzeit mit dem unter Spannung stehenden Gegenstand die VP überspannt.
3) Es muß die Flimmerschwelle durch den mit der Zeit anwachsenden Strom erreicht werden.
4) Es muß dabei Flimmern auch de facto ausgelöst werden, was von zwar in der Regel, doch keinesfalls immer vorliegenden speziellen Bedingungen abhängt, die uns zudem durchweg unbekannt sind.

Diese letztere, physiologische Wahrscheinlichkeit steigt mit steigender Berührungsspannung und zunehmender Stromflußzeit, letzteres aus zwei Gründen: weil durch Sinken des Hautwiderstands die Stromstärke mit der Zeit ansteigt, zugleich aber die Flimmerschwelle absinkt.

5.4.9.2 Die Flimmerschwelle für den Menschen

Wann die wesentlichste dieser Unfallbedingungen, die Schwellenstromstärke für Flimmerauslösung, erreicht ist, ist für den Menschen nicht genau bekannt. Es gibt nur grobe Schätzungen aus Unfalldaten und eben den Schluß vom Tierversuch auf den Menschen. Die Problematik dieses Übertragungsfaktors Tier-Mensch wurde oben erläutert. Da exakte Daten nicht bekannt sind, muß eine Sicherheitsmarge eingehalten werden, deren Probleme folgende sind:

1) Da beim Tier in allen einschlägigen Versuchen mit steigender Stromstärke nur die Zahl der Flimmertodesfälle pro Versuch mit der jeweiligen Stromstärke zunimmt, ohne 100% Sicherheit des Flimmereintritts erreichen zu müssen, liegt eine exakt bestimmbare „Schwelle" beim Tier nicht vor, also wohl auch nicht beim Menschen. Die Analyse der immer begrenzten Versuchszahlen kann also nur so erfolgen, daß man, wie in Abb. 5.11, die Häufigkeit des Eintritts von Flimmern gegen die auslösende Stromstärke aufträgt. Dabei kann man, selbst wenn 100 Versuche mit den gleichen Versuchsbedingungen vorgenommen wurden, die untere Flimmerschwelle experimentell nur mit 1% Genauigkeit angeben. In einem Häufigkeitsdiagramm läßt sich dann freilich die untere Flimmerwahrscheinlichkeit auf kleinere Prozentsätze extrapolieren. Doch ist diese Extrapolation naturgemäß unsicher.
2) Diese Extrapolation der kleinsten Wahrscheinlichkeit widerspricht nun der Physiologie des Flimmerns aus folgendem Grund: Rein mathematisch besagt die Häufigkeitsverteilung, daß es beliebig kleine Ströme geben könnte, die aber nur extrem selten Flimmern herbeiführen, und die Versuchszahl reichte nicht aus, diesen seltenen Fall zu realisieren. Tatsächlich ist aber Flimmern wirklich ein „Schwellenphänomen", da es auf der Auslösung einer Erregung beruht, die zwar wechselnde und von vielen Bedingungen abhängige Schwellen zeigt, aber eben doch eine „Schwelle" hat, deren Unterschreitung in *jedem Fall* hinsichtlich des Erregungseintritts erfolglos bleibt. Unsere Schwierigkeit liegt nur darin, daß diese Schwelle nicht zweifelsfrei meßbar ist, sondern in zahlreichen Randbedingungen des Erregungseintritts untergeht.

Wir können daher sicher sein, daß mit dem Bereich minimaler Schwellen nicht etwa eine „Wahrscheinlichkeit" für das Auftreten des Flimmerns gemessen wurde, sondern eine Grenzstärke, bei deren Unterschreitung Flimmern nicht unwahrscheinlicher, sondern unmöglich ist.

Um aus dieser Tatsache und den beobachteten Schwellen zu einer für den Menschen gültigen Gefährdungskurve zu kommen, müßte also für die Schwellen verschiedener Tiere ein Umrechnungsfaktor eingesetzt werden, um den Menschen bei Anwendung dieser Schwellen als Sicherheitsgrenze maximal zu schützen. Es wird daher von uns eine solche Sicherheitsgrenze in zwei Schritten festgestellt. Im ersten Schritt wird die minimale Flimmerschwelle für Tiere in Abhängigkeit von der Stromflußzeit aufgetragen (s. Abb. 5.27). Es wird eine Sicherheitsmarge für den Menschen gefordert, welche gleich dem Übertragungsfaktor Tier/Mensch ist, falls die Schwelle an größeren Säugetieren gemessen wurde, z. B. an Hunden, Schweinen oder Schafen. Da die Körpergewichte dieser Tiere bei den ausgewerteten Messungen der Literatur höchstens 1/2 derjenigen des Menschen betrug, würde nach

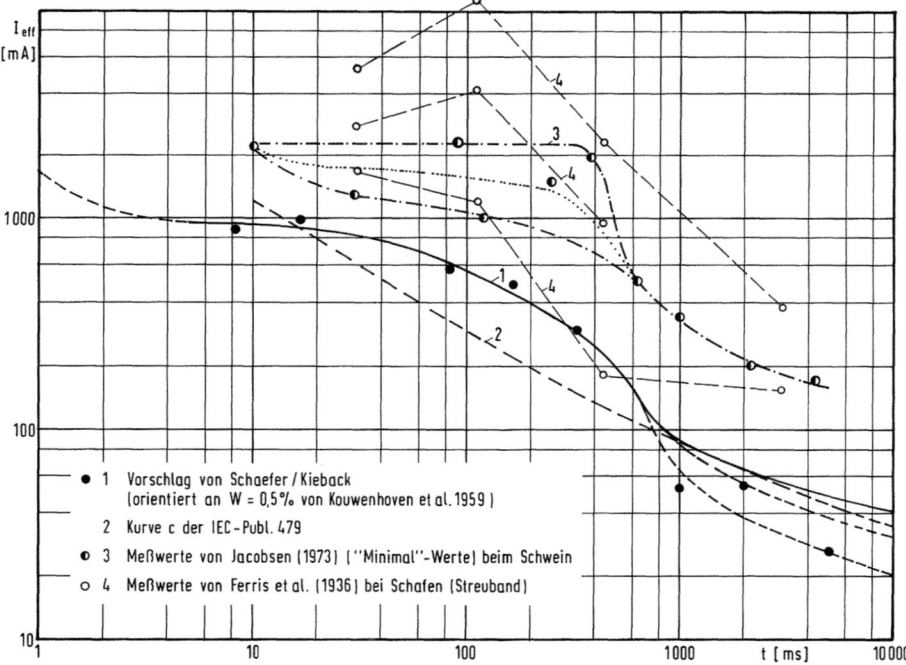

Abb. 5.27. Darstellung der wichtigsten Schwellenmessungen der Weltliteratur am Tier zur Auslösung von Kammerflimmern. *Kurve 1* gibt die theoretische Kurve wieder, die von Kieback und Schaefer als Sicherheitskurve für den Menschen vorgeschlagen wird (vgl. Abb. 5.28). *Kurve 2* entspricht der Sicherheitskurve des IEC-Dokuments 479. Die *Kurven 3* entsprechen Meßwerten am Schwein („Minimalwerte") von Jacobson (1973) in oberen und unteren Grenzwerten für Wechselstrom 50 Hz. ... Vorschlag einer mittleren Schwellenkurve für Minimalwerte [Werte aus Jacobsen (1973, Abb. 16)]. Die beiden *Kurven 4* geben das Streuband der Meßwerte von Ferris et al. (1936) für Schafe. • Meßwerte am Hund von Kouwenhoven et al. (1959), an denen *Kurve 1* im wesentlichen orientiert ist, für eine 0,5%ige Flimmerwahrscheinlichkeit

Abschn. 5.4.5 der Umrechnungsfaktor sicher gleich oder größer sein als 1,4. Es läge also eine Sicherheitsgrenze von mindestens 40% dieser Sicherheitskurve zugrunde.

Die Abb. 5.28 zeigt den Verlauf dieser Sicherheitskurve, wie er nach der Summe aller verläßlichen Werte der Weltliteratur bestimmt werden kann. Die Kurve hat, trotz des großen Materials, das ihr zugrunde liegt, eine Reihe von theoretischen Mängeln. Es ist insbesondere der Mittelbereich, der zwischen 100 und 1000 ms Stromflußdauer liegt, durch Meßwerte nur spärlich abgedeckt (vgl. Abschn. 5.4.2 und Abb. 5.27). Auch streuen die Werte für verschiedene Tierarten erheblich, aber so, daß diese Werte alle oberhalb der von uns postulierten Sicherheitskurve für den Menschen liegen (Abb. 5.27).

Die Kurve weicht bei langen Stromflußzeiten gegen die Minimalschwellen beim Hund nach oben ab, also scheinbar entgegen unserem Bestreben, eine maximale Sicherheit zu bieten. Dies hat zwei Gründe. Es zeigt sich erstens, daß für lange Stromflußzeiten die Kurve der Schwellenabhängigkeit vom Körpergewicht flacher zu verlaufen scheint als für kurze. Der Übertragungsfaktor Tier/Mensch wäre dann größer. Zweitens kennen wir die Gefährdungen beim Menschen bei längeren Stromflußzeiten aus der Unfallstatistik am ehesten, wenn wir voraussetzen, daß Todesfälle mit minimalen Spannungen und Stromstärken bei langen Durchströmungszeiten auftraten. Eine absolute Grenze in der Unfallstatistik ist die Spannung von 70 V (Osypka 1960). Der Widerstand von 1300 Ohm dürfte bei diesen langen Stromflußzeiten eine obere Grenze darstellen (Osypka 1963). Osypka (1960) selbst errechnete, ebenso wie Sam (1967) in einem Todesfall bei 70 V, wesentlich niedrigere Widerstände, also höhere Ströme. Ein Grenzwert der Stromstärke von 50 mA oder einer Berührungsspannung von 60 V wird mit Sicherheit nicht mehr lebensgefährlich sein können.

Die Kurve hat den weiteren Nachteil, daß sie nicht in wenigen Parametern zu beschreiben ist. Wir sind daher übereingekommen, eine technisch vereinfachte Kurve zuzulassen, die praktisch alle Erfordernisse des Unfallschutzes enthält und die Z-förmig gestaltet ist. Die Kurve ist durch 2 Punkte charakterisiert: bei 100 ms ist

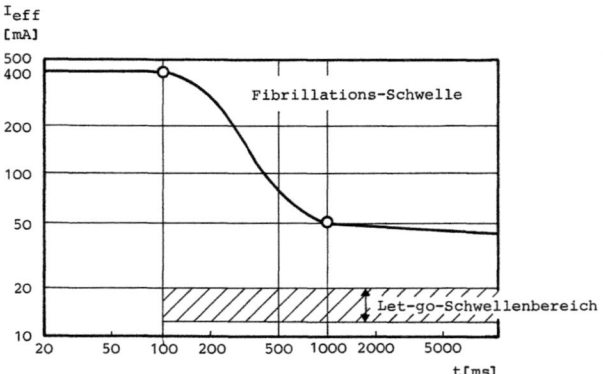

Abb. 5.28. Vorschlag einer Sicherheitskurve, die an den Werten der Abb. 5.27 orientiert ist. Die Kurve orientiert sich an zwei ausgezeichneten Schwellenwerten: der Schwelle für 100 und für 1000 ms Durchströmungsdauer und gibt eine geringfügige weitere Schwellensenkung bei Durchströmungsdauern bis 5 s und mehr. Die höhere Empfindlichkeit für Kammerflimmern kleiner Tiere, verglichen mit den Schwellen am Menschen, gilt als Sicherheitsfaktor

die Sicherheitsgrenze 400 mA$_{eff}$. Zu kürzeren Durchströmungszeiten verläuft die Kurve abszissenparallel, obgleich die Wahrscheinlichkeit, daß z. B. bei einer Vollwelle 400 mV$_{eff}$ schon Flimmern eintritt, äußerst gering ist. Der zweite Fixpunkt ist die Grenzspannung 50 mA bei 1 s Stromflußzeit. Von hier ab verläuft die Kurve dann fast abszissenparallel und senkt sich geradlinig bis zu 40 mA (Abb. 5.28).

5.4.9.3 Schwellen für Kinder, Kranke und pharmakologisch beeinflußte Personen

Sowohl für die „wahre" als auch die technisch vereinfachte Schwellenkurve gelten zwei Einschränkungen: die Kurven gelten für einen Menschen von einem Gewicht nicht unter 60 kg. Für Kinder müßten Sicherheitsgrenzen festgelegt werden, welche dem geringeren Körpergewicht Rechnung tragen. Nun beträgt das mittlere Gewicht eines Mädchens von 10 Jahren bereits rund 32 kg, das eines Mädchens von 3,5 Jahren schon 15 kg [5]. Das würde bedeuten, daß alle Stromstärken für das Kleinkind weniger als die Hälfte der Werte für Erwachsene betragen, für das größere Kind immerhin nur das rund 0,7fache ($1/\sqrt{2}$). Dies wiederum besagt, daß die Schwellenkurve, die ja für Tiere eines Gewichts gilt, das dem eines Kindes entspricht, für Kinder zwar gilt, für sie aber keinen Sicherheitsfaktor, nämlich den Übertragungsfaktor Tier/Mensch, mehr enthält.

Die Werte gelten ferner nur für Standardstromwege. Das hat zwei Konsequenzen. Wenn der Stromweg seine Eintrittsstelle unmittelbar vor dem Herzen hat, evtl. bei kleinflächiger Berührung, können die Schwellenwerte für Flimmern vielleicht unter die angegebenen Grenzen sinken. Bei intrakardialer Stromzuführung liegen sie z. B. im Bereich von weit unter 1 mA (Abschn. 5.4.3).

Die zweite Konsequenz besteht darin, daß die für die Stromstärken leidlich verläßlichen Flimmerschwellen sich nicht umrechnen lassen auf Grenzwerte der Berührungsspannung. Durch einen kurzen Stromweg, breite Berührungsfläche und Lage des Herzens im dichtesten Teil der Stromlinien sinkt nämlich der Gesamtwiderstand erheblich (z. B. auf 500 Ohm und weniger; Sam 1967). Zugleich sinkt die Schwelle, da die das Herz durchsetzende Stromdichte steigt. Beides führt zu einer deletären Schere. Tödliche Unfälle bei 50 V Berührungsspannung, die in unserer Dokumentation einmal auftreten (Tabelle 3.3, Kap. 3), sind vermutlich durch solche Stromwege bedingt; sicher lagen sie bei Osypka (1960) und Sam (1967) vor.

Eine analoge Einschränkung gilt für das *kranke* und das *pharmakologisch beeinflußte Herz*. Buntenkötter (1980) hat festgestellt, daß Katecholamine die Flimmerschwellen senken. Es ist zu vermuten, daß myokardial geschädigte Herzen, insbesondere mit lokalen Narkosen und hoher Bereitschaft zu Extrasystolen, die gleiche Senkung der Flimmerschwelle aufweisen. Am Schwein beträgt die Senkung der Schwelle 27% gegenüber dem unbehandelten Tier, bei relativ langer „Vorschädigung". Man darf vermuten, daß beim Menschen unter ungünstigen Bedingungen (Streß bei einem vorgeschädigten Herzen) die Schwellensenkung eher noch stärker ist und Ströme schon von 30 mA tödlich wirken können, und die Schwellen dann sicher in der Größenordnung derjenigen der Versuchstiere liegen.

---

[5] Daten zit. nach den Geigy-Tabellen 1955, S. 250 ff.

5.4.9.4 Schwellen bei anderen Frequenzen als 50 Hz

Elektrische Unfälle erfolgen nicht immer mit technischem Wechselstrom von 50 Hz. Bei Frequenzen bis 16⅔ Hz dürften die Schwellen kaum anders liegen, doch gehen bei höheren Frequenzen die Schwellen rasch in die Höhe. Leider sind Details dieses Schwellenanstiegs nicht gemessen worden. Insbesondere ist unbekannt, wie sich die Schwellen bei kurzen und langen Stromflußzeiten verschieben und ob das in Abb. 5.27 angegebene Verhältnis der Schwellen (ca. 10:1 für kurze gegenüber langen Stromflußdauern) auch für höherfrequente Wechselströme gilt. Solange genauere Daten nicht vorliegen, wird man von folgenden Routineangaben ausgehen und annehmen dürfen, daß sich alle Schwellenangaben, die vorstehend errechnet wurden, gleichermaßen um die nachstehend angegebenen Faktoren erhöhen.

Der Rechnung liegt die folgende, hinreichend verläßliche Formel der Reiztheorie von Schaefer (1940, S. 158) zugrunde: Die Reizschwelle eines Wechselstroms, als Scheitelspannung V_s gerechnet, ändert sich gegen die Schwelle eines Gleichstroms, die mit V_0 bezeichnet sei, nach der Gleichung:

$$V_s = V_0 \cdot \frac{\sqrt{a^2 + \omega}}{a} \qquad (9)$$

wobei $a = \ln 2 / \text{Chronaxie}$ ist.

Der Wert für a beträgt beim Herzen, das eine Chronaxie von etwa 1 ms ausweist, rund 690, beim Nerv-Muskel-System, das für die Loslaßspannungen maßgebend ist, liegt die Chronaxie bei etwa 0,1 ms und a bei 6900. Tabelle 5.7 gibt für einige wenige Frequenzen die Steigerungsrate gegen 50 Hz Wechselspannungen an.

Tabelle 5.7. Schwellenverhältnis zur 50-Hz-Schwelle für verschiedene Frequenzen

Frequenz	Herz	Nerv/Muskel
16,7	0,92	1
50	1,00	1
100	1,24	1,003
1.000	8,3	1,35
10.000	83	9,2
100.000	830	91,15
10^6	8300	911,5

Es zeigt sich, daß gegen hohe Frequenzen der Schwellenanstieg linear mit der Frequenz erfolgt, wobei sich ein Endwert herstellt, der durch die 50-Hz-Schwelle bei Gleichstrom einerseits, durch die Chronaxie bzw. a andererseits bestimmt ist. Für sehr hohe Frequenzen gilt:

$$V_s/V_0 = \omega/a = \frac{2\pi}{\ln 2} n \cdot t = 9{,}116 \cdot n\tau, \qquad (10)$$

wenn n die Frequenz des Wechselstroms, τ die Chronaxie ist.

Die Werte in der Tabelle 5.7 sind auf die 50-Hz-Schwellen bezogen. Werden sie auf Gleichstrom bezogen, so sind die Werte für das Herz mit 1,1 zu multiplizieren.

Man erkennt aus der Tabelle, daß die Loslaßspannungen mit ihren Schwellenwerten bei Anstieg der Frequenz bis 1000 Hz nur wenig ansteigen, während die Flimmerschwellen vermutlich schon fast das 10fache der 50-Hz-Schwelle erreichen.

Für kleinere Frequenzen als 50 Hz gelten die Werte der Tabelle nur bedingt, da hier eine „Einschleichwirkung" auftritt, welche die bei sinkender Frequenz naturgemäß immer langsamer ansteigenden Ströme weniger reizwirksam macht. Für das Herz sind exakte Werte nicht bekannt. Für die Nerv-Muskel-Erregung haben Dalziel u. Massoglia (1956) die Werte bestimmt, finden freilich einen Schwellenanstieg auch erst unter 10 Hz, so daß Einschleichphänomene bei technisch verwendeten Stromformen kaum eine Rolle spielen können.

Die Schwellen für gleichgerichtete Wechselströme sind vermutlich in der Technik, wenn Sicherheitsfragen zur Rede stehen, auch interessant. Exakte Daten kennen wir nur vom Schwein. Allerdings sind hier die Flimmerschwellen direkt gemessen worden, während bei höheren Frequenzen die Annahme gemacht wurde, daß die Flimmerschwellen sich mit den Reizschwellen proportional verändern und sich ohne weiteres aus ihrem Anstieg umrechnen lassen.

Nach Jacobsen (1973) steigt bei Einweggleichrichtung mit 50 Hz die Schwelle, als Effektivwert gemessen, gegen den Wechselstrom, bei einer Stromdauer von mehr als 1,5 HP, um den Faktor 1,2; bei Zweiweggleichrichtung um den Faktor 1,87. Gleichgerichtete Ströme sind also ungefährlicher als Wechselströme. Für die Spitzenwerte ist das Verhältnis der Schwellen bei Einweggleichrichtung zu Wechselstrom 1,71, bei Zweiweggleichrichtung 1,86 (weiteres vgl. Abschn. 5.1.8).

5.5 Literatur

Alvensleben K (1938, 1941) zit. in Abschn. 1.3
Anonym 1 (1974) Effects of current passing through the human body. IEC-Publication 479
Antoni H (1972) Über den elektrophysiologischen Mechanismus der Refraktärperiode des Myokards und ihre Beeinflussung durch Antiarrhythmika. In: Dengler HJ (Hrsg) Die therapeutische Anwendung β-sympathikolytischer Stoffe. Schattauer, Stuttgart, S 191
Antoni H (1979) What is measured by the so-called threshold for fibrillation? Progr Pharmacol 2:5
Antoni H, Biegelmeier G (1979) Über die Wirkungen von Gleichstrom auf den Menschen. Elektrotech Maschinenbau 96/2:71
Antoni H, Haap K, Homburger H, Nemitz H (1979) Zur Elektrophysiologie der sogenannten Flimmerschwellen des Herzens. In: Antoni H, Bender F, Gerlach F, Schlepper M (Hrsg) Herzrhythmusstörungen. 3. Wiener Symposion. Schattauer, Stuttgart New York, S 15
Bakker JM de, Irnich W (1977) Die Entstehung gefährdender Leckströme in elektromedizinischen Geräten. Biomed Tech (Berlin) 22:45–50
Biegelmeier G (1977) Über die Wirkungen des elektrischen Stromes auf den Menschen. Elektrotech Maschinenbau 94/3:107–118
Biegelmeier G (1979) Über die Körperimpedanzen lebender Menschen bei Wechselstrom 50 Hz. Arch Elektr Energietechnik (etz-Archiv) 5:145–150
Biegelmeier G (1979) Über die statistische Auswertung von elektrophysiologischen Experimenten. Elektrotech Maschinenbau (Wien) 96:63
Bleifeld W, Effert S, Thüräuf J, Valentin H, Schaefer H (1972) Ekg-Befunde nach Stromunfällen. Med. Bereicht. Institut zur Erforschung elektrischer Unfälle, Berufsgenossenschaft Feinmechanik u. Elektrotechnik, Köln
Boehm E, Milz U (1975) Elektrische und morphologische Grundprozesse bei Verletzungen mit niedergespanntem Wechselstrom. Beitr Gerichtl Med 33:308–319

Brooks Ch McC, Hoffmann BF, Suckling EE, Orias O (1955) Excitability of the heart. Grune & Stratton, New York London

Buntenkötter S (1980) Experimentelle Untersuchungen zur Beeinflussung der elektrischen Herzkammerflimmerschwelle durch Antiarrhythmika und Katecholamine bei Jungschweinen. Enke, Stuttgart

Buntenkötter S, Jacobsen J (1977) Experimentelle Untersuchungen am Modelltier Schwein zur Bestimmung der Gefährdungsbereiche verschiedener Stromformen. In: Steinmetz E (Hrsg) Haus der Technik – Vortragsveröffentlichungen, Heft 388. Vulkan, Essen, S 21

Burke JF, Quinby WC Jr, Bondoc C, McLaughlin E, Trelstad RL (1977) Patterns of high tension electrical injury in children and adolescents and their managment. Am J Surg 133:492–497

Carter AO, Morley R (1969a) Electric current flow through human skin at power frequency voltages. Br J Ind Med 26:216–223

Carter AO, Morley R (1969b) Effect of power frequency voltages on amputated human limb. Br J Ind Med 26:224–230

Croon R (1953) Elektro-Neuraldiagnostik. Acta Neuroveget 5:352

Dalziel ChF, Lee WR (1968) Reevaluation of lethal electric currents. IEEE Trans Ind Gen Appl 467–476

Dalziel ChF, Lee WR (1969) Lethal electric currents. IEEE Spectrum, S 44

Dalziel CF, Massoglia HR (1956) Let-go currents and voltages. AIEE Transact (Applic Industry) II:49–56

Demel R, Jellinek St, Kunz H (1928) Über rückbildungsfähiges Herzkammerflimmern im Tierversuch. Wien Klin Wochenschr 41:1426

Demel R, Jellinek St, Rothberger CJ (1929) Vorübergehendes Herzkammerflimmern durch Einwirkung von Starkstrom. Wien Klin Wochenschr 42:1525

Doherty PW, McLaughlin PR, Billingham M, Kernoff R, Goris ML, Harrison DC (1979) Cardiac damage produced by direct current countershock applied to the heart. Am J Cardiol 43/2:225–232

Ferris LP, King BG, Spence PW, Williams HB (1936) Effect of electric shock on the heart. Electr Eng 1:498

Fleckenstein A (1970) Grundwirkungen antiarrhythmischer und antifibrillatorischer Stoffe auf Erregbarkeit und Kontraktilität einzelner Myokardfasern. In: Hauf R (Hrsg) Beiträge zur Ersten Hilfe und Behandlung von Unfällen durch elektrischen Strom, H 6. Verlags- u. Wirtschaftsgesellschaft der Elektrizitätswerke VWEW, Frankfurt, S 11

Freiberger H (1934) Der elektrische Widerstand des menschlichen Körpers gegen technischen Gleich-Wechselstrom. Springer, Berlin, S 96

Frucht AH, Dalziel ChF (1963) Elektrischer Strom als Unfallursache. In: Baader EW (Hrsg) Handbuch der gesamten Arbeitsmedizin, Bd. IV. Urban & Schwarzenberg, Berlin, S 699

Garrey WE (1914) The nature of fibrillatory contraction of the heart. – Its relation to tissue mass and form. Am J Physiol 33:397

Garrey WE (1924) Auricular fibrillation. Physiol Rev 4:215

Geddes LA, Cabler P, Moore AG, Rosborough J, Tacker WA (1973) Threshold 60-Hz current required for ventricular fibrillation in subjects of various body weights. IEEE Trans Biomed Eng 20/6:465–468

Guck R (1954) zit. in Abschn. 4.2

Han J, Jelon PDG de, Moe GK (1966) Fibrillation threshold of premature ventricular responses. Circ Res 18:18

Hochrein H, Hapke HJ, Beck OA (Hrsg) (1977) Fortschritte in der Pharmakotherapie von Herzrhythmusstörungen. Fischer, Stuttgart New York

Hodgkin AL, Huxley AF (1952a) The dual effect of membrane potential on sodium conductance in the giant axon of Loligo. J Physiol (Lond) 116:497

Hodgkin AL, Huxley AF (1952b) A quantitative description of membrane current and its application to conduction and excitation in nerve. J Physiol (Lond) 117:500

Homburger H, Antoni H (1978) Tierexperimentelle Untersuchungen über Wirkungen des elektrischen Stromes auf Herzmuskulatur und Coronararterien. In: Hauf R (Hrsg) Beiträge zur ersten Hilfe etc., Heft 8. Forschungsstelle Elektropathol, Freiburg, S 164–191

Homburger H, Rossner JA, Antoni H (1976) Feinstrukturelle Befunde bei direkter Stromschädigung von isoliertem Herzmuskelgewebe des Meerschweinchens. In: Hauf R (Hrsg) Beiträge zur ersten Hilfe etc. Heft 7. Forschungsstelle für elektrische Unfälle, Freiburg, S 140–181

Hull CJ (1978) Electrocution hazards in the operating theatre. Br J Anaesth 50:647–657

Irnich W, et al. (1974) zit. in Abschn. 1.3

Jacobsen J (1973) zit. in Abschn. 1.3

Jacobsen J, Buntenkötter S (1979) Gefährdungsbereiche energietechnischer Wechselströme. Arch Elektr Energietechnik (etz-Archiv) 9:275

Jacobsen J, Buntenkötter S, Schreyer L (1974) Gefährdungsbereiche elektrischer Ströme. Elektrotech Z 26:321

Jacobsen J, Buntenkötter S, Reinhard HJ, Wissdorf H (1974) Beitrag zur Übertragbarkeit der Gefährdung durch elektrische Ströme vom Modelltier Schwein auf den Menschen. DTW 81:214

Kaemmerer K (1975) Die tierärztliche Position im Forschungsteam über die Auswirkung elektrischer Ströme. Presse-Kolloquium „Schach dem Stromtod", 26. November 1975, Hannover

Kayser K, Raule W, Zink K (1953) Über Einwirkungen des elektrischen Stroms auf das Herz. Z Exp Med 122:95–128

Knickerbocker GG (1972) Fibrillating parameter of direct and alternating (20 Hz) currents separately and in combination – an experimental study. Paper No. C 72247 – o. Institute Electrical Electronics Engineers, New York

Koeppen S (1953, 1955, 1961) zit. in Abschn 1.3

Koewenhoven WB, Knickerbocker GG, Chesnut WR, Milnor WR, Sass DJ (1959) AC-shocks of varying parameters affecting the heart. AIEE Trans Biomed Eng 1:163–169

Kohlhardt M (1975) Transmembranäre Einwärtsströme bei der Erregung des Herzens. Klin Wochenschr 53:1089

Krause RA, Storz H, Voelkel A (1953) Gleichstrommessungen an der menschlichen Haut. Z Ges Exp Med 121:66

Kronecker H (1896) Über Störungen der Coordination des Herzkammerschlages. Z Biol 34:529

Kruse R (1969) Handbuch der Kinderheilkunde, Bd 8/I. Springer, Berlin Heidelberg New York, S 546–603

Kupfer J (1979) Verlauf der Schwelle für die Auslösung von Herzkammerflimmern durch 50 Hz-Wechselströme. Electric 33:608

Kupfer J, Stieglitz R (1973) Unfälle durch elektrischen Strom Tribüne, Berlin

Levy AG (1911) Sudden death under light chloroform anaesthesia. J Physiol (Lond) 42:3

Levy AG (1913/14) The genesis of ventricular extrasystoles under chloroform, with special references to consecutive ventricular fibrillation. Heart 5:299

Löwenbach H, Morgan JE, Durham NC (1943) The human skin as a conductor of 60-cycle alternating current of high intensity, studied on "electroshock" patients. J Lab Clin Med 28:1195

McWilliam JA (1887) Fibrillar contraction of the heart. J Physiol (Lond) 8:296

Meesmann W (1973) Diskussionsbemerkung. In: Antoni H, Effert S (Hrsg) Herzrhythmusstörungen. Schattauer, Stuttgart, S 31

Osypka P (1960/1963) zit. in Abschn. 1.3

Petter A (1968) Zusammenhänge zwischen der Basizität und der Wirkung von Chinidin, Ajmalin, Procainamid und Spartein. In: Holzmann M (Hrsg) Herzrhythmusstörungen. Schattauer, Stuttgart, S 113

Posner (1973) zit. in Abschn. 4

Raber MB (1978) Cardiac electrodes and safe voltage limits. Med Instum 12/3:177–178

Regelsberger H (1952) Der bedingte Reflex und die vegetative Rhythmik des Menschen. Acta Neuroveg [Suppl] 1:1–172

Reinhold K (1976) Die Gefährdung von Mensch und Tier durch schwingungspaketartig gesteuerte (impulsförmige) elektrische Ströme. Dissertation, Technische Universität Fakultät Maschinenwesen, Hannover

Reinhold K, Buntenkötter S (1977) Die Gefährdung durch schwingungspaketartig gesteuerte elektrische Ströme. In: Institut zur Erforschung elektrischer Unfälle bei der Berufsgenos-

senschaft der Elektrotechnik und Feinmechanik (Hrsg), Medizinisch-technischer Bericht 1976. Köln, S 5
Roy OZ et al. (1977) zit. in Abschn. 1.3
Sam U (1966) Untersuchungen über die elektrische Gefährdung des Menschen bei Teildurchströmungen insbesondere bei Arbeiten in Kesseln, Behältern und Rohrleitungen. Elektromed 11:193–212
Sam U (1967) Untersuchungen über die elektrische Gefährdung des Menschen bei Teildurchströmungen, insbesondere bei Arbeiten in Kesseln, Behältern und Rohrleitungen. Elektromed 12:29–36, 102–114
Sano T (1976) Mechanism of cardiac fibrillation. Pharmacol Ther 2:811–842
Schaefer H (1940) zit. in Abschn. 1.3
Schaefer H (1942) Elektrophysiologie, Bd II. Deuticke, Wien S 294ff
Schaefer H (1951) zit. in Abschn. 1.3
Schaefer H (1964) Allgemeine Physiologie der menschlichen Haut. Studium Generale 17:500–512
Scherf D (1929) Untersuchungen über die Entstehungsweise der Extrasystolen und der extrasystolischen Allorhythmien. Z Ges Exp Med 65:198, 222
Scherf D (1947) Studies on auricular tachycardia caused by aconitine administration. Proc Soc Exp Biol Med 64:233
Scherf D (1966) The mechanism of flutter and fibrillation. Am Heart J 71:273
Seipel L, Both A, Breithardt G, Loogen F (1974) Die Wirkung neuer Antiarrhythmika (Aprindin, Propafenon, CT 661) auf die intrakardiale Erregungsleitung und die Sinusknotenautomatie beim Menschen. In: Seipel L, Loogen F, Both A (Hrsg) His-Bündel-Elektrokardiographie, Schattauer, Stuttgart, S 191
Senges J (1974) Experimentelle Reizbildungsstörungen und ihre Beeinflussung durch Antifibrillantien. Giulini, Ludwigshafen
Somogyi E (1976) Ultrastrukturelle Veränderungen im Herzmuskelgewebe bei direkten Stromeinwirkungen – humanes und tierexperimentelles Material. In: Hauf R (Hrsg) Beiträge zur ersten Hilfe und Behandlung von Unfällen durch elektrischen Strom Heft 7. Forschungsstelle Elektropathologie, Freiburg S 182–203
Sugimoto T, Schaal StF, Wallace AG (1967) Factors determining vulnerability to ventricular fibrillation induced by 60 cps alternating current. Circ Res 21:601
Szekeres L, Papp JG (1973) Methodische Grundlagen der experimentellen Erzeugung von Arrhythmien des Herzens und der Prüfung antiarrhythmischer Substanzen. In: Herzrhythmusstörungen. Antoni H, Effert S (Hrsg) Schattauer, Stuttgart, S 14
Tritthart H (1973) Einflüsse von Antiarrhythmika auf die bioelektrische Membranaktivität. In: Herzrhythmusstörungen. Antoni H, Effert S (Hrsg) Schattauer, Stuttgart, S 96
Tritthart H, Fleckenstein B, Fleckenstein A, Krause H (1968) Frequenzabhängige Einflüsse von antiarrhythmisch-wirksamen Substanzen auf die Aufstrichgeschwindigkeit des Aktionspotentials (Versuche an isolierten Meerschweinchenpapillarmuskeln). Pflügers Arch 300:52
Tritthart H, Fleckenstein A, Fleckenstein B, Herbst A, Krause H (1969) Untersuchungen über Chinidin-artige Wirkungskomponenten von β-Rezeptoren-Blockern und verwandten Substanzen. Versuche an isolierten Papillarmuskeln von Meerschweinchen. Naunyn Schmiedebergs Arch Pharmacol 264:317
Vaughn-Williams EM (1970) Classification of anti-arrhythmic drugs. In: Sandoe E, Flensted-Jensen E, Olesen KH (Hrsg) Symposium on Cardiac Arrhythmias, p 449. Elsinore, Denmark: 23.–25. April 1970. Astra, Södertälje, Schweden
Weidmann S (1955) The effect of the cardiac membrane potential on the rapid availability of the sodium-carrying system. J Physiol (Lond) 127:213
Wilcke O, Broghammer H (1956) Die Wirkung des Gleichstroms auf das Herz bei Spannungen bis 600 Volt. Z Ges Exp Med 126:511–525
Wilkinson C, Wood M (1978) High voltage electric injury. Am J Surg 136/6:693–696
Younossi K, Rüdiger HJ, Haap KP, Antoni H (1973) Untersuchungen über die Flimmerschwelle des isolierten Meerschweinchen-Herzens für Gleichstrom und sinusförmigen Wechselstrom. Basic Res Cardiol 68:551

6 Therapie des Elektrounfalls

6.1 Erste Hilfe

Die VBG 109 „Erste Hilfe" der Berufsgenossenschaft verlangt in:

§ 3 Allgemeine Pflichten des Unternehmers

(1) Der Unternehmer hat dafür zu sorgen, daß
1. die zur Leistung der Ersten Hilfe erforderlichen Einrichtungen, insbesondere Meldeeinrichtungen, Sanitätsräume, Erste-Hilfe-Material und Rettungstransportmittel,
2. die zur Rettung aus Gefahr für Leben und Gesundheit erforderlichen Einrichtungen, insbesondere Rettungsgeräte,
3. das zur Leistung der Ersten Hilfe und zur Rettung aus Gefahr für Leben und Gesundheit erforderliche Personal (Ersthelfer, Betriebssanitäter)
zur Verfügung stehen und
4. nach einem Arbeitsunfall sofort Erste Hilfe geleistet und insbesondere eine etwa erforderliche ärztliche Behandlung veranlaßt wird.
(2) Die nach Absatz 1 vom Unternehmer zur Verfügung zu stellenden Einrichtungen müssen den Vorschriften dieser Unfallverhütungsvorschrift und den übrigen allgemein anerkannten technischen, medizinischen und hygienischen Regeln entsprechen.

§ 5 Sanitätsräume

(1) Es muß mindestens ein Sanitätsraum oder eine vergleichbare Einrichtung vorhanden sein, wenn
1. mehr als 1000 Versicherte beschäftigt sind oder
2. mit besonderen Unfallgefahren zu rechnen ist und mehr als 100 Versicherte beschäftigt sind.
(2) Werden auf der Baustelle von einem Arbeitgeber mehr als 500 Versicherte beschäftigt, muß mindestens ein Sanitätsraum oder eine vergleichbare Einrichtung vorhanden sein.
(3) Die Räume oder Einrichtungen müssen mit einer Krankentrage leicht zu erreichen sein. Sie müssen mit den für die Erste Hilfe und die ärztliche Erstversorgung erforderlichen Einrichtungen ausgestattet sein; die Räume und Einrichtungen müssen dementsprechend bemessen sein.

§ 8 Ersthelfer

(1) Der Unternehmer hat dafür zu sorgen, daß für die Erste-Hilfe-Leistung Ersthelfer mindestens in folgender Zahl zur Verfügung stehen:
1. Bei bis zu 20 anwesenden Versicherten ein Ersthelfer,
2. bei mehr als 20 anwesenden Versicherten
   a) in Verwaltungs- und Handelsbetrieben 5%,
   b) bei sonstigen Betrieben 10%.
Von der Zahl der Ersthelfer nach Nr. 2 kann im Einvernehmen mit der Berufsgenossenschaft unter Berücksichtigung der Organisation des betrieblichen Rettungswesens und der Gefährdung abgewichen werden.

(2) Ist nach Art des Betriebes, insbesondere wenn mit gefährlichen Stoffen umgegangen wird, damit zu rechnen, daß bei Arbeitsunfällen besondere Maßnahmen der Ersten Hilfe erforderlich werden, die nicht Gegenstand der allgemeinen Ausbildung zum Ersthelfer gemäß § 2 Nr. 7 sind, so hat der Unternehmer für die erforderliche Zusatzausbildung der Ersthelfer zu sorgen. Dies gilt auch für Arbeiten an unter Spannung stehenden elektrischen Anlagen oder Anlageteilen und anderen Tätigkeiten, bei denen nach Arbeitsunfällen Herz-Lungen-Wiederbelebung erforderlich werden kann.
(3) Der Unternehmer hat dafür zu sorgen, daß die Ersthelfer in angemessenen Zeiträumen fortgebildet werden.

Angesichts von ca. 350 bis 450 tödlich verlaufenden Unfällen jährlich durch elektrischen Strom wird deutlich, welche Bedeutung dem Ersthelfer, der meist Laie ist, zukommt. Insbesondere im innerbetrieblichen Bereich folgt daraus die Forderung nach einer entsprechend weitgehenden Erste-Hilfe-Ausbildung für Ersthelfer und Betriebsärzte.

Wie auch in anderen Bereichen der Notfallmedizin gilt folgender Grundsatz:

> **Ausreichende und richtig durchgeführte Erste Hilfe ist in sehr vielen Fällen lebensrettend.** Sie muß kontinuierlich vom Laienhelfer bis zur Übernahme des Verunglückten durch einen entsprechend ausgebildeten Rettungssanitäter und Arzt durchgeführt werden.

6.1.1 Definition des Elektrounfalls

Durch elektrische Ströme verursachte Störungen der Herztätigkeit und des Nervensystems, sowie Haut- und Gewebsschädigungen.

Auf die Pathophysiologie des Elektrounfalls wird an dieser Stelle nicht eingegangen, da sie in Kapitel 5 ausführlich dargestellt ist.

6.1.2 Maßnahmen

6.1.2.1 Erste Hilfe

Rettung bei Niederspannungsunfällen
- Entfernen der Sicherung
- Abschalten des Gerätes
- Herausziehen des Netzsteckers
- Isolierung durch einen geeigneten Standort (z.B. Gummiplatten, Glasplatten etc.) *durch den Laien.*

Rettung bei Hochspannungsunfällen
- Freischalten
- Sichern gegen Wiedereinschalten
- Spannungsfreiheit feststellen
- Erden und Kurzschließen
- benachbarte Spannungsträger abdecken oder abschranken *durch den Fachmann nach BG-Bestimmungen*
- danach stabile Seitenlagerung bei Bewußtlosigkeit

– Atemspende durch Mund-Mund- oder Mund-Nase-Beatmung bei Atemstillstand und unzureichender Spontanatmung.

6.1.2.2 Sofortmaßnahmen durch einen ausgebildeten Ersthelfer (z. B. Betriebssanitäter, Rettungssanitäter)

– Fortführung der genannten Maßnahmen (Abschn. 6.1.2.1)
– beim Auftreten von Herzrhythmusstörungen und auffälligen Frequenzänderungen Legen eines venösen Zugangs (Ringer-Lactat-Infusion zum Offenhalten der Vene)
– Sauerstoffgabe
– kontinuierliche Pulskontrolle und soweit möglich EKG-Monitor-Kontrolle
– bei Herzstillstand Herz-Lungen-Wiederbelebung
– Versorgung von Wunden und Frakturen.

6.1.2.3 Ärztliche Maßnahmen

– Fortführung der genannten Maßnahmen (Abschn. 6.1.2.2)
– medikamentöse Reanimation wie beim Herzinfarkt
– Defibrillation.

6.1.3 Methoden und Durchführung

| Das ABC der Wiederbelebung |

Schema 1

A = Atemwege

Bei Bewußtlosigkeit wird der Verunglückte auf einer harten Unterlage flach gelagert. Zum Freimachen der Atemwege werden die folgenden Maßnahmen schrittweise durchgeführt:

– Überstrecken des Kopfes in den Nacken (Abb. 6.1 a, b)[1]
– Vorziehen des Unterkiefers und Öffnen des Mundes
– Reinigen des Mund-Rachen-Raumes
– Einlegen eines Pharyngealtubus
– endotracheale Intubation.

Nach Freimachen der Atemwege erfolgt die Beurteilung der Atmung. Fehlende Thoraxbewegungen und Fehlen eines fühl- oder hörbaren Atemstroms zeigen den Atemstillstand an. Der Patient muß sofort beatmet werden.

B = Beatmung

Die Beatmung erfolgt durch:
– Mund-Nase-Beatmung (Abb. 6.2 a, b)

---

[1] Alle Abbildungen in diesem Kapitel wurden mit Genehmigung der Autoren dem Buch *Der Rettungssanitäter – Ausbildung und Fortbildung* entnommen

206 Therapie des Elektrounfalls

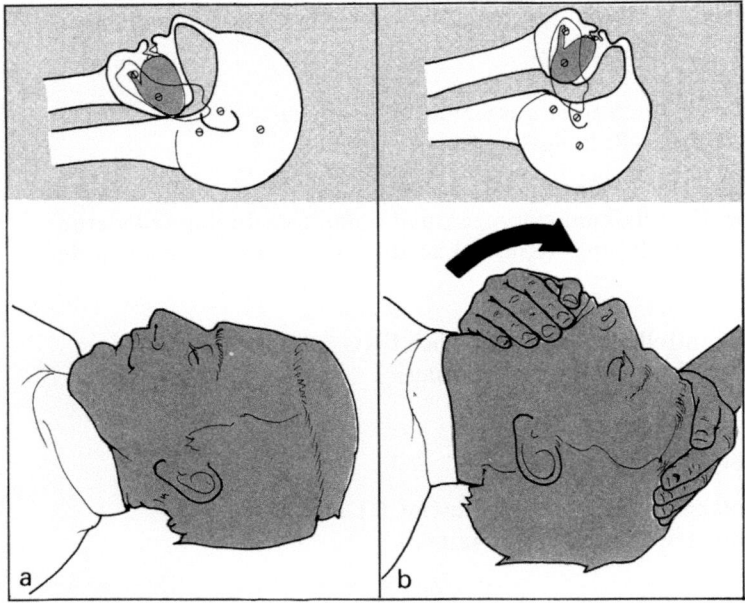

Abb. 6.1 a, b. Überstrecken des Kopfes

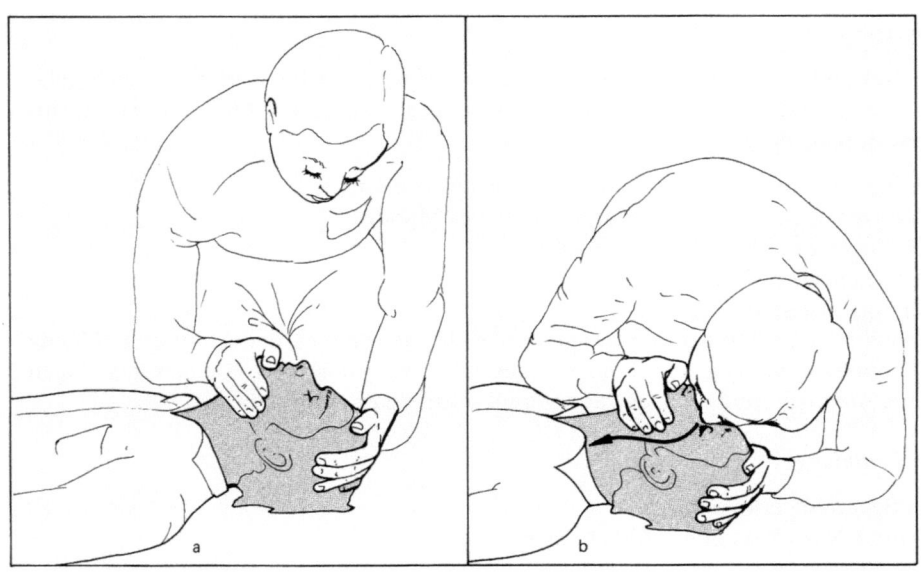

Abb. 6.2 a, b. Mund-zu-Nase-Beatmung

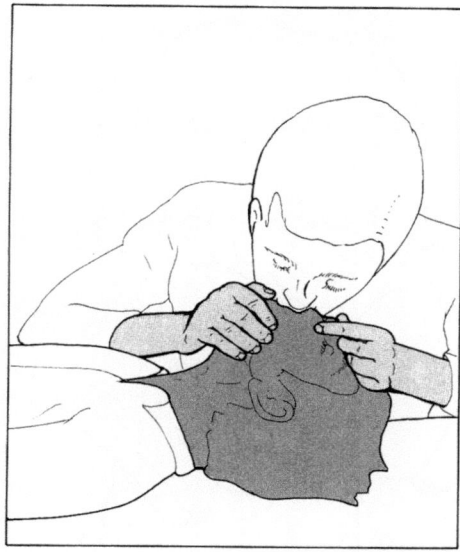

Abb. 6.3. Mund-zu-Mund-Beatmung

- Mund-Mund-Beatmung (Abb. 6.3)
- Mund-Tubus/Maske-Beatmung
- Beutel-Tubus/Maske-Beatmung (Abb. 6.4).

Die Beatmung ist auch dann angezeigt, wenn noch eine Eigenatmung erkennbar ist, diese aber offensichtlich zur Deckung des Sauerstoffbedarfs nicht ausreicht. Dabei wird die Beatmung der Spontanatmung angepaßt in der Weise, daß die Insufflation während der spontanen Einatmung erfolgt. Diese Unterstützung der insuffizienten Spontanatmung nennt man assistierende Beatmung. Voraussetzung dafür ist eine normale Atemfrequenz. Ist diese sehr niedrig, so werden vom Helfer zusätzliche Insufflationen zwischengeschaltet.

Nach Möglichkeit erfolgt die Beatmung mit Sauerstoff, der in den Beatmungsbeutel geleitet wird (4–6 l/min).

Ist ein Atemstillstand eingetreten, so werden anfänglich 3–5 Insufflationen durchgeführt. Danach erfolgt die Beurteilung des Kreislaufs. Sind an den großen Arterien keine Pulse festzustellen und bestehen Zeichen des Kreislaufstillstands, so ist umgehend mit der externen Herzdruckmassage zu beginnen. Sind Pulse vorhanden, so wird die Beatmung mit einer Frequenz von 12–16/min fortgesetzt.

C = Zirkulation

Um die spontane Herz-Kreislauf-Tätigkeit wieder in Gang zu bringen, wird mit der mechanischen Herzwiederbelebung begonnen:
- (präkordialer Faustschlag)
- externe Herzdruckmassage.

Die externe Herzdruckmassage (Abb. 6.5 u. 6.6a, b) erfolgt im rhythmischen Wechsel mit der Beatmung. Bei der Reanimation durch *einen* Helfer, beträgt der

208 Therapie des Elektrounfalls

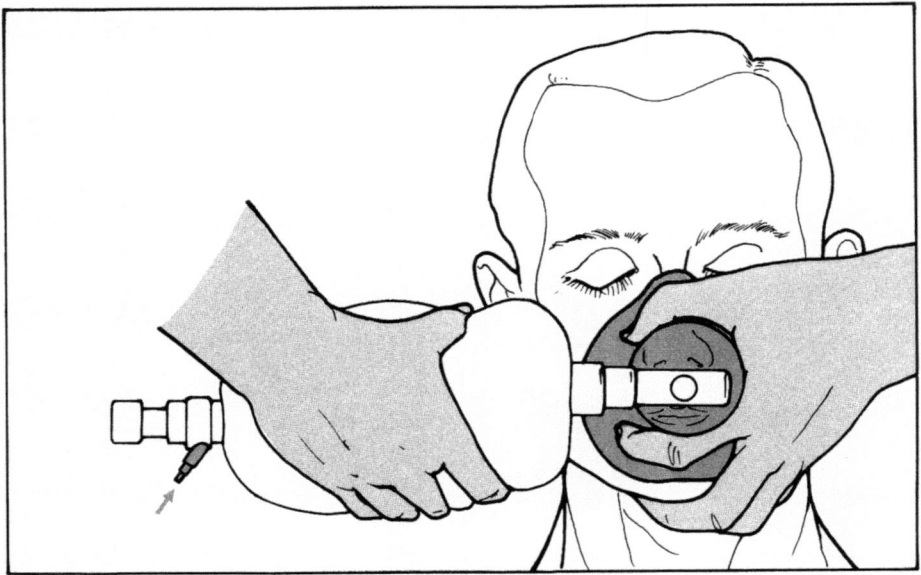

Abb. 6.4. Beutel-Masken-Beatmung

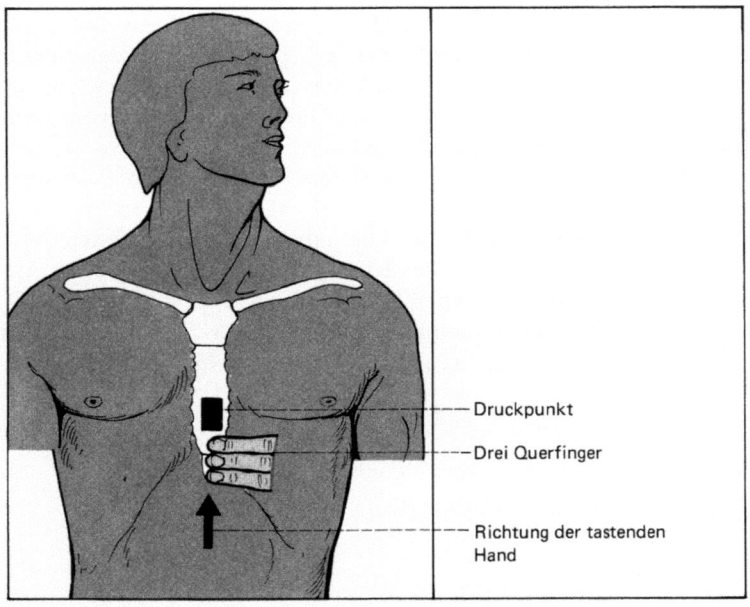

Abb. 6.5. Herzdruckmassage, Lokalisation des Druckpunktes

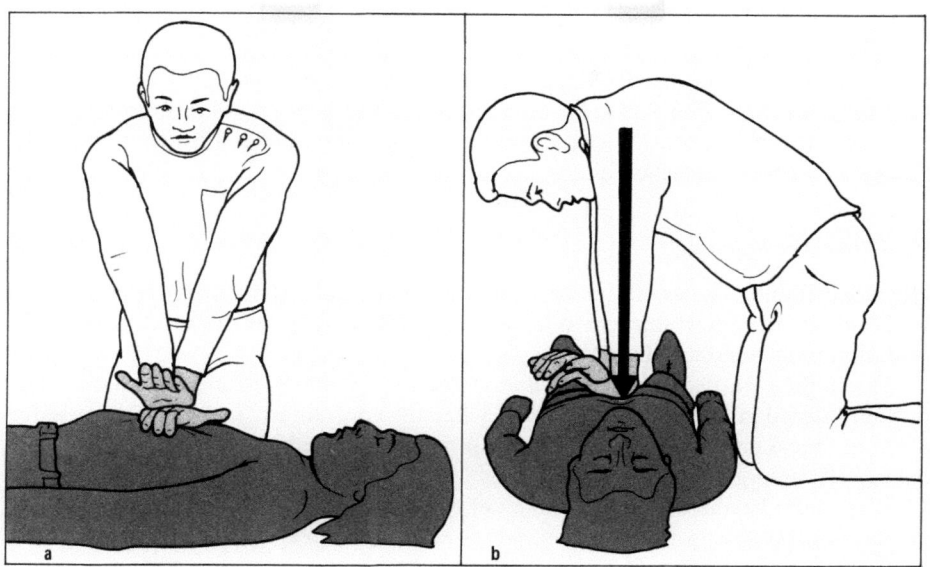

Abb. 6.6 a, b. Herzdruckmassage

Rhythmus 15 Herzdruckmassagen (Arbeitsfrequenz 80/min) im Wechsel mit 2 Beatmungen (Arbeitsfrequenz 30/min). Bei zwei Helfern beträgt der Rhythmus 5:1. Zwischen zwei Herzdruckmassagen wird die Beatmung zwischengeschaltet, so daß sich eine Kompressionsfrequenz von 60/min für die Herzdruckmassage ergibt. Bei der Beatmung des Patienten durch einen Endotrachealtubus können sich Beatmung und Herzdruckmassage überschneiden. Die Frequenz der Herzdruckmassage kann auf 80/min erhöht werden. Dabei ist das Verhältnis von 5:1 jedoch einzuhalten.
Cave: eine zu rasche Kompressionsfrequenz der Herzdruckmassage.

D = Drogen

In den meisten Fällen ist eine Volumensubstitution durch Infusion eines kolloidalen Plasmaersatzmittels oder kristalliner Elektrolytlösung erforderlich.
Zur Pufferung der metabolischen Acidose muß so bald wie möglich Natriumbikarbonat 0,5 mVal/kg in zehnminütigen Abständen zugeführt werden.
Ist eine rasche Klärung mittels EKG nicht möglich, so kann in jedem Fall Orciprenalin in einer Dosis von 0,5 mg/i.v. verabreicht werden. Liegt ein EKG-Befund vor, ist Orciprenalin in aufsteigender Dosierung von 0,5–1–2–3 mg in fünfminütigen Abständen zu injizieren. Zusätzliche medikamentöse Maßnahmen richten sich nach dem EKG-Befund.

Therapie des Elektrounfalls

E = EKG

Ein EKG ist zur Klärung des Kreislaufstillstands so schnell wie möglich anzufertigen. Liegt danach eine Asystolie oder Hyposystolie bzw. Kammerflimmern oder Kammerflattern vor, so ist über die weitere differenzierte medikamentöse und elektrische Therapie zu entscheiden.

F = Flimmerbehandlung

Die Defibrillation ist das Hauptverfahren der elektrischen Herzwiederbelebung.

Liegt ein Kammerflimmern oder Kammerflattern vor, ist die elektrische Defibrillation umgehend durchzuführen.

Durch die elektrische Defibrillation werden die in unkoordinierten Einzelaktionen flimmernden Herzmuskelfasern gleichzeitig kontrahiert. Danach kann wieder die vom Sinusknoten gesteuerte Spontanaktion einsetzen, wenn der Herzmuskel mit Sauerstoff versorgt wird.

Wegen der besonderen Bedeutung der elektrischen Defibrillation für die Therapie des Stromunfalls wird diese Maßnahme im folgenden eingehender dargestellt:

Vorbemerkung. Die elektrische Defibrillation ist nicht mehr eine Maßnahme der Ersten Hilfe. Ihre Durchführung liegt ausschließlich in ärztlicher Verantwortung. Ausgebildete Laienhelfer, Betriebssanitäter und Rettungssanitäter müssen allerdings Indikation, Technik und Gefahren dieser Maßnahme kennen, da sie in der Regel an ihrer Durchführung beteiligt sind. Da entsprechende ärztliche Hilfe häufig nicht rechtzeitig verfügbar ist, muß überlegt werden, ob im Bereich der Elektroindustrie angesichts der besonderen Gefahrensituation nicht speziell ausgebildete Helfer Defibrillationen bei gegebener Indikation durchführen können.

a) Indikation
Die externe elektrische Defibrillation mit tragbaren Gleichstromdefibrillatoren wird im Rahmen der medikamentösen und physikalischen Wiederbelebung bei Kreislaufstillstand durch Kammerflimmern bzw. Kammerflattern durchgeführt.

b) Technik
– Aufladen des Kondensators im Defibrillator
  Während der Fortführung der Herz-Lungen-Wiederbelebung wird der Kondensator nach Anweisung des Arztes auf Werte zwischen 50–400 Ws geladen.
  Das Anzeigeninstrument zeigt die gewünschte Energie.
– Vorbereitung und Aufsetzen der Elektroden
  In der Zwischenzeit sind beide Elektroden mit Elektrodengel zu bestreichen.
  Eine Elektrode wird ganzflächig mit mäßigem Druck im Winkel zwischen oberer Brustbeinhälfte und rechtem Schlüsselbein, die andere entsprechend im Bereich der Herzspitze aufgesetzt.
– Defibrillation
  Unterbrechung der übrigen Wiederbelebungsmaßnahmen, Unterbrechung aller Körper- und Metallkontakte mit dem Patienten (Trage etc.).
  Je nach Gerätetyp, Auslösung des Stromstoßes durch Druckschalter an einem oder an beiden der Elektrodengriffe.

– Erfolgskontrolle
EKG-Ableitung und/oder Karotispulskontrolle. Bei Erfolglosigkeit der Defibrillation Fortführung der allgemeinen Wiederbelebungsmaßnahmen bis zur erneuten Defibrillation (Abb. 6.7–6.9 a, b).

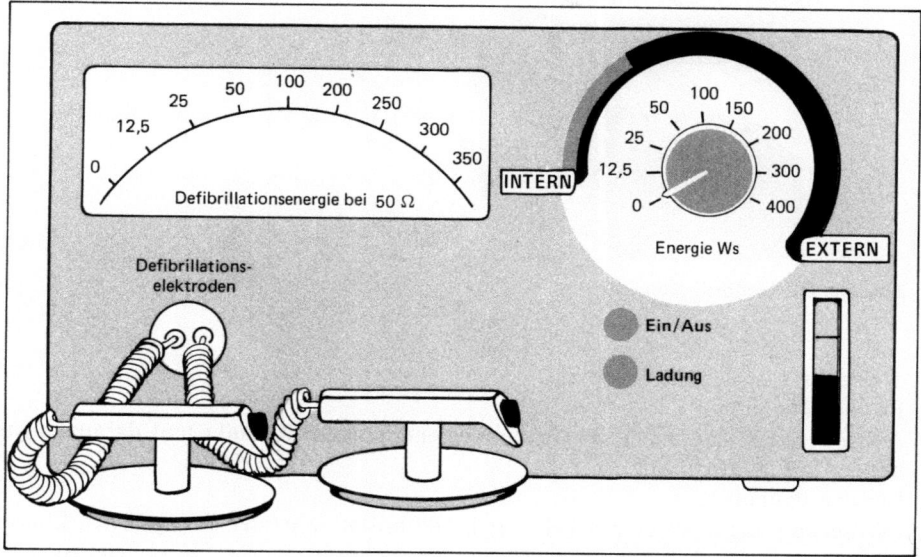

Abb. 6.7. Der Defibrillator

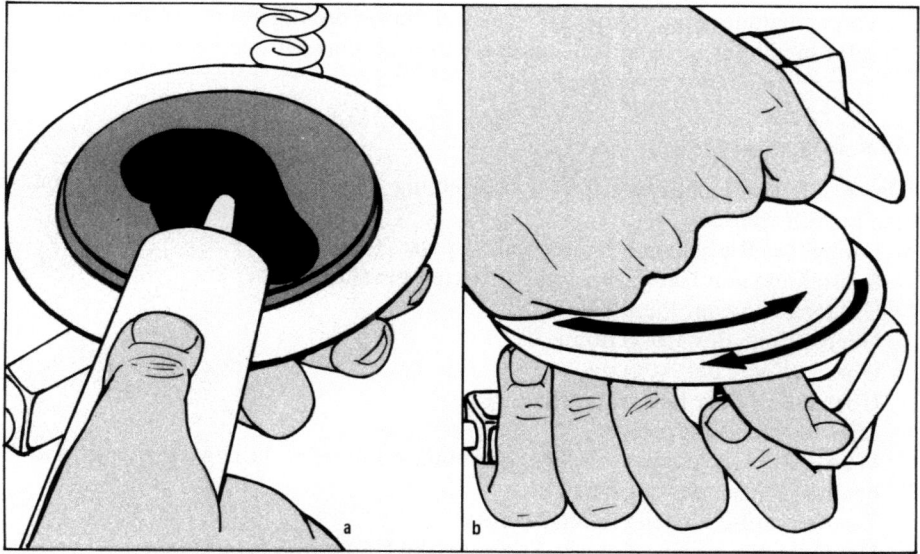

Abb. 6.8 a, b. Vorbereitung der Elektroden

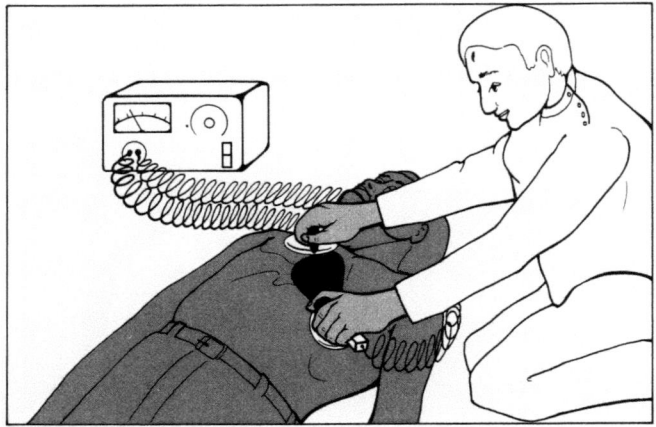

Abb. 6.9. Die Defibrillation

c) Gefahren
Für den Helfer:
Asystolie oder Kammerflimmern bei versehentlichem Kontakt und daraus entstehender Stromeinwirkung.
Für den Patienten:
Die Schädigung des Herzmuskels durch Defibrillation ist der abgegebenen Energie direkt proportional, daher soll zuerst ein Versuch mit niedriger Energieleistung, ca. 100–200 Ws unternommen werden.

> **Merke:** Eine Defibrillation bei Kammerflimmern kann ausnahmsweise ohne vorgeschaltete Herz-Lungen-Wiederbelebung durchgeführt werden, wenn seit Eintritt des Kreislaufstillstands weniger als eine Minute vergangen ist.

6.1.4 Erfolgskontrolle

Der Erfolg der Herz-Lungen-Wiederbelebung kann durch einfache Untersuchungen geprüft werden:
– Fühlen des Radialis- und/oder Karotispulses (Abb. 6.10).
– Beurteilung von Hautfarbe und Körpertemperatur.
– Untersuchung der Pupillen.
– Überprüfung des Muskeltonus.
– Überwachung der Atmung.
– Überprüfung der Bewußtseinslage.
– Messung des Blutdrucks.
  Wurde die Herz-Lungen-Wiederbelebung erfolgreich durchgeführt, sind die folgenden Zeichen festzustellen:
– Tastbare Pulse an den großen Arterien.
– Die Haut nimmt eine rosigere Farbe an, die Hauttemperatur steigt.
– Die Pupillen werden enger und zeigen positive Reflexe auf Licht.

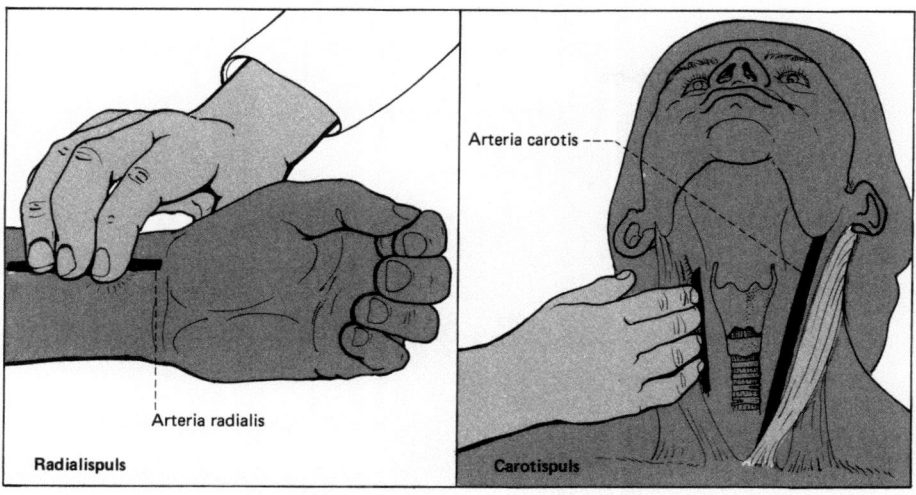

Abb. 6.10 a, b. Das Fühlen des Pulses

- Der Muskeltonus kehrt wieder.
- Die spontane Atmung setzt wieder ein.
- Spontanbewegungen sind festzustellen.
- Das Bewußtsein kehrt wieder.
- Der arterielle Blutdruck wird meßbar.

6.1.5 Fehler bei der Durchführung von Wiederbelebungsmaßnahmen

Zum Abschluß seien noch die wesentlichsten praktischen Fehler bei der Durchführung der Wiederbelebungsmaßnahmen aufgeführt:

1) Bei der Untersuchung des Patienten wird auf Einzelmaßnahmen, wie Pulskontrolle, Blutdruckmessen, EKG-Beurteilung und Intubation, zu viel Zeit verwendet
2) Bei Vorliegen eines Kammerflimmerns wird nicht sofort defibrilliert. Der Erfolg der elektrischen Defibrillation beträgt nach der ersten Minute 90%, nach der dritten Minute nur noch 30%.
3) Der Patient liegt auf einer weichen federnden Unterlage, statt auf einer harten Unterlage.
4) Die Herzdruckmassage erfolgt nicht auf dem unteren Drittel des Sternums, sondern links lateral des Sternums (Abb. 6.11).
5) Die Frequenz der Herzdruckmassage ist zu schnell.
6) Die Beatmung ist unzureichend, weil der Kopf des Patienten nicht weit genug rekliniert wird und/oder die Atemmaske nicht dicht angepreßt wird.
7) Die Einzelmaßnahmen werden nicht koordiniert durchgeführt; die Herz-Lungen-Wiederbelebung sollte ohne Rücksicht auf den Status vom jeweils Erfahrensten übernommen werden.

Hinsichtlich der Indikationsstellung und der Kriterien zur Beendigung des Reanimationsversuchs sei auf die einschlägige Literatur verwiesen.

214   Therapie des Elektrounfalls

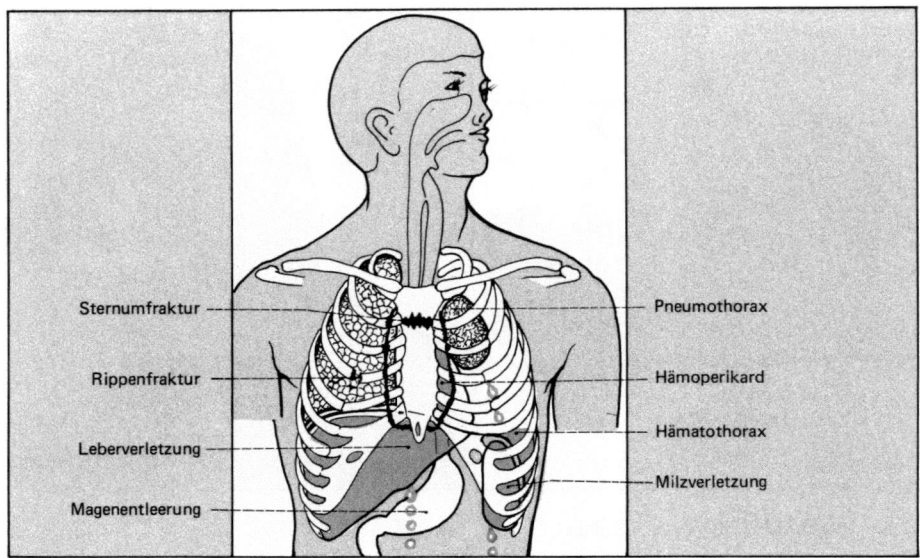

Abb. 6.11. Die häufigsten Komplikationen bei der Herzdruckmassage. An erster Stelle stehen die Rippenfrakturen bei seitlichem Druck oder falscher Druckrichtung. Folgen können Pneumothorax, Hämatothorax, Hämoperikard, Milzverletzungen und Leberverletzungen sein. Wird der Druckpunkt zu tief angesetzt, bricht das Brustbein in Höhe des Schwertfortsatzes, was ebenfalls zu einer Verletzung der Leber führen kann

6.2 Die Therapie elektrothermischer Verletzungen

Die Therapie des Elektrounfalls beginnt am Unfallort unmittelbar nach dem Schadenseintritt. Ein Arzt wird zunächst kaum anwesend sein, so daß die Erste Hilfe fast immer von zufällig anwesenden Augenzeugen, Arbeitskollegen oder ausgebildeten Laienhelfern zu leisten ist. Auf die damit zusammenhängende Bedeutung der Ausbildung von Laienhelfern und Sanitätern in besonders gefährdeten Betrieben soll hier nicht mehr eingegangen werden. Die Gefährdung der Verletzten erfordert jedoch auch die Anwesenheit des Arztes am Unfallort, der deshalb unverzüglich alarmiert werden muß, zumal im Rahmen des organisierten Rettungsdienstes zunehmend Notärzte mit den erforderlichen notfallmedizinischen Kenntnissen zum Einsatz kommen.

6.2.1 Erstmaßnahmen bei Verbrennungen

6.2.1.1 Erste Hilfe durch Laien

Nach Bergung eines Stromverletzten aus der Gefahrenzone und Löschen evtl. brennender Kleidung erfolgt sofort die Prüfung von

Atmung, Bewußtseinslage und Kreislauf.

Am Anfang jeder Therapie steht die Behandlung von Störungen dieser Vitalfunktionen (s. Abschn. 6.1).

Bei Verletzten mit elektrothermischen Schädigungen gilt die erste Sorge der Atemstörung und dem Kreislaufstillstand, die zweite der Erstversorgung der Brandwunden mit kaltem Wasser und die dritte der Schock- und Schmerzbekämpfung sowie der Behandlung von Begleitverletzungen. Die Herz-Lungen-Wiederbelebung rangiert vor allen anderen Maßnahmen.

Die Kleidung über Brandwunden ist schnellstens zu entfernen, sofern sie nicht festklebt. Bei einer umschriebenen Verbrennung an den Gliedmaßen kann dieser Gliedmaßenanteil sofort in kaltes Wasser gehalten werden, bis Schmerzlinderung eintritt (ca. 10-15 min); anschließend ist die Brandwunde keimfrei mit einem Verbandspäckchen bzw. Brandwundenverbandspäckchen zu bedecken. Großflächige Verbrennungen sind sofort in Brandwundenverbandstücher oder – wenn solche nicht vorhanden – in ein sauberes Leinentuch einzuhüllen. Das Auftragen von Öl, Salben, Puder u. a. ist verboten. Der Verletzte ist zusätzlich mit einer Wolldecke zu bedecken, die jedoch die Brandwunde nicht berühren darf.

Dem bewußtseinsklaren Verletzten kann schluckweise Wasser oder Tee, auf keinen Fall Alkohol, verabreicht werden. Einem bewußtlosen Verletzten darf auf keinen Fall Flüssigkeit eingeflößt werden. Dieses Verbot gilt auch bei bestehender Übelkeit oder bei Erbrechen und bei Verdacht auf Nebenverletzungen, die baldiger operativer Behandlung bedürfen. Beruhigungs- oder Schmerzmittel werden nur vom Arzt gegeben. Bei schweren Verbrennungen ist vor dem Abtransport der Notarzt an den Unfallort zu rufen.

6.2.1.2 Die Kaltwasserbehandlung

In den letzten Jahren wird die Sofortbehandlung einer Verbrennung mit kaltem Wasser wieder intensiv empfohlen. Viele schwere Verbrennungen sind zunächst zweitgradig und werden innerhalb der ersten Minuten durch „Nachbrennen" der in die Haut eingedrungenen Wärmemenge drittgradig. Sofortiges Eintauchen des verbrannten Körperabschnitts in kaltes Wasser bewirkt
- Schmerzlinderung,
- Begrenzung von Ausdehnung und Tiefe der Verbrennung,
- Senkung des Stoffwechsels,
- Verringerung der Ödembildung und
- Verkürzung des Schockstadiums.

Im Tierversuch an Ratten konnte die Letalität gesenkt und die Epithelisierung der Wunden erheblich beschleunigt werden. Die Kaltwasserbehandlung der frischen Brandwunde gehört zu den Sofortmaßnahmen innerhalb der ersten Minuten nach der Verbrennung und sollte auch bei der Ausbildung der Bevölkerung in der Ersten Hilfe unterrichtet werden (Lemperle et al. 1971).

6.2.1.3 Ärztliche Erste-Hilfe-Maßnahmen am Unfallort

Der Arzt überprüft Atmung und Kreislauf. Bei Atemstillstand wird die Beatmung nach vorheriger Intubation, bei Herzstillstand die externe Herzmassage durchgeführt (s. Abschn. 6.1).

Das Schaffen eines intravenösen Zugangs und das Anlegen einer Infusion (Humanalbumin, Plasmaexpander) sind immer erforderlich bei Verbrennungen 2. und 3. Grades über 15% bei Erwachsenen, über 8% bei Kindern. Beim Elektrounfall sollte die Indikation zur Infusion weit gestellt werden, weil tiefe Verbrennungsschäden zunächst oft nicht sicher auszuschließen sind.

Schmerzstillende und beruhigende Medikamente bei starker Unruhe werden vom Arzt nur i.v. gegeben (z. B. Dolantin spezial, Valium).

Tiefen- und Flächenausdehnung der Verbrennung werden geschätzt. Die verbrannten Flächen werden sofort mit sterilen Kompressen, Tüchern oder am besten mit Metallinetüchern abgedeckt. Augenverletzungen durch direkte Flammeneinwirkung werden durch sterile Verbände beider Augen versorgt.

Bei schweren Verbrennungen wird der Transport nur mit liegender Infusion und bei freien Atemwegen durchgeführt. Bewußtlose werden – sofern sie nicht intubiert sind – in stabiler Seitenlage transportiert. Ärztliche Begleitung ist erforderlich.

6.2.1.4 Die initiale Schockbekämpfung

Nach einer thermischen Schädigung des Organismus kommt es sofort zu Flüssigkeitsverlusten in die Gewebe, die sich bereits nach 1–2 h als Volumenmangelschock manifestieren. Dabei zeigt der Verbrennungsschock im Unterschied zu anderen Schockformen einen anhaltend stark erhöhten peripheren Widerstand mit lange Zeit normalen Blutdruckwerten (Richards 1944).

Der unmittelbar nach der Verbrennung einsetzende Blutvolumenmangel erfordert eine sofortige Schockbekämpfung durch Infusionstherapie. Ergibt die orientierende Untersuchung des Verletzten eine Verbrennung von mehr als 15% der Körperoberfläche oder den Verdacht auf tiefe Verbrennungsschäden, so ist mit einem Schock zu rechnen und eine Infusion anzulegen.

Stets wird ein sicherer venöser Zugang geschaffen und eine Infusion angelegt, also auch dann, wenn manifeste Schockzeichen fehlen. Damit kann man einer Kreislaufdepression zuvorkommen, zumal es im ausgeprägten Schock unter den Bedingungen an der Unfallstelle schwierig sein kann, eine geeignete Vene für einen schnellen Volumenersatz zu finden. Auch für die Gabe von Notfallmedikamenten ist dieser Zugang wichtig, da im Schock alle Medikamente i.v. (oder intraarteriell) injiziert werden müssen und nicht i.m. oder subkutan verabreicht werden dürfen.

Für die initiale Behandlung des Verbrennungsschocks eignen sich Dextranpräparate mit einem mittleren Molekulargewicht von 60000. Sie haben einen sicheren Volumeneffekt von 6 bis 8 h. Einen dem Dextran 60 vergleichbaren Volumeneffekt mit noch längerer Verweildauer hat die Hydroxyäthylstärke, jedoch liegen über den Abbau und die vollständige Elimination widersprüchliche Angaben vor. Gelatinepräparate haben einen geringeren Volumeneffekt bei einer Verweildauer von nur 3 bis 4 h. Die nach Verabreichung von kolloidalen Lösungen wiederholt beschriebenen Zwischenfälle von anaphylaktoidem Charakter wurden fast nur bei normovolämischen Patienten, nicht jedoch bei hypovolämischen Patienten im schweren Schock beobachtet. Bei einem ausgeprägten Schock muß die Infusion rasch und in großen Mengen erfolgen; bei Bedarf unter Druck durch Einblasen von Luft in die Infusionsflasche oder besser mit Hilfe von aufblasbaren Manschetten bei Plastikflaschen. Ansonsten wird bei ausreichender Regulierung der Kreislaufsituation in der

Regel eine Tropfenzahl von 120 bis 140 Tropfen/min empfohlen. Sofern aus organisatorischen Gründen eine sofortige Infusionstherapie nicht möglich ist, kann der intravasale Volumenmangel mit Viskositätserhöhung des Blutes auch mit einer oral zu verabreichenden Flüssigkeitszufuhr behandelt werden. Als besonders geeignet gilt dabei die von Moyer (1953) empfohlene Haldane-Lösung (1 l H_2O–3,0 g NaCl und 1,5 g $NaHCO_3$).

6.2.1.5 Medikamentöse Erstbehandlung

Bei schweren Verbrennungen kommt es stets auch zu starken Schmerzen und zu einer erheblichen motorischen Unruhe mit Angst und schneller, oberflächlicher Atmung. Schmerz, Angst und Unruhe unterstützen durch anhaltende Katecholaminausschüttung die Vasokonstriktion und erhöhen zusätzlich den Sauerstoffverbrauch. Für die Schmerzbekämpfung eignen sich Morphin (5–10 mg) oder Dolantin spezial (25–50 mg) bei langsamer intravenöser Verabreichung. Gegen Angst und Unruhe im Schock haben sich Psyquil (10 mg) und Valium (10 mg) i.v. bewährt. Zur Behandlung der in Abhängigkeit von der Schwere und Dauer des Schocks auftretenden respiratorisch-metabolischen Acidose wird Natriumbikarbonat in einer Dosierung von 100 mval zur Blindpufferung empfohlen. Besser und sicherer jedoch ist eine gezielte Pufferung aufgrund der Blutgasanalysen.

Uneinheitlich beurteilt wird die Anwendung von Trasylol im Schock. Durch Applikation von 500 000 E Trasylol innerhalb von 30 min nach dem Schadensereignis soll die Letalität von Schockpatienten statistisch signifikant reduziert werden können, weil Trasylol die am Schockgeschehen beteiligten Proteasen hemmt und die Perfusion durch Regulierung der Permeabilität fördert (Schneider et al. 1976).

6.2.2 Indikationen zur stationären Behandlung

Die stationäre Behandlung eines Verbrennungspatienten ist erforderlich

1) bei drohendem oder manifestem Verbrennungsschock, wenn die zweit- bis drittgradig verbrannte Fläche bei Erwachsenen mehr als 15%, bei Kindern unter 10 Jahren mehr als 5–8% beträgt,
2) bei Verbrennungen im Gesicht, am Hals, an den Händen und am Genitale,
3) bei allen Verbrennungen im Säuglings- und Kleinkindalter bis zu 3 Jahren,
4) bei allen drittgradigen Verbrennungen,
5) bei geringstem Verdacht auf elektrothermische Schädigung tiefer Gewebestrukturen.

6.2.3 Prognose und Letalität

Die Letalität thermischer Schäden ist immer noch sehr hoch. Übereinstimmende Untersuchungen ergaben für die Jahre zwischen 1940 und 1950 einen Rückgang der Sterblichkeit durch bessere Schock- und Infektionsbekämpfung und konzentrierte Behandlung in besonderen Zentren; seit diesem Zeitpunkt jedoch konnten nur noch geringe Fortschritte in der Senkung der Sterblichkeitsquote erreicht werden (Müller 1966). Während im initialen Schockgeschehen kaum noch Verletzte sterben, erliegen sie in den nachfolgenden Wochen den direkten und indirekten Spätkomplikationen (Zinck 1940; Allgöwer u. Siegrist 1957; Könn u. Brandt 1974).

Die Prognose einer Verbrennung hängt ab von:

1) der Ausdehnung und Tiefe der Verbrennung,
2) der Art der schädigenden Hitzeeinwirkung,
3) der Mitverletzung anderer Organe (Atmung!),
4) dem Alter des Verletzten,
5) dem Allgemeinzustand vor dem Unfall,
6) der Wirksamkeit der Behandlung.

Die Bedeutung der Schwere einer Verbrennung (Ausdehnung und Tiefe) für die Überlebenschance des Verletzten wurde mehrfach hervorgehoben (Bull u. Squire 1949; Jackson 1953; Bull u. Fischer 1954; Muir u. Barclay 1962). Bei 35% drittgradig verbrannter Körperoberfläche ist die Chance zu überleben ebenso groß wie das Risiko eines letalen Ausgangs durch die Verbrennungskrankheit. Ein junger, gesunder Mensch kann bei optimaler Behandlung in einem qualifizierten Zentrum eine Verbrennung von 35 bis 40% verbrannter Körperoberfläche überleben. Mehr als 50% werden nur in außergewöhnlichen Einzelfällen überstanden. Alte Menschen sind durch zumeist vor dem Unfall bestehende organische Erkrankungen, Säuglinge und Kleinkinder wegen ihres labilen Stoffwechsels und Wasserhaushalts besonders gefährdet (Bull u. Fischer 1954; Weidenfeld u. Zumbuch 1905; Scholz 1951; Barnes 1957; Foley 1969; Hajek 1973).

Müller (1966) hat aufgrund der Obduktionsbefunde die Todesursachen seiner verstorbenen Verbrennungspatienten in 4 Gruppen eingeteilt:

1) Tod zwischen dem 1. und 5. Tag an den Folgen des Verbrennungsschocks bei Verbrennungen mit mehr als 50% der Körperoberfläche und bei ausgedehnten kindlichen Verbrennungen.
2) Tod in der 2. Woche durch Summation von Schockfolgen und Infektion.
3) Tod in der 3. Woche durch metastasierende Allgemeininfektion mit Streuherden in Herz, Lungen und Nieren.
4) Tod in der Spätphase (30.–92. Tag) durch Zusammenbruch der Resistenz mit besonderen Komplikationen (Hepatitis, akute gelbe Leberatrophie, Lungeninfarkt, Infarktpneumonie, Beckenvenenthrombose).

Allen Todesfällen gemeinsam waren ausgedehnte Hautverluste, Eiweißverluste, Anämien, unabwendbare Infektionen, geringe Erfolge der Antibiotikatherapie, verspätet einsetzende Infusionstherapie.

Könn u. Brandt (1974) fanden als Todesursachen

– in 70% der Todesfälle direkte und indirekte Folgen der Verbrennungskrankheit, insbesondere bei Verbrennungen von mehr als 50% Ausdehnung;
– in 30% des Beobachtungsgutes gleichzeitig erlittene schwere Körperbeschädigungen oder schwere organische Vorerkrankungen, vor allem bei älteren Menschen.

6.2.4 Diagnostik

Bei elektrothermischen Verbrennungen kommt es nach einem Stromfluß durch den Körper nicht selten zu sekundären Gefäßthrombosen und insbesondere zu tiefen

Gewebezerstörungen, die sich sogar unter einer intakten oder nur minimal geschädigten Haut verbergen können, somit in ihrem Ausmaß zunächst kaum zu erfassen sind und eine exakte Diagnose anfänglich sehr erschweren. Mitunter werden diese Schäden erst im Verlauf der Behandlung nach Wochen erkennbar, etwa wenn es nach Zerstörung von Periost zur Bildung von Knochensequestern kommt.

6.2.4.1 Strommarken

An den Ein- und Austrittsstellen des elektrischen Stroms kommt es zu elektrischen Kleinstverbrennungen, die als „Strommarken" bezeichnet werden und – oft an den Händen – als umschriebene, kleine grau-weiße oder gelbliche Hautveränderungen mit ödematös geschwollener Umgebung zu erkennen sind. Auf Strommarken soll man achten, um den Stromweg rekonstruieren und mögliche tiefe Schäden lokalisieren zu können. Sie finden sich aber keineswegs in allen Fällen bei kurzzeitiger Durchströmung (Abschn. 4.2.2).

6.2.4.2 Bestimmung der Ausdehnung einer Verbrennung

Die Schwere einer Verbrennung ergibt sich aus ihrer Ausdehnung und Tiefe. Da es unmittelbar nach dem Unfall meist nur möglich ist, die Ausdehnung zu bestimmen, müssen sich die Erstmaßnahmen darauf beschränken, die Flächenausdehnung der Verbrennung abzuschätzen, zumal sich daraus wichtige Anhaltspunkte für Schockbekämpfung, Transportfähigkeit und im Katastrophenfall für die Triage ergeben.

Ferner gibt die Bestimmung der Flächenausdehnung einer Verbrennung wichtige Anhaltspunkte für

1) die Gefährdung des Patienten,
2) die Gefahr des Verbrennungsschocks und
3) die zu infundierenden Flüssigkeitsmengen.

Aus Erfahrung ist bekannt, daß – ohne Berücksichtigung einiger besonderer Faktoren – Erwachsene mit mehr als 15–20% und Kinder mit mehr als 8% verbrannter Körperoberfläche akut gefährdet sind und eine sofortige Flüssigkeitssubstitution benötigen. Elektrische Verbrennungen sollen selten ein Ausmaß von mehr als 30% erreichen (Gavallér u. Novák 1968).

Die unverzügliche Feststellung der verbrannten Körperoberfläche schließt alle Brandwunden mit Ausnahme einfacher Erytheme ein. Dabei ist es nicht zweckmäßig, die Ausdehnung in cm^2 anzugeben, weil so die Unterschiede zwischen kindlichem und erwachsenem Körper unberücksichtigt bleiben.

Nachdem Berkow (1924) sowie später auch Lund u. Browder (1944) durch Oberflächenmessungen bei erwachsenen Personen mit unterschiedlichem Körperbau, wie Übergewicht, Abmagerung oder Gravidität, weitgehend konstante Proportionen gefunden hatten, konnte sich die Angabe der Ausdehnung einer Verbrennung in Prozenten der gesamten Körperoberfläche in der Praxis durchsetzen.

Bei Kindern allerdings finden sich andere Proportionen, weil bei ihnen vor allem der Kopf relativ größer ist. Die von Lund u. Browder (1944) angegebenen Werte zeigt Tabelle 6.1. Als Faustregel zur Abschätzung kleiner Verbrennungen gilt: die Ausdehnung einer Handfläche beträgt 1% der Körperoberfläche.

Tabelle 6.1. Prozentuale Beteiligung einzelner Körperabschnitte an der Körperoberfläche in Abhängigkeit vom Lebensalter. [Nach Lund u. Browder (1944)]

Alter in Jahren	Kopf	Rumpf	Arme	Beine
0	19	34	19	28
1	17	34	19	30
5	13	34	19	34
10	11	34	19	36
15	9	34	19	38
Erwachsene	7	34	19	40

Als zuverlässig und für die praktische Anwendung außerordentlich brauchbar hat sich die von Wallace (1951) angegebene „Neunerregel" erwiesen: Der Kopf wird mit 9%, jeder Arm mit 9%, jedes Bein mit 2mal 9%, Rumpfvorderseite und Rumpfrückseite mit jeweils 2mal 9% gerechnet; 1% fällt auf Hals oder Perineum und Genitale.

6.2.4.3 Bestimmung der Tiefe einer Verbrennung

Die Tiefe einer Verbrennung ist allgemein abhängig von der Höhe der Temperatur und ihrer Einwirkungsdauer. Beim Elektrounfall spielt außerdem der Stromweg eine wichtige Rolle. Für die klinische Praxis geeignet und ausreichend ist die Einteilung einer Verbrennung in die klassischen drei Grade:
1) Rötung,
2) Blasenbildung mit Teilzerstörung der Haut,
3) totale Zerstörung der Haut.

Bei elektrischen Verbrennungen kann man einen vierten Grad mit Verbrennung bzw. Verkochung tiefer Gewebeschichten hinzufügen.

Unmittelbar nach der Verletzung läßt sich die Tiefe der Verbrennung klinisch jedoch nicht exakt bestimmen; erst im Verlauf der Behandlung einer Brandwunde ist eine genaue Klassifizierung möglich, so daß man sich primär meist mit der Unterscheidung zwischen oberflächlicher und tiefer Verbrennung begnügen muß:

a) *Oberflächliche Verbrennung:* Teilzerstörung der Haut; Spontanheilung durch teilweise erhalten gebliebene epitheliale Gebilde möglich.
b) *Tiefe Verbrennung:* Totale Zerstörung der Haut in ganzer Dicke mit allen Anhangsgebilden; Heilung nur über Wundkontraktion und Epithelisierung vom Wundrand her möglich. Mehr oder weniger ausgeprägte Zerstörung an Weichteilen oder Knochen.

Für die angestrebte frühzeitige Entfernung der irreversibel geschädigten Haut ist die möglichst exakte Unterscheidung der tief zweitgradigen von der drittgradigen Verbrennung erforderlich. Die von mehreren Autoren herangezogene Analgesie der verbrannten Hautareale erlaubt keine brauchbare Unterscheidung, da sowohl tief zweitgradige wie drittgradige Verbrennungen schmerzunempfindlich sein können.

Zahlreiche Methoden zur Feststellung der Tiefe einer Verbrennung wurden angegeben. Die intravenöse Applikation von Fluorescein (Dingwall 1943), Evans blue (Cope et al. 1947), radioaktiven Isotopen (Goulian 1961; Bennet u. Dingmann

1957), Oxytetracyclin (Dobrovsky et al. 1966; Geldmacher u. Scranovitz 1969; Berger u. Sponer 1971), von Disulphinblau und Kitongrün (Tempest 1961; Sorsby 1939; Richter 1969; Böhler u. Streli 1961; Burri et al. 1965; Scharizer 1966) sollen eine Unterscheidung zwischen partieller und totaler Hautschädigung ebenso ermöglichen wie die Behandlung der verbrannten Haut durch Färbung nach van Gieson (Patey u. Scarff 1944) oder nach der DPN-D-Fermentmethode (Lechner u. Millesi 1967).

Alle diese Methoden und Möglichkeiten sind entweder unsicher, aufwendig, nicht risikofrei oder stoßen beim Patienten auf kritische Vorbehalte, so daß in der täglichen Praxis die Entscheidung immer noch mehr nach der Intuition aus Erfahrung als mit diesen Hilfen getroffen wird.

Fehlende periphere Pulse, seitendifferente Parästhesien oder bretthartе Muskellogen sind an den Extremitäten stets ein sicheres Zeichen für subfasziale Schädigungen und eine dringliche Indikation für sofortige operative Maßnahmen. Auch zirkuläre Verbrennungen an den Gliedmaßen führen zur Gefäßkompression und ischämischer Gewebsnekrose, die sich an Parästhesien und Pulslosigkeit erkennen lassen.

Zirkuläre Thoraxverbrennungen erschweren die mechanischen Atembewegungen und führen zur Ateminsuffizienz, die eine sofortige Entlastung durch Längsinzisionen erforderlich macht.

6.2.5 Klinische Therapie

6.2.5.1 Flüssigkeitsersatz

Die Substitution des beim Brandverletzten vorwiegend zellfreien Volumendefizits wird bestimmt von der Schwere der Verbrennung und von dem sich über mehrere Tage erstreckenden Flüssigkeitsverlust sowie der danach einsetzenden Rückresorption. Für herkömmliche oberflächliche Verbrennungen des Integuments werden die prozentuale Ausdehnung des Schadens und das Körpergewicht des Patienten als Parameter zur Berechnung von Formeln genommen, die zur Aufstellung von Infusionsschemata verschiedener Autoren geführt haben. Als Beispiel wird das von Zellner (1970) modifizierte Schema (Tabelle 6.2) von Muir u. Barclay (1962) angeführt.

Bei elektrischen Verbrennungen ist die Berechnung der Flüssigkeitsmengen wegen der nicht exakt bestimmbaren tiefen Schäden schwieriger. Im allgemeinen beträgt der Volumenbedarf 2–3 ml/verbrannte Körperoberfläche/kg KG während der ersten 24 h und 0,3–0,5 ml während der zweiten 24 h.

Tabelle 6.2. Infusionsschema. (Zellner 1970)

Pro Periode	% verbrannte Körperoberfläche · kgKG · 0,5 ml kolloidale Lösung
Pro Tag	3000 – 4500 ml freies Wasser
1. Tag	3 Perioden à 4 h 2 Perioden à 6 h
2. Tag	2 Perioden à 6 h 1 Periode à 12 h
3. Tag	1 Periode à 24 h

Bei tiefen elektrothermischen Verbrennungen wird empfohlen, die zur Berechnung des Flüssigkeitsbedarfs ermittelte Brandoberfläche mit 3 zu multiplizieren, wenn die Verbrennung unter 20% liegt, und mit 2 oder weniger bei mehr als 20% (Kay u. Boswick 1973). Die bei Schwerverbrannten stets erforderliche langfristige Infusionstherapie wird sich in erster Linie an der Flüssigkeitsbilanz und den chemisch-klinischen Parametern orientieren. Die Ernährung des Verletzten kann sowohl parenteral über einen zentralen Venenzugang als auch mittels Magensonde erfolgen.

6.2.5.2 Konservative Therapie von elektrothermischen Schäden

Aus der Vielzahl der bisher zur Anwendung gekommenen nichtoperativen Methoden der örtlichen Behandlung einer Verbrennung sollen in dieser Übersicht nur die wichtigsten herausgestellt werden. Dabei sind die theoretischen Grundlagen der Brandwundenbehandlung einfach; an diesen Grundsätzen ist der Wert einer speziellen therapeutischen Maßnahme zu orientieren. Ziel der Behandlung ist es, die Gefährdungsperiode des Patienten so kurz wie möglich zu halten. Dazu soll

1) die devitalisierte Haut frühestmöglich entfernt und
2) die gereinigte Wundfläche möglichst bald verschlossen werden.

Zwar kommt auch einer gezielten Behandlung der Verbrennungskrankheit für die Gesundung des Verletzten und für die Heilung seiner Wunden eine große Bedeutung zu, dennoch darf nicht übersehen werden, daß die Allgemeinreaktion des gesamten Organismus eine Folge der örtlichen Veränderungen an der Haut ist. Wirkungsvolle Behandlungsmaßnahmen sind demnach geeignet, die Allgemeinerkrankung durch

— Einschränkung der Flüssigkeits-, Eiweiß- und Wärmeverluste,
— die Beseitigung der toxisch wirkenden Nekrose und
— eine Infektionsprophylaxe

günstig zu beeinflussen und die Überlebenschance des Schwerverbrannten zu vergrößern.

Dem klinischen Erscheinungsbild der Brandwunden entsprechend ist ein differenziertes Vorgehen erforderlich (Muir u. Barclay 1962):

1) Bei eindeutig oberflächlichen Brandwunden kommt nur eine konservative Behandlung in Frage.
2) Bei tiefen Verbrennungen der gesamten Hautdicke mit klar demarkierten Wundrändern soll die Nekrose so schnell wie möglich entfernt und die Wunde gedeckt werden.
3) Bei vielen schweren Verbrennungen ist es primär unmöglich zu entscheiden, welche Hautareale partiell und welche total zerstört sind. In diesen Fällen kann erst nach 2–3 Wochen die Nekrose entfernt und die Wunde geschlossen werden.

Damit wird nochmals darauf hingewiesen, daß erst- und zweitgradige Verbrennungen unter jeder Therapie innerhalb von längstens 3 Wochen abheilen. Therapeutische Schwierigkeiten ergeben sich lediglich bei tiefen zweit- und drittgradigen Brandwunden, insbesondere wenn sie eine größere Flächenausdehnung erreichen.

Offene Behandlung. Die offene Behandlung von Brandwunden wurde 1887 von Copeland in Amerika vorgeschlagen; sie fand jedoch in Europa wenig Anklang und geriet sogar wegen der unnötig langen Verschleppung einer plastischen Versorgung bei vielen Chirurgen in Mißkredit, bis sie im Jahre 1949 von Wallace (1951) wiederentdeckt und empfohlen wurde. Die Freiluftbehandlung will auf der Verbrennungsfläche einen festen, trockenen Schorf erzielen, der als natürlicher Schutz bis zur Heilung unter dem Schorf und als ein schlechter Boden für das Bakterienwachstum gilt. Die genaue Durchführung dieser Methode ist bei Allgöwer u. Siegrist (1957) beschrieben.

Der „Open-air"-Behandlung werden die folgenden Vorteile zugeschrieben (Blocker 1951; Wilson et al. 1955):

1) Geringer Blutbedarf nach Ablauf der Schockphase
2) Geringe Schmerzhaftigkeit
3) Geringe Fieberneigung
4) Geringer Pflegeaufwand
5) Normalisierung des Appetits
6) Keine Narkosen erforderlich
7) Ständige Wundkontrolle möglich
8) Verbandstoffersparnis (Ahnefeld 1955)
9) Wenige plastische Deckungen erforderlich, weil tief zweitgradige Verbrennungen nicht durch Infektion und Mazeration zu drittgradigen Schädigungen fortschreiten können.

Als Kontraindikationen für die offene Behandlung gelten Verbrennungen der Hände wegen Versteifungsgefahr in den Fingergelenken sowie Brandwunden, welche sich über den ganzen Umfang einer Gliedmaße oder des Rumpfes zirkulär erstrecken, da aufliegende Flächen rasch erweichen und sich infizieren. Wilson et al. (1955) fordern kategorisch, jede Brandwunde, die nicht vollständig offen zu halten ist, geschlossen zu behandeln. Ebenfalls ungeeignet zur offenen Therapie sind kleine, umschriebene Wunden, die primär exzidiert und geschlossen werden können, sowie Schwerverbrannte, welche über größere Entfernungen transportiert werden müssen.

Während noch vor 20 Jahren in zahlreichen Veröffentlichungen die Vor- und Nachteile der offenen Behandlung erörtert wurden, überwiegen im neueren Schrifttum eindeutig die Vorbehalte gegen die Freiluftbehandlung in der traditionellen Form. Bereits Rehn u. Koslowski (1960) wiesen darauf hin, daß zwar Durchfeuchtung und Sekundärinfektion vermieden, die Demarkation der Nekrose allerdings verzögert wird. Die Gefahr einer Besiedlung der offen behandelten Verbrennung mit pathogenen Keimen des Krankenhauses gilt heute als groß (Koslowski 1970), zumal ohne zusätzliche lokale Antibiotikaapplikation. Die Freiluftbehandlung stellt bei Ärzten und Pflegepersonal höchste Ansprüche an die Umgebungshygiene des Patienten (Saur et al. 1976); sie eignet sich nicht zur ambulanten Behandlung (Luger 1970), und schließlich führt eine über Monate sich erstreckende Therapie zu gravierenden Entstellungen und Kontrakturen (Olivari 1975). Keinesfalls entspricht die offene Behandlung von Brandwunden der Forderung nach frühestmöglicher Nekrolyse und definitiver Deckung der Wunde.

Es hat nicht an Bemühungen gefehlt, die offene Behandlung mit anderen therapeutischen Maßnahmen zu kombinieren. Die von Davidson 1925 eingeführte Gerbung der Nekrosen mit Tannin kommt kaum noch zur Anwendung, nachdem sie als lebertoxisch erkannt und andererseits nachgewiesen war, daß unterhalb der Gerbzone durch gestörte Mikrozirkulation hypoxämische Schäden auftraten. Bei tiefen derben Nekrosen vermag die gerbende Substanz ohnehin nicht in das devitalisierte Gewebe einzudringen. Die an manchen Orten angewendete Drei-Phasen-Gerbung mit 2%iger Mercurochromlösung, 5%iger Tanninlösung und mit 10%igem Silbernitrat (MTS-Folie) halten wir nur bei zweitgradigen Verbrennungen für indiziert.

Als geeignet für eine lokale Infektionsbekämpfung gilt auch die Behandlung schwerer Verbrennungen mit Sulfamylon, welches mit Marfanil identisch ist und als wasserlösliche 10%ige Creme die Nekrose rasch penetriert und in der Tiefe die Bakterienproliferation vermindert (Lindberg et al. 1968; Moncrief 1969). Die Creme wird im Wasserbad täglich entfernt und wieder erneuert. Sulfamylon bewirkt eine signifikante Verminderung des insensiblen Wasserverlustes an den Wundflächen (Jelenko et al. 1970; Zawacki et al. 1969); mit jedem Gramm evaporativen Wasserverlustes verliert der Körper zugleich etwa 0,58 Kalorien. Die infektionsbedingte Letalität sinkt bei infizierten Versuchstieren unter Sulfamylonbehandlung (Nance et al. 1970; Howerton u. Kolmen 1972; Köhnlein u. Dietrich 1972). Andererseits kann es durch Sulfamylon und seine Abbauprodukte im Blut über eine Hemmung der glomerulären Filtrationsrate bei vorgeschädigten Nieren zu einem Nierenversagen kommen (White u. Asch 1971). Etwa 35% der behandelten Patienten klagen über Schmerzen unter der Behandlung (Symonds et al. 1970).

In den letzten Jahren hat die Verwendung von Gentamycinsalbe als Oberflächenbehandlungsmittel zunehmende Verbreitung gefunden. Gentamycin gilt als wirksamstes Mittel gegen Pseudomonasinfektionen (Bohmert 1973) und scheint ebenfalls die infektionsbedingte Sterblichkeit der Verbrennungspatienten senken zu können.

Als wertvolle Bereicherung der lokal applizierbaren Therapeutika gilt jetzt Betaisodona, das bei guter Verträglichkeit und Fehlen toxischer Nebenerscheinungen die Keimzahl im Wundbereich unter den sepsisträchtigen Grenzwert von 10^5 zu senken vermag. Nach Behandlung mit Betaisodona kann die granulierende Wundfläche frühzeitig mit einem Autotransplantat gedeckt und so eine lebensbedrohliche Sepsis verhindert werden, was schließlich nur durch einen sicheren Wundverschluß erreichbar ist (Lindberg et al 1968; N. u. R. Georgiade 1978; Harrison u. Gaisford 1972; Law u. McMillan 1972; Zellner u. Metzger 1977).

Geschlossene Behandlung. Die geschlossene Brandwundenbehandlung mit Verbänden soll bewirken, daß (Muir u. Barclay 1962):

1) eine mechanische Barriere gegen bakterientragende Partikel entsteht,
2) durch Absorption des Wundsekrets sich eine trockene Wundoberfläche ausbildet,
3) das Verbandmaterial als Vehikel für antibakterielle Substanzen dienen kann.

Außerdem hat man versucht, mit Hilfe von Druck- und Gipsverbänden eine Kompression auf das verbrannte Gebiet auszuüben, um die Exsudation in das geschädigte Gewebe zu vermindern. Eine genaue Darstellung findet sich bei Allgöwer u. Siegrist (1957).

Die geschlossene Behandlung der Brandwunden mit Verbänden setzt genaue Kenntnisse der Verbandtechniken und -materialien sowie der einzusetzenden Wirkstoffe voraus. Der erste Verband wird im Anschluß an die sofort vorgenommene allgemeine Erstversorgung und nach primärer Reinigung der Brandflächen angelegt. Verbandswechsel sind unter aseptischen Kautelen, möglichst mit der „No-touch"-Technik, anfangs unter Sedierung des Patienten oder in Narkose, bei größeren Wundflächen am besten im Wasserbad, durchzuführen.

Salbenverbände mit Lebertran oder Pellidol sollen zwar günstig auf die Epithelisierung wirken, schaffen jedoch eine feuchte Kammer zwischen Wundfläche und Verband, wodurch das Bakterienwachstum beschleunigt und erhalten gebliebene Reste der Haut durch Infektion und Mazeration sekundär zerstört werden. Antibiotikahaltige Salbenverbände sind ebenfalls von geringem Wert, weil sie die Wundinfektion nicht zu verhindern vermögen, die Wundheilung verzögern und zu allergischen Reaktionen führen (Muir u. Barclay 1962; Hernández-Richter u. Struck 1970). Nach *Rehn* u. *Koslowski* (1960) muß deshalb die Brandwundenbehandlung mit Salbenverbänden als überholt gelten.

Moyer (1953, 1955) hat die Anwendung von Okklusivverbänden eingeführt, die mit einer 0,5%igen Silbernitratlösung getränkt sind. Bei dieser nur in entsprechend eingerichteten Abteilungen durchführbaren Methode werden die Verbände alle 2 h befeuchtet und alle 24 h gewechselt. Es wird von einigen Autoren über gute Ergebnisse bei Silbernitratbehandlung mit verbesserter Überlebenschance, besonders bei Kindern, berichtet (Polk et al 1969; Hartford u. Ziffren 1971). Fraser et al (1969) stellen in einer vergleichenden Untersuchung fest, daß von ihren Behandlungsfällen nach Einführen der Silbernitrattherapie kein Patient mit einer verbrannten Körperoberfläche bis 50% mehr starb (vorher 29%) und drei Patienten sogar eine Verbrennung von mehr als 60% Ausdehnung überlebten. Dominguez et al. (1967) sowie Ollstein et al. (1971) konnten dagegen bei ihren vergleichenden Untersuchungen keine veränderte Letalität unter Silbernitrat-Sulfamylon- und Freiluftanwendung registrieren. Bei Silbernitrat war die Infektionsrate sogar höher als unter Sulfamylon. Aufgrund dieser Mitteilung hält Luger (1970) die Lokalbehandlung mit Silbernitrat nicht für besonders wirksam; die klinischen Erfolge erklärt er durch biologische Abwehrmechanismen im Organismus, wie sie auch bei Anwendung einer aktiven Immunisierung zu beobachten seien. Unter der hypotonischen Silbernitratlösung kommt es zu einer Hypochlorämie und Hyponaträmie (Winkley et al. 1968; Koslowski 1970, Saur et al. 1976), welche parenteral (Burke u. Bondoc 1968) oder diätetisch (Monafo 1967) ausgeglichen werden müssen.

Auf die zahlreichen Behandlungsvorschläge mit den unterschiedlichsten Agenzien (Silberallantoinat, Pantothensäure, Bepanthen, Heparin, Aluminium u. a.) wird nicht eingegangen, weil sie keine Bedeutung für die klinische Behandlung ausgedehnter Brandwunden haben.

Eine ausschließlich konservative Lokalbehandlung ist ohnehin nur für Verbrennungen von geringem Ausmaß geeignet, die unter fast jeder Therapie problemlos abheilen, wenn nicht der Gesamtorganismus aus anderen Ursachen geschwächt ist (Luger 1970; Kohn 1969; Lowbury 1971). Für die Unsicherheit einer erfolgversprechenden konservativen Behandlung spricht auch die Tatsache, daß sich eine einheitliche örtliche Therapie bisher nicht durchsetzen konnte (Hartenbach u. Ahnefeld 1966) und die eingangs aufgezeigten allgemein anerkannten Grundsätze der Brandwundenbehandlung bei der konservativen Therapie weitgehend unberücksichtigt bleiben müssen, so daß in den letzten Jahren die chirurgisch-operativen Maßnahmen wieder stärker in den Vordergrund gerückt sind.

Biologische Nekrolyse. Seit Jahren wird an dem Problem der fermentativen Abdauung von devitalisiertem Gewebe intensiv gearbeitet (Köpp 1961), dennoch konnten die auch als „chemisches Débridement" bezeichneten Versuche mit verschiedenen Enzympräparationen bislang keine befriedigenden Ergebnisse bringen. Untersuchungen mit Brenztraubensäure, Pankreasextrakten, pflanzlichen und bakteriellen Proteasen sowie Trypsinpräparaten (Allgöwer 1973) erwiesen sich wegen unzureichender Wirksamkeit und unerwünschter Nebenwirkungen als ungeeignet. Dennoch kann in der enzymatischen Nekrolyse ein großer Schritt nach vorn (Muir u. Barclay 1962) und ein aussichtsreicher Weg für die Zukunft liegen (Allgöwer u. Siegrist 1957), sofern es gelingt, eine geeignete Substanz zu finden. Dieses Vorgehen wäre schonender, weil die alternativ durchzuführende operative Nekrektomie (Entfernung abgestorbener Gewebsteile) mit einem zusätzlichen und risikoreichen Trauma für den ohnehin Schwerverletzten verbunden ist.

Ahnefeld (1960) kam bei seinen Untersuchungen mit Trypsinpräparaten zu dem Ergebnis, daß bei einem Behandlungsbeginn nach Rückgang des Ödems zwischen dem 6. und 12. Tag sowie bei Applikation des Präparates in einer feuchten Kammer und gleichzeitiger Bekämpfung der erwartungsgemäß auftretenden Infektion oberflächliche Nekrosen zur Lösung je nach Ausdehnung bis zu 21 Tagen benötigen. Nach Beendigung der Abdauung waren die Wunden sofort transplantationsreif. Den Zeitgewinn bei der Exzisionsbehandlung gegenüber der fermentativen Abdauung der Nekrose hält Ahnefeld für fraglich, weil die Nachteile des operativen Vorgehens (Blutungen, Narkosen, Störungen im Eiweißhaushalt) 14 Tage nach der Verbrennung noch nicht ausgeglichen sind. Ahnefeld räumt bei insgesamt positiver Beurteilung allerdings ein, daß Trypsinpräparate bei tiefen Nekrosen mit vorwiegend kollagenem Gewebe unwirksam sind. Auch klagten seine Patienten nach Aufbringen der Fermentlösung häufig über Schmerzen im Wundbereich.

Auch Rehn u. Koslowski (1960) halten aufgrund eigener Erfahrungen die biochemische Nekrolyse für äußerst nützlich, wenn sie 5–7 Tage nach dem Unfall begonnen wird; zu diesem Zeitpunkt sei das Resorptionsstadium meist überwunden und vom Organismus ein Leukozytenwall gegen invasive Infektionen errichtet. Die Auflösung der Nekrosen dauerte 6–7 Tage, während die spontane Demarkation 2–4 Wochen in Anspruch nahm. Das lange Haftvermögen einer Verbrennungsnekrose liegt wahrscheinlich an der festen Verankerung der nicht vollständig denaturierten Kollagenfasern mit der Umgebung sowie an der schädigenden Wirkung der Nekrose auf die vitalen Zellen im Randgebiet.

Die enzymatische Beseitigung von Brandnekrosen der Haut kann nur dann optimal gelingen, wenn der überwiegende Bestandteil des Hautbindegewebes, das Kollagen, mit Erfolg nekrolytisch angegangen werden kann.

Kollagen ist in seinem nativen Zustand nicht, in partiell denaturiertem Zustand nur schwer von den früher verwendeten Enzymen wie Proteasen und Peptidasen abzubauen. Die einzigen Enzyme, welche Kollagen abzubauen vermögen, sind die

Kollagenasen. Aus diesem Grunde wurden unsere eigenen Untersuchungen vornehmlich auf die Kollagenase konzentriert, die hinsichtlich ihrer Wirksamkeit auch mit anderen Enzymen verglichen werden konnte.

Allein Kollagenase – mit und (besser) ohne Antibiotikazusatz – ist in der Lage, ohne unerwünschte Nebenwirkungen die Nekrolyse statistisch signifikant zu beschleunigen; auch die für eine klinische Anwendung bedeutsame Selektivwirkung der Kollagenase ließ sich von uns im Tierversuch nachweisen (Engelhardt u. Struck 1974).

Etwa gleichzeitig mit uns veröffentlichten Zimmermann u. Gabler (1973) ihre tierexperimentellen Untersuchungen und deren klinische Anwendung zur Nekrolyse mit Kollagenase unterschiedlicher Konzentration. Bei einer Kollagenasekonzentration von 8,6 U/g Salbe fanden sie beim Schwein histologisch am 6./7. Tag einen enormen Vorsprung der Wundreinigung und der Granulationsbildung, welche bei den Kontrollfeldern erst am 12. Tage einsetzte. Aufgrund dieser experimentell gewonnenen Ergebnisse und der Erprobung am Menschen sehen auch diese Autoren in der Kollagenase ein gewebeschonendes Präparat, welches sehr gute Behandlungserfolge zeigt, die sich sowohl in einer beschleunigten Nekrolyse als auch durch Gewebsproliferation und Epithelisierung manifestieren.

Ein für die klinische Anwendung geeignetes Fermentpräparat sollte die folgenden Bedingungen erfüllen:

1) Es muß einen frühen Anwendungsbeginn erlauben und eine sowohl schonende als auch rasche Wundreinigung mit sofort transplantationsreifem Wundbett möglichst bis zum Ende der ersten Behandlungswoche gewährleisten.
2) Es darf nur selektiv auf irreversibel geschädigte Gewebe wirken und muß für gesunde Gewebe unschädlich sein.
3) Es muß frei sein von unerwünschten Nebenerscheinungen.
4) Es muß ebenso wie die Abbauprodukte atoxisch sein.
5) Es muß im leicht sauren pH der Wunde wirksam sein und darf auch durch evtl. notwendige Applikation von Antibiotika keine Wirksamkeitseinbuße erleiden.

6.2.5.3 Operative Therapie von elektrothermischen Schäden

Ziel der operativen Behandlung ist der definitive Wundverschluß zu einem möglichst frühen Zeitpunkt nach der Verletzung, um Eiweiß-, Wärme- und Flüssigkeitsverluste zu verhindern, Infektionen vorzubeugen und eine spätere Keloid- oder Kontrakturbildung mit Funktionseinbußen gar nicht erst eintreten zu lassen.

Als chirurgische Behandlung kommen in Frage:

1) Entlastungsinzisionen bei tiefen zirkulären Verbrennungen an Gliedmaßen oder am Brustkorb,
2) die Amputation tief verbrannter Gliedmaßen oder Gliedmaßenteile,
3) die operative Exzision irreversibel geschädigter Gewebeabschnitte und
4) die plastische Deckung des enstandenen Defekts mittels Transplantaten.

Entlastungsinzisionen. Bei tiefen zirkulären Verbrennungen an den Extremitäten und den klinischen Zeichen für subfasziale Gewebeschäden (s. Abschn. 6.2.4.3) durch Ödem, Gefäßthrombosen oder Muskelnekrosen werden längsverlaufende

Entlastungsinzisionen der Haut und der Faszie angelegt und zugleich Durchblutung und Muskulatur kontrolliert. Nicht immer ist damit ein Überleben der Muskulatur gewährleistet, jedoch läßt sich für eine erforderlich werdende Amputation das Ausmaß des Schadens und die Höhe der Amputation festlegen. Bleibt eine Muskelnekrose infolge unterlassener Fasziotomie unentdeckt, kommt es innerhalb weniger Tage zu Intoxikationserscheinungen, Abszedierungen und zur nicht selten tödlichen Sepsis. Bei tiefen, zirkulären Verbrennungen des Brustkorbs sind bei mechanisch eingeschränkter Atembeweglichkeit Längsinzisionen erforderlich, die alsbald durch eine operative Entfernung der Nekrosen und plastische Deckung ergänzt werden sollen.

Amputationen. Verkohlungen an den Extremitäten oder ausgedehnte Muskelnekrosen müssen zum frühestmöglichen Zeitpunkt durch Amputation beseitigt werden, nachdem die Fasziotomie das Ausmaß der Schädigung und die Amputationshöhe ergeben hat. Dies soll innerhalb der ersten Tage nach dem Unfall erfolgen, wenn durch Schockbekämpfung und klinische Erstversorgung einerseits der Verletzte operabel ist, andererseits sekundäre Komplikationen (Intoxikation, Abszeß, Sepsis) noch nicht manifest geworden sind. Der Amputationsstumpf muß gut durchblutet sein, um einen sicheren Verschluß durch Primärnaht oder Transplantat zu gewährleisten (Baxter 1970).

Exzisionen. Man unterscheidet die Sofortexzision der Brandnekrose 24 bis maximal 48 h nach der Verbrennung, die Frühexzision zwischen dem 3. und 5. Tag und die Spätexzision bis spätestens zur 3. Woche nach dem Trauma (Hegemann 1955).

In Anlehnung an Ahnefeld (1960) sollen die Vor- und Nachteile dieser Möglichkeiten in Tabelle 6.3 gegenübergestellt werden.

Bei allen drei Methoden ist der Wundgrund nach der Exzision nicht immer sofort transplantationsreif, so daß mitunter 1–3 Tage mit der Transplantation gewartet werden muß.

Tabelle 6.3. Vor- und Nachteile von Sofortexzision, Frühexzision und Spätexzision

	Vorteile	Nachteile
Sofortexzision	Schnelle Wundreinigung, sofortiger Wundverschluß	Ausdehnung der Nekrosen sehr oft nicht erkennbar, daher zu geringe oder zu ausgiebige Exzision möglich. Zusätzliche Belastung des Patienten bei großflächigen Verbrennungen. Erhöhte Letalität im Kindesalter
Frühexzision	Baldige Wundreinigung, sofortiger Verschluß möglich	Tiefenausdehnung der Nekrosen mitunter schwer erkennbar, daher zu geringe oder zu ausgiebige Exzision möglich. Zusätzliche Belastung des Patienten durch Narkose. Blutverlust, mehrere Sitzungen. Erhöhte Letalität im Kindesalter
Spätexzision	Deutliche Demarkation zum angrenzenden Gewebe	Infektion der Nekrose, stärkere Blutung bei der Exzision, verzögerte Wundheilung

Diese Gegenüberstellung verdeutlicht, daß die operative Wundreinigung nicht immer die gewünschten Ergebnisse bringen kann, zumal die Erfolgsquote wie stets auch von der Erfahrung des Operateurs abhängig ist.

Die Sofortexzision wird mit vertikaler Schnittführung bei kleinflächigen, tiefen Verbrennungen vorgenommen, etwa bei umschriebenen Kontaktverbrennungen oder elektrischen Verletzungen der Hand.

Bei tiefen Verbrennungen größerer Ausdehnung hat sich in zunehmendem Maß die horizontale, als „Nekretomie" bezeichnete Frühexzision der Brandnekrosen durchgesetzt. Die zwischen dem 3. und 5. Tag vorgenommene Exzision erfolgt zu einem Zeitpunkt, an dem einerseits der eingetretene thermische Schaden definitiv irreversibel, andererseits die Infektion noch nicht manifest geworden ist. Die horizontale Abtragung der Nekrosen mit dem Messer oder einem Dermatom erfolgt schrittweise, bis eine an frischen Blutpunkten erkennbare vitale Gewebeschicht erreicht ist. Die sofortige Deckung des Defekts mit autologem Hauttransplantat führt nach Janzekovic (1970) ausnahmslos zu einem Einheilen des Transplantates per primam intentionem innerhalb von 10 Tagen.

Für eine tangentiale Primärexzision der Brandwunde kann nach Zellner (1971) aufgeführt werden:

1) Die weitgehende Einschränkung der Infektion durch Entfernen der ihrer physiologischen Abwehr beraubten Haut
2) Schnellere Wiederherstellung der Körperoberfläche
3) Die Verkürzung der Morbidität
4) Eine verminderte Einschwemmung von Toxinen

Gegen die Nekrektomie bei großflächigen Verbrennungen sprechen:

1) Die risikoreiche Belastung des Schwerverbrannten durch Narkose, lange Operationszeiten und Blutverlust
2) Die Notwendigkeit mehrmals zu wiederholender Eingriffe
3) Die schwer zu beurteilende Abgrenzung der geschädigten Hauttiefe
4) Die Möglichkeit zur Spontanheilung tief zweitgradig verbrannter Areale allein aufgrund der Infektionsbekämpfung

Empfohlen wird die frühzeitige Exzision der Nekrosen bei:

1) scharf umschriebenen Verbrennungen,
2) elektrischen Verletzungen der Hand,
3) Verbrennungen des Thorax, weil auch nach Anlegen von Entlastungsschnitten infolge Elastizitätsverlusten der Haut die Atemexkursionen eingeschränkt sind,
4) großflächigen Brandverletzungen als Versuch, die Überlebenschancen zu verbessern.

Die Spätexzision der drittgradig geschädigten Haut nach Demarkierung in der 2. und 3. Woche wird wegen des erhöhten Risikos einer ausgedehnten Frühausschneidung bei mehr als 15% der Körperoberfläche von einigen Autoren bevorzugt (Zellner 1971).

Plastische Deckung. Nach der chirurgischen Entfernung der Brandnekrosen kann die plastische Deckung des Defekts mit folgenden Materialien vorgenommen werden:

1) Eigenhaut des Verletzten (Autotransplantate)
2) Fremdhaut von Menschen (Homoiotransplantate)
3) Tierhaut (Heterotransplantate)
4) Synthetische Materialien (Allotransplantate).

Die Transplantation von Haut auf einen Defekt sollte folgende Voraussetzungen erfüllen:
1) Möglichst definitive, mindestens jedoch länger dauernde Haftung des Transplantats auf dem Wundgrund
2) Einschränkung der Wundsekretion und damit Minderung des Eiweißverlustes
3) Verhütung der Infektion
4) Keine Behinderung der Spontanheilung
5) Günstiger Wundgrund auch nach Entfernung eines „biologischen" Verbandes.

Pollock, welcher bereits im Jahre 1870 erstmals in London eine Hauttransplantation bei einem Verbrennungspatienten vornahm, befürwortete eine frühe Transplantation, um die Schmerzen zu mildern, die Heilung zu beschleunigen sowie Kontrakturen und Deformitäten zu verhindern.

Gewöhnlich verwendet man als Transplantat Spalthautlappen in einer mittleren Dicke zwischen 0,025 und 0,040 mm (Sundell 1971). Nach Schäfer et al. (1961) ist bei Autotransplantaten eine Schichtdicke von etwa 0,8 mm als Grenzwert für die Einheilung anzusehen. Transplantate sollen einerseits dünn genug zur Entnahme sein, andererseits aber auch dick genug, um eine gute Bedeckung der Wunde zu ermöglichen. Vorrangig werden die Hände, das Gesicht und die Gelenkregionen gedeckt. Wenn möglich, verwendet man große, zusammenhängende Hautlappen; Reverdin- und Gabarro-Läppchen sind wegen der unzureichenden Bedeckung, der Infektionsgefahr und der nachfolgenden Narbenbildung wenig geeignet.

1964 führten Tanner et al. (1964) den Netzhautlappen ein. Der mit einem Dermatom entnommene Hautlappen wird in einem Schneidegerät so geritzt, daß der netzartig eingeschnittene und gedehnte Lappen die doppelte Fläche seiner ursprünglichen Größe zu bedecken vermag. Daher eignen sich Netzhauttransplantate insbesondere bei Mangel an Eigenhaut des Verletzten. Möglichst nicht verwendet wird Netzhaut bei Verbrennungen an den Händen, im Gesicht und über den Gelenken.

Als Entnahmestellen für Hauttransplantate eignen sich nach Dicke und Verwendbarkeit der Haut sowie nach funktionellen und kosmetischen Gesichtspunkten der Rücken, der Bauch, die Oberschenkel, die Brust, die Arme und das Gesäß. Unter entsprechender Behandlung (entweder offen oder mit Salbentüll) heilen die Entnahmestellen in 10–14 Tagen so ab, daß neuerliche Entnahmen möglich sind.

Autotransplantate. Der bestmögliche Verschluß einer zuvor gereinigten Defektwunde zu einem möglichst frühen Zeitpunkt läßt sich meist nur mit einem Autotransplantat aus unbeschädigten Hautpartien des Verletzten erreichen, da nur dieses in aller Regel anwächst.

In den ersten Stunden nach der Transplantation kommt es durch serofibrinöse Exsudation zur Bildung eines Fibrinnetzes, welches das Transplantat mit dem Empfängergewebe verklebt. In dieser Phase wird das Transplantat 24–48 h lang ausschließlich über die in den Interzellularspalten kreisenden Gewebesäfte ernährt.

Daran schließt sich eine Phase der amöboiden Aktivität aller Zelltypen und der Vaskularisation des Transplantats mit seinem Wirtsgewebe an. Diese Phase dauert etwa bis zum 5. Tag. Zwischen dem 5. und 10. Tag wird die Fibrinschicht organisatorisch umgewandelt und ein provisorischer Kontakt zwischen Transplantat und Wundgrund hergestellt.

Bei kleinflächigen Verbrennungen ist die Transplantation von Eigenhaut die Methode der Wahl. Bei Schwerverbrannten mit großflächigen Verbrennungen über 30% der Körperoberfläche ergeben sich dagegen große Schwierigkeiten, weil Eigenhaut zur Autotransplantation meist nicht in ausreichender Menge zur Verfügung steht. Dann muß auf andere Materialien zurückgegriffen werden.

Homoiotransplantate. Homoiotransplantate lassen sich bei ausgedehnten Verbrennungen zur oft lebensrettenden – wenn auch nur vorläufigen – Bedeckung der Körperoberfläche verwenden. Mit Ausnahme von Homoiotransplantaten zwischen eineiigen Zwillingen (Isotransplantate) wachsen sie aus immunbiologischen Gründen nicht dauerhaft auf dem Empfängerorganismus an.

Die Anheilungsvorgänge bei den Homoiotransplantaten verlaufen zunächst genauso wie bei Autotransplantaten. Etwa vom 10. Tag an kommt es zu einer Lymphozyteninfiltration, die Zellen der Basalzellenschicht zeigen erste Degenerationserscheinungen und die Verhornung der Epitzelzellen nimmt zu. Das Rete Malpighii verschwindet, das Transplantat verdünnt sich, es wird livide und bis zur 3. Woche abgestoßen.

Indikationen zur Verpflanzung von Fremdhaut ergeben sich:

1) bei Mangel an Eigenhaut des Verletzten,
2) zur Minderung des Operationsrisikos nach der den Verletzten ohnehin stark belastenden Nekrosenentfernung durch Verkürzung der Operationszeit,
3) zur Minderung des allgemeinen Traumas, insbesondere zur Minderung des Blutverlustes,
4) um den Verlust wertvoller Autotransplantate zu vermeiden, wenn die knapp vorhandene Eigenhaut nicht auf ein optimales Empfängerbett gelegt werden kann.

Aus den genannten Gründen empfahl Zellner (1971) die Verwendung von Fremdhaut, zumal sie nicht nur den Defekt schließt, sondern auch der Vorbereitung des Transplantationsbettes für die später zu übertragende Eigenhaut dient. Auch eine kombinierte Anwendung von Fremdhaut und Eigenhaut ist möglich, wenn die Spenderbezirke des Verletzten nicht ausreichen.

Durch Typisierung der Haut ist es möglich, die Verweildauer des Transplantats erheblich zu verlängern, in günstigen Fällen bis zu 80 Tagen.

Die Verwendung von Homoiotransplantaten ermöglicht es, Haut auf Vorrat zu halten, so daß sie im Bedarfsfall sofort zur Verfügung steht.

Heterotransplantate. Sowohl für Auto- als auch für Homoiotransplantate ist es oft schwierig, geeignetes Spendermaterial in größerer Menge zu beschaffen, sei es von lebenden Spendern, von Leichen oder aus einer Hautbank. Zur Bedeckung einer tiefen 50%igen Verbrennung werden beim Erwachsenen etwa 6000 cm^2 Haut benötigt. Darüber hinaus sind meist mehrfache Transplantationen erforderlich, bevor eine definitive Deckung mit autologem Material möglich ist. Dies führte zu Versuchen mit Haut von Tieren, z. B. von Hunden, Schweinen, Katzen, Kaninchen, Ratten, Küken, Ferkeln und Fröschen.

Bromberg (1965) berichtete über Erfolge bei der Behandlung von Brandwunden mit Schweinehaut. Von allen Heterotransplantaten erwies sich Schweinehaut als am besten geeignet, zumal sie leicht zu beschaffen ist. Frische Schweinehaut ist nur durch längere antibiotische Behandlung keimfrei zu machen und hat eine begrenzte Lagerfähigkeit von maximal 7 Tagen.

Die inzwischen von der Industrie angebotene sterile Schweinehaut zur temporären Interimsbedeckung thermisch bedingter Hautdefekte kommt entweder tiefgefroren und bestrahlt oder lyophilisiert in den Handel. Diese Hautpräparationen sind steril und haben eine Haltbarkeit von 18 Monaten. Nach Köhnlein et al. (1967) stellt die Schweinehaut einen idealen Notverband dar, der alle an ihn zu stellenden Forderungen erfüllt.

Indikationen für eine temporäre „biologische" Wundabdeckung mit Schweinehaut sind:

1) bei schwersten Verbrennungen der Haut als lebensrettende Maßnahme, um Zeit zu gewinnen, den Allgemeinzustand des Patienten bessern zu können,
2) zur vollständigen Bedeckung großer Wundflächen nach Entfernen der Nekrosen, da ein Überleben der Schwerverbrannten ohne Hautbedeckung nicht möglich ist.

Als Vorteile bei der Anwendung von Schweinehaut werden genannt:

1) Einschränkung von Flüssigkeits-, Elektrolyt- und Proteinverlusten,
2) Reduzierung des evaporierten Wärmeverlustes,
3) Verhinderung des Bakterienwachstums,
4) Linderung der Schmerzen in der offenen Wunde sowie beim Verbandwechsel,
5) beschleunigte Abheilung der Wundfläche,
6) unbegrenzte Verfügbarkeit des Hautmaterials.

Auf der Suche nach einer biologischen Lösung des Problems einer frühzeitigen Heilung großflächiger, zuvor greinigter Brandwunden sind wir einen neuen Weg gegangen. Nachdem unsere Arbeitsgruppe bereits früher eine Verbesserung der Wundheilung durch lokale Kollagenapplikation bei Laparotomiewunden, Schnittwunden und Knochenbrüchen tierexperimentell hatte nachweisen können, schien uns die Anwendung von löslichem Kollagen auch bei Brandwunden gerechtfertigt. Bei unseren Untersuchungen gelang es, durch lokale Behandlung der Brandwunden mit säurelöslichem Kollagen, welches von uns aus Tierhäuten extrahiert und in Gelform gebracht wurde, die Wundheilung signifikant zu verbessern (Engelhardt u. Struck 1974). Nach unserer Ansicht werden dabei die applizierten Kollagenbestandteile im Wundgebiet direkt zur Regeneration des Bindegewebes verwertet (Nagelschmidt u. Struck 1978).

Allotransplantate. Die Anwendung von Homoio- oder Heterotransplantaten bei der Therapie von Brandwunden ist eine wertvolle, mitunter lebenserhaltende Behandlungsmöglichkeit; dennoch bleibt sie stets eine temporär begrenzte Maßnahme, weil die Transplantate nicht einheilen, sondern nach einer gewissen Latenzzeit vom Empfängerorganismus zerstört und abgestoßen werden. Es wird angenommen, daß diese Abstoßungsreaktion auf einer für jedes Individuum spezifischen, genetisch festgelegten Differenz beruht, welche eine Antigen-Antikörper-Reaktion bedingt und den Mechanismus der Abstoßung auslöst. Auf Einzelheiten der Theorien zur Erklärung dieser Vorgänge wird im Rahmen dieses Beitrags ebenso wenig eingegangen wie auf die Versuche, durch Beeinflussung dieser Reaktion die Einheilung körperfremden Materials zu erreichen, da es bislang lediglich gelungen ist, die Überlebenszeit von Hauttransplantaten zu verlängern, nicht aber ihr definitives Verbleiben auf dem Wundgrund des Empfängers zu erreichen.

So ist es verständlich, wenn versucht wird, anstelle der biologisch aktiven Fremdhaut eine Interimsbedeckung der Wunden mit immunbiologisch inaktivem synthetischem Material vorzunehmen. Ein in Amerika entwickeltes, nicht textiles, zweischichtig aufgebautes Verbandmaterial besteht aus elastisch-weichem Polyurethan an seiner Unterseite und an seiner Oberseite aus einer dünnen mikroporösen Polytetrafluoräthylenschicht. Dieser Verbandstoff ist luftdurchlässig, verhindert jedoch das Einwandern von Bakterien und den Durchtritt von Flüssigkeiten. Die thrombogene Adhäsion der Wundoberfläche mit dem Schaumstoff gewährleistet eine gute Haftung des Verbandes und bildet eine schützende Schranke gegen eine bakterielle Invasion und gegen den Plasmaverlust. Dieser Spezialverband wird zur Wundreinigung ebenso empfohlen wie zur primären Abdeckung ungereinigter Verbrennungswunden und zur Interimsbedeckung zuvor gereinigter Wundflächen bis zur endgültigen autologen Transplantation.

6.2.5.4 Spätfolgen

Wie bereits dargestellt, vermag eine ausgedehnte, tiefe Brandwunde der Haut mit Zerstörung aller epithelialen Gebilde nur per secundam intentionem abzuheilen. Die lange Dauer einer sekundär heilenden Wunde, begünstigt durch eine Keimbesiedlung sowie durch die Minderwertigkeit der neugebildeten Epidermis, führt gerade bei Verbrennungswunden nicht selten zu Narbenhypertrophien, gelegentlich auch zu Keloidbildungen und je nach Sitz der Verbrennung auch zu Narbenkontrakturen, welche nicht nur ein kosmetisches Problem darstellen, sondern auch funktionelle Störungen verursachen. Diese wiederum machen nicht selten plastische Spätkorrekturen mit langen Behandlungszeiten erforderlich.

Die Narbe ist das aus der Wundheilung hervorgehende Dauergewebe, welches sich an Stelle des zerstörten Gewebes bzw. der Wunde bildet. Das Narbengewebe besteht überwiegend aus fibrösen Elementen, enthält fast keine Nervenendigungen und ist anfangs stark vaskularisiert, wodurch junge Narben ein rötliches Aussehen erhalten. Die kollagenen Fasern der Narbe machen eine Reifung durch, welche nach Verzar (1965) erst nach 6 Jahren abgeschlossen ist und sich in der Veränderung des physikalischen Verhaltens des Kollagens bzw. der Narbe bemerkbar macht.

Struck (1976) konnte erstmals tierexperimentell nachweisen, daß in der Frühphase der Wundheilung die Elastizität zwar ansteigt, mit der Neubildung von kollagenen Fasern jedoch rückläufig wird und erst nach etwa 260 Tagen den Ausgangswert erreicht. Mindestens bis zu diesem Zeitpunkt ist die Narbe weniger elastisch als die normale Haut.

Anders als in der unverletzten Haut sind im Narbengewebe die kollagenen Fasern nicht netzartig angeordnet, sondern streng parallel im Verlauf der Langerschen

Hautspaltlinien ausgerichtet. Auch fehlt ihnen die für ausgereifte Fasern typische spiralige Anordnung, so daß auch die Längsbeanspruchung gegenüber Zugkräften eingeschränkt ist.

Narbenhypertrophie, Narbenkeloid. Bei tiefen Verbrennungen kommt es besonders häufig zu einer glattrandigen Erhebung der Narben über das normale Hautniveau, man spricht von einer Narbenhypertrophie. Ganz selten breitet sich das Narbengewebe mit pseudopodienartigen Fortsätzen in der umgebenden Haut aus. In diesem Fall liegt ein Narbenkeloid vor. In der Praxis ist eine präzise Trennung wegen der fließenden Übergänge nicht immer möglich, wenn auch für die Therapie eine exakte Abgrenzung von Bedeutung zu sein scheint. Die Genese der Narbenhypertrophie und des Keloids ist letztlich nicht geklärt, conditio sine qua non für die Entstehung eines Keloids ist der lokale Reiz durch Schädigung der tiefen Kutis (Klüken 1964).

Keloide treten bevorzugt im Kindes- und Jugendalter, bei Farbigen (Hogan 1971) und besonders an der oberen Körperhälfte auf. Tiefe Verbrennungen gehören zu den keloidogenen Faktoren! Nach Schreus (1959) führen mindestens 70% der Verbrennungswunden (bei Kleinkindern noch mehr) zu Keloiden, nach Schirren et al. (1963) bis zu 55%.

Die Therapie der Keloide bietet besondere Schwierigkeiten, weil die zahlreichen vorgeschlagenen Maßnahmen entweder nicht wirken oder sogar neue Keloidbildungen induzieren. Ein weiteres Problem liegt in der Tendenz der hypertrophen Narben zur spontanen Rückbildung innerhalb eines halben Jahres, so daß sich therapeutische Maßnahmen erübrigen. Andererseits ist der Behandlungserfolg bei den kaum abgrenzbaren echten Keloiden von einer möglichst frühzeitig einsetzenden Behandlung abhängig. Die derzeit besten Behandlungsaussichten liegen in einer kombiniert operativ-konservativen Therapie. Unmittelbar nach der operativen Keloidexision wird das entweder primär genähte oder plastisch gedeckte Wundgebiet einer Röntgentherapie mit der Elektronenschleuder oder einer entsprechenden Weichstrahlenbehandlung zugeführt.

Fischer u. Storck (1957) weisen darauf hin, daß innerhalb der ersten 6 Monate nach Einsetzen der Keloidentwicklung die Behandlungsergebnisse am besten sind und daß Narbenkeloide nach Verbrennungen unter der Röntgentherapie nur in 58,3% der Fälle gute Resultate aufwiesen.

Narbenkontraktur. Bei tiefen Verbrennungen, besonders über Gelenken und Sehnen, kommt es häufig zu narbigen Kontrakturen. Das frische Narbengewebe zeigt keine wesentliche Neubildung von elastischen Fasern, es ist dadurch wenig elastisch und hat eine starke Schrumpfungstendenz, was bei großflächigen Verbrennungsnarben auch zu Verziehungen der umgebenen Haut führt. Nach Hegemann (1964) beruht die fortschreitende Schrumpfung aller Narben auf der Eigenschaft der kollagenen Fasern, sich mit zunehmendem Alter zu verkürzen.

Kommt es zu Narbenkontrakturen über Gelenken, so resultieren daraus Bewegungseinschränkungen, welche ein hohes Ausmaß erreichen und zu erheblicher Funktionseinbuße führen können. Lob (1968) hält Kontrakturen für einen der häufigsten Behandlungsfehler, wenn nicht bei der offenen Behandlung die Stellung der Gliedmaßen genau überwacht und eine sachgemäße physikalische Therapie durchgeführt wird.

Die Behandlung der Narbenkontrakturen besteht entweder aus einer mechanischen Dehnung der Wunde oder aber aus der operativen Beseitigung des Narbenstrangs durch plastische Maßnahmen.

Besonders zur Vermeidung einer Kontraktur werden Übungsbewegungen empfohlen, welche durch Zug und Druck im Narbenbereich die Kollagenfaserkonstellation strukturell verändern, die kollagenen Fasern von ihrer kontraktilen in eine gestreckt parallele Form überführen sollen. Konstante mechanische Beanspruchungen der Narbe verbessern die Blutversorgung und beseitigen die Diskrepanz zwischen Kollagenneosynthese und Kollagenabbau um die neugebildeten Kapillaren (Larson et al. 1971).

Narbenkarzinome. Nach Bauer (1949) müssen zwei Entstehungsarten des Karzinoms nach einer Verbrennung unterschieden werden.

Gewöhnlich entwickeln sie sich nach einer langen Latenzzeit im Bereich der Brandnarbe aufgrund irritierender Begleitumstände wie Ulzerationen oder wiederholte Traumen. Rehn u. Koslowski (1960) nehmen als Ursache den ständigen Reiz zu neuer Epithelisation auf dem Boden einer Ulzeration und eine dauernde Fehlregeneration mit Erschöpfung der Indifferenzzone (Talg- und Schweißdrüsen, Haarbälge) an, die zum Karzinom führen. Lacassagne (1945) ermittelte eine Latenzzeit von 30 Jahren, Lawrence (1952) anhand von 93 Fällen eine durchschnittliche Zeit von 32 Jahren.

Für Narbenkarzinome mit kurzer Latenzzeit wird eine spezielle Verbrennung angenommen, bei der chemisch reizendes oder karzinogenes Material in die Wunde gelangt. Arndt (1933) fand in seinem Material von 100 Karzinomen nach Verbrennungen 18 Karzinome mit Latenzzeiten zwischen 3 Monaten und 2 Jahren.

6.3 Literatur

Ahnefeld FW (1955) Die örtliche Verbrennungsbehandlung mit Suprathricin-Gel. Med 13:460–462
Ahnefeld FW (1960) Die lokale Therapie der Gewebsnekrosen. Wehrmed Mitteil 11:169–173
Allgöwer M (1973) Allgemeine und spezielle Chirurgie, 2. Aufl. Springer, Berlin Heidelberg New York
Allgöwer M, Siegrist J (1957) Verbrennungen. Springer, Berlin Göttingen Heidelberg
Barnes BA (1957) Mortality of burns at the Massachusetts General Hospital 1939–1954. Ann Surg 145:210
Bauer KH (1949) Das Krebsproblem. Springer, Berlin Göttingen Heidelberg
Baxter CR (1970) Present concepts in the management of major electrical injury. Surg Clin North Am 50:1401–1418
Bennet, JE, Dingmann RO (1957) Evalution of burn depth by the use of radioactive isotopes. Plast Reconstr Surg 20:261
Berger A, Sponer D (1971) Markierungsmethoden bei Verbrennungen zweiten und dritten Grades. Aktuel Chir 5:285–288
Berkow SG (1924) A method of estimating the extensiveness of lesions (burns and scalds) based on surface area proportions. Arch Surg 8:138
Blocker TG (1951) Local and general treatment of acute extensive burns. The open air-régime. Lancet I:498–501
Böhler J, Streli R (1961) Differentialdiagnose drittgradiger Verbrennungen durch intravenöse Vitalfärbung. Langenbecks Arch Chir 297:504–514
Bohmert H (1973) Die Therapie schwerer Verbrennungen. MMW 115/10:395–399

Bromberg BE (1965) Pigskin heterografts. Minn Med 48:1605–1609
Bull JP, Fischer AJ (1954) Study of mortality in a burns unit: a revised estimate. Ann Surg 139:269
Bull JP, Squire JR (1949) A study of mortality in a burns unit. Ann Surg 130:160
Burke JF, Bondoc CC (1968) Combined burn therapy utilizing immediate skin allografts and 0,5% $AgNO_3$. Arch Surg 97:716–721
Burri C, Buchmann B, Mühlbauer R (1965) Vitalfärbungen bei Verbrennungen. Helv Chir Acta 32/6:616–624
Cope O, Langohr JL, Moore FD, Webster RC (1947) Expeditions care of full-thickness burn wounds by surgical excision and grafting. Ann Surg. 125:1
Copeland WE (1887) The treatment of burns. Med Rec 31:518
Davidson EC (1925) Tannic acid in the treatment of burns. Surg Gynecol Obstet 41:202
Dingwall JA (1943) A clinical test for differentiating second from third degree burns. Plast Reconstr Surg 118:427
Dobrovsky M, Malek P, Zastava Y, Zak F (1966) Tetracycline antibodies in the study of burns. Antibiotics. Butterworths, London
Dominguez O, Bains JW, Lynch JB, Lewis StR (1967) Treatment of burns with silver nitrate versus exposure method: Analysis of 200 patients. Plast Reconstr Surg 40/5:489–492
Engelhardt GH, Struck H (1974) Experimentelle Untersuchungen zur Behandlung von Brandwunden. Medizinischer Bericht 1974. Institut zur Erforschung elektrischer Unfälle bei der BG der Feinmechanik und Elektrotechnik, Köln.
Fischer E, Storck H (1957) Zur Röntgentherapie der Keloide. Schweiz Med Wochenschr 87/41:1281–1285
Foley FD (1969) The burn autopsy. Fatal complications of burns. Am J Clin Pathol 52:1–13
Fraser D, Lorimier A de, Clark AG, Hunt ThK (1969) Comparison of silver-nitrate with open or closed treatment of extensive burns from 1962 through 1967. Am J Surg 117/5:695–700
Gavallér L, Novák J (1968) Angaben zur Pathogenese und Therapie des Stromschlages und der elektrischen Verbrennung. Z Ärztl Fortbild (Jena) 62:693–700
Geldmacher J, Scranovitz P (1969) Die frühzeitige diagnostische Abgrenzung zweit- und drittgradiger Verbrennungen unter besonderer Berücksichtigung der verbrannten Hand. Med Welt 20/35:1918–1920
Georgiade N, Georgiade R (1978) Fifteen years experience utilizing betadine microbicides in the treatment of the burn patient. In: Reder H (ed) The proceedings of the world congress on antisepsis. HP Publishing, New York
Gorgaß B, Ahnefeld FW (1980) Der Rettungssanitäter – Ausbildung und Fortbildung unter Mitarbeit von T. Graf-Baumann mit einem Beitrag über rechtliche Aspekte von H. Roth. Springer, Berlin Heidelberg New York
Hájek S (1973) Ursachen des Verbrennungstodes aufgrund der Erfahrungen des Gerichtsmedizinischen Institutes der Karls-Universität Prag. Zentralbl Chir 98/9:318–319
Harrison AM, Gaisford JC (1972) Eine vergleichende Studie zweier antiseptischer Lokaltherapeutika bei der Behandlung von Verbrennungen. Vortrag: Symposium Abteilung für Chirurgie, Sektion für plastische, maxillofaciale und Mundchirurgie am Medizinischen Zentrum der Duke Universität, Durham, North Carolina, am 1. Okt. 1972, Mundipharma
Hartenbach W, Ahnefeld FW (1966) Verbrennungs-Fibel. Thieme, Stuttgart
Hartford ChE, Ziffren SE (1971) Electrical injury. J Trauma 11/4:331–336
Hegemann G (1955) Die Behandlung der Verbrennungskrankheit. Langenbecks Arch Chir 282:80–101
Hegemann G (1964) Wundheilung und Wundbehandlung. In: Heller H, Nissen R, Vossschulte K (Hrsg) Lehrbuch der Chirurgie, 4. Aufl. Thieme, Stuttgart
Hernández-Richter HJ, Struck H (1970) Die Wundheilung. Thieme, Stuttgart
Hogan VM (1971) Cutaneous scars and cosmetic surgery. Surg Clin North Am 51/2:491–499
Howerton EE, Kolmen SN (1972) The intestinal tract as a portal of entry of pseudomonas in burned rats. J Trauma 12/4:335–340
Jackson DM (1953) The diagnosis of the depth of burning. Br J Surg 40:588–596
Janzekovic Z (1970) A new concept in the early excision and immediate grafting of burns. J Trauma 10:1103–1108

Jelenko C, Wheeler ML, Anderson AP (1970) The effect of topical sulfamylon on water loss through burn eschar: a re-evaluation. J Trauma 10/12:1123–1131
Kay RM, Boswick JA Jr (1973) The management of electrical injuries of the extremities. Surg Clin North Am 53:1459–1465
Klüken N (1964) Klinik und Therapie der Keloide. DÄ 27:1539–1544
Köhnlein HE (1967) Grundlagen, Indikation und Technik der Hauttransplantationen Chirurg 38/6:259–263
Köhnlein HE, Dietrich F (1972) Experimente zur lokalen Verbrennungsbehandlung. Chir Plastica 1:207–215
Könn G, Brandt J (1974) Über die Todesursachen bei der Verbrennungskrankheit. Unfallheilkunde 77:530–537
Köpp FH (1961) Das enzymatische Débridement in der Chirurgie. Med Welt 13:660–662
Kohn J (1969) Laboratory and clinical investigations of sulfamylon acetate. In: Bertelli A, Donati L (eds) Pharmacological treatment in burns. Excerpta Medica, Amsterdam
Koslowski L (1970) Zur Pathophysiologie und Allgemeinbehandlung schwerer Verbrennungen – neuere Einsichten und Erfahrungen. Chirurg 41/9:385–390
Lacassagne A (1945) Les cancers product par les rayonnements corpusculaires. Actualités scient fiques et industrielles, Paris, p 981
Larson DI, Abston S, Evans EB, Dobrovsky M, Linares HA (1971) Techniques for decreasing scar formation and contractures in the burned patient. J Trauma 11/10:807–822
Law EJ, MacMillan BG (1972) Erfahrungen mit lokal angewandter Betadine (Betaisodona) Salbe bei 70 Verbrennungskranken. Vortrag: Symposium Abteilung für Chirurgie, Sektion für plastische, maxillofaciale und Mundchirurgie am Medizinischen Zentrum der Duke Universität, Durham, North Carolina, am 1. Okt. 1972, Mundipharma
Lawrence EA (1952) Carcinoma arising in the scars of thermal burns, with special reference to the influence of the age at burn on the length of the induction period. Surg Gynecol Obstet 95:579
Lechner G, Millesi H (1967) Fermentreaktion zur Bestimmung der Tiefe des Gewebsschadens bei Verbrennungen. Aktuel Chir 2:221
Lemperle G, Köhnlein HE, Kannen W v (1971) Die Kaltwasserbehandlung frischer Verbrennungen. Langenbecks Arch Chir 329:898–899
Lindberg RB, Moncrief JA, Mason AD (1968) Control of experimental and clinical burn wound sepsis by topical application of sulfamylon compounds. In: Fox ChL (ed) Early treatment of severe burns. Academy, New York
Lob A (1968) Handbuch der Unfallbegutachtung, Bd 2. Enke, Stuttgart
Lowbury EJL (1971) Alternative methods of preventin infection of burns. The use of silver sulphadiazine, trimethoprim and isolators. In: Matter P, Barclay TL, Konieckova Z (eds) Research in burns. Huber, Bern Stuttgart Vienna
Luger A (1970) Erstversorgung und Lokaltherapie der Verbrennungen. Wien Klin Wochenschr 82/10:169–177
Lund CC, Browder NC (1944) Estimation of areas of burns. Surg Gynecol Obstet 79:352
Monafo WW (1967) The treatment of burns with compresses. Wet with 0,5 per cent silver nitrate solution. Surg Clin North Am 47/5:1029–1037
Moncrief JA (1969) Topical therapie of the burn-wound: Present status. Clin Pharmacol Ther 10/4:439–448
Moyer CA (1953) An assessement of the therapie of burns; a clinical study. Ann Surg 137:628
Moyer CA (1955) The treatment of burns. Surgery 38:806
Müller FE (1966) Grenzen der Behandlungsmöglichkeit und Mortalität schwerer Verbrennungen. Hefte Unfallheilkd 87:121–124
Muir IFK, Barclay TL (1962) Burns and their treatment. Lloyd-Luke, London
Nagelschmidt M, Struck H (1978) Einfluß von exogenem Kollagen auf den Stoffwechsel von Brandwunden bei Ratten. Chirurg 49:448–451
Nance FC, Lewis V, Bornside GH (1970) Absolute barrier isolation and antibiotics in the treatment of experimental burn wound sepsis. J Surg Res 10/1:33–39
Olivari N (1975) Die selektive Frühexision bei Verbrennung und ihre Bedeutung für die Vorbeugung von Verbrennungskomplikationen. Plastische Wiederherstellungs-Chirurgie. Schattauer, Stuttgart New York

Ollstein RN, Symonds FC, Crikelair GF, Pelle L (1971) Alternate case study of topical sulfamylon and silver sulfadiazine in burns. Plast Reconstr Surg 48/4:311–317
Patey DH, Scarff RW (1944) Diagnosis of depth of skin destruction in burns and its bearing on treatment. Br J Surg 32:32
Polk HC, Monafa WW, Moyer CA (1969) Human burn surrival. Arch Surg 98/3:262–265
Rehn J, Koslowski L (1960) Praktikum der Verbrennungskrankheit. Enke, Stuttgart
Richards DW Jr (1944) Circulation in traumatic shocks in man. Bull NY Acad Med 20:363
Richter H (1969) Vitalfärbung bei Verbrennungen und Verletzungen. Fortschr Med 87/9:398–399
Saur K, Schlosser D, Schweiberer L (1976) Pathophysiologie und Therapie der Verbrennungen. Dtsch Ärztebl 73/16:1081–1088
Schaefer H, Hieronymi G, König K, Steinhausen M, Blömer A, Günther M, Weiss F (1961) Über die Chromoproteidausscheidung der Niere, insbesondere nach Starkstromunfall, und die Alkalitherapie. Z Ges Exp Med 135:83–166
Scharizer E (1966) Methodik und Indikationen der Vitalfärbung mit Disulphinblau. Aktuel Chir 1/2:83–90
Schirren CG, Schröder H, Mokros J (1963) Vermag die Verabreichung von Histaminase die Keloidbildung nach Verbrennungen zu verhindern? Med Klin 58/3:98–103
Schneider B, Schnells G, Trentz O, Tscherne H (1976) Feldstudie über den therapeutischen Wert von Trasylol beim traumatischen Schock. Chirurg 47/4:185
Scholz R (1951) Beiträge zur Therapie der Verbrennungen im Kindesalter. Wien Med Wochenschr 101:242
Schreus HTh (1959) Keloidfreie Abheilung von Verbrennungswunden unter Histaminasebehandlung (Torantil). Berufsdermatosen 7:332–334
Sorsby A (1939) Vital staining of the retina. Br J Ophthalmol 23:20
Struck H (1976) Die Wunde und ihre Behandlung. Morphologische und Biochemische Grundlagen der Wundheilung. Unfallheilkunde 79:449–456
Sundell B (1971) Principles of skin grafting in burns. Ann Chir Gynaecol 60:5–8
Symonds FC, Ollstein RN, Crikelair GF, Traver J (1970) Topical mafenide in burns. NY State J Med 70/12:1639–1642
Tanner JC, Vandeput J, Olley JE (1964) The mesh skin graft. Plast Reconstr Surg 34:287
Tempest MN (1961) Intravenöse Farbstoffinjektion zur klinischen Beurteilung der Lebensfähigkeit von Geweben. Chir Praxis 5:265
Verzar F (1965) Experimentelle Gerontologie. Enke, Stuttgart
Wallace AB (1951) The exposure treatment of burns. Lancet I:501
Weidenfeld St, Zumbuch L (1905) Weitere Beiträge zur Pathologie und Therapie schwerer Verbrennungen. Arch Dermatol 76:163
White MG, Asch MJ (1971) Acid-base effects of topical mafenide acetate in the burned patient. N Engl J Med 284:1281–1286
Wilson CE, Kimball KF, Swenson SA (1955) The exposure method of burn treatment. Arch Surg 71:424–430
Winkley JH, Weibel L, Davies WD, Johnston M (1968) Topical treatment of burns. Surg Clin North Am 48/6:1365–1373
Zawacki BE, Divincenti FC, Moncrief JA (1969) The effect of tropical sulfamylon on the insensible weight loss of burned patients. Ann Surg 169/2:249–252
Zellner PR (1970) Die verbrannte Hand. Chirurg 41/9:403–406
Zellner PR (1971) Örtliche Behandlung frischer Verbrennungen. Langenbecks Arch Chir 329:889–898
Zellner PR, Metzger E (1977) Verbrennungsbehandlung. Fortschr Med 95:985–990
Zimmermann WE, Gabler H (1973) Befunde zur proteolytischen Wundreinigung. Vortrag: Symposium Bindegewebsforschung und klinische Aspekte. Köln
Zinck KH (1940) Pathologische Anatomie der Verbrennung zugleich ein Beitrag zur Frage der Blutgewebsschranke und zur Morphologie der Eiweißzerfallsvergiftungen. Veröff. Konstit.- u. Wehrpath. Heft 46
Zinck KH (1940) Pathologische Anatomie der Verbrennung. Fischer, Jena

7 Die Unfallpersönlichkeit

7.1 Die Forschungslage

Es kann keinem Zweifel mehr unterliegen, daß vielen Unfällen ein „human factor", eine vom Verletzten selbst hervorgebrachte Komponente der Verursachung, zugrunde liegt. In dem multifaktoriellen Bündel der Unfallursachen kann der Mensch selbst, der den Unfall erleidet, nicht außer Betracht bleiben. Er ist in der Tat zugleich Objekt und Subjekt im Unfallprozeß. Es wäre seltsam, wenn nicht dieser Tatsache eine allgemeine Gesetzmäßigkeit zugrunde läge, die sich wie folgt formulieren läßt: Ein Unfall ist in seiner Entstehung immer auch vom Verletzten abhängig. Diese Abhängigkeit von der psychophysischen Grundstruktur des Verletzten läßt es als wahrscheinlich erscheinen, daß die Phase, die zum Unfall führt, und die Phase, die ihm folgt, von gleichen seelischen Faktoren geprägt ist: der Unfall ist in Verursachung und Folge eine psychosomatische Einheit, ein einheitlicher „Prozeß" (Hirschfeld u. Behan 1963, 1966; Weinstein 1968).

Es ist jedoch bemerkenswert, daß als Forschungsobjekt der Psychosomatik des Unfalls hauptsächlich der Verkehrsunfall dient: mit ihm beschäftigen sich rund 90% aller Forschungsvorhaben. Es scheint also, als ob der „human factor" des Arbeitsunfalls tabuisiert wäre. Man wird jedoch annehmen dürfen, daß ein sachliches Argument überwiegt: beim Verkehrsunfall treten technische Unfallbedingungen fast völlig hinter den persönlichen zurück, so daß der „human factor" hier ziemlich isoliert erfaßbar ist.

Was erstaunen machen könnte ist ferner die Tatsache, daß ein Ereignis wie der Unfall, dem so viel Leid entspringt, nicht schon längst nach den für die Krankheit akzeptierten Methoden der Psychosomatik untersucht worden ist, obgleich in Deutschland Thomae schon 1963 auf diese Probleme hingewiesen hatte.

Unsere umfangreiche Dokumentation konnte aber nur mit einer Auswahl von besonders wichtig erscheinenden neuen Arbeiten berücksichtigt werden. Folgende Bücher und Übersichtsreferate mögen bei der Ermittlung weiterer Literatur dienlich sein: Bennett et al. 1963; Cattell 1957; Craig 1966; Frogatt u. Smiley 1964; Haddon et al. 1964; Heim 1971; Heiss u. Beckmann 1968; Margolis u. Kroes 1975; McFarland u. Moseley 1954; McGuire 1976; Meister 1971; Röbke et al. 1973; Rühl 1979; Shaw u. Sichel 1971; Smillie u. Ayoub 1976; Thomae 1963; Ulich 1961; Viney 1971; Waszkewitz 1976).

7.2 Die wichtigsten methodischen Ansätze

Die Methoden, mit denen ein „human factor" des Unfalls festgestellt und evtl. sogar quantifiziert werden könnte, sind kompliziert und, da sie sich meist auf epidemiologisch-statistische Verfahren stützen, nicht unproblematisch. Selbst wenn zwischen Eigenschaften von Mensch und Unfall eine Korrelation besteht, besagt diese noch nichts bezüglich einer kausalen Abhängigkeit. Diese kann erst erschlossen werden, wenn es gelingt, Modelle einer solchen Abhängigkeit zu entwerfen.

Die Methoden, einen „human factor" nachzuweisen, basieren zunächst darauf, den Unfall vom Begriff des zufälligen Unglücks zu lösen. Der Unfall ist in Grenzen vorhersehbar und vermeidbar. Er ist kein reiner „Zufall". Diese Anti-Zufalls-Hypothese führte zur ersten, methodisch sauberen Analyse des Problems. Greenwood u. Yule (1920) haben sie als erste bearbeitet und festgestellt, daß die Verteilung der Unfälle insbesondere bei Personen, die mehrere Unfälle erlitten haben, nicht einer rein zufälligen Verteilung gehorcht. Es muß vielmehr angenommen werden, daß entweder bestimmte Individuen von vornherein (schon vor dem Unfall) anfälliger gegen Unfälle sind als der Durchschnitt der Bevölkerung, oder daß ein einmal verunglücktes Individuum gegen einen zweiten Unfall anfälliger wird. Greenwood hat 1950 diese These erneut behandelt (Literatur: Frogatt u. Smiley 1964; Smiley 1955; Smillie u. Ayoúb 1976; Ulich 1961) (*Statistische Methoden*).

Diese statistischen Analysen sind indirekte Beweise einer Korrelation von Unfall und Persönlichkeitsstruktur. Direktere, also phänomenologisch einsichtigere Methoden sind folgende: Es wird untersucht, ob es eine Korrelation zwischen persönlichen Charakteristika und dem Auftreten eines Unfalls gibt, wenn man Gruppen von Personen mit und ohne Unfall hinsichtlich solcher Charakteristika vergleicht. Es handelt sich hier also um Gruppenvergleiche von Personen, die Unfälle erlitten, und solchen, die keine Unfälle erlitten haben, so wie das in der in Abschn. 4.2.5 beschriebenen epidemiologischen Studie erfolgte (*Epidemiologische Methoden*).

Vergleiche von Unfallgruppen mit unfallfreien Gruppen beginnen häufig mit Fallstudien, welche eine epidemiologische Aufarbeitung wegen ihrer kleinen Zahl nicht zulassen, dennoch ein Problem eindringlich vor Augen stellen, wie z.B. die erschütternden Familiengeschichten von 4 Kindern mit schweren Verbrennungen (Seligmann et al. 1972). Ein anderes Vorstadium der Epidemiologie sind Feststellungen über Unfallhäufigkeiten in *globalen* Kollektiven, z.B. Unterschiede zwischen den Geschlechtern, den Lebensaltern oder dem Familienstatus. Erst die individuellen Daten von Verletzten und ihren Eigenschaften geben aber exakte Anhaltspunkte für kausale Beziehungen.

Bei der Korrelation von Personen mit Unfällen und ihren Charakteristika kann man von Trägern bestimmter Eigenschaften ausgehen und deren Unfallhäufigkeit mit Personengruppen vergleichen, welche diese Eigenschaften nicht besitzen. Man hat das z.B. durch den Vergleich psychisch auffälliger und normaler Personen getan (Abbott 1978; Kastrup et al. 1978), oder die Unfallhäufigkeit bei Personen mit bestimmten Krankheiten oder Defekten gemessen (Atherley 1977; D'Allones 1965; Hagger u. Dax 1977; Koranyi 1977; Smart u. Schmidt 1962). Die weitaus größte Zahl der Studien geht von einem Kollektiv von Personen aus, welche Unfälle erlitten haben, wobei 4 Klassenbedingungen möglich sind: Jeden Unfall mit unfallfreien Personen, oder Mehrfachunfäller („repeater") mit Einmalunfällern oder Unfallfreien zu vergleichen. Thoma (1963), der deutsche Pionier dieser Forschungen, verglich Unfallverursacher und Unfallopfer miteinander. Wenige Arbeiten ermittelten retrospektiv Persönlichkeit und Lebensumstände der Getöteten. Sehr breit ist das Spektrum der Eigenschaften, auf die hin man Unfäller und unfallfreie Personen verglich. Es lassen sich mit etwas Willkür drei Gruppen solcher Eigenschaften unterscheiden: die Lebensschicksale vor dem Unfall; die seelischen und körperlichen Besonderheiten der in Unfälle verwickelten Personen und ihr Verhalten in bestimmten Testsituationen. Die Ergebnisse von Studien mit verschiedenem methodischem Ansatz sind nur eingeschränkt vergleichbar.

7.3 Die Frage der konstanten „Unfallpersönlichkeit" („accident proneness")

Die für die Unfallverhütung wohl wichtigste Frage ist, ob der „human factor" eine für eine bestimmte Person konstante Größe ist. Die Antwort darauf ist ersichtlicherweise von der Methode abhängig, mit welcher der „human factor" ermittelt wird.

Alle Feststellungen derart, daß personenbezogene und konstante Verhaltensweisen oder testbare Eigenschaften mit dem Unfall an sich oder seiner Häufigkeit bei einer Person korrelieren, besagen dies, daß eine fixe „Unfallpersönlichkeit" vorliegt, wenn die getesteten und korrelierenden Eigenschaften selbst unveränderliche Bestandteile der Persönlichkeit sind. Natürlich ist die „Unfallpersönlichkeit" nur dann definiert, wenn diese fixen Eigenschaften den Unfall auch wirklich mit verursachen und nicht nur auf andere unfallträchtige Ursachen mittelbar einwirkten.

Die statistischen Methoden haben durchwegs ergeben, daß die „human factors" der Verletzten passagerer Natur waren (Frogatt u. Smiley 1964). Aber diese statistischen Analysen behandeln nur die Verteilung von Unfallhäufigkeiten, ohne persönliche Faktoren zu berücksichtigen. Dagegen sind, wie gleich gezeigt wird, persönliche Eigenschaften unfallkorreliert, die teils offenbar vorübergehend, teils aber konstante und dauernde persönliche Eigenschaften sind. Die statistische Analyse widerspricht der Annahme vorübergehender Unfallfaktoren nicht, läßt vielmehr die Hypothese zu, daß es neben passageren auch konstante persönliche Unfallfaktoren gibt, insbesondere wenn man annimmt, daß letztere die ersteren verstärken, was offenbar der Fall ist.

7.4 Globale Daten

Eigenschaften, welche eine erhöhte Unfallneigung bedingen, können sehr „globale" Charakteristika sein, d. h. Eigenschaften, in denen sich viele Menschen gleichen, wie Alter, Geschlecht oder der Familienstand. Es ist allgemein bekannt, daß Frauen weniger Unfälle verursachen als Männer. Bei ihnen fällt charakterstischerweise auch die Altersabhängigkeit der Unfallhäufigkeit fort (Paul 1975). Die Unfallfreiheit der Frau ist vermutlich im wesentlichen durch ihr – hormonal bedingtes – niedriges Aggressionsniveau bestimmt, da, wie sich unten zeigen wird, Aggressivität und Unfall eng korreliert sind. Doch hat die Frau offenbar auch ein weniger fehlerhaftes Verhalten, z. B. im Verkehr, was an Simulatoren geprüft wurde (Hagen 1975), und zeigt auch sonst die Charakteristika männlicher Unfäller nicht (Shaffer et al. 1977).

Die Jugend als Unfallfaktor ist ebenfalls ein bekanntes Phänomen, mindestens beim Autofahren. Daß Jugendliche auch in Betriebsunfällen anfälliger gegen Unfall sind, hat Abt (1979) gezeigt, ohne freilich die Unfallgefährdung in Zahlen angeben zu können. Sicher ist nicht nur die mangelnde Erfahrung unfallträchtig; vielmehr fanden sich in vielen Tests gerade solche Eigenschaften als zum Unfall korreliert, welche für junge Menschen besonders typisch sind. Kommt dann noch der Alkohol hinzu, z. B. bei Herabsetzung der Altersgrenze für den Ausschank von Alkohol, so ist die Unfallgefahr drastisch erhöht (Zylman 1974). Die Globaldaten bestätigen insofern die individuelle epidemiologische Unfallursachenforschung.

7.5 Ergebnisse der epidemiologischen Methode

Aus den epidemiologischen Untersuchungen geht hervor, daß es eine Vielzahl von „human factors" gibt, deren Wirkung nachweisbar und modellmäßig interpretierbar ist. Der Unfall ist also nicht nur auf der technischen Seite und der Seite der Umwelt, sondern auch seitens der menschlichen Unfallfaktoren *multifaktoriell* bedingt.

Der eindrucksvollste Faktor ist ohne Frage das, was Rahe in der Krankheitsentstehung die „recent life experience" nennt: emotional stark beeindruckende Lebensereignisse korrelieren streng nicht nur mit der Entstehung von Krankheit, sondern auch mit der Unfallentstehung und der individuellen Unfallhäufigkeit (Heiss 1968; Selzer u. Vinokur 1974, 1975; Whitlock et al. 1977; Wiedemann 1958; Williams et al. 1974). Besonders Familienprobleme scheinen bedeutsam (Hagger u. Dax 1977; McArthur u. Haakonson 1977). Unfall und Krankheit zeigen also den gleichen Ursachenkomplex (Lit. bei Schaefer u. Blohmke 1977). Diese Beobachtungen sind mit sog. retrospektiven epidemiologischen Methoden gewonnen worden: man forscht nach der Vergangenheit im Leben derer, die einen Unfall erlitten haben, und vergleicht die Ergebnisse mit denen einer Gruppe unfallfreier Personen. Doch auch die Ergebnisse der prospektiven Studie über den Elektrounfall zeitigten analoge Resultate (Abschn. 4.2.5.3).

Die zweite Gruppe von Korrelationen deutet auf den Zusammenhang von geistigen Prozessen und Unfällen, z. B. bei psychiatrischen Patienten. Hohe Prozentzahlen von Verletzten hatten schon vor dem Unfall seelische Störungen (Abbott 1978; Holding u. Barraclough 1977), insbesondere bei Verbrennungen, so daß MacArthur u. Moore (1975) vom „burn-prone patient" sprachen. Umgekehrt finden sich in der Gruppe der 25–54jährigen Unfallpersonen gehäuft psychiatrische Fälle (Kastrup et al. 1978; Koranyi 1977).

Die dritte Gruppe von Korrelationen betrifft Verhaltensweisen von Personen, die einen Unfall erlitten. Hier gibt es eine so große Datenmenge, daß nur wenige neuere Arbeiten zitiert werden. Eine Zusammenfassung existiert leider nicht. Die unfallträchtigen Eigenschaften sind äußerst manigfaltig. Im Vordergrund steht die Eigenschaftsgruppe Sorglosigkeit, Draufgängertum, Aggressivität, Ruhelosigkeit, Egozentrik, Labilität (einige wichtige Arbeiten hierzu: Heiss 1968; Heim 1971; Hussey 1974; Kince 1967; Pilz 1974; Röbke et al. 1973; Rühl 1979; Shaffer et al. 1974; Viney 1971). Diese Eigenschaften sind als unfallfördernd selbstverständlich. Im Gegensatz zu diesem Persönlichkeitsprofil wird aber auch das des Ängstlichen, Furchtsamen als unfallträchtig beschrieben (Rodstein 1974; McGuire 1976; Marcus 1968). Hingegen zeigt sich keine Beziehung zum Neurotizismus (Craske 1968), und ein allgemeines Vorurteil, daß „Nervöse", Behinderte und Psychopathen unfallanfälliger seien als die Durchschnittsbevölkerung, ist offenbar falsch: an 1600 Probanden stellte D'Allonnes (1965) fest, daß deren Unfallhäufigkeit unter dem Durchschnitt liegt. Interessant sind in diesem Zusammenhang noch zwei Daten, daß Menschen, die gefahrvolle Berufe anstreben, mehr Unfälle machen (Kunce u. Reeder 1974), und daß eine strenge Erziehung (Kretschmann 1977), oder eine unglückliche Kindheit (McGuire 1976) zu Unfällen disponieren. Die hohe Bedeutung insbesondere der frühkindlichen Erlebnisse für die Erziehung unfallfreier Persönlichkeiten wird dadurch unterstrichen (Schaefer 1977).

Frühkindliche Deprivation bedingt gerade die hohe Aggressivität, Disziplinlosigkeit und allgemeine Devianz, die sich stark mit der Unfallhäufigkeit korreliert zeigt (Manheimer u. Mellinger 1967; Reinhart 1977). Wichtig scheint auch, daß Raucher mehr Unfälle aufweisen als Nichtraucher (Schori u. Jones 1977), eine Tatsache, die aber nur im Simulationsversuch gefunden wurde.

Ein wesentliches Kapitel der Human-factor-Forschung ist die Abhängigkeit der Unfallneigung von sozialen Variablen. Mehrfach-Unfäller stammen z. B. doppelt so häufig aus einem ungünstigen sozialen Milieu wie Erstunfäller (Ecker-Eckhofen 1978). Diese Tatsache überrascht nicht, wenn wir das Fazit aus allen Daten bedenken: der Persönlichkeitstyp mit minimaler Unfallneigung ist der zuverlässige (Faverge 1970), eben nicht der nachlässige Mensch (Strmiska 1978), also ein Mensch mit ausgeglichenem Gefühlsleben. Diese stabile, unfallfreie Persönlichkeit bildet sich nur in einer sozial geordneten Gemeinschaft.

7.6 Testmethoden der Unfallneigung

Wenn ein „human factor" einen so offensichtlichen Einfluß auf die Unfallentstehung hat, sollte man diese Unfallneigung vorhersehen und testen können. Es hat sich eine beträchtliche Zahl von Untersuchungen dieser Testbarkeit angenommen. Die umfangreiche Literatur kann hier aber nicht aufgearbeitet werden.

Wenn auch Haekkinen (1976) meint, man könnte durch Tests fast die Hälfte der Unfälle im Verkehr verhüten, so möchten wir dennoch glauben, daß der Skeptiker (Oswald 1977) recht hat, der eine Testbarkeit des „human factor" mit psychodiagnostischen Verfahren noch für fraglich hält. Am ehesten wäre die Rahe-Methode der Testung von Lebenskrisen geeignet (Rahe 1968), doch dürfte sie sich, da sie die Intimsphäre des Menschen stark berührt, kaum weithin anwenden lassen. Der stärkste Faktor in der Vorhersage von Unfällen war nach Harano et al. (1975) die Unzufriedenheit, die auch ein starker psychosozialer Faktor für den Infarkt ist (Schaefer u. Blohmke 1977).

7.7 Unfall und Gesamtsituation des Verletzten

Man darf das bislang Berichtete wohl in einen größeren Rahmen wie folgt stellen: Der Unfall ist keinesfalls ein Ereignis, das als „Schicksal" von der Umwelt allein bestimmt wird. Er steht vielmehr mit der Gesamtpersönlichkeit und ihrer Gesamtsituation in einer engen Beziehung. Diese Beziehung drückt sich zunächst in der Korrelation von Unfall, Lebenssituation und seelischer Belastung aus, besonders deutlich beim Kind, das sich auch hier wieder als das unkomplizierte, die Verhältnisse besonders klar widerspiegelnde Subjekt erweist. Der Zusammenhang von Unfallneigung und Krankheit überrascht nicht, wenn man bedenkt, in welchem Ausmaß Krankheit mit Streß und psychosomatischen Faktoren gekoppelt ist. Die Koppelung von Krankenstand (bzw. Absentismus) und Unfallhäufigkeit (Atherley 1977; Castle 1956; Cohen et al. 1975; Verhaegen et al. 1976) ist aber vielgestaltiger, als man zunächst glaubt. Es kann eine gemeinsame Störquelle beides, Unfall und Krankheit, begünstigen, z. B. Lärm (Cohen et al. 1975), ebenso auch der Persönlichkeitstyp oder die Lebenssituation, der Streß, die schwere seelische Belastung. Es kann aber der Wunsch sein, sich durch einen Unfall von einer unerträglich gewordenen Situation zu lösen (Gass 1970; Hill u. Trist 1953). Doch sollte man vor moralischen Betrachtungsweisen warnen. Wer einen Unfall vorsätzlich begünstigt, wird in einer extremen seelischen Situation sein. Am deutlichsten zeigt sich das in der Vermutung, daß Unfälle, insbesondere Verkehrsunfälle, viel häufiger Selbstmord sind, als man das bislang annahm (zur Literatur: Balkanyi 1978; Guggenheim u. Weisman 1974, Rodstein 1974; Jacobson et al. 1976; Schmidt et al. 1977; Tabachnik et al. 1973).

Alle diese Tatsachen sprechen dafür, daß die Unfallneigung („accident proneness") oft an Umstände gebunden ist, die nur vorübergehend bestehen können, da sie einer „Lebenskrise" entstammen. Solche Umstände werden freilich von persönlichen Eigenschaften begünstigt, die als konstante Eigenschaften testbar sind. Der Unfall wird dann im extremen Fall tatsächlich ein Indikator der sozialen „Disorganisation", wie es Abbott (1978) ausdrückte, oder ein Fall „sozialer Pathologie" (Suchman 1970). In der Tat legt nicht nur die soziale Umwelt das Sicherheitsverhalten fest, sondern sie bestimmt auch die emotionale Situation des Menschen. Die soziale Umwelt als universaler Schädigungsfaktor, d. h. Ursache von Krankheit und Unfall, doch ebensowohl auch von Kriminalität, tritt klar hervor.

Von dieser Sachlage her ist dann auch verständlich, daß der Zustand eines Verletzten *vor* und *nach* dem Unfall viele gemeinsame Determinanten aufweist. Auch die Unfallneurose oder, wie Fischer-Homberger (1975) es nennt, die „traumatische Neurose" ist nur in einem umfassenden Zusammenhang von Unfallursache, Persönlichkeit, Lebenssituation und Unfallfolge verständlich.

In diesem Zusammenhang ist von psychoanalytischer Seite die Behauptung aufgestellt worden, im Unfall spiele der von Freud postulierte „Todestrieb" eine bedeutsame Rolle. Wenngleich diese Argumentation manche Bedenken auslöst, so wird man doch mit Tabachnik (1976) annehmen können, daß es viele seelische Merkmale gibt, auf welche eine höhere Gefährdung einerseits, eine höhere Neigung, sich einer „passiv-abhängigen Existenz" zu entziehen (Tabachnik (1976), andererseits zurückführbar sind. Die Hypothese von Menninger (1936), es gebe „absichtliche Unfälle als Ausdruck von Selbstzerstörungstendenzen", im Sinne des Todestriebes von Freud, sollte mit einiger Skepsis betrachtet werden, klärt aber Grenzsituationen, in denen der Unfall, insbesondere der Verkehrsunfall, als Mittel des Selbstmords so gut wie sicher nachgewiesen ist (s. o.).

Der „Mensch mit erhöhter Unfallwahrscheinlichkeit" (Heiss 1968) ist also ein Mensch mit passageren Belastungen, die offenbar durch konstante Eigenschaften aktiviert und damit besonders unfallträchtig werden. Dies ist eine Tatsache, die zu verschleiern wenig sinnvoll wäre. Man hat dennoch davor gewarnt, den „human factor" als Unfall allzu stark zu betonen, da man damit der Sorglosigkeit in der technischen Unfallverhütung Vorschub leiste (Crawford 1971; Wigglesworth 1978). Natürlich darf nicht solche Alibifunktion Platz greifen, ebensowenig wie die „accident proneness" als moralisches Verdikt des Verletzten zu brauchen ist, in dem Sinne, daß er an seinem Unfall „selber schuld" ist.

Diese völlig fehlgehende moralische Interpretation eines „human factor" kann nur dort entstehen, wo man an einer heilen Welt der bewußten und verantworteten Verhaltenssteuerung festhält.

Auch unsere „Persönlichkeit" haben aber nicht wir selbst gemacht; sie ist vielmehr aus dem Prozeß komplizierter Wechselwirkungen von Erbanlagen und Umwelteinflüssen entstanden.

Wenn überhaupt moralische Gesichtspunkte einfließen können, so höchstens in der Feststellung, daß wir alle, die wir die Gesellschaft bilden, diese „human factors" bei Individuen haben entstehen lassen.

Ihr Vorhandensein aber hat für die Unfallforschung und vor allem die Unfallverhütung erhebliche Konsequenzen. Wenn es auch noch nicht gelingt, die Unfallneigung zu testen oder vorherzusagen, so deuten sich doch die Wege schon an, wie der Unfallverhütung durch Vermeidung bestimmter Unfallbedingungen auf der Seite menschlicher Belastungen und Konflikte beizukommen ist. Jede Auslösung von starken Emotionen ist ein Unfallfaktor. Wir erkennen aber auch, daß der technischen Unfallverhütung, die gegen den „human factor" hilflos ist, Grenzen gesetzt sind, die uns die Schwierigkeiten verständlich machen, welche uns derzeit in der technischen Verbesserung der Unfallverhütung begegnen. Der Unfall ist eben kein Zufall und kein „Unglück", dem wir ausweglos ausgeliefert sind. Er ist vielmehr ein Bestandteil unseres Lebens und von dessen Begleitumständen und unserer persönlichen Reaktionsweise auf diese Umstände abhängig.

Konsequenzen hat die vorstehende Analyse erst recht für die *Rehabilitation* nach einem Unfall, die um so erfolgreicher verläuft, je besser es gelingt, die den Unfall mitbestimmenden persönlichen Faktoren, sofern sie vorhanden sind, durch gesellschaftliche, familiäre oder freundschaftliche Hilfe zu glätten. Der konfliktbeladene Verletzte leidet unter den Folgen des Unfalls erst recht und ist also doppelt hilfsbedürftig (Raskin 1976).

7.8 Literatur

Abbott A (1978) Accident and its correlates in a psychiatric hospital. Acta Psychiatr Scand 57:36–48
Atherley G (1977) Accidents and failing to cope disease. Occup Health Saf 29:115–117
Balkanyi A (1978) Unfall oder Selbstmord? Hefte Unfallheilkd 30:163–167
Bennett E, Degan I, Spiegel J (eds) (1963) Human factor in technology. McGraw-Hill, New York
Castle PFC (1956) Accidents, absence and withdrawal from the work situation. Hum Relations 9:223–233
Cattell RB (1957) Personality and motivation structure and measurement. Harcourt, Brace Jovanovich, and World, New York
Cohen A, Smith M, Kroes W, Johnson B (1975) Mental, emotional factors contribute to job safety. Occup Health Saf 44:32–37
Craig EA (1966) Situational stress and safety. Personal Journal 45:269–272
Craske S (1968) A study of the relation between personality and accident history. Br J Med Psychol 41:339–404
Crawford WA (1971) Accident proneness: An unaffordable philosophy. Med J Aust 905–909
D'Allonnes R (1965) Rôle des dèficiences psychophysiologiques sur les accidents. Arch Mal Prof Hyg Toxicol Ind 27:723–724
Ecker-Eckhofen R (1978) Analyse der Unfalldisposition aus der Sicht des Psychologen im Rehabilitationszentrum. Hefte Unfallheilkd 130:289–292
Faverge JM (1970) L'homme agent d'infiabilité et de fiabilité du processus industriel. Ergonomics 13/3:301–327
Fischer-Homberger E (1975) Die traumatische Neurose. Huber, Bern Stuttgart Wien
Frogatt P, Smiley JA (1964) The concept of accident proneness. A review. Br J Ind Med 21/1:1
Gass GZ (1970) Hardcore personality and industrial illnesses and accidents. Br J Ind Med 39:174–178

Greenwood M (1950) Accident proneness. Biometrics 37:24

Greenwood M, Yule GU (1920) An inquiry into the nature of frequency distributions representative of multiple happenings. R Statist Soc 83:255–279

Guggenheim FG, Weismann A (1974) Suicide in the subway: psychodynamic aspects. Life threatening behav. 4:43–53

Haddon W Jr, Suchman EA, Klein DA (1964) Accident research: method and approches. Harper & Row, New York

Haekkinen S (1976) Traffic accidents and psychomotor test performance. A follow-up study. Med Probl Pharmacopsychiatry 11:51–56

Hagen RE (1975) Six differences in driving performance. Hum Factors 17:165–171

Hagger R, Dax E (1977) The driving records of multiproblem families. Soc Sci Med 11/2:121–127

Harano RM, Peck RC, McBride RS (1975) The prediction of accident liability through biographical data and psychometric tests. J Saf Res 7/1:16–52

Heim H (1971) Individuelle Risikobereitschaft und Unfallneigung, Bericht F 53. Bundesinstitut für Arbeitsschutz, Koblenz

Heiss HW (1968) Die Bedeutung allgemeiner Persönlichkeitsmerkmale und situativer Konflikte als Unfallfaktoren bei Verkehrs- und Arbeitsunfällen. Hefte Unfallheilkd 94:111–113

Heiss HW, Beckenmann D (1968) Unfall und Persönlichkeitsmerkmale. Zentralbl Verkehrsmed 14:11–21

Hill IMM, Trist EL (1953) A consideration of industrial accidents as a means of withdrawal from the work situation. Hum Relations 6:357–380

Hirschfeld AH, Behan RC (1963) The accident process. I. Etiological considerations of industrial injuries. JAMA 186:193–199

Hirschfeld AH, Behan RC (1966) The accident process. III. Disability: Acceptable and Unacceptable. JAMA 197:85–89

Holding TA, Barraclough BM (1977) Psychiatric morbidity in a sample of accidents. Br J Psychiatry 130:244–252

Husband P (1975) The child with repeated injuries. A family problem. J R Coll Gen Pract 25:419–423

Hussey HH (1974) Fatally injured drivers. JAMA 228:343–344

Jacobson S, Bagley C, Rehin A (1976) Clinical and social variables which differentiate suicide, open and accident verdicts. Psychol Med 6/3:417–421

Kastrup M, Dupont A, Bille M, Lund H (1978) Traffic accidents involving psychiatric patients: Characteristics of accidents involving drivers who have been admitted to danish psychiatric departments. Acta Psychiatr Scand 58/1:30–39

Kince JT (1967) Kreational interests and accident proneness. J Appl Psychol 51:223

Koranyi EK (1977) Fatalities in 2070 psychiatric outpatients. Arch Gen Psychiatry 34:1137–1142

Kretschmann R (1977) Physische, soziale und psychische Ursachen für Arbeitsunfälle landwirtschaftlicher Betriebsleiter. Berufsgenossenschaft 1:14–16

Kunce JT, Reeder CW (1974) SVIB scores and accident proneness. Measurement & Evaluation in Guidance 7/2:118–121

MacArthur JD, Moore FD (1975) Epidemiology of burns. The burne-prone patient. JAMA 231/3:259–263

Manheimer DZ, Mellinger CD (1967) Personality characteristics of the child accident repeater. Child Dev 38:491–513

Marcus H (1968) The accident repeater: A comparative psychiatric study. Ind Med Surg 37:768–773

Margolis BL, Kroes WH (1975) The human side of accident prevention: Psychological concepts and principles which bear on industrial safety. Thomas, Springfield

McArthur WJ, Haakonson NH (1977) Joint Committee on aviation pathology: II. Epidemiology of military air display accidents. Aviat Space Environ Med 48:911–915

McFarland RA, Moseley AL (1954) Human factors in transportation safety. Harvard School of Dublin, Health, Boston

McGuire FL (1976) Personality factors in highway accidents. Hum Factors 18:433–441

Meister D (1971) Human factors: Theory and practice. Wiley, New York

Menninger KA (1936) Purposive accidents as an expression of self-destructive tendencies. Int J Psychoanal 18:6
Oswald WD (1977) Die Verhütung von Verkehrsunfällen als psychodiagnostisches Problem. Psychol Prax 21/4:166–173
Paul HA (1975) Accident proneness of the elderly employee. Z Gerontol 8/4:266–276
Pilz G (1974) Unfallverhütung aus der Sicht des Psychologen. Ther Umsch 31:213–217
Rahe RH (1968) Life change measurements as a predictor of illness. Proc Soc Med 61:44
Raskin HA (1976) Care providers helb or hinder recovery. Occup Health Saf 45:36
Rehhahn H (1977) Der blaue „Unfall-Montag". Gewerkschaftler 25/11:16
Reinhart JB (1977) Syndromes of deficits in parenting: abuse, neglect, and accidents. Pediatr Ann 6:628–635
Rodstein M (1974) Accident proneness. JAMA 229/11:1495
Röbke R, Schulte B, Thimm K (1973) Verhaltensvariabilität des Menschen als Unfallursache. Forschungsbericht Nr. 113. Bundesanstalt für Arbeitsschutz und Unfallforschung, Dortmund
Rühl G (1979) Unfall-Affinitäten. Forschungsbericht der Bundesanstalt für Arbeitsschutz und Unfallforschung, Dortmund
Schaefer H (1977) Kind-Familie-Gesellschaft. Sitzungsbericht Heidelberger Akad. Wiss. Math.-Naturw. Kl. Springer, Berlin Heidelberg New York
Schaefer H, Blohmke M (1977) Herzkrank durch psychosozialen Streß. Hüthig, Heidelberg
Schmidt CW, Schaffer JW, Zlotomitz HI, Fisher RS (1977) Suicide by vehicular crash. Am J Psychiatry 134:175–178
Schori TR, Jones BW (1977) The effect of smoking on risk-taking in a simulated passing task. Hum Factors 19:37–45
Seligmann R, Carroll S, MacMillan BG (1972) Emotional responses of burned children in a pediatric intensive care unit. Psychiatry Med 3:59–65
Selzer ML, Vinokur A (1974) Life events, subjektive stress, and traffic accidents. Am J Psychiatry 131/8:903–906
Selzer ML, Vinokur A (1975) Role of life events in accident causation. Ment Health Soc 2/1 u. 2:36–54
Shaffer JW, Towns W, Schmidt CW, Fisher RS, Zlotowitz HI (1974) Social adjustment profiles of fatally injured drivers. A replication and extension. Arch Gen Psychiatry 30:508–511
Shaffer JW, Schmidt CW Jr, Zlotowitz HI, Fisher RS (1977) Social adjustment profiles of female drivers involved in fatal and nonfatal accidents. Am J Psychiatry 134:801–804
Shaw L, Sichel HS (1971) Accident Proneness: Research in the occurence, causation, and prevention of road accidents. Pergamon Press, Oxford
Smart RG, Schmidt WS (1962) Psychosomatic disorders and traffic accidents. J Psychosom Res 6:191–197
Smiley JA (1955) A clinical study of a group of accident-prone workers. Br J Ind Med 12:263–278
Smillie RJ, Ayoub MA (1976) Accident causation theories: a simulation approach. J Occup Accidents 1:47–68
Strmiska J (1978) Subjektive Faktoren und moderne Technik beim Unfallgeschehen. Hefte Unfallheilkd 13:294–295
Suchman EA (1970) Accidents and social deviance. J Health Soc Behav 11:4–15
Surry J (1971) Industrial accident research: a human engineering appraisal. Labour Safety Council, Ontario, Department of Labour, Toronto Ontario
Tabachnik N (1976) Death trend and adaptation: a psychoanalytic theory of accident. J Acad Psychoanal 4:49
Tabachnik N, Litman RE (1973) Accident or suicide. Thomas, Springfield
Thomae H (1963) Arbeitsunfall und seelische Belastung. Karger, Basel New York
Ulich E (1961) Unfallursachenforschung. In: Mayer, Herwig (Hrsg) Handbuch der Psychologie Bd 9. Göttingen
Verhaegen P, Vanhalst B, Derijcke H, van Hoecke M (1976) The value of some psychological theories on industrial accidents. J Occup Accidents 1:39–45
Viney L (1971) Accident proneness: some psychological research. Med J Aust 916–918

Waszkewitz B (1976) Das Unfällerproblem. Zentralbl Arbeitsmed Arbeitsschutz Prophyl 26/4:73
Weinstein MR (1968) The illness process. Psychosocial hazards of disability programs. JAMA 204:209
Whitlock FA, Stoll JR, Rekdahl RJ (1977) Crisis, life events and accidents. Aust NZ J Psychiatr 11/2:127–132
Wiedemann A (1958) Die Auswirkung seelischer Konflikte auf das Arbeitsleben, dargestellt am Problem psychisch bedingter Unfälle. Psychol Prax 2:55–77; 111–122
Wigglesworth EC (1978) The fault doctrine and injury control. J Trauma 18/12:789–794
Williams CL, Henderson AS, Mills JM (1974) An epidemiologic study of serious traffic offenders. Soc Psychiatry 9/3:99–109
Zylman R (1974) Fatal crashes among Michigan youth following reduction of legal drinking age. Q J Stud Alcohol 35/1-A:283–286

8 Fragen der Unfallbegutachtung

Ein Buch über den Elektrounfall sollte Angaben über diejenigen Fragen enthalten, welche den Elektrounfall zu einem besonders schwierigen Gegenstand der Begutachtung machen. Dieses Kapitel kann also weder auf Fragen der Begutachtung i. allg. noch auf die mit einem Unfall einhergehenden Probleme von Folgeschäden eingehen, deren Entstehung nicht für die elektrische Einwirkung typisch sind. Verbrennungsschäden werden aus diesem Grunde hier nicht abgehandelt. Es zeigt sich jedoch, daß einige juristische Probleme gerade für den Elektrounfall hohe Bedeutung haben.

8.1 Das Anliegen der Begutachtung

Der Gutachter ist in der Regel der Helfer anderer Instanzen bei der Wahrheitsfindung. Solche Instanzen sind in der Mehrzahl der Fälle die Berufsgenossenschaften und die Sozialgerichte, doch treten strittige Fragen, welche ein sachverständiges Urteilsvermögen zur Lösung voraussetzen, überall auf, wo Unfallfolgen auf rechtliche Konsequenzen – z. B. Entschädigungen, gerichtsmedizinische Feststellungen wie bei der Differenzierung von Unfall, Selbstmord und Mord – oder andere Feststellungen rechtsverbindlichen Charakters hin zu untersuchen sind. Der Arzt hat in allen Fällen durch seinen Sachverstand eine meist entscheidende Hilfe zu leisten, ist aber niemals mit der Entscheidung selbst belastet. Der Jurist, der i. allg. die hoheitlichen Funktionen wahrnimmt, mit denen die Rechtsfolgen des Unfalls entschieden werden, hat aber selber keine Sachkenntnis, die ihn zu einer Entscheidung befähigen würde. Die Rechtsprechung der Obergerichte hat ebenso wie die juristische Fachliteratur daher den Juristen verpflichtet, das sachverständige Gutachten des Arztes bei seiner Entscheidung sorgfältig zu berücksichtigen (Bischoff 1969; Ehmcke 1969; Fischer et al. 1959; Meyer-Ladewig 1977). Speziell im Rahmen der Sozialgerichtsbarkeit hat also der Arzt bei der Urteilsfindung maßgeblich mitzuwirken. Das „Urteil" fällt aber immer das Gericht nach freiem Ermessen. Dabei ist es eine der besonderen und schwierigen Aufgaben des Richters, bei widersprüchlichen Ansichten verschiedener Gutachter zu entscheiden, welchem Gutachter er im Urteil folgt, d. h. wen er als den „glaubwürdigsten" erachtet. Der Arzt sollte sich also bei der Erstellung seines Gutachtens darüber klar sein, daß die Argumentation seines Gutachtens teils auf Sachkenntnis, teils auf logischer Präzision beruhen muß, und daß diese beiden Grundlagen des Gutachtens deutlich zu machen sind.

In der Regel hat das ärztliche Gutachten beim Elektrounfall zwei Fragen zu klären:
1) die Frage, ob der als Unfallfolge angesehene Zustand mit der „Einwirkung" des elektrischen Stroms direkt oder indirekt zusammenhängt („Zusammenhangsfrage");

2) die Frage, wie der jeweilige Zustand medizinisch und versicherungsrechtlich zu beurteilen ist, z. B. welche Minderung der Erwerbsfähigkeit (MdE) er bedingt. Es ist dabei der *„Erfolg"* des Unfallereignisses durch Feststellung des dabei entstandenen *„Körperschadens"* festzustellen. Zu „Körperschäden" im juristischen Sinn gehören auch Störungen geistiger Funktionen und geistige Defekte.

8.2 Zufall, Ursache, Wahrscheinlichkeit, Kausalität

In der Unfallbegutachtung treten regelmäßig Verhältnisse auf, die den Gutachter zwingen, bestimmte Begriffe auf Tatsachen anzuwenden. Was ein Unfall ist, wurde schon in Abschn. 4.1.1 behandelt. Jedes Ereignis, also auch der Unfall, ist durch Ursachen hervorgerufen, die, wie noch zu zeigen sein wird, in der Regel in Form mehrerer Teilursachen zusammenwirken. Der Begriff der Ursache gründet sich auf den übergeordneten philosophischen Begriff der *Kausalität*. Dessen Problematik ist hier nicht zu behandeln (vgl. Frank 1932). Doch läßt sich in unserem thematischen Zusammenhang sagen, daß jede Zustandsänderung einer Erklärung bedarf, die auf dem Prinzip der Verursachung beruht. Es wird also angenommen, daß es einen strikten Zusammenhang von Tatsachen derart gibt, daß jede Ursache eine Wirkung (Folge) hat, die sich aus der Ursache eindeutig bestimmen läßt. Das Problem der Kausalität in der Unfallversicherung (UV) ist dadurch kompliziert, daß es diesen eindeutigen Zusammenhang zwischen einer Ursache und einer Wirkung selten gibt. Vielmehr sind fast alle Zustandsänderungen bei der Person eines *„Verletzten"* (d.h. eines Menschen, der einen Unfall erlitten hat) so multifaktoriell bedingt, daß wir auch hier von „multifaktorieller Genese" sprechen müssen. Wie bei den Risikofaktoren der Krankheiten besteht ein kompliziertes System von Wirkungsflüssen, bei dem Faktoren andere Faktoren erst erzeugen, die dann ihrerseits erst zum Unfall führen. (Beispiel: eine schadhafte Welle macht Erschütterungen, die ein Kabel beschädigen, das dann zum Körperschluß bei einer elektrischen Gebrauchsmaschine führt.) Wir sollten also wie bei den Risikofaktoren von einer Hierarchie der Unfallfaktoren (Unfallbedingungen) sprechen (Schaefer 1976) (Abb. 8.1). Sie sind mit den *„Umständen"* identisch, welche nach der Rechtssprache den Unfall herbeiführen.

Beim Urteil über die effektiven Wirkungsströme, die sich in einer solchen Hierarchie der Unfallfaktoren symbolisieren lassen, können zwei Grenzfälle auftreten. Es kann der Wirkungsfluß von einem genau beschreibbaren Ereignis ausgehen und geradlinig zum Unfallereignis führen. Dann ist die Kausalitätsfrage klar, die fragliche Ereignisfolge ist der *„adäquate"* Ursachenstrom, der zum Unfall führt. Es kann aber die Wirkung zahlloser in Folgeereignissen voneinander abhängiger und gleichzeitig gemeinsam wirkender Ursachen total undurchsichtig und daher undeterminierbar sein. Wir sprechen dann von der *„Zufälligkeit"* eines Ereignisses, von dem wir natürlich theoretisch postulieren, daß es Ursachen hat, die nur nicht erkennbar und also auch nicht vorhersehbar sind. Der Sprachgebrauch subsumiert solche Zufälligkeiten unter dem Begriff *Unglück*. Ein Unglück muß nicht immer ohne erkennbare Ursache sein. Es genügt, wenn die Ursache unvorhersehbar war und jedenfalls Anlaß und Folge disproportioniert sind.

Die Unübersichtlichkeit aller Wirkungsflüsse bei biologischen Prozessen bedingt, daß weder alle Faktoren der Entstehung eines Ereignisses noch alle Folgen derselben genau bekannt sind. Dadurch verbleibt das Urteil im Ungewissen. Ein Zusammenhang zwischen einem herausgegriffenen Faktor der Ereignisursachen und einer der Folgen des Unfallereignisses (z. B. in Abb. 8.1: zwischen *21* und *abca* ist daher nie sicher begründbar. Kommt es also darauf an nachzuweisen, daß diese eine Teilursache maßgebend für die Zuständsänderung, die Unfallfolge, sein soll, so kann dieser Zusammenhang dann nur als *möglich* oder wahrscheinlich gelten, wenn die Rolle der anderen Wirkungsflüsse – d. h. konkurrierender Ursachen, Begleitumstände, Nebenwirkungen etc. – überschaubar ist. Unter „Möglichkeit" eines Zusammenhangs verstehen wir die Tatsache, daß ein Wirkungsfluß von Teilursache zu Folge mindestens nicht ausgeschlossen werden kann. Wahrscheinlich wird der Zusammenhang erst, wenn alle anderen Wirkungsflüsse, die an die Stelle des behaupteten Wirkungsflusses treten können, sich als weniger wahrscheinlich erweisen lassen. Diese Art von Wahrscheinlichkeit ist eine Art „ausschließender Wahrscheinlichkeit". Sie liegt den meisten derzeitigen medizinischen und juristischen Feststellungen von „Wahrscheinlichkeit" zugrunde.

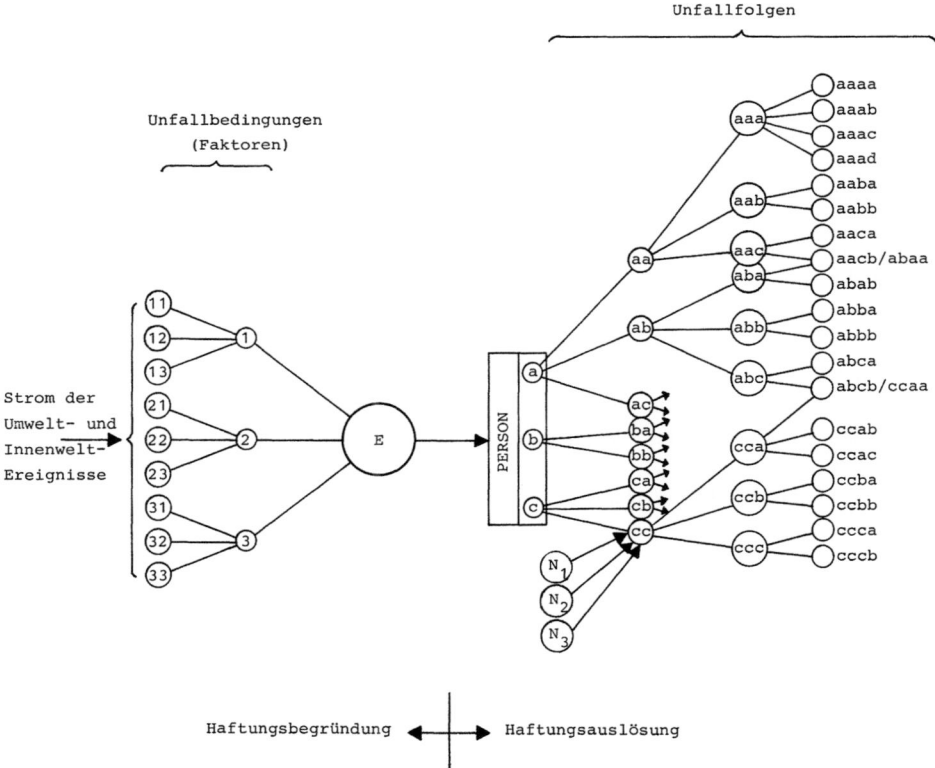

Abb. 8.1. Schema des Kausalzusammenhangs bei Unfallbedingungen (*links*) und Unfallfolgen (*rechts*). Das Ereignis (Unfallereignis) *E* wird durch mehrere Ursachen (*1–3*) bedingt, von denen jede noch eine Vorursache hat (*11–13, 21–23, 31–33*). Das Ereignis trifft die Person, die mit mehreren Reaktionsmöglichkeiten (*a–c*) antwortet. Jede Antwort hat mehrere sekundäre (*aa–cc*), tertiäre (*aaa–ccc*) oder quartäre Folgen (*aaaa–cccb*). Auf einige der personenbedingten Folgen wirken Umweltfaktoren (N_1–N_3) ein und modifizieren sie. Die Haftungsauslösung hängt davon ab, wie eng eine Bindung an das Ereignis *E* angekoppelt ist

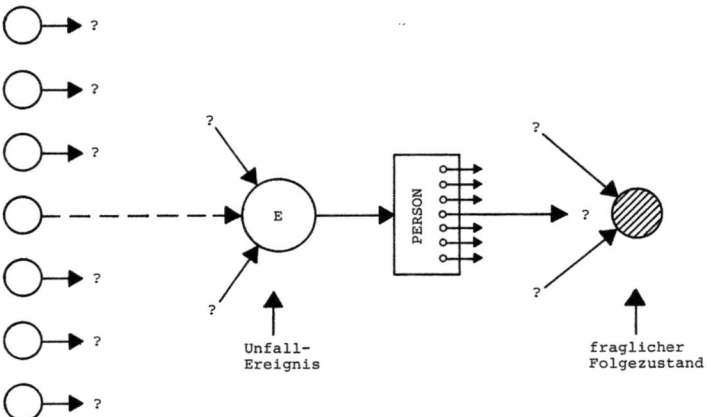

Abb. 8.2. Erklärung des Schemas eines „wahrscheinlichen" Zusammenhangs von Unfallereignis und Unfallfolge. Wenn für die Folge (*schraffiert*) praktisch nur eine der möglichen Teilursachen (*links*) nachweisbar wird, wird diese per exclusionem der anderen in den Zustand der Wahrscheinlichkeit gehoben (das Schema ist im übrigen wie Abb. 8.1 zu lesen)

Es darf aber nicht übersehen werden, daß es auch eine andere Art der Wahrscheinlichkeitsbetrachtung geben kann. Sie argumentiert so, daß es entweder für das Unfallereignis neben vielen möglichen Ursachen nur einen Faktor gibt, der überhaupt in Frage kommt, obgleich seine Wirkung nicht „gewiß" ist. Oder daß eine Zustandsänderung an Leib oder Geist eines Verletzten beobachtet wird, die einer Erklärung (noch) nicht zugänglich ist, für die es aber derzeit eine andere greifbare Erklärung gibt, als ein Wirkungsstrom, der sich zwar aus dem Unfallereignis herleitet, aber selbst auch nicht genau bekannt ist. Sofern der postulierte Wirkungsfluß *möglich* ist, erhält er durch Ausschluß aller anderen Möglichkeiten das Charakteristikum der Wahrscheinlichkeit (Abb. 8.2). Diese Überführung einer (juristisch gesprochen) äquivalenten Teilursache in eine adäquate (d.h. medizinisch wesentliche) Teilursache einer Unfallfolge ist offenbar vom Bundesgerichtshof anerkannt worden (Palandt 1977; Vorbem. § 249, 5 b, aa).

8.3 Die Zusammenhangsfrage seitens der Unfallursachen

Die Jurisprudenz unterscheidet bei der Prüfung des Kausalzusammenhangs zwischen einer haftungsbegründenden und einer haftungsausfüllenden Kausalität. Wir wollen im folgenden der Kürze wegen auch dann vereinfachend von Unfall und Unfallfolgen sprechen, wenn der Zusammenhang nur behauptet, aber (noch) nicht erwiesen ist. Die haftungsbegründende Kausalität ist dann darin gegeben, daß der Unfall mit der beruflichen Tätigkeit, einschließlich der Wege zum und vom Arbeitsplatz, zusammenhängt. Nur Ereignisse, auf welche dieser Zusammenhang zutrifft, können Unfälle im Sinne der UV sein. Für den Elektrounfall ist dieser Zusammenhang wohl immer klar entscheidbar, obwohl die Zahl der Elektrounfälle, die nichts mit der Berufstätigkeit zu tun haben (z.B. im Haushalt) sehr hoch ist. Die haftungsbegründende Kausalität leitet sich also beim Elektrounfall im wesentlichen aus der Behandlung der Frage 1) ab, die am Ende des Abschn. 8.1 gestellt wurde, wenn zusätzlich sichergestellt ist, daß die Einwirkung des Stroms im Bereich der beruflichen Tätigkeit erfolgt ist.

Die haftungsausfüllende Kausalität bezieht sich dann auf die Beantwortung der Frage 2), ob nämlich der zur „Entschädigung" anstehende Zustand ganz von der Stromeinwirkung verursacht wurde oder welcher Anteil dabei der Stromeinwirkung zur Erzeugung des Zustands zugeschrieben werden muß.

Wegen der grundsätzlichen Schwierigkeiten, die eine solche Beurteilung oft macht, soll nachstehend versucht werden, moderne ätiologische Gesichtspunkte einzuführen, welche den alten Kausalitätsbegriff, der auch von der Physik nicht mehr aufrechterhalten wird, durch den Begriff der multifaktoriellen Bedingung (Genese) ersetzen, wie das der naturphilosophischen Lehre des Konditionalismus entspricht (Verworn 1918).

Jedes Unfallereignis hat also mehrere Ursachen, von denen jede wiederum mehrfach verursacht ist. Ein Strom von Ereignissen führt letztlich zu dem Zusammentreffen jener letztinstanzlichen Unfallbedingungen („Umstände"), die das „Unfallereignis" unmittelbar auslösen. Es werden dabei äußere und innere Bedingungen unterschieden, d.h. ein „human factor" (Kap. 7) spielt bei jedem Unfall eine mehr oder weniger große Rolle. Doch ist die Beteiligung der äußeren Faktoren, hier also der Durchströmung, gutachtlich und für die Haftungsbegründung ausschlaggebend. Im Kranz dieser Unfallbedingungen ist die *Haftungsbegründung* zu suchen (s. Abb. 8.1).

Am Schema der Abb. 8.1 lassen sich die verschiedenen Betrachtungsweisen der Juristen, die im Strafrecht, im Zivilrecht und in der Unfallversicherung entwickelt worden sind, sehr gut verständlich machen. Sieht man im Sinne der Verursachung jede der links im Schema auftretenden Einflüsse als für die Auslösung der Ereignisse unentbehrlich an („nicht wegzudenkende Ursache"), so kann ihnen allen diese gemeinsame Eigenschaft der *Äquivalenz* hinsichtlich einer für das Ereignis vorliegenden Teilursache zuerkannt werden. Faktoren, die „wegdenkbar" sind, enthält also das Schema 1 auf der linken Seite nicht. Jede in diesem Sinn äquivalente Unfallursache ist also hinsichtlich des Unfalls „conditio sine qua non" *für diesen konkreten Einzelfall E.*

In der Regel bestimmen also mehrere Teilursachen den Eintritt des Unfallereignisses E gemeinsam („konkurrierende Kausalität"), wobei jede dieser Teilursachen Ursache im Sinne des Gesetzes sein kann. Insofern deckt sich der juristische Kausalitätsbegriff vollständig mit dem medizinischen der *multifaktoriellen Genese*. Im Kranz der Unfallbedingungen spielen nun zwei Gruppen von Faktoren, medizinisch ebenso wie juristisch, eine besondere Rolle. Die erste Gruppe betrifft alle Unfallbedingungen, die in der Persönlichkeitsstruktur des Verletzten begründet sind („human factor", s. auch Kap. 7).

Die zweite Gruppe besonderer Unfallbedingungen läßt sich damit kennzeichnen, daß es sich um Bedingungen handelt, die zwar bei einem konkreten Einzelfall „nicht wegzudenken" sind, die aber nur zufälligerweise und derart bei der Verursachung des Unfalls mitspielten, daß sie beliebig durch andere Ursachen, bei gleichem Effekt innerhalb der Verursachungskette, ersetzbar wären und zudem häufig, also mit hoher Wahrscheinlichkeit, auftreten. Ein extremes, klärendes Beispiel: Ein

Mann, der zu einem Zuge eilt, wird unterwegs aufgehalten, z. B. durch sein Taxi, bei dem eine technische Störung auftritt. Er erreicht einen späteren Zug, der verunglückt, wobei der Mann schwer verletzt wird. Die Verspätung durch das Taxi ist in der Verursachungsakte „nicht wegdenkbar", ist aber durch eine Fülle anderer Ursachen ersetzbar zu denken, da die Verspätung des Mannes durch zahllose andere Einwirkungen ebenso hätte zustandekommen können.

Die Jurisprudenz spricht dann, wenn eine Teilursache nicht beliebig austauschbar gedacht werden kann, von der *Adäquanz* dieser Teilursache. Die komplizierten juristischen Überlegungen zur Adäquanz sind hier nicht abzuhandeln (vgl. Deutsch 1976). Auch entspricht unsere Darstellung nicht der in der Rechtswissenschaft üblichen, beruht aber auf der gleichen Logik. So erlaubt z. B. die nichtadäquate Teilursache keine Voraussage des Unfalls, wegen der Unübersehbarkeit und Vertauschbarkeit (Engisch, zit. nach Deutsch 1976, S. 148). Sie bedeutet ferner, daß nur diejenige Unfallbedingung als adäquat – und damit als Rechsfolgen auslösend – betrachtet werden dürfe, „die im Verhältnis zu anderen einzelnen Bedingungen nach der Auffassung des praktischen Lebens wegen ihrer besonderen Beziehung zum Erfolg zu dessen Eintritt wesentlich mitgewirkt hat" (Lauterbach 1979). Wir übergehen hier die Überlegungen des Zivilrechts und betonen, daß der Begriff der „Wesentlichkeit" kein quantitativer, sondern ein qualitativer (bzw. nach Lauterbach 1979 ein Wert-)Begriff ist, der durch die Unvertauschbarkeit der Teilursache sachlich hinreichend definiert ist. Beim Elektrounfall ist das Adäquanzprinzip so definiert, daß ein Unfallereignis so beschaffen sein muß, daß die „Unfallfolge" nicht ebensowohl durch eine Anzahl anderer Auslöser hätte herbeigeführt sein können. Wäre z. B. ein Körperschaden durch einen Sturz von einem Mast oder Podest erfolgt, der Sturz selbst durch Schreck oder Krampf als Folge einer nicht selbst schon schädlichen Durchströmung ausgelöst worden, so bliebe die Überlegung anzustellen, ob der Sturz nicht ebensowohl und vielleicht gar mit höherer Wahrscheinlichkeit anders hätte ausgelöst werden können, z. B. durch eine schadhafte Leiter oder gar einen an sich belanglosen Fehltritt, oder einen Schwächeanfall, der durch ein altes Leiden bedingt war. Der Zusammenhang wäre abzulehnen, wenn unter einer Vielzahl häufig anzutreffender Bedingungen das gleiche Ereignis ebensowohl hätte ausgelöst werden können. Der elektrische Schlag wäre dann eine „belanglose" Unfallbedingung gewesen, selbst wenn er bei diesem konkreten Unfall „nicht wegzudenken" wäre. Es wäre durch andere (nicht vorhandene) Auslöser als ersetzbar zu denken. Er fragt sich dann natürlich, ob nicht dieses „Ersatzereignis" die Haftung ebensowohl begründen würde und wie groß die Wahrscheinlichkeit solcher Ersatzereignisse ist. Ein Sturz von der Leiter bei der Arbeit ist z. B. in jedem Fall ein Arbeitsunfall.

Hierzu ein Beispiel: Bei einer an sich ungefährlichen kurzen Durchströmung mit 110 V und vermutlich 30–40 mA entstand ein Muskelkrampf, der eine Subluxation (eine Vorstufe der Ausrenkung) eines Gelenks verursachte. Diese Subluxation war auch früher bei den verschiedensten Belastungen des Gelenks aufgetreten, ohne daß dabei spezifisch berufliche Tätigkeiten maßgebend gewesen wären. Hier wäre die Adäquanz zwischen Ereignis und Unfallfolge zu bedenken. Bei Differentialdiagnose Infarkt gegen Elektrounfall werden wir noch einmal auf dieses Problem eingehen.

8.4 Die Zusammenhangsfrage seitens der Unfallfolgen

Wie Abb. 8.1 zeigt, läßt sich für Unfallfolgen, die sich beim Verletzten entwickeln, eine doppelte Schematik von „Bedingungen" anführen: erstens beeinflußt das Unfallereignis nicht nur einen einzigen „Befund" an Leib oder Seele des Verletzten. Es wird vielmehr ein Bündel oft sehr unterschiedlicher Prozesse ausgelöst, von denen jedes eine Vielzahl möglicher Folgeerscheinungen aufweisen kann. Der Strom kann eine Verbrennung der Haut neben einer thermischen Schädigung des Herzens verursacht haben, wenn er genügend Energie im Körper freisetzte. Die Hautverbrennung kann auf die Niere oder auf das Blut, damit jedes andere Organ, einwirken, das Herz einen Myokardschaden entwickeln mit einer Fülle von Folgezuständen. Dieser Fächer der Unfallfolgen ist schwer übersehbar. Es entwickeln sich wesentliche (d.h. Leben, Leistung oder Befinden merklich beeinträchtigende) neben unwesentlichen Schäden. Andererseits ist jeder Befund, der den „Zustand" des Verletzten kennzeichnet, von vielen anderen Bedingungen abhängig, welche neben dem Unfallereignis als „konkurrierende Ursachen" oder besser als „konkurrierende Bedingungen" wirken. Nur für die Unfallfolge cc ist in Abb. 8.1 der Kranz N_1 bis N_3 solcher unfallunabhängiger Bedingungen eingezeichnet. Doch müßte für jede der Folgen aa bis cc ein solcher Kranz N_x aller Nebenbedingungen eingetragen werden. Auch kann ein bestimmter Befund (z.B. abcb/ccaa in Abb. 8.1) durch mehrere primäre Ursachen gemeinsam hervorgerufen sein, z.B. ein Herzmuskelschaden bei Hochspannung sowohl toxisch (durch Verbrennungstoxine) als auch direkt thermisch verursacht sein.

Auf alle diese Einwirkungsströme sind die beiden Prinzipien der Adäquanz und die Äquivalenz ebenso anwendbar wie auf die Verursachungsströme, die das Unfallereignis bedingten. Für die Entstehung der Unfallfolgen hat die Durchdenkung beider Begriffe vor allem für den Arzt eine noch größere Bedeutung als für die Entstehung des Unfallereignisses selbst. Wir wollen im Folgenden vom „Zustand" des Verletzten sprechen. Er wird durch alle Eigenschaften definiert, die erkennbar sind, unter denen aber die meßbaren Eigenschaften eine gutachtliche besondere Stellung einnehmen, da nur sie sich exakt definieren und vergleichen lassen. Der Zustand wird also u.a. von Unfallfolgen bedingt. Eine Äquivalenz aller Zustandsbedingungen würde besagen, daß keine dieser Bedingungen im konkreten Einzelfall „wegzudenken" ist, da ohne sie der Zustand eben nicht so, sondern anders aussähe. Da aber zahllose Zustandsvariationen für Leben, Leistung und Wohlbefinden äquivalent sind, ist die einzelne äquivalente Bedingung offenbar nur dann unfallrechtlich relevant, wenn sie, als nicht wegzudenkende Bedingung, eine keineswegs nur äquivalente, d.h. beliebige und damit rechtlich unerhebliche, Zustandsänderung bewirkt hätte, sondern eine wesentliche Änderung des Zustands, wodurch dieser sich folglich von anderen Zuständen qualitativ erheblich unterscheidet, d.h. eine Krankheit, ein Gebrechen, eine „Minderung" an biologischer oder geistiger Funktion von einiger Bedeutung beinhaltet. Für diese wesentliche Zustandsänderung wäre eine „nicht wegzudenkende" Bedingung dann *adäquat,* wenn sie nicht durch eine Anzahl anderer, häufig vorkommender Bedingungen ersetzbar gedacht werden kann.

Die Beurteilung eines Zustands bezüglich dessen, was an ihm eine rechtlich relevante Folge eines Unfalls sein könnte, setzt also zunächst voraus, daß ein mit dem Unfallereignis beginnender Wirkungsstrom den strittigen Zustand überhaupt in adäquater Weise herbeigeführt haben kann. Einfach wird diese Beurteilung des Zusammenhangs dann, wenn die angeschuldigte Ursache, nämlich das Unfallereignis, nicht einmal als äquivalente Ursache, also als eine unter vielen, in Betracht kommt. Der Zusammenhang ist dann sicher nicht gegeben.

Auch hierzu ein Beispiel: Ein Arbeiter erleidet eine zunächst folgenlose elektrische Einwirkung durch 220 V. Die Stromstärke läßt sich auf ca. 100 mA schätzen. Eine Einbuße der Leistungsfähigkeit lag nicht vor. Nach einem halben Jahr erkrankt der Betreffende an Vorhofflimmern mit absoluter Pulsarrhythmie. Die Frage des möglichen Zusammenhangs läßt sich dahin entscheiden, daß ein flüchtiges Vorhofflimmern als Folge dieser elektrischen Durchströmung je nach Stromflußdauer *möglich* gewesen wäre (Abschn. 5.4.1.3). Bei der vorliegenden kurzen Durchströmungszeit ist der Zusammenhang aber unwahrscheinlich: nicht einmal als äquivalente Ursache kommt die Durchströmung in Frage. Wäre Vorhofflimmern sofort nach dem Unfall festgestellt worden, jedoch hätten (was hier auch der Fall war) schon vor dem Unfall Rhythmusstörungen in Form von Sinusextrasystolen bestanden, so wäre der Unfall adäquate Ursache dieses *akuten* Flimmerzustands gewesen, da eine andere konkurrierende Ursache (z. B. eine Myokardfibrose) den Zeitpunkt des Flimmereintritts nicht hätte erklären können, der Unfall dagegen wohl. Solches Flimmern ist aber fast stets reversibel, wie die Literatur zeigt. Wäre es einmal irreversibel gewesen, so hätte man auf vermutlich zwei konkurrierende Ursachen schließen können: den Unfall als Auslöser und eine Flimmerneigung als Bedingung für das Andauern des Zustands. Dabei wäre es ungewiß, ob der Strom als Ursache von anderen Ursachen ebensogut hätte ersetzt werden können, ob also bei diesem konkreten Patienten Flimmern auch ohne Unfall und etwa um die gleiche Zeit aus irgendeiner anderen landläufigen Ursache hätte entstanden sein können. Hier hülfe nur die Vorgeschichte. Wären z. B. Flimmerperioden auch schon früher aufgetreten, so wäre der Strom nicht mehr adäquate, sondern nur noch äquivalente Ursache. Die „wesentliche" Mitursache wäre nicht mehr gegeben.

8.5 Eindeutigkeit und Wahrscheinlichkeit

Begriffe wie „wesentlich" und damit die Adäquatheit eines Ereignisses sind als qualitative Begriffe nicht eindeutig bestimmbar. Es tritt dabei der Gesichtspunkt auf, ob damit die Unfallfolge nach „Billigkeit" als solche anzuerkennen wäre, in dem Sinn, daß der Zusammenhang mit dem Unfallereignis mindestens nicht unmöglich sei. Solche „Billigkeitsentscheidungen" läßt das Unfallrecht nicht zu (BSG, Bd 6, S 70). Der Zusammenhang mit dem Unfall muß vielmehr „wahrscheinlich" gemacht werden können. Dieser Begriff der *Wahrscheinlichkeit* wird im Gesetz nicht verwandt und entspringt dem prozessualen Begriff der „objektiven Beweislast", wobei in der UV nicht nur mit „an Sicherheit grenzender Wahrscheinlichkeit", sondern schon mit „hinreichender Wahrscheinlichkeit" argumentiert werden kann (Meyer-Ladewig 1977). Der Begriff der Wahrscheinlichkeit hat im juristischen Denken eine grundsätzlich andere Bedeutung als in der Naturwissenschaft: er ist nicht quantitativ gemeint, sondern bedeutet das Überwiegen der Gründe für den als wahrscheinlich erachteten Tatbestand (Schaefer u. Blohmke 1978). Hierdurch trägt die Rechtsprechung den Unsicherheiten Rechnung, die jeder medizinischen Aussage anhaften und im Schema der Bedingungen der Abb. 8.1 ihren sinnfälligen Ausdruck finden. Die Möglichkeit eines Zusammenhangs reicht in der Regel zur rechtlichen Begründung eines Anspruchs nicht aus.

Wir haben schon (Abschn. 8.2) die Begriffe der Möglichkeit und Wahrscheinlichkeit gegeneinander abgegrenzt. In der Praxis der Begutachtung kommt es darauf an, zunächst die *Möglichkeiten* zu erörtern, die den zu erklärenden Körperschaden als Unfallfolge bedingt haben könnten, um dann unter den Möglichkeiten die wahrscheinlichste auszuwählen.

Es kommt bei der Feststellung dieser Wahrscheinlichkeit darauf an, die größere oder geringere Wahrscheinlichkeit anderer, unfallunabhängiger, aber konkurrierender Ursachen eines Körperschadens festzustellen. Dazu sind z. B. Angaben dienlich, wie sie in Abschn. 4.2.5.2 hinsichtlich des Vorkommens von EKG-Abweichungen in der Allgemeinbevölkerung gemacht wurden. Wenn z. B. Vorhofflimmern eine Häufigkeit („Prävalenz") von 0,1% in der Bevölkerung hat, so ist die Wahrscheinlichkeit, daß eine Person, die ca. 30 Jahre lang gegen ein solches Flimmern anfällig bleibt, in einem Jahr diesen Schaden erleidet, offenbar 1/30000. Es fragt sich, ob eine ähnliche Wahrscheinlichkeit für ein verspätet nach Elektrounfall auftretendes Vorhofflimmern errechnet werden kann. In der Arbeit von Bleifeld et al. (1972) fand sich z. B. unter 1126 Fällen von Stromeinwirkung zwar 8mal Vorhofflimmern, aber bei keinem Fall war das Flimmern noch nach 43 Tagen nachgewiesen. Macht also ein Verletzter ein halbes Jahr nach einem Unfall ein erstmals entstehendes Vorhofflimmern als Unfallfolge geltend, so ist die Wahrscheinlichkeit dieses Ereignisses nach der Erfahrung nahezu Null, die der „spontanen Entstehung" aber innerhalb eines halben Jahres immerhin 1/60000, also erheblich größer als Null.

Die Entscheidung über die Wahrscheinlichkeit hängt dann nur noch davon ab, ob der Zusammenhang wenigstens möglich wäre. Da aber ein Vorhofflimmern mit Latenz *nie* beobachtet wurde, sicher nicht unter 1126 Fällen, ist die *Möglichkeit* schwer begründbar und ergibt sich insbesondere auch nicht aus der Pathophysiologie, nach der Flimmern sofort oder gar nicht auftritt.

Bei neurologischen Körperschäden würden ähnliche Überlegungen möglich sein, wenn man die Zahl der Erkrankungsfälle in der Bevölkerung mit der Häufigkeit solcher Schäden bei Elektrounfällen vergleichen könnte. Fände sich z. B. eine Erkrankung 1mal unter 100000, aber 50mal in einem Gesamtkollektiv von ca. 40000 Unfällen pro Jahr, die über einen Zeitraum von 10 Jahren berichtet werden, so wäre die Unfallwahrscheinlichkeit pro Jahr mit 1/400000 nur wenig höher als die in der Gesamtbevölkerung zu erwartende Häufigkeit. Ein „Zusammenhang" ließe sich also nur durch andere Kriterien wahrscheinlich machen, wie sie in Abschn. 4.2 und 4.4 geschildert sind, insbesondere also durch den engen zeitlichen Zusammenhang, der dann erst einen hohen Unterschied zwischen der spontanen Erwartung und der beobachteten Häufigkeit sofort nach dem Unfall ergäbe.

8.6 Besondere Schwierigkeiten beim Elektrounfall

Der Elektrounfall ist immer ein akutes Ereignis, das sich einer chronischen Gesundheitsstörung, z. B. einer Arteriosklerose, überlagern kann. Hierbei ist zu bedenken, daß alle „dramatischen" Verläufe, z. B. ein Infarkt, ein Schlaganfall oder ein perforierendes Magengeschwür, sich hinsichtlich des Zeitpunktes ihres Eintritts nicht durch den Nachweis eines chronischen Prozesses erklären lassen. Auch ein Infarkt entsteht nicht einfach dadurch, daß der chronische Prozeß zu einem bestimmten Zeitpunkt die koronare Strombahn so stark verengert, daß die minimale lebenserhaltende Durchblutung des Herzens nicht mehr gewährleistet ist. In allen dramatischen Verläufen entwickeln sich vielmehr Rückkopplungsprozesse, welche dann u. U. rasch zum Tode oder zu endgültigen Defekten führen. Es wird für den Gutachter nicht immer einfach sein, akut einsetzende unfallunabhängige Defekte durch Rückkopplungen von dem akuten Störfaktor „elektrische Durchströmung" zu unterscheiden.

Einer der häufigsten Fehler der Begutachtung scheint uns hier zu liegen: der Gutachter nimmt einen chronischen Prozeß (z. B. eine Koronarsklerose) als Ursache des dramatischen Verlaufs (z. B. des Infarktes) an und argumentiert so, daß eine bestehende Koronarsklerose, die durch klinische Methoden oder (bei tödlichen Unfällen) durch Obduktion festgestellt wird, als Todesursache angenommen wird. Es wird in diesem Zusammenhang gerne vom „schicksalhaften" Verlauf gesprochen. Nun gibt es „schicksalhafte" Verläufe nur bei Erbkrankheiten. Bei anderen Erkrankungen mag man die „Zufälligkeit" eines Verlaufs, dessen ursächliche Faktoren nicht einsehbar sind, als „schicksalhaft" empfinden. Man sollte aber grundsätzlich zugeben, daß diese Annahme der „Schicksalhaftigkeit" mit der Tatsache identisch ist, daß die wissenschaftliche Analyse des Falls keine Ursache gefunden hat. Ein Infarkt ist niemals „schicksalhaft", sondern entwickelt sich aus einem chronischen Prozeß derart, daß sich einer eingeschränkten koronaren Durchblutung ein akuter Vorgang überlagert, der in der Regel durch das sympathische Nervensystem angestoßen wird. Der Sympathikus verursacht Gefäßkrämpfe, die inzwischen klinisch sicher belegt sind; er steigert den Herzstoffwechsel, so daß die verengte koronare Strombahn nunmehr „insuffizient" wird, steigert die Gerinnbarkeit des Blutes (Brinkhous 1972) und führt durch die Schere von Stoffwechselsteigerung und Mangeldurchblutung zu einer Gewebsacidose, durch welche die roten Blutkörperchen versteift werden (Schmid-Schönbein 1976). Dadurch können die Blutkörperchen die enge kapilläre Strombahn nicht mehr passieren, so daß sich die Acidose rückkoppelnd verstärkt. Die Angst und der Lysosomenzerfall sind wahrscheinlich weitere rückkoppelnd sich verstärkende Prozesse. Wird also bei einem akuten Herztod, der an sich auch durch einen Elektrounfall hätte herbeigeführt sein können, dennoch ein Infarkt diagnostiziert, so wäre es Aufgabe des Gutachters, die Gründe darzulegen, warum er die elektrische Einwirkung für unwahrscheinlicher hält. Er müßte also die Gründe angeben, die ihn berechtigen, den akuten Prozeß eines sich durch Rückkopplung verstärkenden Infarkts anzunehmen. Der Nachweis eines frischen Thrombus allein genügt hierzu nicht, da Thromben häufig und nachweisbar erst *nach* dem Infarkt entstehen (Erhardt et al 1973; Spain u. Bradess 1960) und der Tod durch elektrisch ausgelöstes Kammerflimmern die gleichen Störungsverhältnisse in den Kranzgefäßen des Herzens hervorrufen kann wie der Infarkt, so daß sich frische Thromben nach dem Eintritt des Kammerflimmerns bilden können. Ein jeder akuter Herztod, gleich ob durch Infarkt oder Kammerflimmern, führt zu den gleichen Erscheinungen am venösen Teil des Kreislaufs, d. h. zur Blutüberfüllung, welche die Folge des sofortigen Herzstillstands ist. Nur eine gewisse Überlebenszeit nach einem Herzinsult, und seien es auch nur Minuten mit erhaltenem Bewußtsein, spricht gegen Kammerflimmern, da beim Flimmern das Herz nach wenigen Extrasystolen in einen Zustand völliger Insuffizienz bei minimalem Arteriendruck übergeht, Bewußtlosigkeit also in wenigen Sekunden eingetreten sein muß.

Der Fehler, der hier bei der Begutachtung der Zusammenhangfrage gemacht werden kann, besteht also darin, den genauen Zeitpunkt des Todes nicht zu erklären und den Tod einem chronischen Prozeß zuzuschreiben, der diesen Todeszeitpunkt per definitionem nicht bestimmen kann.

Ein Beispiel: Ein Elektromonteur arbeitet an einem heißen Sommermorgen auf dem Dach eines Hauses, um eine Stromzuführung an die elektrische Hausleitung anzuschließen. Er wird sehr rasch bewußtlos, wie ein Zusacher von ferne beobachtete. Wenige Minuten später stellt man Herzstillstand fest. Der Obduzent diagnostiziert einen frischen Infarkt, da er neben alten Schwielen und einer Koronarsklerose einen thrombotischen Verschluß findet und die Venen prall mit Blut gefüllt sind. Der Monteur hatte 2 Phasen des Drehstroms angeschlossen; er starb unter Zurücklassung einer nicht angeklemmten, spannungführenden blanken Leitung. Er konnte also sehr wohl mit dieser Leitung in Kontakt gekommen sein. Der Eintritt eines Infarkts wurde angenommen, ohne daß auch nur der Versuch gemacht worden wäre, seinen Eintritt gerade zu diesem Zeitpunkt wahrscheinlich zu machen. Zahllose Menschen leben aber mit einer Sklerose der hier vorliegenden Art jahrzehntelang und oft völlig beschwerdefrei. Nur ein Elektrounfall erklärte den Zeitpunkt des Todes hier und jetzt. Ein „spontaner" Infarkt war mindestens unwahrscheinlich, da die Risikofaktoren des Infarkts zwar nachweisbar waren, aber der adäquate Wirkungsfluß, der von den chronischen Prozessen zu dem akuten dramatischen Verlauf führt, nicht aufzeigbar war.

In diesem Zusammenhang sei auf die Tatsache hingewiesen, daß nach den Erhebungen des Heidelberger Infarktzentrums (Nüssel 1980, persönliche Mitteilung) nur 1% aller Infarkte am Arbeitsort erfolgt, so daß hier die Epidemiologie einen Hinweis auf den wahrscheinlichen Zusammenhang liefert.

Es bedarf einer besonderen Erwähnung, ob eine Durchströmung einen Koronarkrampf und als dessen Folge einen Infarkt hervorrufen kann. Wie in Abschn. 5.4.8 dargelegt wurde, tritt ein „Koronarschaden", der funktionell faßbar ist, schon bei 0,5 Ws auf, d. h. er kann bei 220 V Berührungsspannung schon in einer Stromflußzeit von 3,4 s entstanden sein. Es sollte keinem Zweifel unterliegen, daß durch eine keineswegs das Leben bedrohende Koronarstenose der sich überlagernde Koronarkrampf als Folge der Durchströmung sekundäre, nicht thermische Schäden des Myokards auslösen kann, die zum Infarkt führen können. Wenn diese Annahme gemacht wird, muß freilich eine Durchströmung entsprechend langer Dauer sichergestellt sein. Selbst ein echter Infarkt kann also Folge einer Durchströmung sein.

Der Gutachter hat umgekehrt auch nachzuweisen, ob und warum ein Unfall in einen langsam progredienten Krankheitsprozeß eine akute Verschlimmerung hineintragen konnte, oder warum er die vermuteten Unfallfolgen (den „Körperschaden") oder gar den Tod verursacht hat. In jedem Fall sind also die Wirkungsströme, welche das Unfallereignis mit dem Körperschaden verbinden, nachzuweisen. Bei langdauernden Unfallfolgen wird dieser Nachweis dann schwierig sein, wenn thermische Wirkungen nicht anzunehmen sind. Ob solche Wirkungen vorliegen können, läßt sich nach den in Abschn. 1.3.4 wiedergegebenen Daten wohl immer leidlich exakt angeben. Schäden an inneren Organen scheiden dann aus, wenn nicht zugleich auch schwere Verbrennungen an den Extremitäten oder den Stromeintrittsstellen auf der Haut vorliegen, da die Stromdichte im Brust- und Bauchraum immer relativ klein ist. Thermische Schädigungen des Herzens als Dauerzustand nach einem Elektrounfall sind also nur bei schwersten Verbrennungen wahrscheinlich. Sonst aber dürfte das Alles-oder-Nichts-Gesetz Platz greifen: Der Strom tötet entweder durch Kammerflimmern oder er bleibt folgenlos. Nur Vorhofflimmern mag selten sofort nach dem Unfall auftreten, ist aber nach unseren derzeitigen Kenntnissen am normalen Herzen in Stunden oder spätestens Tagen reversibel (Abschn. 5.4.1.3).

Der Eintritt des Todes bedarf erst recht der Erklärung, d.h. Stromdauer und Stromstärke müssen so beschaffen sein, daß die Schwelle zur Auslösung des Kammerflimmerns erreicht wurde. Bekanntlich sind Kreislauf, Atmung und Nervensystem die „Eintrittspforten" des Todes. Dennoch wirkt nach heutiger Kenntnis der Strom, sofern er nicht durch thermische Energie wirkt, in der Regel nur auf das Herz tödlich. Ältere Annahmen, insbesondere von Jellinek (1903), über Atmungslähmungen sind vermutlich nicht zutreffend. Selbst wenn die Atemmuskeln verkrampft sind, tritt dadurch der Tod nicht ein. Weitere, sehr entfernte Möglichkeiten sind in Kap. 4 und 5 erörtert worden.

Daß die Auffindung eines Toten am Arbeitsplatz nicht schon die Vermutung eines Arbeitsunfalls rechtfertigt, hat das Bundessozialgericht eigens festgestellt (BSG 1964). Das gilt auch für den Elektrounfall. Selbst wenn die Tötung durch Stromzuführungen offenbar vorliegt, bedarf es der gründlichen Analyse des Unfallereignisses. Unter allen möglichen Todesursachen sind andere als der elektrische Strom als unwahrscheinlich auszuschließen. Es kommt dabei immer darauf an, den Eintrittsmechanismus des Todes wahrscheinlich zu machen, im Sinn der obigen Darlegungen von Rückkopplungskreisen. Nur der Herztod durch elektrisch ausgelöstes Kammerflimmern bedarf keiner weiteren Begründung, wenn andere Ursachen unwahrscheinlich und die zugeführte Stromstärke und die Stromdauer schwellenwertig sind. Der Nachweis von Strommarken ist nicht erforderlich, wie oft genug festgestellt wurde und wie die Rechnung bei schwellenwertigen, eben Kammerflimmern auslösenden Strömen ergibt (vgl. Abschn. 1.3 und S. 95).

Zu erheblichen Schwierigkeiten kann die Frage des Zusammenhangs bei Dauerschäden führen, wenn Verbrennungen nicht vorliegen. Die Entscheidung über den wahrscheinlichen Zusammenhang von Krankheit und Unfall wird dann am ehesten zu fällen sein, wenn zwei Extremfälle vorliegen: Es kann erstens der Körperschaden im Anschluß an den Unfall sofort nachweisbar gewesen sein, wenn auch in Anfangsstadien, bei sicher normalem Zustand vor dem Unfall. Liegt ein Modell der Schadensentstehung vor und lassen sich andere Ursachen ausschließen, so ist der Zusammenhang zu sichern. Der zweite Grenzfall liegt umgekehrt: Es existiert kein Modell, der Schaden entstand nach Latenz und findet sich in der Durchschnittsbevölkerung in so hoher Häufigkeit (Prävalenz), daß auf den Nachweis anderer Entstehungsursachen, wenn solche nicht wahrscheinlich zu machen sind, sogar verzichtet werden kann. Es kann also vorausgesetzt werden, daß die üblichen Schädigungsquellen des täglichen Lebens oder weit verbreiteter Krankheiten ausreichen, den Befund hier wie bei den zahlreichen Fällen der Bevölkerung zu erklären. Insbesondere fehlt ein Hinweis auf den möglichen Zusammenhang dann, wenn ein Schaden, aus dem sich der derzeitige Zustand erfahrungsgemäß entwickelt, schon vor dem Unfall nachweislich bestand. Abnormitäten im EKG sind so häufig, daß sie als einziger Indikator eines Zusammenhangs mit einem Elektrounfall ausscheiden. Tabelle 8.1 gibt die Häufigkeit solcher EKG-Abweichungen wieder, die sich in der Durchschnittsbevölkerung besonders oft finden, ohne daß dem Träger der Abweichung eine Ursache bekannt sein müßte oder sie sonstwie zu ermitteln wäre. Die Zahlen der Tabelle sind Minimalwerte. Werden, wie das in der deutschen Literatur üblich zu sein scheint, die Kriterien der Abnormität weiter gefaßt, so sind diese Zahlen u. U. um ein Vielfaches höher. Nach Blackburn et al. (1960) sind selbst bei *harter* Beurteilung nur 82,7% aller EKG „normal", nach unseren eigenen Befunden an einer Population von Arbeitern im Ruhrgebiet ist der Prozentsatz erheblich kleiner. Der sog. inkomplette Rechtsschenkelblock sollte als eine normale Variante, nicht als abnormer Befund angesehen werden.

Tabelle 8.1. Prozentzahlen abnormer EKG-Befunde in einer Population von 2207 Angestellten und Arbeitern der Eisenbahn in den USA (Aus Simonson 1961)

	%
Q_I- und QS_I-Befunde, die auf Infarkt hindeuten könnten	0,3
Linksschenkelblock	0,3
Rechtsschenkelblock	0,6
Vorhofflimmern	0,1
PR-Intervall größer als 0,21 s	0,45
Partieller und kompletter AV-Block	0,0
WPW-Syndrom	0,4
Umkehr von T	0,1
ST-Senkung	0,05

Die extrem schwierige Situation neurologischer Spätfolgen des Elektrounfalls wurde schon in Abschn. 4.4 behandelt, so daß sich eine gesonderte Besprechung hier erübrigt. Der Schluß von der Statistik auf den Einzelfall ist hier besonders schwierig, da selbst die Statistik, wie in Abschn. 4.4 dargelegt wird, keine eindeutigen Zusammenhänge ergibt, was das bloße Zahlenmaterial anlangt. Die Entscheidung über einen wahrscheinlichen Zusammenhang kann also nur aus der Unwahrscheinlichkeit einer scheinbar spontan entstehenden neurologischen Erkrankung und dem auffälligen zeitlichen Zusammenhang einer solchen mit dem Unfall abgeleitet werden. Eine Latenz von Tagen spricht nicht gegen einen Zusammenhang, eher schon eine Latenz von Monaten oder gar Jahren. Insbesondere wenn sich das typische, oft beschriebene Bild der spinalen Atrophie mit anscheinend sehr wenig eindrucksvollen Vorstadien in Tagen nach dem Unfall ausbildet, wird eine Wahrscheinlichkeit des Zusammenhangs angenommen werden, einfach weil jede „spontane" (also in ihrer Ursache unbekannte!) Erkrankung dieser Art, bei ihrer Seltenheit, unwahrscheinlich ist, erst recht gerade zu diesem Zeitpunkt.

8.7 Begutachtung der MdE

Bei der Durchmusterung unfallmedizinischer Gutachten fällt auf, daß die Beurteilung der MdE an Häufigkeit alle anderen Sachfragen erheblich übertrifft und rund die Hälfte aller Streitpunkte abgibt (Schaefer 1979). Der Grund liegt fast immer darin, daß aufgrund der Aktenlage oder (meist) einer Nachuntersuchung der Gutachter die Erwerbsfähigkeit höher einstuft als bisher, ohne dies dem Verletzten einsichtig zu machen. Hier fehlt es an der psychologischen Patientenbehandlung und am Einfühlungsvermögen. Es muß also eindringlich darauf hingewiesen werden, daß ein Verletzter, der die Senkung seiner Rente erst aus dem Rentenbescheid der Berufsgenossenschaft erfährt, nicht zweckmäßig informiert wurde.

Die Festsetzungen der MdE sind zwar weitgehend standardisiert, sind aber gerade deshalb nicht dem individuellen Fall angepaßt. Die Standards sind im Grunde willkürlich festgesetzt und entbehren wohl oft der wissenschaftlichen Begründung, leisten aber dies, daß bei der Berentung weitgehende Gleichheit garantiert ist. Da der typische Elektrounfall ohne Verbrennungsfolgen selten eine MdE bedingen dürfte, ist die Frage trotz ihrer enormen Bedeutung für die Praxis der Sozialgerichtsbarkeit hier ohne Belang.

Bezüglich der routinemäßigen Fragen der Unfallbegutachtung muß auf die einschlägige Literatur verwiesen werden (Berufsunfähigkeit u. Erwerbsunfähigkeit 1966; Eggenweiler 1976; Lauterbach 1979; Kaltenbrunner 1960; Krösl u. Zrubecky 1976; Marx 1977; Pflanz 1977; Schimanski 1976; Schimmelpfennig 1961; Verband deutscher Rentenversicherungsträger 1975; Watermann 1968).

8.8 Literatur

Berufsunfähigkeit und Erwerbsunfähigkeit (1966) Schriftenreihe des deutschen Sozialgerichtsverbands Bd I. Wiesbaden
Bischoff W (1969) Die Beurteilung medizinischer Fragen durch den Richter (Referat). Sozialgerichtsbarkeit 16:475
Blackburn H, Keys A, Simonson E, Rautaharju P, Punsar S (1960) The ecg in population studies. Circulation 21:1160
Bleifeld W, Effert S, Thüraufl I, Valentin H, Schaefer H (1972) EKG-Befunde nach Stromunfällen, Institut zur Erforschung elektrischer Unfälle. Med. Bericht. Berufsgenossenschaft der Feinmechanik und Elektrotechnik, Köln
Brinkhous KM (1972) Thrombosis: risk factors and diagnostic approaches. Schattauer, Stuttgart New York
BSG (1958) Entscheidung des Bundessozialgerichts, Bd 6. Heymanns, Köln Berlin, S 70
BSG (1964) Entscheidungen des Bundessozialgerichts, Bd 19. Heymanns, Köln Berlin
Deutsch E (1976) Haftungsrecht, Bd 1. Allgemeine Lehren. Heymanns, Köln Berlin Bonn München, S 143
Eggenweiler P (1976) Über einige prinzipielle Fehler und Gefahren bei der sozialärztlichen Begutachtung. Die Sozialversicherung 31/5:118
Ehmcke (1969) Sachverständigenbeweis und Amtsermittlungsgrundsatz. Sozialgerichtsbarkeit 16:241
Erhardt LR, Lundman T, Mellstedt H (1973) Incorporation of ^{125}I-labelled fibrinogen into coronary arterial thrombi in acute myocardial infarction in man. Lancet 1:387
Fischer K, Neumann E, Schimanski S (1959) Taschenlexikon sozialversicherungsrechtlicher Entscheidungen. Schmidt, Bielefeld, S 331
Frank Ph (1932) Das Kausalgesetz und seine Grenzen. Springer, Wien

Jellinek S (1903) Elektropathologie. Enke, Stuttgart
Kaltenbrunner A (1960) Die Kausalität in der sozialen Unfallversicherung. Überreuter, Wien
Krösl W, Zrubecky G (1976) Die Unfallrente. Begutachtung und Rentensätze nach funktionellen Gesichtspunkten, 2. Aufl. Enke, Stuttgart
Lauterbach H (1979) Gesetzliche Unfallversicherung Bd 1. 3. und 5. Buch der Reichsversicherungsordnung. 4 Bde. Kohlhammer, Stuttgart Berlin Köln Mainz, S 204
Marx HH (1977) Medizinische Begutachtung. Thieme, Stuttgart
Meyer-Ladewig J (1977) Sozialgerichtsgesetz (Erläuterungen). Beck, München, S 504
Palandt O (1977) Bürgerliches Gesetzbuch, 36. Aufl. Beck, München
Pflanz M (1977) Das Gutachten aus der Sicht des Sozialmediziners. Medizin Mensch Gesellschaft 2:65
Schaefer H (1976) Die Hierarchie der Risikofaktoren. Medizin Mensch Gesellschaft 1:141
Schaefer H (1979) Das Rentenbegehren vor dem Sozialgericht. Medizin Mensch Gesellschaft 4:87
Schaefer H, Blohmke M (1978) Sozialmedizin. Thieme, Stuttgart, S 403
Schimanski W (1976) Beurteilung medizinischer Gutachten. Methoden der Kritik an ärztlichen Verwaltungs- und Gerichtsexpertisen. de Gruyter, Berlin New York
Schimmelpfennig H (Hrsg) (1961) Grundsatzfragen der sozialen Unfallversicherung. Schmidt, Berlin
Schmidt-Schönbein H (1976) Microrheology of erythrocytes, blood viscosity, and the distribution of blood flow in the microcirculation. Int Rev Physiol 9:1–62
Simonson E (1961) Differentiation between normal and abnormal in ecg. Mosby, St Louis, p 140
Spain DM, Bradess VA (1960) The relationship of coronary thrombosis to coronary atherosclerosis and ischemic heart disease. Am J Med Sci 240:701
Verband deutscher Rentenversicherungsträger (1975) Sozialärztliche Begutachtung. Selbstverlag, Frankfurt
Verworn M (1918) Kausale und konditionale Weltanschauung. Fischer, Jena
Watermann F (1968) Die Ordnungsfunktionen von Kausalität und Finalität im Recht (unter besonderer Berücksichtigung des Rechts der gesetzlichen Unfallversicherung). Schmidt, Berlin

9 Sicherheitsanforderungen an elektrischen Anlagen

Vorbemerkung[1]

Das heute vorhandene System von Rechtsnormen und elektrotechnischen Regeln bildet die Grundlage für die sichere Erzeugung, Verteilung und Nutzung elektrischer Energie. Die Unfallerfahrungen der Vergangenheit sowie vorausschauendes sicherheitstechnisches Denken haben sich darin niedergeschlagen.

Die einschlägigen staatlichen Rechtsvorschriften dienen ganz allgemein dem Schutz des Anwenders elektrischer Energie. So verpflichtet die zweite Durchführungsverordnung zum Energiewirtschaftsgesetz (zweite DVO) den Installateur zur „ordnungsmäßigen Einrichtung" elektrischer Anlagen und Betriebsmittel, den Anwender zu deren „ordnungsmäßiger Unterhaltung".

Parallel dazu überträgt die Verordnung über Allgemeine Bedingungen für die Elektrizitätsversorgung von Tarifkunden (ABVEltV) dem Anschlußnehmer die Verantwortung für die sichere Beschaffenheit der elektrischen Betriebsmittel hinter der Hausanschlußsicherung.

Das Gerätesicherheitsgesetz (GSG)[2] wendet sich an Hersteller und Importeure elektrischer Anlagen und Betriebsmittel. Diese dürfen nur sicherheitstechnisch einwandfreie Erzeugnisse auf den Markt bringen. Die sicherheitstechnische Beschaffenheit elektrischer Betriebsmittel innerhalb der Spannungsgrenzen von 50 bis 1000 V für Wechselstrom und von 75 bis 1500 V für Gleichstrom regelt die erste Verordnung zum GSG. Mit dieser Verordnung wird die EG-Niederspannungs-Richtlinie in nationales Recht umgesetzt.

Die Berufsgenossenschaften als Träger der gesetzlichen Unfallversicherung haben zum Schutz der Versicherten die Unfallverhütungsvorschrift „Elektrische Anlagen und Betriebsmittel (VBG 4)" erlassen. Die Bestimmungen der VBG 4 sind für Unternehmer und Versicherte verbindlich.

Die VBG 4 erfaßt alle Arten und Einsatzzwecke elektrischer Anlagen und Betriebsmittel und alle Arbeiten, die an ihnen oder in ihrer Nähe durchgeführt werden. Sie schützt den elektrotechnischen Laien ebenso wie die Elektrofachkraft.

Ähnlich wie die staatlichen Rechtsvorschriften verlangt die VBG 4, daß Anlagen und Betriebsmittel den elektrotechnischen Regeln entsprechend errichtet, geändert, instandgehalten und betrieben werden. Um die Zuverlässigkeit der elektrotechnischen Schutzmaßnahmen zu garantieren, geht die VBG 4 noch einen Schritt weiter:

---

1 Verfaßt von K. Renz und H. Egyptien
2 Das Gesetz über technische Arbeitsmittel wird in der seit dem 1.1.1980 geltenden Fassung Gerätesicherheitsgesetz genannt

Errichten, Ändern und Instandhalten darf nur die „Elektrofachkraft". Darüber hinaus müssen Anlagen und Betriebsmittel regelmäßig auf ihren ordnungsgemäßen Zustand geprüft werden.

Die VBG 4 regelt insbesondere auch das sichere Verhalten der Elektrofachkraft beim Arbeiten an freigeschalteten Anlagen und Betriebsmitteln sowie in der Nähe aktiver, unter Spannung stehender Teile.

Die VBG 4 stützt sich zum größten Teil wie auch die staatlichen Rechtsvorschriften auf das umfangreiche technische Regelwerk des VDE, die VDE-Bestimmungen. Diese werden von den Arbeitsgremien der DKE unter Mitwirkung der Berufsgenossenschaften erarbeitet.

Während allerdings die 2. DVO nur einen Hinweis auf die VDE-Bestimmungen enthält, bezeichnet die VBG 4 ausdrücklich diejenigen VDE-Bestimmungen als verbindlich, auf die die Berufsgenossenschaften in ihren Mitteilungsblättern verwiesen haben. Diese Liste der VDE-Bestimmungen wird von den Berufsgenossenschaften regelmäßig in aktueller Fassung neu herausgegeben.

Die Rahmenbestimmung DIN 31000/VDE 1000 vermittelt die Grundlagen für das sicherheitsgerechte Gestalten. VDE-Bestimmungen für einzelne Arten elektrischer Anlagen und Betriebsmittel konkretisieren die grundsätzlichen Festlegungen, z.B. die für die Sicherheit in erster Linie wichtigen Maßnahmen zum „Schutz gegen direktes Berühren"[3] und zum „Schutz bei indirektem Berühren"[3] (VDE 0100, VDE 0101 usw.). Sie befassen sich auch mit dem sicherheitsgerechten Verhalten der an und in der Nähe von elektrischen Anlagen Beschäftigten (insbesondere DIN 57105/VDE 0105).

Die Umsetzung der VBG 4 und der wichtigsten VDE-Bestimmungen in die betriebliche Praxis wird im folgenden näher erläutert.

9.1 Errichtungsbestimmungen

Die VDE-Bestimmungen enthalten Sicherheitsbestimmungen. In ihnen ist festgelegt, welche Maßnahmen beim Herstellen, Errichten und Betreiben elektrischer Anlagen und Betriebsmittel getroffen werden müssen, um Menschen und Sachwerte gegen direkte oder indirekte Gefährdung durch schädliche Wirkungen der elektrischen Energie soweit wie möglich zu schützen. Dieser Schutz ist in erster Linie durch den zuverlässigen Bau der elektrischen Betriebsmittel und das sorgfältige Errichten der elektrischen Anlagen sicherzustellen. Diese grundlegende Forderung gilt immer, d.h. auch dann, wenn eine zusätzliche Maßnahme zum Schutz bei indirektem Berühren angewandt wird. Es wäre grundlegend falsch, sich allein auf die Wirksamkeit der Schutzmaßnahme verlassen zu wollen.

Welche Bedingungen und Anforderungen bei der Errichtung einer Anlage im einzelnen zu beachten bzw. einzuhalten sind, ist in den Errichtungsbestimmungen aufgeführt. Sie sind in anlagenbezogene Einzelbestimmungen aufgeteilt. Nachstehend werden die wichtigsten mit Hinweis auf ihren Geltungsbereich kurz aufgeführt. Es wird empfohlen, bei speziellen Problemen die jeweilige VDE-Bestimmung

---

3 Siehe Abschn. 9.1.2

zu Rate zu ziehen. Ferner sei auf das Handbuch „Elektrische Installationstechnik" der Siemens AG (Spitta u. Seip 1971) verwiesen. Aufgrund der im Zusammenhang mit dem Schutz gegen elektrische Unfälle sehr wichtigen Errichtungsbestimmung VDE 0100 für Starkstromanlagen bis 1000 V wird auf die darin enthaltenen Maßnahmen zum Schutz gegen direktes und bei indirektem Berühren näher eingegangen.

9.1.1 Hinweise auf Errichtungsbestimmungen

VDE 0100 „Bestimmungen für das Errichten von Starkstromanlagen mit Nennspannungen bis 1000 V"

Hierin sind die Bestimmungen für das Errichten von Starkstromanlagen bis 1000 V Wechselspannung und 1500 V Gleichspannung enthalten. Der weitgespannte Geltungsbereich gibt diesen Bestimmungen die grundlegende Bedeutung für alle Starkstromanlagen im Niederspannungsbereich. Neben speziellen Bestimmungen für Anlagen bzw. Anlagenteile sind hierin auch die zusätzlichen Schutzmaßnahmen gegen zu hohe Berührungsspannung aufgeführt. Wegen ihrer Bedeutung für die Verhütung von elektrischen Unfällen werden sie in Abschn. 9.1.2 gesondert behandelt.

VDE 0101 „Errichten von Starkstromanlagen mit Nennspannungen über 1 kV (VDE-Bestimmung)"

Diese Bestimmungen gelten für das Errichten von Starkstromanlagen mit Nennwechselspannungen über 1 kV mit Betriebsfrequenzen unter 100 Hz. Sinngemäß gelten diese Bestimmungen auch für Gleichstromanlagen, deren Spannung einschließlich ihrer Oberschwingungen höher als 1,5 kV ist.

Diese Bestimmungen gelten nicht für elektrische Anlagen in bergbaulichen Betrieben unter Tage (vgl. VDE 0118), den Hochspannungsschutz in nichtmedizinischen Röntgenanlagen, medizinische Röntgeneinrichtungen, Leuchtröhrenanlagen mit Spannungen von 1000 V und darüber, und die Herstellung und Prüfung fabrikfertiger, typgeprüfter Schaltanlagen.

In den Begriffserklärungen (Punkt 2) werden Raumbegriffe, Raumarten, Anlagen, Berührungsschutz sowie allgemeine Begriffe definiert. In den Punkten 3 bis 5.8 sind die Anforderungen an Betriebsmittel aufgeführt, während in den Punkten 6 bis 7.4 Anforderungen für die Anlagen enthalten sind.

VDE 0107 „Bestimmungen für das Errichten elektrischer Anlagen in medizinisch genutzten Räumen"

Medizinisch genutzte Räume sind im Sinne von VDE 0100 Betriebsstätten besonderer Art. Da die Bedingungen für das Errichten elektrischer Anlagen in solchen Räumen jedoch in erheblichem Umfang abweichende und ergänzende Bestimmungen erforderlich machten, wurden diese als VDE 0107 herausgegeben.

Die VDE-Bestimmungen 0107 gelten für Räume, in denen bestimmungsgemäß Menschen oder Tiere untersucht oder behandelt werden, sowie auch für ärztliche Praxen. Außerdem gelten die Bestimmungen VDE 0100, VDE 0105, VDE 0108 und für explosionsgefährdete Räume VDE 0165.

Entsprechend dem besonderen Charakter medizinisch genutzter Räume ist eine Reihe von Verordnungen, Richtlinien und Verwaltungsvorschriften zu beachten.

VDE 0108 „Errichten und Betreiben von Starkstromanlagen in baulichen Anlagen für Menschenansammlungen sowie von Sicherheitsbeleuchtung in Arbeitsstätten (VDE-Bestimmung)"

Neben der VDE 0108 sei noch auf DIN 18 600 verwiesen, in der eine gegenüber dem Titel dieser VDE-Bestimmung weitergehende Definition für Versammlungsstätten enthalten ist.

VDE 0165 „Errichten elektrischer Anlagen in explosionsgefährdeten Bereichen (VDE-Bestimmung)"

Alle Räume und Bereiche, in denen sich nach den örtlichen oder betrieblichen Verhältnissen Gase, Dämpfe, Nebel oder Stäube, die mit Luft explosionsfähige Gemische bilden, in gefahrdrohender Menge ansammeln können, gelten als explosionsgefährdete Bereiche.

Neben VDE 0165 ist die „Verordnung über elektrische Anlagen in explosionsgefährdeten Räumen" (ElexV) die Verordnung über brennbare Flüssigkeiten (VbF) und die Richtlinien für die Vermeidung von Gefahren durch explosionsfähige Atmosphäre mit Beispielsammlung „Explosionsschutz" jeweils in ihrer letzten Fassung zu beachten.

VDE 0800 „Bestimmungen für Errichtung und Betrieb von Fernmeldeanlagen einschließlich Informationsverarbeitungsanlagen"

Fernmeldeanlagen einschließlich Informationsverarbeitungsanlagen sind Anlagen zur Übertragung und Verarbeitung von Nachrichten mit elektrischen Betriebsmitteln. Fernmeldeanlagen in bergbaulichen Betrieben unter Tage sind ausgenommen.

„Technische Anschlußbedingungen für den Anschluß an das Niederspannungsnetz" (TAB)

Herausgeber der TAB ist die Vereinigung Deutscher Elektrizitätswerke e.V. (VDEW), wobei sich die einzelnen, der VDEW angeschlossenen EVU vorbehalten haben, den Musterwortlaut der TAB für besondere Verhältnisse zu ändern oder zu ergänzen. Beim Errichten einer Anlage ist also immer die vom zuständigen EVU herausgegebene TAB verbindlich.

Die TAB enthalten die Bedingungen für den Anschluß und Betrieb von Niederspannungsanlagen an das Niederspannungsnetz des zuständigen EVU.

9.1.2 Maßnahmen zum Schutz gegen direktes und bei indirektem Berühren in Starkstromanlagen mit Nennspannungen bis 1000 V

Umfangreiche Sicherheitsanforderungen werden an elektrische Anlagen gestellt, die alle dem Schutz von Leben und Sachwerten bei der Anwendung elektrischer Ener-

268 Sicherheitsanforderungen an elektrischen Anlagen

gie dienen. Die hierfür in den VDE-Bestimmungen enthaltenen Bedingungen können in zwei wesentliche Bereiche unterschieden werden, nämlich in

- Baubestimmungen für Betriebsmittel und
- Errichtungsbestimmungen für elektrische Anlagen.

In diesem Kapitel sollen nur die in den Errichtungsbestimmungen VDE 0100 für Starkstromanlagen mit Nennspannungen bis 1000 V enthaltenen Schutzmaßnahmen behandelt werden, die das Bestehenbleiben einer zu hohen und damit gefährlichen Berührungsspannung verhindern. Als zu hoch wird für den Menschen eine Spannung von 65 V angesehen. (Nach endgültiger internationaler Harmonisierung voraussichtlich 50 V). Die VDE-Bestimmungen 0100/5.73 befinden sich in Überarbeitung. Die nachstehenden Ausführungen beziehen sich auf die Anfang 1981 gültige Fassung.

In VDE 0100 § 3 sind die Begriffe Fehlerspannung U_F und Berührungsspannung U_B definiert, wobei Berührungsspannung der Teil der Fehlerspannung ist, der vom Menschen überbrückt werden kann (s. Abb. 9.1).

Hinsichtlich des Berührungsschutzes unterscheidet man zwischen Maßnahmen für:

- den Schutz gegen direktes Berühren (er soll das Berühren betriebsmäßig unter Spannung stehender – aktiver – Teile verhindern) und
- den Schutz bei indirektem Berühren (Berühren von leitfähigen Teilen – inaktiven Teilen –, die nicht zum Betriebsstromkreis gehören, aber im Fehlerfall Spannung gegen Erde annehmen können.

9.1.2.1 Überblick über Schutzmaßnahmen gegen direktes Berühren

Alle unter Spannung stehenden Teile einer elektrischen Anlage müssen gegen direktes Berühren bei der Bedienung oder Wartung der Anlage geschützt werden

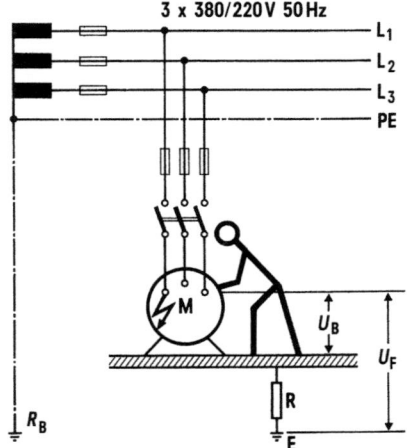

Abb. 9.1. Fehlerspannung (U_F) und Berührungsspannung (U_B); R Summe der Erdungswiderstände, E Bezugserde. (Nach VDE 0100/5.73 § 3; Bild 3–5)

(VDE 0100 § 4). Dieser Schutz kann durch die Betriebsisolierung erreicht werden. Sie darf nur durch Zerstörung unwirksam werden.

Ferner kann der Schutz gegen direktes Berühren aktiver Teile einer elektrischen Anlage auch durch mechanische Abdeckungen, wie z. B. Gitter, Lochbleche u. ä., mit ausreichender Stabilität erfolgen. Bei Abdeckungen mit Öffnungen dürfen aktive Teile nicht berührbar sein, wobei zum Prüfen des Berührungsschutzes der bewegliche Tastfinger nach VDE 0470 dient.

In elektrischen Betriebsstätten nach VDE 0100 § 43 (Räume, die nicht ausschließlich zum Betrieb elektrischer Anlagen dienen) können die vorstehend beschriebenen Schutzmaßnahmen bei Bedienung oder Wartung der Anlage hinderlich sein. In der Regel werden diese elektrischen Betriebsstätten nur von Personen betrieben, die über die Gefahren der elektrischen Energie belehrt wurden. Die aktiven Teile der Anlage sind durch Türen, Geländer oder Seile vom übrigen Raum zu trennen und so gegen zufälliges Berühren zu schützen. Als Schutz gegen direktes Berühren blanker, aktiver Teile sind Schutzvorrichtungen, wie z. B. Schutzleisten, Geländer oder Abdeckungen, vorzusehen. Auf die erforderlichen Vorsichtsmaßnahmen ist durch ein Warnschild hinzuweisen.

In abgeschlossenen, elektrischen Betriebsstätten nach VDE 0100 § 44, die nur von unterwiesenen Personen oder Fachkräften betreten werden dürfen, darf auch der teilweise Schutz entfallen. Elektrische Betriebsstätten dürfen nur durch verschließbare Türen oder verschließbare Zugänge betreten werden können. Ferner sind sie kenntlich zu machen.

Weitere Hinweise zur Ausführung des Schutzes gegen direktes Berühren enthält VDE 0100 § 4.

9.1.2.2 Überblick über Maßnahmen zum Schutz bei indirektem Berühren

Durch die in Abschn. 9.1.2.1 aufgeführten Schutzmaßnahmen werden die Forderungen an die Sicherheit in elektrischen Anlagen noch nicht in jedem Fall erfüllt. So kann z. B. durch mechanische Beschädigung oder zu hohe Erwärmung die Betriebsisolierung beschädigt werden und inaktive Teile, wie das leitende Gehäuse eines Betriebsmittels, können Spannung gegen Erde annehmen. Es müssen deshalb zusätzlich zu den Schutzmaßnahmen gegen direktes Berühren noch darüber hinausgehende zusätzliche Maßnahmen zum Schutz bei indirektem Berühren angewendet werden. Sie sollen das Bestehenbleiben einer zu hohen Berührungsspannung verhindern. In VDE 0100 § 5 sind die grundsätzlichen Anforderungen an den „Schutz bei indirektem Berühren" enthalten, während in § 6 die Anforderungen zu „Anwendung und Allgemeines zur Ausführung der Maßnahmen zum Schutz bei indirektem Berühren" festgelegt und Ausnahmefälle genannt sind.

Obwohl in VDE 0100 alle Schutzmaßnahmen gleichwertig nebeneinander aufgeführt sind, so hat doch bereits K. Kling (1967) in einer Veröffentlichung eine Wertigkeit eingeführt. Gemäß VDE 0100 § 6 sind zusätzliche Schutzmaßnahmen in Anlagen und bei Betriebsmitteln mit Spannungen über 65 V gegen Erde (nach endgültiger internationaler Harmonisierung voraussichtlich 50 V) erforderlich. Anforderungen sind für 8 verschiedene zusätzliche Schutzmaßnahmen in VDE 0100 enthalten. Man kann sie unterscheiden in Maßnahmen ohne Schutzleiter (VDE 0100 §§ 7, 8, 14) und solche mit Schutzleiter (VDE 0100 §§ 9, 10, 11, 12, 13).

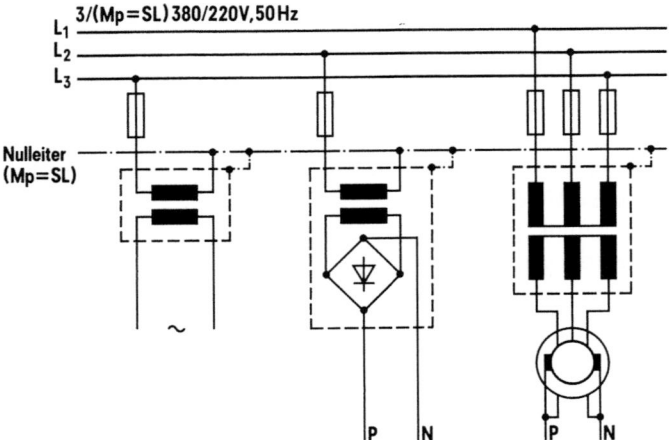

Abb. 9.2. Beispiele für das Erzeugen von Schutzkleinspannung

Während in den derzeit gültigen VDE-Bestimmungen 0100 ohne direkten Bezug auf die Netzgestaltung die zusätzlichen Schutzmaßnahmen beschrieben und die Anforderungen für die Anwendung festgelegt sind, ist vorgesehen, im Rahmen der Harmonisierung eine Zuordnung zu den verschiedenen Netzformen vorzusehen.

Nachfolgend werden die einzelnen zusätzlichen Maßnahmen zum Schutz bei indirektem Berühren gemäß VDE 0100 erläutert.

Schutzkleinspannung nach VDE § 8 (Abb. 9.2)

Zulässig sind Spannungen bis 42 V, die z. B. durch Sicherheitstransformatoren nach VDE 0551 erzeugt werden. Bei allen Erzeugungsarten wird eine sichere galvanische Trennung der Oberspannungs- von der Unterspannungsseite gefordert. Die maximale Nennausgangsspannung ist auf 42 V, in besonderen Fällen auf 24 V begrenzt, wie z. B. für elektrisch betriebene Kindereisenbahnen oder elektrisch beheizte Geräte zur Haut- und Haarbehandlung, mit denen der menschliche Körper während der Behandlung in Berührung kommt.

Schutztrennung nach § 14 (Abb. 9.3)

Der Verbraucher wird vom speisenden Netz, z. B. durch Trenntransformatoren nach VDE 0550, galvanisch getrennt. Es sind Nennspannungen bis 250 V bei Wechselstromverbrauchern und bis 380 V bei Drehstromverbrauchern zulässig. Es darf nur ein Verbrauchsmittel mit höchstens 16 A Nennstrom angeschlossen werden.

Bei Verwendung eines von durch Schutztrennung geschützten Betriebsmittels an leitenden Standorten, wie z. B. in Kesseln, auf Stahlgerüsten, Schiffsrümpfen u. a., muß das Gehäuse des Betriebsmittels mit dem Standort durch einen besonderen Leiter verbunden werden.

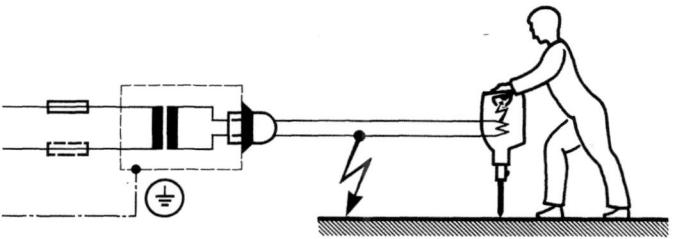

Abb. 9.3. Schutztrennung

Schutzisolierung nach § 7 (Abb. 9.4)

Es wird zwischen der Schutzisolierung des Betriebsmittels und der Standortisolierung unterschieden, wobei erstere vorzuziehen ist.

Als Schutzisolierung wird bezeichnet, wenn Betriebs- oder Verbauchsmittel zusätzlich zur Betriebsisolierung mit einer weiteren Isolierung versehen sind. Das Entstehen einer Berührungsspannung wird verhindert, wobei besondere Baubestimmungen für die Betriebsmittel beachtet werden müssen. Wird der Standort des Bedienenden isoliert, so spricht man von einer „Standortisolierung". Sie ist nur bei ortsfesten Betriebsmitteln anwendbar. Es müssen alle im Handbereich liegenden, mit Erde verbundenen leitfähigen Teile und Gebäudekonstruktionen isoliert sein, da sonst im Fehlerfall eine Berührungsspannung entstehen kann.

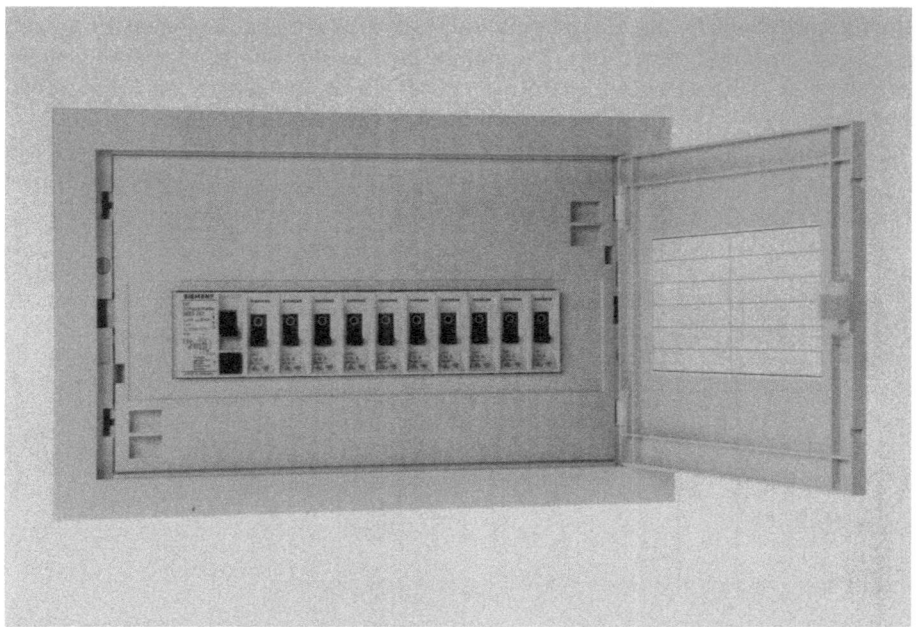

Abb. 9.4. Schutzisolierter Verteiler

272   Sicherheitsanforderungen an elektrischen Anlagen

Schutzerdung nach § 9 (Abb. 9.5)

In einem Netz mit direkt geerdetem Sternpunkt werden die Verbrauchsmittel einzeln oder gruppenweise geerdet. Beim Auftreten einer zu hohen Berührungsspannung erfolgt die Abschaltung über das vorgeschaltete Überstromschutzorgan. Voraussetzung hierfür ist die Bedingung

$$R_S = \frac{65\,V}{I_A}, \text{ wobei } I_A = k \cdot I_N$$

R_S Schutzerdungswiderstand (Ω)
I_A Abschaltstrom (A)
k Faktor nach VDE 0100 Tafel 1 : 1,25 bis 5 abhängig von der Art des Überstromschutzorgans und des Netzpunktes.

Danach ergibt sich z. B. für eine Sicherung 50 A ein zulässiger Schutzerdungswiderstand von maximal 0,37 Ω. Ein derartig niedriger Erdungswiderstand ist jedoch mit wirtschaftlich vertretbaren Mitteln kaum zu erreichen, weshalb sich die Anwendung dieser Schutzmaßnahme auf Verbraucher kleiner Leistung beschränkt.

Auch die unter bestimmten Bedingungen (VDE 0190 ist zusätzlich zu beachten) zugelassene Verwendung des Wasserleitungsnetzes ist aufgrund der umfangreichen Verwendung von Isolierrohren kaum noch möglich.

Nullung nach § 10 (Abb. 9.6)

Bei dieser Schutzmaßnahme übernimmt der Mittelleiter gleichzeitig die Funktion des Schutzleiters und wird dann als „Nulleiter" bezeichnet. Bei Anwendung der Nullung wird ebenfalls das Überstromschutzorgan zur Abschaltung einer zu hohen Berührungsspannung verwendet. Bedingung hierfür ist, daß bei vollkommenem Kurzschluß an beliebiger Stelle des Stromkreises der Abschaltstrom des Überstromschutzorgans $I_A = k \cdot I_N$ (Faktor k nach VDE 0100 Tafel 1) zum Fließen kommt.

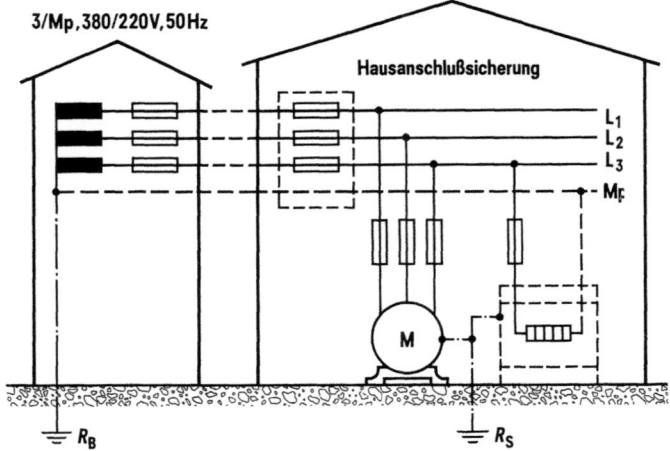

Abb. 9.5. Rückfluß des Erdschlußstroms durch Einzelerder

Überblick über Maßnahmen zum Schutz bei indirektem Berühren

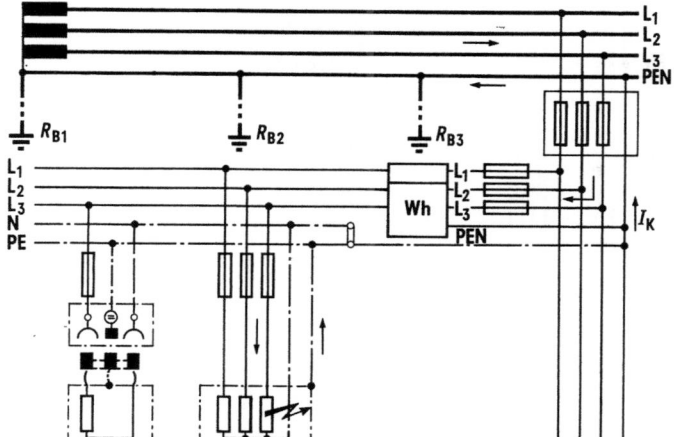

Abb. 9.6. Nullung

Wird in einem Netz der Nulleiter unterbrochen, liegt an fehlerfreien Geräten die volle Netzspannung als Berührungsspannung an. Sofern ein mit leitfähigen Teilen verbundener Mensch eines dieser Geräte berührt, ist der durch den menschlichen Körper fließende Fehlerstrom lebensgefährlich. Da die Gefahr der Unterbrechung des Nulleiters erfahrungsgemäß vor allem bei kleinen Leiterquerschnitten gegeben ist, muß bei Leiterquerschnitten unter 10 mm² ein besonderer Schutzleiter vorgesehen werden.

Sofern die Schutzmaßnahmen Nullung und Schutzerdung mit Einzelerdern innerhalb eines Netzes angewendet werden, können bei Körperschlüssen in den schutzgeerdeten Betriebsmitteln bis zum Abschalten durch die Überstromschutzorgane zu hohe Berührungsspannungen an allen genullten Verbrauchsmitteln auftreten. Die Höhe der Berührungsspannung an den genullten Betriebsmitteln ist dabei abhängig vom Verhältnis des Erdungswiderstandes des Einzelerders und der Betriebserde.

Um diese Gefahrenquelle auszuschließen, ist in VDE 0100 § 9b) 5 und § 10b) 5 die gemeinsame Anwendung beider Schutzmaßnahmen in einem Netz untersagt.

Schutzleitungssystem nach § 11 (Abb. 9.7)

Das Schutzleitungssystem wird in Netzen ohne geerdeten bzw. mit offen geerdetem Sternpunkt angewendet. Dies hat den Vorteil, daß ein Erd- oder Körperschluß die Funktion des Betriebsmittels nicht beeinträchtigt. Aufgrund des Potentialausgleichs durch den geerdeten Schutzleiter, wobei der Erdungswiderstand des Schutzleitungssystems 20 Ω nicht überschreiten darf, erfolgt erst bei einem zweiten Isolationsfehler in einem anderen Außenleiter eine Abschaltung. Um jedoch den ersten Fehler bereits signalisiert zu bekommen, wird die Überwachung des Isolationszustandes der Anlage gefordert. Die Unterschreitung eines Mindestwertes des Isolationszustandes wird optisch oder akustisch angezeigt.

Ein gemeldeter Isolationsfehler muß so schnell wie möglich behoben werden. Bei vollkommenem Erdschluß eines Außenleiters nämlich wird z.B. in einem Netz

274 Sicherheitsanforderungen an elektrischen Anlagen

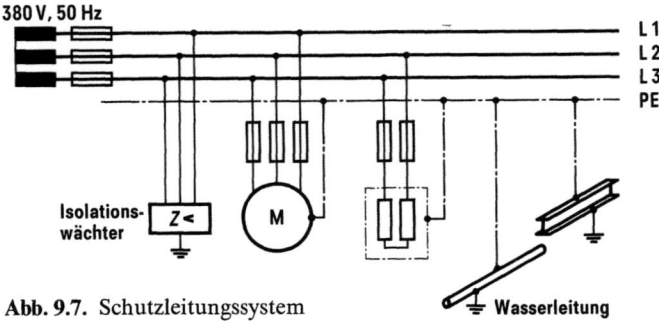

Abb. 9.7. Schutzleitungssystem

380/220 V mit Mittelleiter (Mp) die Spannung in den fehlerfreien Außenleitern auf 380 V gegen Erde angehoben. Die schnelle Beseitigung des Erdschlusses ist auch im Interesse der Betriebssicherheit geboten.

Aufgrund der durch das Schutzleitungssystem in Verbindung mit dem Isolationswächter sichergestellten hohen Versorgungssicherheit ist diese zusätzliche Schutzmaßnahme in bestimmten Bereichen medizinisch genutzter Räumer als einzige zugelassen (s. VDE 0107). Sie wird auch in Industrieanlagen angewendet, in denen Fertigungsprozesse nicht durch einen Erdschluß unterbrochen werden sollen.

Fehlerspannungs- (FU-)Schutzschaltung nach § 12 (Abb. 9.8)

Das Prinzip beruht darauf, daß eine Fehlerspannungsspule (Widerstand 400 Ω) die Spannung zwischen den zu schützenden Geräten und Anlagenteilen und einem Hilfserder (maximal 800 Ω) überwacht. Beim Auftreten einer zu hohen Berührungsspannung muß innerhalb von 0,2 s die Abschaltung erfolgen.

Voraussetzung für die einwandfreie Funktion der FU-Schutzschaltung ist, daß die zu schützenden Geräte und Anlagenteile keine Verbindung mit der Hilfserde

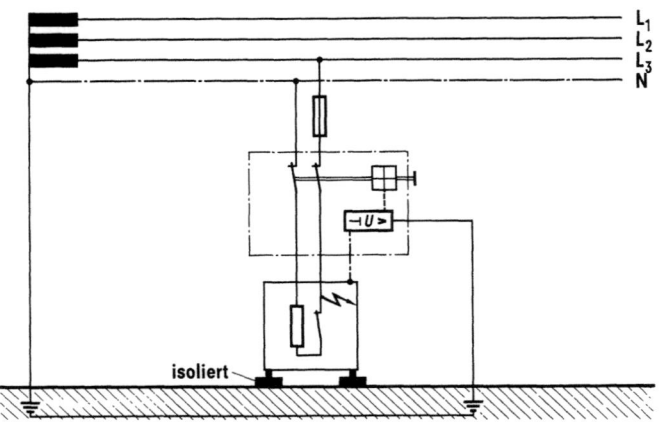

Abb. 9.8. Fehlerspannungs-(FU)-Schutzschaltung

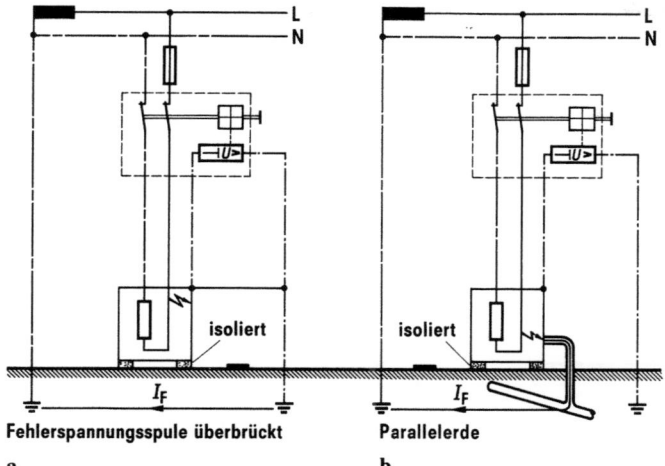

Abb. 9.9 a, b. Mögliche Überbrückungen der FU-Spule in FU-Schutzschaltern, **a** Fehlerspannungsspule überbrückt, **b** Parallelerde; I_F Fehlerstrom

haben. Ist die Fehlerspannungsspule unbeabsichtigt kurzgeschlossen (Abb. 9.9 a) oder – was weit häufiger ist – das zu schützende Gerät ist bereits geerdet (Abb. 9.9 b), erfolgt keine Auslösung. Es können zu hohe Berührungsspannungen an Geräten auftreten bzw. hohe Erdschlußströme fließen, ohne daß eine Abschaltung erfolgt.

Wirkungsvolle Maßnahmen dagegen sind oft umständlich und teuer.

FI-Schutzschaltung nach § 13

Da diese zusätzliche Schutzmaßnahme aufgrund des hohen Schutzpegels, den sie bietet, eine große Bedeutung hat, soll sie gesondert in Abschn. 9.2 behandelt werden.

Es sei noch darauf hingewiesen, daß gemäß VDE 0100 § 22 die Schutzmaßnahmen mit Schutzleiter vor der Inbetriebnahme der Anlage durch den Errichter zu prüfen sind.

9.2 Anwendungstechnische Hinweise zur FI-Schutzschaltung
(Abb. 9.10)

Die FI-Schutzschaltung bietet Schutz gegen das Bestehenbleiben einer zu hohen Berührungsspannung. Sie beruht auf dem Prinzip der Erdschlußüberwachung und schützt damit auch vor Bränden, die durch Erdschlußströme entstehen können. Darüber hinaus lassen sich auch Brände durch unvollkommene Kurzschlüsse im Entstehen verhindern.

Die FI-Schutzschaltung kann in allen Wechsel- oder Drehstromnetzen mit einem geerdeten Netzpunkt eingesetzt werden. Ferner ist unter der Voraussetzung,

Sicherheitsanforderungen an elektrischen Anlagen

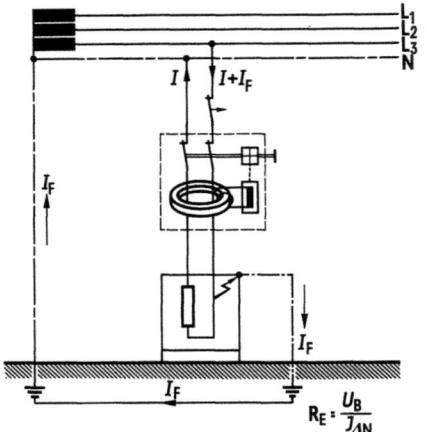

Abb. 9.10. Fehlerstrom-(FI-)Schutzschaltung

daß die Kapazität des Netzes gegen Erde ausreicht, damit im Fehlerfall mindestens ein Fehlerstrom in Höhe des Nennfehlerstromes zum Fließen kommt, der Einsatz auch in Netzen ohne geerdeten Netzpunkt möglich. Die FI-Schutzschaltung verträgt sich mit allen anderen Schutzmaßnahmen, d.h. ihr Einbau in vorhandene Netze beeinträchtigt nicht eine bereits vorhandene Schutzmaßnahme.

Der kleinste Fehlerstrom, bei dem der FI-Schutzschalter mit Sicherheit abschalten muß, heißt Nennfehlerstrom und wird mit $I_{\Delta N}$ bezeichnet. Gemäß VDE 0664 (Vorschrift für Fehlerstrom-Schutzschalter bis 63 A) dürfen FI-Schutzschalter bei Fehlerströmen, die gleich oder kleiner 0,5 $I_{\Delta N}$ sind, noch nicht auslösen. Die Auslösung erfolgt also bei Fehlerströmen, die zwischen dem 0,5- und 1fachen Nennfehlerstrom liegen.

Ein Fehlerstrom kann nur fließen, wenn alle der Berührung zugänglichen Körper, die im Fehlerfall Spannung annehmen können, entweder zwangsweise direkt oder über einen Schutzleiter geerdet sind. Aus Nennfehlerstrom $I_{\Delta N}$ in A und höchstzulässiger Berührungsspannung $U_{B\,max}$ in V errechnet sich der maximal zulässige Erdungswiderstand $R_{E\,max}$ in Ω nach der Formel:

$$R_{E\,max} = \frac{U_{B\,max}}{I_{\Delta N}}.$$

Tabelle 9.1. Maximalzulässige Erdungswiderstände

$I_{\Delta N}$	R_E (Ω)	bei $U_{B\,max}$	
	65 V	50 V	24 V
10 mA	6500	5000	2400
30 mA	2160	1666	800
0,3 A	216	166	80
0,5 A	130	100	48
1 A	65	50	24

Die höchstzulässige Berührungsspannung ist nach VDE 0100 und VDE 0107 (Bestimmungen für das Errichten elektrischer Anlagen in medizinisch genutzten Räumen)
- 65 V beim Schutz von Menschen,
- 24 V bei zusätzlichem Schutz von Nutztieren oder in medizinisch genutzten Räumen.

Daraus ergeben sich die in Tabelle 9.1 aufgeführten Erdungswiderstände.

Der Querschnitt der Schutzleiter und der Erdungsleitung ist vom Nennstrom des FI-Schutzschalters bzw. der vorgeschalteten Sicherung unabhängig. Es sind lediglich die nach VDE 0100 § 21 mit Rücksicht auf die mechanische Festigkeit vorgeschriebenen Mindestquerschnitte einzuhalten, also

- 1,5 mm² Cu bei geschützter Verlegung,
- 4 mm² Cu bei ungeschützter Verlegung.

9.2.1 Aufbau und Wirkungsweise von FI-Schutzschaltern

Prinzipiell kann der Aufbau eines FI-Schutzschalters in drei Funktionsgruppen unterteilt werden, nämlich Summenstromwandler zur Fehlerstromerfassung, Auslöser

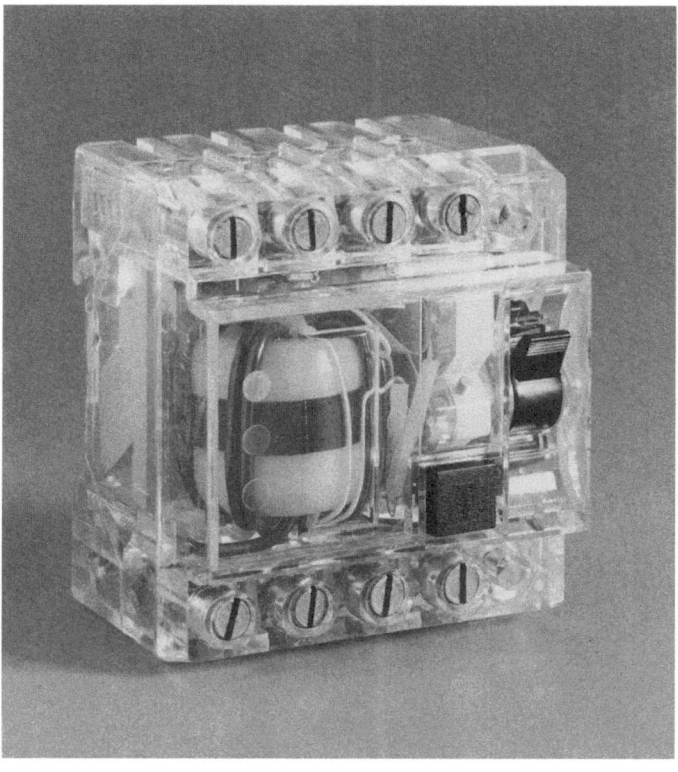

Abb. 9.11. FI-Schutzschalter

278 Sicherheitsanforderungen an elektrischen Anlagen

zur Umsetzung der elektrischen Meßgröße in eine mechanische Entklinkung und dem Schaltschloß mit den Kontakten (Abb. 9.11). Der Summenstromwandler umfaßt alle zur Stromführung benötigten Leiter, also ggf. auch den Mittelleiter. In einer fehlerfreien Anlage heben sich für den Summenstromwandler die magnetisierenden Wirkungen der stromdurchflossenen Leiter entsprechend dem Kirchhoffschen Gesetz auf. Es entsteht kein Restmagnetfeld, das in der Sekundärwicklung eine Spannung erzeugen könnte.

Wenn durch einen Isolationsfehler elektrisch gesehen nach dem FI-Schutzschalter ein Fehlerstrom zum Fließen kommt, wird das Gleichgewicht gestört und es verbleibt ein Restmagnetfeld im Wandlerkern. Dadurch wird in der Sekundärwicklung eine Spannung erzeugt, die über den Auslöser und dem Schaltschloß die Abschaltung des mit dem Isolationsfehler behafteten Stromkreises und somit der zu hohen Berührungsspannung führt, wobei die Abschaltung gemäß VDE 0664 innerhalb von 0,2 s erfolgen muß.

Um einen hohen Schutzpegel zu gewährleisten, ist es erforderlich, daß die Auslösung unabhängig von der Netzspannung erfolgt. Nur dadurch ist sichergestellt, daß auch bei Netzstörungen, z.B. Ausfall eines Hauptleiters oder Unterbrechung im Mittelleiter, die volle Schutzfunktion des FI-Schutzschalters erhalten bleibt. Die Funktion eines Auslösers, der unabhängig vom Netz oder einer Hilfsspannung arbeitet, wird in Abb. 9.12a, b gezeigt.

In Abb. 9.12a ist die Ruhestellung dargestellt, die einer fehlerfreien Anlage entspricht. Ein Dauermagnet treibt seinen Kraftfluß durch zwei weichmagnetische Schenkel und hält dabei (einer Federkraft entgegenwirkend) einen Anker fest.

Unmittelbar über dem Dauermagneten ist ein magnetischer Nebenschluß, der in erster Linie zur Konstanthaltung der magnetischen Kraft des Dauermagneten erforderlich ist. In der rechteckigen Öffnung zwischen den beiden Polschenkeln ist auf einem Polschenkel eine Erregerwicklung, die mit der Sekundärwicklung des Summenstromwandlers verbunden ist. Bei einem Erdschluß im Hauptstromkreis wird in der Sekundärwicklung des Summenstromwandlers eine Spannung induziert. Wie in Abb. 9.12b dargestellt, treibt diese einen Strom durch die Erregerwicklung des Aus-

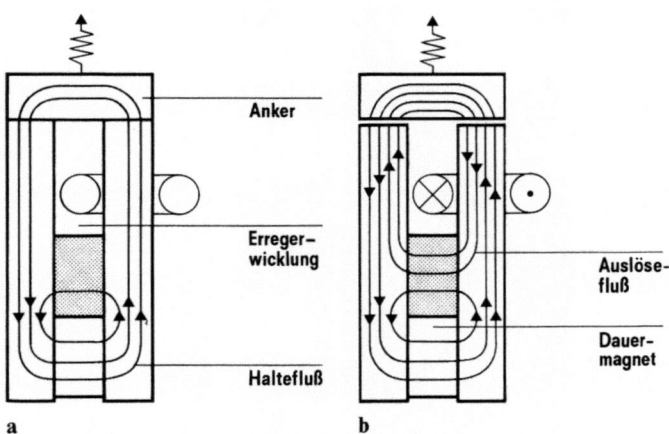

Abb. 9.12a, b. Prinzip eines Auslösers für FI-Schutzschalter, der netzunabhängig arbeitet; **a** bei fehlerfreiem Betrieb; **b** bei Isolationsfehlern und Fehlerstrom > Nennfehlerstrom

lösers. Dadurch entsteht in ihrer Umgebung ein zweiter Kraftfluß entgegen dem Magnetfluß des Dauermagneten, der also die Wirkung des dauermagnetischen Feldes in einer Halbwelle aufhebt. Die Federkraft zieht den Anker von den Polflächen ab und der abfallende Anker löst über das Schaltschloß die Trennung der Kontakte aus. Der Wandler braucht nicht die Energie für das Entklinken des Schaltschlosses aufzubringen. Dies erfolgt durch einen Kraftspeicher im Schaltschloß. Lediglich die geringe Energie zur Aufhebung des Halteflusses im Auslöser muß vom Summenstromwandler erbracht werden. Dieses Auslöseprinzip arbeitet also unabhängig von der Netzspannung oder einer Hilfsenergie.

Bei FI-Schutzschaltern, die eine Hilfsenergie benötigen (z. B. die Netzspannung zur Versorgung einer Verstärkereinrichtung), besteht die Gefahr, daß die Hilfsspannung, z. B. durch Unterbrechung des Mittelleiters, vor dem FI-Schutzschalter ausfällt und damit eine Auslösung nicht mehr erfolgen kann. Die Gefährdung des Menschen (Berührungsspannung) und der Umgebung (Brand durch Erdschluß) bliebe dann bestehen. Geräte, bei denen die Netzspannung für die Versorgung eines Verstärkers herangezogen wird (dieser liegt im Auslösekreis des FI-Schutzschalters), werden vor allem in den USA gebaut und eingesetzt. Da dies bei uns weder üblich noch zulässig ist, kann die aufgezeigte Gefährdung nicht auftreten. Voraussetzung für den hohen Schutzpegel, den die FI-Schutzschaltung nach VDE 0100 § 13 bietet, ist also, daß die Auslösung der FI-Schutzschalter unabhängig von der Netz- oder einer anderen Hilfsspannung ist, wie dies auch durch die Prüfungen nach VDE 0664 (Vorschriften für Fehlerstromschutzschalter bis 63 A) gefordert wird.

Die Einsatzbereitschaft des FI-Schutzschalters läßt sich durch eine Prüftaste, mit der jeder FI-Schutzschalter ausgerüstet ist, kontrollieren. Beim Drücken der Prüftaste wird ein künstlicher Fehlerstrom erzeugt. Der FI-Schutzschalter muß auslösen. Es empfiehlt sich, die Funktionsfähigkeit bei der Inbetriebnahme der Anlage und in regelmäßigen Abständen – etwa monatlich – zu überprüfen.

9.2.2 Nennfehlerströme und Schutzwirkung

FI-Schutzschalter werden mit den Nennfehlerströmen 0,5 A, 0,3 A, 0,03 A (30 mA) und 0,01 A (10 mA) angeboten. Während Geräte mit Nennfehlerströmen größer 30 mA nur Schutz bei indirektem Berühren bieten, wird beim Einsatz von Geräten mit $I_{\triangle N} \leq 30$ mA auch ein weitestgehender Schutz beim unbeabsichtigten direkten Berühren aktiver Teile erreicht. Eine umfangreiche Arbeit, wie Unfälle durch den Einsatz von FI-Schutzschaltern mit Nennfehlerstrom 30 mA hätten verhindert werden können, hat Lauerer (1972) veröffentlicht.

Es sei jedoch darauf verwiesen, daß bei Anwendung der FI-Schutzschaltung gemäß VDE 0100 § 13 in jedem Fall ein entsprechend geerdeter Schutzleiter an die zu schützenden Anlagenteile und Betriebsmittel zu führen ist. Ein Stromfluß über einen Menschen kann also nur beim Vorhandensein von zwei Fehlern oder beim unbeabsichtigten Berühren aktiver Teile auftreten (Abb. 9.13).

Sofern ein Mensch direkt aktive Teile berührt, wird die Höhe des zum Fließen kommenden Stroms von zwei Widerständen bestimmt, nämlich dem Innenwiderstand des Menschen und dem Standortübergangswiderstand (Abb. 9.14). Für die Unfallbetrachtung muß der ungünstigste Fall angenommen werden, also, daß der

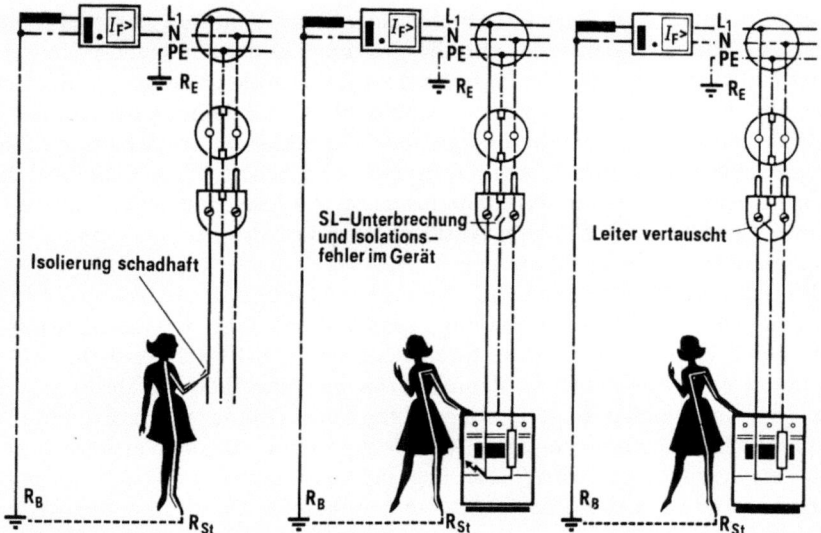

Abb. 9.13. Beispiele für direktes Berühren

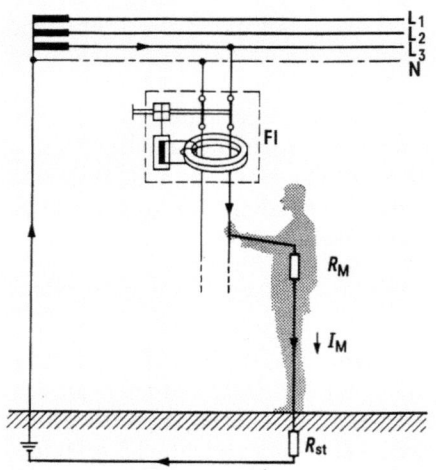

Abb. 9.14. Direktes Berühren: Prinzipdarstellung, *Pfeile* Stromweg

Standortübergangswiderstand nahe Null ist. Der Widerstand des Körpers ist abhängig vom Stromweg. Messungen ergaben z. B. bei einem Stromweg von Hand/Hand oder Hand/Fuß einen Widerstand von ca. 1200 Ω. Bei einer Fehlerspannung von 220 V ergibt sich ein Strom von ca. 180 mA für den Stromweg Hand/Hand. Die VDE-Bestimmungen gehen von einem Widerstand des menschlichen Körpers von 3 kΩ aus, was einen Strom von 73 mA ergibt. Die Abb. 9.15 zeigt die Sicherheitsgrenze aus Abschn. 5.4.9.2 (Abb. 5.28).

In die Abb. 9.15 ist auch der Auslösebereich eines FI-Schutzschalters mit Nennfehlerstrom 30 mA eingezeichnet. Dabei wird davon ausgegangen, daß das Gerät zwischen 15 und 30 ms schon auslöst, also nicht die nach VDE zulässige Auslösezeit

Nennfehlerströme und Schutzwirkung 281

von 0,2 s beansprucht. Die FI-Schutzschalter mit Nennfehlerstrom 30 mA bieten also auch dann noch Schutz, wenn beim unbeabsichtigten direkten Berühren aktiver Teile ein Strom über den Menschen fließt. Diese Schutzwirkung wird durch keine andere vergleichbare Maßnahme zum Schutz bei indirektem Berühren erreicht.

Die Abb. 9.16 zeigt die Loslaßgrenze in Abhängigkeit der Frequenz. Bei den Werten der Kurve 3 konnten sich noch 99,5% der Personen selbsttätig mit den

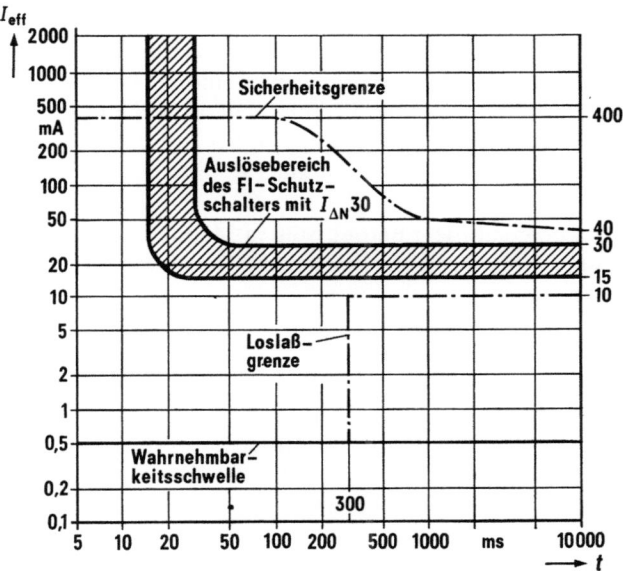

Abb. 9.15. Wirkungsgrenzen und Auslösebereich des FI-Schutzschalters mit $I_{\Delta N}$ 30 mA

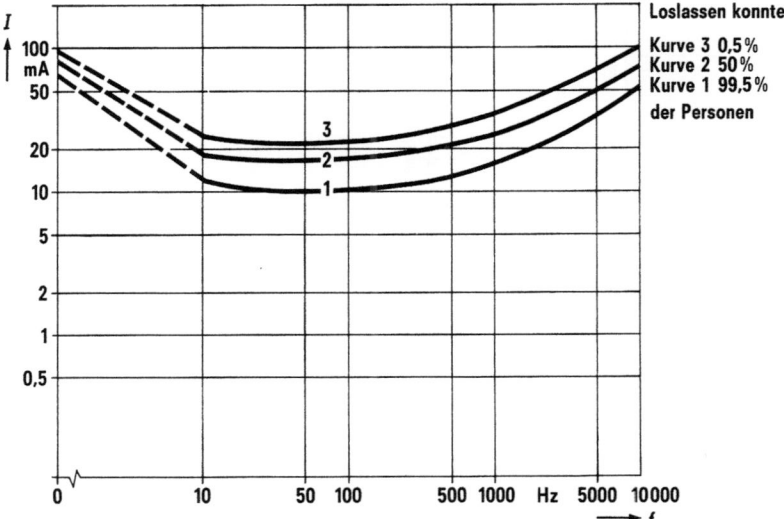

Abb. 9.16. Loslaßgrenze in Abhängigkeit der Frequenz. (Nach IEC 479)

durch den Strom durchflossenen Muskeln lösen. Es wurden deshalb FI-Schutzschalter mit $I_{\Delta N}$ 10 mA entwickelt, die auch in diesem Falle Schutz bieten. FI-Schutzschalter mit $I_{\Delta N} = 30$ bzw. 10 mA schützen also nicht nur bei indirektem, sondern bieten auch weitestgehenden Schutz bei direktem Berühren.

9.2.3 Brandschutz

Wie der prinzipielle Aufbau der FI-Schutzschaltung zeigt (Abb. 9.17 a, b), fließen bei einem Isolationsfehler die Fehlerströme über die Erde direkt zur Spannungsquelle zurück. Bei Isolationsfehlern kann jedoch nicht nur eine zu hohe Berührungsspannung auftreten, sondern durch den vom Erdschluß verursachten Lichtbogen auch ein Brand gezündet werden. Aufgrund des Prinzips der Erdschlußüberwachung ist also bei richtiger Wahl des Nennfehlerstroms auch Brandschutz beim Einsatz von FI-Schutzschaltern gegeben.

VDE 0100 § 50 fordert für feuergefährdete Betriebsstätten Maßnahmen zur Verhütung von Bränden, die durch Isolationsfehler entstehen. Dabei werden unterschieden:

- Kurzschluß- oder Erdschlußbrandschutz
- Isolationsüberwachung
- Schutzabstand (nur für Kabelverlegung)

Der Kurzschlußbrandschutz wird durch Überstromschutzorgane, der Erdschlußbrandschutz durch die FI-Schutzschaltung gewährleistet. Dabei wird gefordert, daß nur FI-Schutzschalter mit einem Nennfehlerstrom von maximal 0,5 A eingesetzt werden.

Die Isolationsüberwachung kann durch FI- oder FU-Schutzschaltung erfolgen. Innerhalb der Kabel- oder Leitungsumhüllung muß ein besonderer Überwachungs-

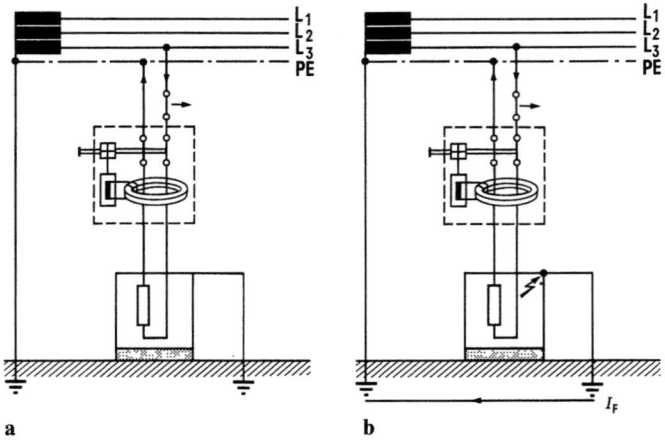

Abb. 9.17a. Fehlerfreier Betrieb. FI-Schutzschalter bei fehlerfreiem Betrieb. Der über den Hauptleiter zufließende Strom fließt in voller Höhe über den Mittelleiter zurück. **b** Isolationsfehler. Im Falle eines Isolationsfehlers fließt ein Fehlerstrom über den Erder zum Sternpunkt des Transformators zurück

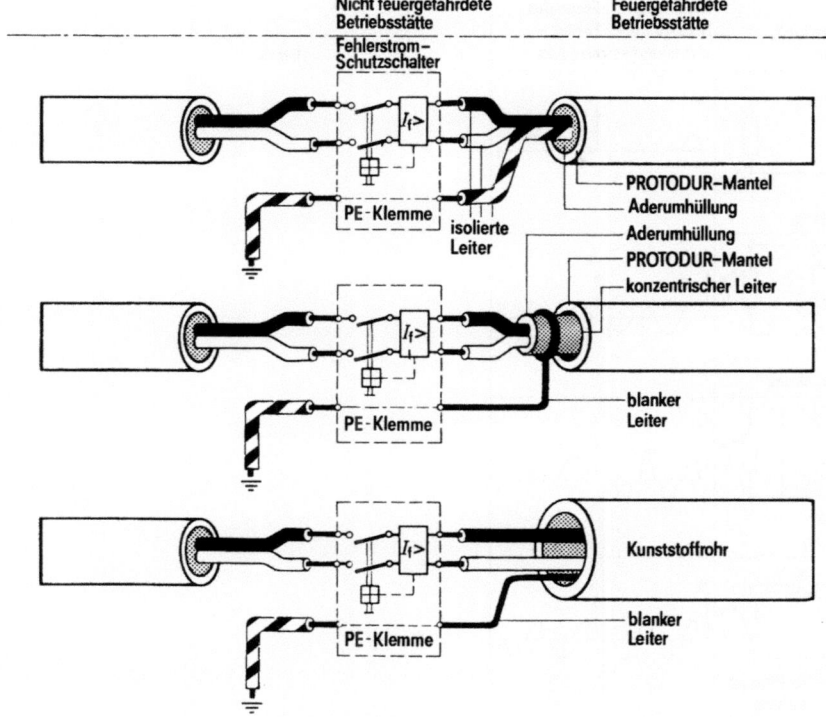

Abb. 9.18. Brandschutz durch FI-Schutzschalter

leiter gemeinsam mit den stromführenden Leitern geführt werden (bei der FI-Schutzschaltung darf der Überwachungsleiter gleichzeitig Schutzleiter sein).

Die FI-Schutzschaltung beruht auf der Erdschlußüberwachung. Bei der FI-Schutzschaltung wird der Fehlerstrom, der möglicherweise einen Brand auslöst, als Kriterium für die Abschaltung gemessen, bei der FU-Schutzschaltung die Fehlerspannung. Bei der Isolationsüberwachung wird vorausgesetzt, daß der Überwachungsleiter (Abb. 9.18) im Fehlerfall einen Erdschlußfehlerstrom oder eine Erdschlußspannung führt und damit die Abschaltung einleitet. Da die FU-Schutzschaltung problematisch in der Anwendung ist – z. B. Gefahr der Überbrückung oder Kurzschließen der FU-Spule –, wird sie praktisch nicht mehr eingesetzt (s. auch Abschn. 9.1.2.2). Für die Isolationsüberwachung nach VDE 0100 § 50 wird überwiegend die FI-Schutzschaltung angewendet.

Der zusätzliche Schutz, den die FI-Schutzschaltung vor Bränden bietet, die durch Erdschlußströme verursacht sind, sollte nicht nur auf feuergefährdete Betriebsstätten beschränkt bleiben, sondern allgemein genutzt werden.

9.2.4 Sinusförmige Wechselfehlerströme und pulsierende Gleichfehlerströme

Sowohl in Haushaltsgeräten als auch in Industrieanlagen nimmt der Einsatz von elektronischen Bauteilen ständig zu. Dabei werden Schaltungen und Steuerungen

284 Sicherheitsanforderungen an elektrischen Anlagen

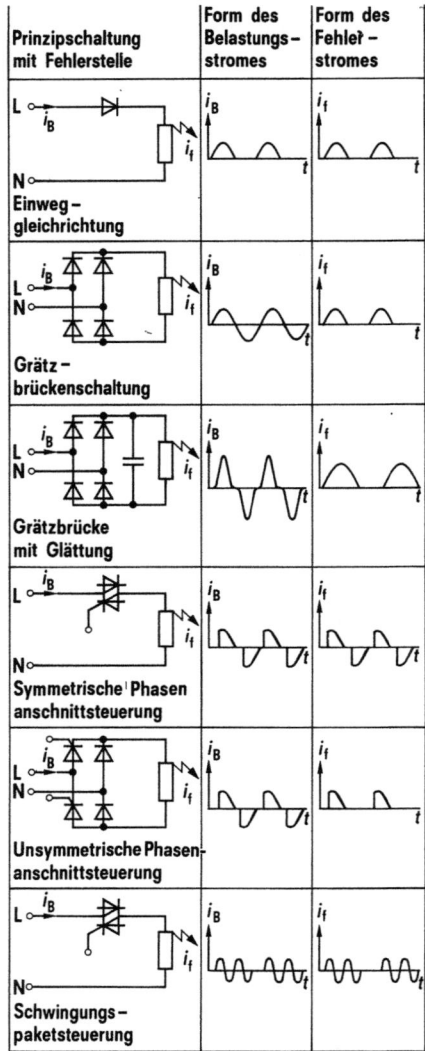

Abb. 9.19. Stromformen des Belastungs- und Fehlerstroms bei verschiedenen Schaltungen

wie z. B. Einweggleichrichtung, Phasenanschnittsteuerung u. ä. angewandt, die sowohl Betriebsströme als auch Fehlerströme erzeugen, die von der Sinusform abweichen (Abb. 9.19). Es besitzt also sowohl der Betriebsstrom als auch ein Fehlerstrom einen mehr oder weniger großen Anteil von Oberwellen. Ein Teil der Geräte mit elektronischen Bauteilen ist schutzisoliert (Schutzklasse II), also ohne Schutzleiteranschluß. Bei Geräten mit Schutzleiteranschluß (Schutzklasse I) können jedoch bei einem Isolationsfehler Fehlerströme über einen FI-Schutzschalter zum Fließen kommen, die nicht sinusförmig sind.

Die bisherigen VDE-Bestimmungen für FI-Schutzschalter waren ausgelegt auf reine sinusförmige Fehlerwechselströme. Sie wurden überarbeitet und zusätzliche

	Stromart		Auslösestrom
1	Wechselfehlerströme	∼	$0{,}5 \ldots 1 \times I_{\Delta N}$
2	pulsierende Gleichfehlerströme (pos. und neg. Halbwellen) Halbwellenstrom	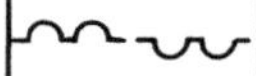 ⌒⌒‿‿	$0{,}35 \ldots 1{,}4 \times I_{\Delta N}$
	angeschnittene Halbwellenströme: Anschnittswinkel 90°el	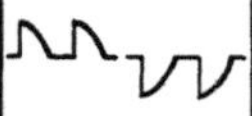 ⋀⋀	$0{,}25 \ldots 1{,}4 \times I_{\Delta N}$
	135°el	⋁⋁	$0{,}11 \ldots 1{,}4 \times I_{\Delta N}$
3	Halbwellenstrom bei Überlagerung mit glatten Gleichstrom von 6 mA		max. $1{,}4 \times I_{\Delta N} + 6$ mA

Abb. 9.20. Nach VDE 0664 vorgesehene Auslöseströme für FI-Schutzschalter, die sowohl Wechselfehler- als auch pulsierende Gleichfehlerströme erfassen

Anforderungen und Prüfbestimmungen für Fehlerströme, die innerhalb einer Periode der Netzfrequenz zu Null oder nahezu Null werden, aufgenommen. Die Ströme für die Auslöseprüfung, bei pulsierenden Gleichfehlerströmen (Abb. 9.20) gegenüber sinusförmigen Wechselfehlerströmen, sind in Übereinstimmung mit den medizinischen Untersuchungen um den Faktor 1,4 höher festgelegt.

FI-Schutzschalter, die sowohl bei sinusförmigen Wechselfehlerströmen als auch bei pulsierenden Gleichfehlerströmen auslösen, sind mit dem Zeichen ⌒⌒ versehen.

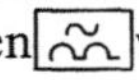

9.2.5 Installationstechnische Hinweise

Die FI-Schutzschaltung ist einsetzbar in allen Wechsel- und Drehstromnetzen mit einem geerdeten Netzpunkt. Ferner verträgt sie sich mit allen anderen Schutzmaß-

Tabelle 9.2. Technische Daten von FI-Schutzschaltern

Schaltvermögen bei Nennspannung								
Nennstrom	A	25	40	63	100	125	160	224
Schaltvermögen	A	1500	1500	2000	3500	2000	4000	4000
Maximale Nennströme für Kurzschlußvorsicherungen								
Nennstrom des FI-Schutzschalters	A	25	40	63	100	125	160	224
DIAZED-Sicherungen								
Flink	A	80	80	100				
Träg	A	63	63	80	100			
NEOZED-Sicherungen	A	80	80	100	100			
NH-Sicherungen	A	80	80	100	125	125	160	224

286 Sicherheitsanforderungen an elektrischen Anlagen

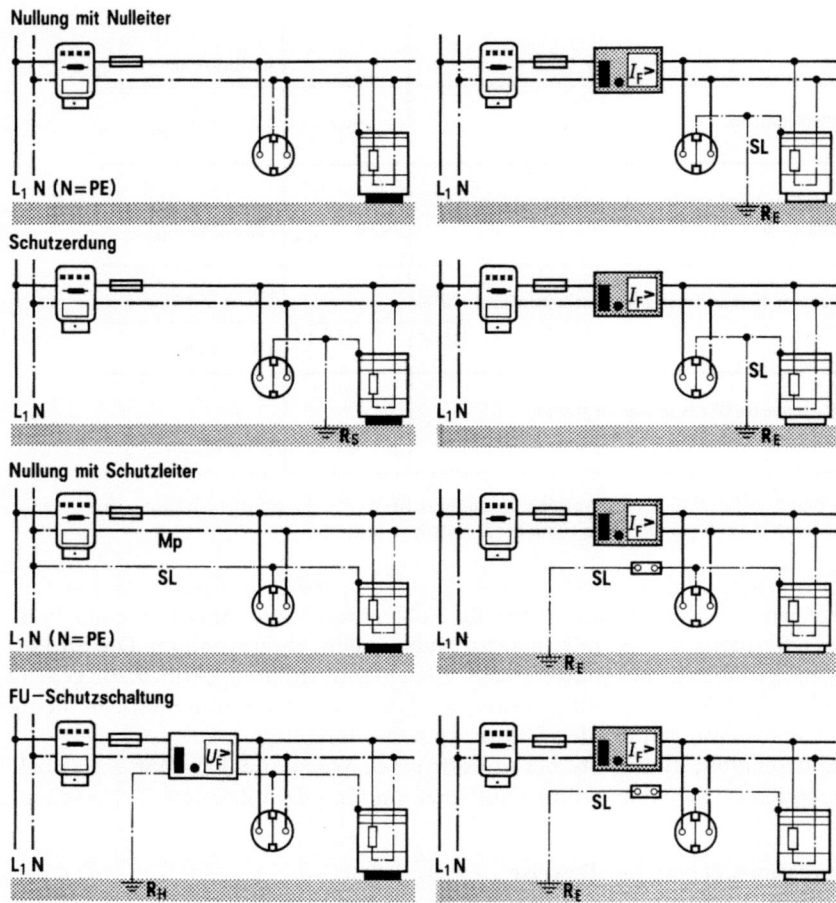

Abb. 9.21. Umstellung einer vorhandenen Schutzmaßnahme auf FI-Schutzschaltung

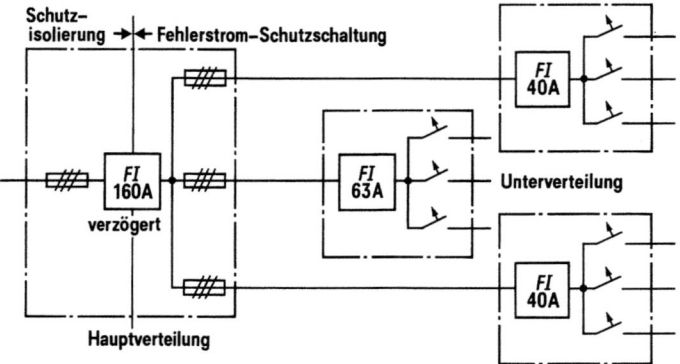

Abb. 9.22. Anwendungsbeispiel für FI-Schutzschalter für selektive Abschaltung

nahmen. Das bedeutet, wenn in der Anlage bereits eine andere Schutzmaßnahme, z. B. die Nullung, vorhanden ist, so kann die FI-Schutzschaltung trotzdem für einen Teil der Anlage angewendet werden. Ferner läßt sich praktisch jede vorhandene Schutzmaßnahme ohne größeren Aufwand auf die FI-Schutzschaltung umstellen (Abb. 9.21).

Bei Anwendung der FI-Schutzschaltung in Netzen mit hohen Kurzschlußströmen können bei Auftreten eines Isolationsfehlers kurzschlußartige Erdschlußströme oder gleichzeitig Kurzschlüsse auftreten. Die dabei fließenden hohen Ströme müssen nach den FI-Schutzschaltern im Zusammenwirken mit einer möglichst hohen Kurzschlußvorsicherung (Back-up-Schutz) beherrscht werden.

Angaben für das Schaltvermögen bzw. die maximale Vorsicherung eines Herstellers sind in Tabelle 9.2 enthalten. Ferner ist es wichtig, daß FI-Schutzschalter Kontakte haben, die sicher gegen Verschweißen sind.

FI-Schutzschalter sind normalerweise mit einer unverzögerten Auslösung versehen. Das bedeutet aber auch, daß eine Reihenschaltung von FI-Schutzschaltern mit dem Ziel, im Fehlerfall eine selektive Abschaltung zu erreichen, nicht möglich ist. Um bei einer Reihenschaltung (Abb. 9.22) von FI-Schutzschaltern Selektivität zu erreichen, müssen die vorgeschalteten Geräte eine zeitliche Auslöseverzögerung (in Form eines RC-Gliedes im Sekundärkreis des Summenstromwandlers) gegenüber

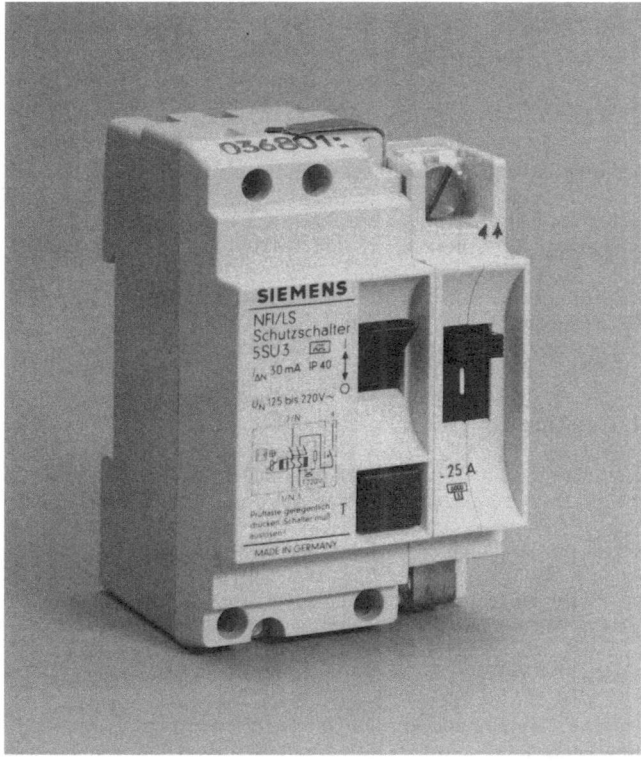

Abb. 9.23. Kombinierter Fehlerstrom-/Leitungsschutzschalter

den normalen FI-Schutzschaltern besitzen. Die Verzögerung der FI-Schutzschalter für selektive Abschaltung ist so ausgelegt, daß sie nach VDE 0100 § 13 maximal zulässige Abschaltzeit von 0,2 s nicht überschritten wird. Mit diesen FI-Schutzschaltern für selektive Abschaltung können also auch Reihenschaltungen von FI-Schutzschaltern durchgeführt werden, wie dies z. B. in Industrieanlagen, Labors u. ä. teilweise erforderlich ist.

Zur Erhöhung der Betriebsbereitschaft ist es zweckmäßig, die Stromkreise einer Anlage auf mehrere FI-Schutzschalter aufzuteilen. So z. B. hat es sich als zweckmäßig erwiesen, die Stromkreise einer Wohnungsinstallation wenigstens auf 2 Geräte aufzuteilen, wobei ein FI-Schutzschalter mit $I_{\triangle N}$ 0,5 A die fest angeschlossenen Verbraucher, wie Herd, Geschirrspüler, Waschmaschine u. ä., und ein FI-Schutzschalter mit $I_{\triangle N}$ 30 mA die Licht- und Steckdosenstromkreise schützt. Auch in anderen Anlagen ist eine ähnliche Aufteilung zweckmäßig. Optimal ist es allerdings, jedem Stromkreis neben dem Überlast- und Kurzschlußschutz auch den Schutz bei indirektem Berühren zuzuordnen. Hierfür werden spezielle kombinierte Fehlerstrom-/Leitungs-(FI-/LS-)-Schutzschalter (Abb. 9.23) auf dem Markt angeboten, die sowohl die VDE-Bestimmungen für FI-Schutzschalter (VDE 0664) als auch für Leitungsschutzschalter (VDE 0641) erfüllen und damit auch die Bedingungen nach VDE 0100 § 13 für die FI-Schutzschaltung.

Spezielle Probleme entstehen bei Anwendung der FI-Schutzschaltung in galvanischen Anlagen. Die dabei zu beachtenden Punkte hat Seip in einem Beitrag erläutert, der 1977 erschienen ist.

9.3 Literatur

Kling K (1967) Grundsätzliches über zusätzliche Schutzmaßnahmen nach VDE 0100. ETZ-B 11:313–318
Lauerer F (1972) Unfallverhütung bei Stromverbraucheranlagen durch empfindliche Fehlerstrom-Schutzschalter. Bundesanstalt für Arbeitsschutz und Unfallforschung. Forschungsbericht F 78
Seip GG (1977) Zusätzliche Schutzmaßnahmen gegen zu hohe Berührungsspannung in galvanischen Anlagen. Siemens Elektrodienst 4:4, 5, Erlangen
Spitta AF, Seip GG (1971) Elektrische Installationstechnik (Erster und Zweiter Teil). Verlag Siemens, Berlin München
Technische Anschlußbedingungen für den Anschluß an das Niederspannungsnetz (TAB 1980). Vereinigung Deutscher Elektrizitätswerke e.V., Frankfurt

VDE 0100/5.73. Bestimmungen für das Errichten von Starkstromanlagen bis 1000 V
VDE 0101/11.80. Errichten von Starkstromanlagen mit Nennspannungen über 1 kV (VDE-Bestimmungen)
VDE 0107/3.68. Bestimmungen für das Errichten elektrischer Anlagen in medizinisch genutzten Räumen
VDE 0108/12.79. Errichten und Betreiben von Starkstromanlagen in baulichen Anlagen für Menschenansammlungen sowie von Sicherheitsbeleuchtung in Arbeitsstätten (VDE-Bestimmung)
VDE 0165/6.80. Errichten elektrischer Anlagen in explosionsgefährdeten Bereichen (VDE-Bestimmung)
VDE 0800/5.70. Bestimmungen für Errichtung und Betrieb von Fernmeldeanlagen einschließlich Informationsverarbeitungsanlagen

10 Sicherheit beim Arbeiten an elektrischen Anlagen

10.1 Allgemeines

Alle elektrischen Anlagen und Betriebsmittel weisen – unabhängig von Einsatzort und Umgebungsverhältnissen – Maßnahmen zum Schutz gegen direktes Berühren [1] und Maßnahmen zum Schutz bei indirektem Berühren [1] auf. Der Anwender elektrischer Energie wird auf diese Weise vor gefährlichen Stromeinwirkungen geschützt.

Beim Arbeiten an elektrischen Anlagen müssen diese zwangsläufig wirkenden Schutzmaßnahmen in der Regel ganz oder teilweise außer Funktion gesetzt werden. Der Schutz des an elektrischen Anlagen Arbeitenden muß deshalb durch striktes Beachten von Verhaltensregeln sichergestellt werden.

An aktiven Teilen elektrischer Anlagen und Betriebsmittel sowie in deren Nähe darf nur gearbeitet werden, wenn diese spannungsfrei sind und der spannungsfreie Zustand durch entsprechende Maßnahmen für die Dauer der Arbeit gewährleistet ist.

Um den spannungsfreien Zustand sicherzustellen, sind unabhängig von der Art der elektrischen Anlagen und unabhängig von der Spannungshöhe die sog. 5 Sicherheitsregeln einzuhalten:

– Freischalten
– Gegen Wiedereinschalten sichern
– Spannungsfreiheit feststellen
– Erden und Kurzschließen
– Benachbarte, unter Spannung stehende Teile abdecken oder abschranken.

Abweichungen von der Reihenfolge dieser Maßnahmen sind unter bestimmten Voraussetzungen erforderlich. Bei modernen Schaltanlagen (z. B. Hochspannungsschaltern in gasisolierter SF_6-Ausführung) kann es notwendig werden, das Erden und Kurzschließen vor dem Feststellen der Spannungsfreiheit durchzuführen. Andererseits kann bei einfachen Anlagen, die nur einseitig eingespeist werden, das Abdecken oder Abschranken benachbarter, unter Spannung stehender Teile entbehrlich sein. Dies zu beurteilen und die sachgerechte und konsequente Durchführung der 5 Sicherheitsregeln zu überwachen oder durchzusetzen, erfordert spezielles elektrotechnisches Fachwissen und praktische Erfahrung. Deshalb gestatten Unfallverhütungsvorschrift und elektrotechnische Regeln Arbeiten an elektrischen Anlagen und Betriebsmitteln im Prinzip nur der Elektrofachkraft.

---

1 Siehe Abschn. 9.1.3

10.2 Qualifikation und Ausbildung der Elektrofachkraft

Die Qualifikation einer Elektrofachkraft wird im Regelfall durch den Abschluß einer Ausbildung, z. B. als Elektroingenieur, Elektromeister oder durch die Ablegung der Meister- oder Gesellenprüfung im Elektroinstallateurhandwerk, erreicht. Nach allgemeiner Erfahrung kann zur Beurteilung der fachlichen Qualifikation für den Betrieb elektrischer Anlagen auch eine mehrjährige Tätigkeit auf dem betreffenden Arbeitsgebiet herangezogen werden. Derart ausgebildete Personen können unter gewissen einschränkenden Bedingungen auch als Elektrofachkräfte eingesetzt werden.

Durch die Formulierung „auf dem betreffenden Arbeitsgebiet" wird klar, daß es die universelle Elektrofachkraft praktisch nicht gibt. Ein Elektromaschinenbauer kann durchaus auf seinem Gebiet eine genügende Qualifikation als Elektrofachkraft besitzen. Das bedeutet jedoch nicht, daß er die fachlichen Anforderungen für den Bereich von Niederspannungsschaltanlagen erfüllt.

Völlig andere Verhältnisse liegen beim Bau von Hochspannungsschaltanlagen, -verteilungen oder auch -freileitungen vor. Für Tätigkeiten in diesen Bereich benötigt die Elektrofachkraft ganz spezielle Kenntnisse und Erfahrungen.

Die Elektrofachkraft selbst ist verpflichtet, sich bei ihrer Tätigkeit nach den Regelungen der VBG 4 und den besonderen elektrotechnischen Regeln (VDE-Bestimmungen) zu richten.

Der Vorgesetzte der Elektrofachkraft trägt für ihren Einsatz die Organisationsverantwortung. Er hat eindeutige Anweisungen zu geben und insbesondere dort, wo mehrere Personen auf der gleichen Arbeitsstelle tätig werden, für die Koordinierung aller Maßnahmen zu sorgen.

Bei Arbeiten an elektrischen Anlagen beruht der Schutz der Elektrofachkraft in vielen Fällen ausschließlich auf der strikten Einhaltung der fünf Sicherheitsregeln. Deshalb muß sich ein wesentlicher Teil aller Aus- und Weiterbildungsmaßnahmen mit dieser Thematik befassen.

In den Rahmenplänen für die berufliche Ausbildung ist das Thema Arbeitssicherheit inzwischen fest verankert. Vom pädagogischen Standpunkt aus ist es zweckmäßig, zunächst allgemeine Grundkenntnisse für die Gefährdungsmöglichkeiten durch den elektrischen Strom zu vermitteln und darauf aufbauend, die Schutzmaßnahmen theoretisch und praktisch darzustellen.

Nach dem heutigen Stand der Erkenntnisse ist dabei die allzu realistische Darstellung von Unfallfolgen zu vermeiden. Es werden dadurch psychische Reaktionen ausgelöst, die einen nachhaltigen pädagogischen Erfolg in Frage stellen.

Erfolgversprechend ist die sachliche Darstellung der richtigen Verhaltensweisen und die Methode der positiven Motivation. Die konsequente Durchführung der fünf Sicherheitsregeln, muß für die Elektrofachkraft so selbstverständlich werden, daß sie auch dann nicht davon abweicht, wenn in Phasen außergewöhnlicher Belastungen die Konzentrationsfähigkeit vermindert sein sollte.

Den Vorgesetzten fällt die Aufgabe zu, durch Kontrollen der Arbeitsweise und durch regelmäßige Belehrungen das sicherheitsgerechte Verhalten des Einzelnen weiter zu verstärken. Diese Bemühungen werden durch den Einsatz geeigneter Informationsmittel (Filme, Plakate, Broschüren, Faltblätter) sinnvoll ergänzt, wie sie beispielsweise von der Berufsgenossenschaft der Feinmechanik und Elektrotechnik in Köln bezogen werden können.

10.3 Niederspannung

10.3.1 Die Anwendung der fünf Sicherheitsregeln

10.3.1.1 Arbeiten an Schaltanlagen

Niederspannungsschaltanlagen sind praktisch in allen Betrieben und auch im Privatbereich vorhanden. Sie kommen in sehr unterschiedlichen Ausführungen und Abmessungen vor. Zählerverteilungen in Haushalten und Industriebetrieben zählen hierzu, ebenso der Hausanschlußkasten sowie Niederspannungsschaltanlagen in der öffentlichen Stromversorgung und in Industriebetrieben sowie Schaltanlagen und Steuerungen für Be- und Verarbeitungsmaschinen.

Die Mehrzahl aller Arbeiten der Elektrofachkräfte werden somit an Niederspannungsschalt- und -verteilungsanlagen durchgeführt. Da Stromunterbrechungen von den Betroffenen nicht gerne hingenommen werden, neigen manche Elektrofachkräfte dazu, in solchen Fällen unter Spannung zu arbeiten, in der Annahme, daß Niederspannung nicht besonders gefährlich ist.

Diese Einstellung ist absolut irrig. An anderer Stelle (Abschn. 5.4) dieses Buchs wird klar herausgestellt, daß die üblichen Verbraucherspannungen zwischen 220 und neuerdings 660 V eine besonders starke Gefährdung für die Funktion des menschlichen Kreislaufs darstellen. Dementsprechend enthalten sowohl die VBG 4 als auch die *VDE-Bestimmung 0105* Teil 1, ein grundsätzliches Verbot:

– An unter Spannung stehenden aktiven Teilen elektrischer Anlagen und Betriebsmittel darf ... nicht gearbeitet werden (VBG 4 § 6 Abs. 1), bzw.
– Arbeiten an unter Spannung stehenden Teilen bringen erhöhte Gefahren für den Arbeitenden, die elektrische Anlage und die Umgebung mit sich. Sie erfordern ein hohes Maß an Kenntnissen, Erfahrungen und Verantwortungsbewußtsein sowohl vom Arbeitenden als auch vom verantwortlichen Vorgesetzten und sollen im Gesamtumfang aller Arbeiten an elektrischen Anlagen die Ausnahme sein (VDE 0105 Teil 1 Nr. 9.1).

Freischalten

Die Teile der Anlage, an denen gearbeitet werden soll, müssen allpolig freigeschaltet werden. Dies bedeutet, daß alle Leitungen, die Spannung an eine Arbeitsstelle heranführen, abgeschaltet werden müssen.

Bei einfachen, kleinen elektrischen Betriebsmitteln, z. B. Leuchten, kleinen Antriebsmotoren für Pumpen u. dgl., ist bisher keine allpolige Auftrennung des Betriebsstromkreises vorgeschrieben. Daher reicht die Betätigung des für den Betrieb vorgesehenen Schalters in sehr vielen Fällen nicht aus. Daher muß immer das nächstvorgeschaltete, für den Gesamtstromkreis vorgesehene Hauptschaltorgan, z. B. ein Fehlerstromschutzschalter oder auch ein Leitungsschutzschalter oder eine Schraubsicherung, geöffnet bzw. entfernt werden.

Wenn mehrere Personen an einer solchen Anlage arbeiten, muß eine Person mit der Aufsicht betraut werden. Diese Aufsichtsperson muß die Freischaltung selbst durchführen oder zumindest überwachen und koordinieren. Sie allein kann das für die Arbeit vorgesehene Anlagenteil bzw. Betriebsmittel freigeben.

Auf keinen Fall ist die Vereinbarung eines Zeitpunktes, zu dem die Anlage als freigeschaltet angesehen werden kann, zulässig. Auch ist das Fehlen der Spannung keine Bestätigung der vollzogenen Freischaltung. Das u. U. vorübergehende Fehlen der Spannung kann z. B. durch andere betriebliche oder außerbetriebliche Einflüsse hervorgerufen worden sein. In jedem Fall muß die Freischaltnachricht abgewartet werden, falls nicht der Arbeitende oder die aufsichtführende Person selbst freigeschaltet hat.

Die Situation tritt z. B. in verzweigten Industrieanlagen, an Schleifleitungen von Kranen, an Steuerungen von Be- und Verarbeitungsmaschinen sowie auch in der öffentlichen Versorgung auf.

Freischaltungen sind auch erforderlich, wenn in der Nähe aktiver unter Spannung stehender Teile gearbeitet werden muß.

Aus der Notwendigkeit, wenn immer möglich, eine Freischaltung durchzuführen, ergibt sich zwingend, bei der Errichtung elektrischer Anlagen und Betriebsmittel so viele Schalteinrichtungen wie betrieblich möglich und notwendig vorzusehen.

Gegen Wiedereinschalten sichern

Durch Wiedereinschalten einer Anlage, an der noch gearbeitet wird, entsteht eine besonders gefährliche Situation. Daher müssen nach dem Freischalten alle Betriebsmittel, mit denen freigeschaltet wurde, gegen Wiedereinschalten gesichert werden.

Als beste Sicherung haben sich in der Ausschaltstellung verschließbare Schalteinrichtungen erwiesen. Diese sind in bestimmten Fällen, z. B. bei Krananlagen, durch die Unfallverhütungsvorschriften bzw. die elektrotechnischen Regeln vorgeschrieben. Schraubsicherungen und Niederspannungs-Hochleistungssicherungen (NH-Sicherungen, die in Klemmkontakte eingeschoben werden), mit denen freigeschaltet wurde, wird man zweckmäßigerweise ganz entfernen und – wenn möglich – durch Blindsicherungen ersetzen.

Immer und unter allen Umständen muß an der Freischaltstelle ein Verbotsschild angebracht werden, das mindestens folgende Angaben enthalten muß:

– das Schaltverbot,
– Lage der Arbeitsstelle,
– Name des für die Freischaltung Verantwortlichen.

Auch in abgeschlossenen elektrischen Betriebsstätten oder in verschlossenen Schaltschränken muß dieses Verbotsschild angebracht werden. Diese unabdingbare Forderung nach Kennzeichnung der Freischaltstelle wird durch die Unfallerfahrung belegt.

Beispielsweise wird im Schichtbetrieb eine Anlage freigeschaltet, jedoch die Freischaltstelle nicht gekennzeichnet. Während einer der nächsten Schichten wird dann wieder eingeschaltet. Die Mitarbeiter der ersten Schicht verlassen sich darauf, daß die Arbeitsstelle immer noch spannungsfrei ist und verunglücken.

Spannungsfreiheit feststellen

Dem Grundsatz nach werden die fünf Sicherheitsregeln als gleichwertig angesehen. Aus der praktischen Erfahrung heraus läßt sich jedoch ableiten, daß die dritte Sicherheitsregel „Spannungsfreiheit feststellen" eine Schlüsselstellung einnimmt. Dies läßt sich auch aus der Unfallursachenstatistik (Kieback, 1971, 1972, 1974, 1978) ableiten.

Eine Freischaltung mag unvollständig sein, weil nicht alle einspeisenden Leitungen aufgetrennt wurden; dies kann z. B. geschehen, wenn ein Schaltmesser eines mehrpoligen Schalters beim Öffnen des Schalters hängenbleibt. In solchen Fällen kann aber durch die Verwendung des Spannungsprüfers sowohl an den Abschaltstellen als auch an der Arbeitsstelle die Gefahr erkannt werden.

An jeder Abschaltstelle und an der Arbeitsstelle ist die Spannungsfreiheit allpolig festzustellen. Das Feststellen der Spannungsfreiheit erfolgt mit zweipoligen Spannungsprüfern (mit Glimmlampe, Leuchtdiodenanzeige oder auch einer Kombination aus optischer Anzeigevorrichtung und akustischer Anzeige) oder mit Meßinstrumenten.

Einpolige Spannungsprüfer sind – vorausgesetzt sie entsprechen der maßgebenden Norm – in kleineren, weniger ausgedehnten Niederspannungsanlagen durchaus zuverlässig anwendbar. Restladungen auf der Leitung führen zu einer nicht eindeutigen Anzeige. Deshalb gebührt zweipoligen Spannungsprüfern grundsätzlich der Vorzug.

An Niederspannungsanlagen, die gekapselt aufgebaut sind, läßt sich die Spannungsfreiheit an der Abschaltstelle nicht oder nur unter großen Schwierigkeiten feststellen. In vielen Fällen müßte die gesamte Schutzabdeckung entfernt werden, was wiederum erhebliche Gefahren für das Betriebspersonal mit sich bringen würde. Daher gilt der Grundsatz, möglichst an allen Abschaltstellen, immer aber an der einzelnen Arbeitsstelle, die Spannungsfreiheit festzustellen. Durch die letztgenannte Maßnahme wird die Verwechselung der Abgänge, z. B. innerhalb einer großen Steuerung oder Verteilung, vermieden. Eine fehlerhafte Freischaltung oder Verwechselung des Arbeitsplatzes wird durch die Spannungsanzeige erkannt.

Erden und Kurzschließen

Aus praktischen Gründen wird, z. B. in Hausinstallationen mit Leitungsschutzschaltern, das Erden und Kurzschließen an Niederspannungsanlagen ebenso wie für die Arbeitsstelle nicht generell gefordert. Dies besagt jedoch nicht, daß die Anwendung der vierten Sicherheitsregel bei allen Niederspannungsanlagen überflüssig ist. Bei Schaltstellen, die auf ein Versorgungskabel oder eine Versorgungsfreileitung einspeisen, ist die Erdung und Kurzschließung an den Abschaltstellen durchaus angebracht. Sie ist auch zweckmäßig, da durch die „Blockierung" des jeweiligen Ab-

Tabelle 10.1. Bedingungen für das Erden und Kurzschließen bei Anlagen mit Nennspannungen bis 1000 V

	Freileitung	Kabel
Abschaltstelle 1	Möglichst erden und kurzschließen	Möglichst erden und kurzschließen
Abschaltstelle 2 und weitere Abschaltstellen	Möglichst erden und kurzschließen	Möglichst erden und kurzschließen
Arbeitsstelle	Mindestens kurzschließen, möglichst auch erden	Möglichst erden und kurzschließen

Tabelle 10.2. Querschnitt der Erdungs- und Kurzschließvorrichtungen abhängig von dem zu erwartenden Kurzschlußstrom und der Abschaltzeit

Querschnitt des Kupferseiles mm²	Höchstzulässiger Kurzschlußstrom J_K (A) während einer Dauer von				
	10 s	5 s	2 s	1 s	0,5 s
10	1 000	1 400	2 200	3 200	4 400
25	1 500	2 200	3 500	5 000	6 800
35	2 200	3 100	4 800	7 000	9 500
50	3 100	4 300	7 000	10 000	14 000
70	4 300	6 000	9 500	14 000	19 500
95	5 800	8 300	13 000	18 500	26 500
120	7 500	10 500	16 500	23 000	33 500
150	9 200	13 000	21 000	29 500	42 000

gangs durch eine Erdungs- und Kurzschließvorrichtung eine ergänzende Sicherung gegen Wiedereinschalten erreicht wird, und außerdem für den Fall einer Fehlschaltung alle technisch denkbaren Möglichkeiten zur Sicherung des unter Umständen außerhalb liegenden Arbeitsplatzes auf diese Weise durchgeführt sind.

Tabelle 10.1 macht deutlich, wann und wo Erdung und Kurzschließung empfehlenswert oder gar unumgänglich sind.

Die zur Verwendung kommenden Erdungs- und Kurzschließvorrichtungen müssen hinsichtlich ihres Querschnittes so ausgelegt sein, daß sie dem zu erwartenden maximalen Kurzschlußstrom über die Ausschaltzeit des nächstvorgeschalteten Abschaltorgans standhalten. Angaben hierzu enthält Tabelle 10.2.

Benachbarte, unter Spannung stehende Teile abdecken oder abschranken

Vor allem bei Arbeiten in und an Schaltanlagen besteht die Gefahr des mittelbaren oder unmittelbaren Berührens benachbarter aktiver, unter Spannung stehender Teile. Solche benachbarten aktiven Teile, die nicht gegen direktes Berühren geschützt sind, müssen deshalb freigeschaltet werden. Ersatzweise kann eine Abdeckung oder Abschrankung angebracht werden.

Die Durchführungsanweisung zu § 6 Abs. 3 VBG 4 enthält – erstmals im Vorschriftenwerk – ein Kriterium für die Anwendung des Berührungsschutzes bei Arbeiten in der Nähe aktiver, unter Spannung stehender Teile. Man kann danach davon ausgehen, daß ein ausreichender Schutz dann gegeben ist, wenn die im Umkreis von mindestens 25 cm um die Arbeitsstelle befindlichen aktiven Teile gegen Berührung geschützt sind. Ausgehend von der erforderlichen Betätigungsbewegung und der Lage der eigentlichen Arbeitsstelle wird man diesen Schutzraum trichterförmig gestalten müssen, d. h. der „Umkreis" wird auf die Person hin stetig größer werden (Abb. 10.1 a und b).

Die Angabe eines Abstandes von 25 cm bei Anlagen mit Spannungen bis 1000 V soll eine Entscheidungshilfe für den Praktiker sein. In nicht wenigen Fällen wird man einen noch größeren Bereich mit isolierenden Abdeckungen versehen müssen, um ein sicheres Arbeiten zu gewährleisten.

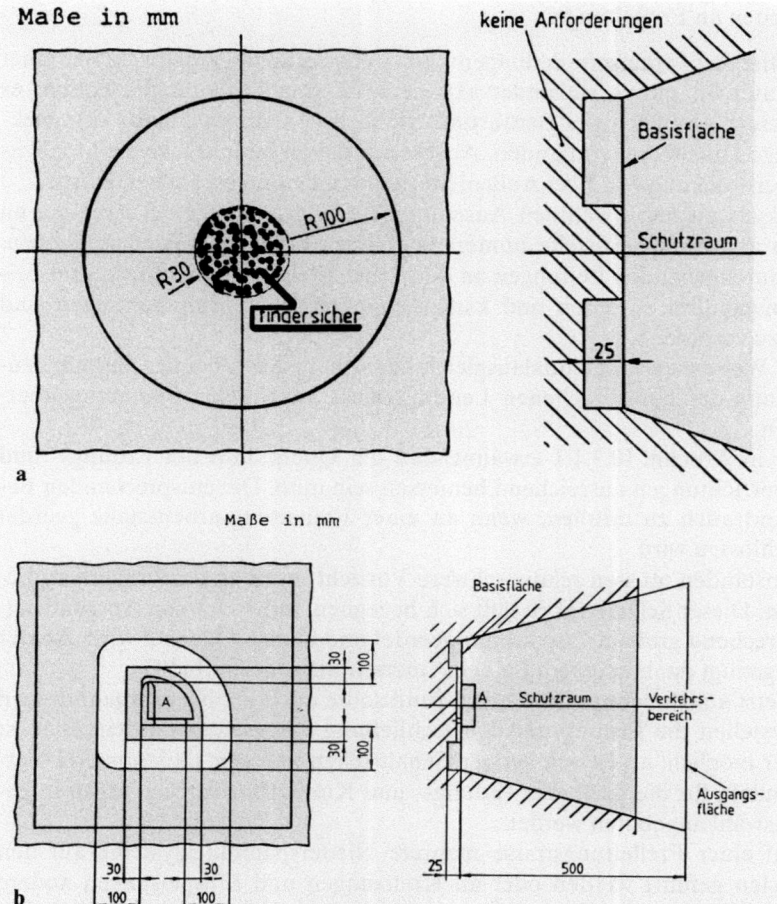

Abb. 10.1 a, b. Schutz bei gelegentlichem Handhaben durch Abstand. Bei Tätigkeiten in der Nähe aktiver, unter Spannung stehender Teile müssen ausreichende Berührungsschutzmaßnahmen getroffen werden. Abhängig von den auszuführenden Tätigkeiten und Bewegungen ergeben sich unterschiedliche Formen der Schutzräume. **a** Beispiel für Schutzraum bei punktförmiger Betätigung; **b** Beispiel für Schutzraum bei drehender Betätigung A (90°)

Niederspannungsverteilungen sollten von vornherein entsprechend ausgerüstet sein, d. h. es sind Vorrichtungen zum Befestigen von Abdeckungen während des Arbeitens vorzusehen. Insbesondere gilt diese Forderung für alle Arten von Sicherungsverteilungen, Schaltschränken und Steuerungen.

Die vorerwähnten Grundsätze bei der Anwendung der fünf Sicherheitsregeln sind in entsprechender Form auch bei der Freischaltung von Freileitungen und Kabeln zu berücksichtigen. In den folgenden Abschnitten werden daher nur noch die für die speziellen Bereiche zu berücksichtigenden Ergänzungen und Abweichungen beschrieben. Ebenso gelten die Tabellen 10.1 und 10.2 für alle Arbeitsbereiche und alle Spannungen.

10.3.1.2 Arbeiten an Freileitungen

Unfälle an Niederspannungsfreileitungen sind i. allg. sehr folgenschwer. Bei einer Berührung unter Spannung stehender aktiver Teile von Freileitungen kommt es meistens zu einer großflächigen Berührung; vielfach ist darüber hinaus eine elektrisch leitfähige Umgebung vorhanden. Abgesehen davon besteht hier die Möglichkeit einer Überbrückung von zwei Außenleitern durch den menschlichen Körper.

Im Gegensatz zu der erwähnten Ausnahmeregelung ist daher bei Arbeiten an Freileitungen an der Arbeitsstelle immer sichtbar zu erden und kurzzuschließen. Werden die durchgehenden Leitungen an der Arbeitsstelle aufgetrennt, so sind beide Enden einwandfrei zu erden und kurzzuschließen, die Erdungsleitungen sind miteinander zu verbinden.

Auf diese Weise ist ein Potentialausgleich hergestellt. Auch bei der anschließenden Verbindung des unterbrochenen Leitungsstücks kann keine Spannung überbrückt werden.

Es wurde in Abschn. 10.3.1.1 erwähnt, daß der Querschnitt der Erdungs- und Kurzschließvorrichtungen ausreichend bemessen sein muß. Die entsprechenden Bedingungen sind auch zu erfüllen, wenn an einer Freileitungsarbeitsstelle geerdet und kurzgeschlossen wird.

Unter Umständen müssen relativ schwere Vorrichtungen an der Freileitung befestigt werden. Dieser Schwierigkeit läßt sich begegnen, indem an den Abschaltstellen mit entsprechend großem Querschnitt geerdet und kurzgeschlossen wird. An der Arbeitsstelle genügt dann in jedem Fall ein Querschnitt von 25 mm² Cu.

Nicht zuletzt aus diesem praktischen Grund sollte auch bei Niederspannung an den Abschaltstellen die Erdung und Kurzschließung vorgesehen werden. Dies ist um so leichter möglich, als es sich bei den Schaltstellen in erster Linie um NH-Verteilungen handelt, für die geeignete Erdungs- und Kurzschließvorrichtungen in genügender Auswahl angeboten werden.

Wenn auf einer Freileitungstrasse mehrere Niederspannungssysteme auf den gleichen Masten geführt werden oder an Kreuzungen und Einspeisungen andere Systeme unter Spannung bleiben müssen, sind die unter Spannung stehenden Systeme entsprechend der fünften Sicherheitsregel abzudecken oder in Sonderfällen auch abzuschranken. Hierzu steht geeignetes Abdeckmaterial in Form von Profilgummistücken, Kunststoffabdeckungen mit Klettverschlüssen oder auch Klemmhülsen aus Isoliermaterial zur Verfügung (Abb. 10.2 u. 10.3).

Wegen der dämpfenden Wirkung des Freileitungsnetzes können bei Kurzschluß an der Arbeitsstelle einer Niederspannungsfreileitung Störlichtbögen i. allg. nicht bestehen bleiben. Die Einwirkung von Lichtbögen spielt deshalb beim Unfallgeschehen an Freileitungen kaum eine Rolle. Hier kommt es in erster Linie zu schweren Unfällen infolge von Körperdurchströmung.

10.3.1.3 Arbeiten an Kabeln

Von dem erwähnten Grundsatz, wonach an der Arbeitsstelle die Spannungsfreiheit immer und unter allen Umständen allpolig festgestellt werden muß, gibt es bei Kabeln eine Ausnahme. Hier werden die Freischaltung und alle damit zusammenhängenden Maßnahmen so wie in Abschn. 10.3.1.1 beschrieben durchgeführt. Aller-

Die Anwendung der fünf Sicherheitsregeln bei Niederspannung 297

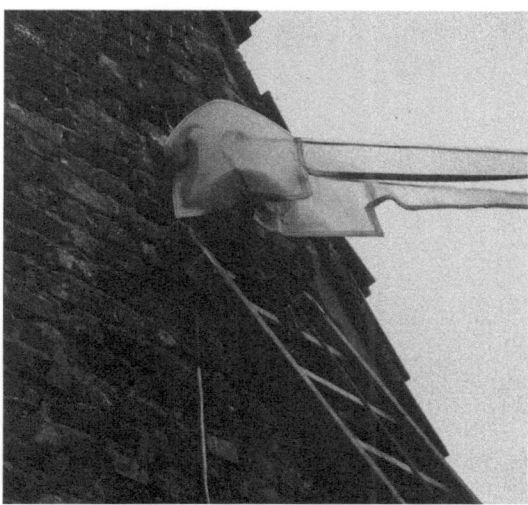

Abb. 10.2. Für Arbeiten in der Nähe unter Spannung stehender Niederspannungsleitungen haben sich Abdeckungen der aktiven Teile aus Isolierstoff mit Klettverschlüssen bewährt

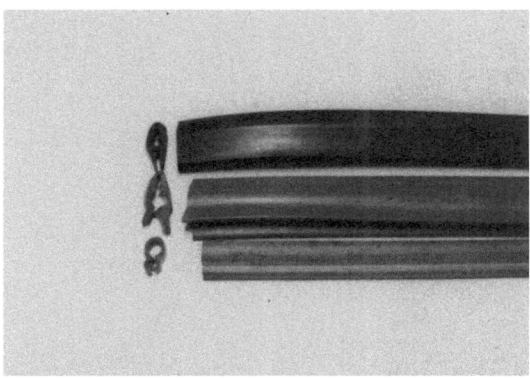

Abb. 10.3. Niederspannungsfreileitungen können, z. B. bei Arbeiten an Masten, mit isolierenden Profilgummistücken abgedeckt werden, wenn eine Freischaltung aus zwingenden Gründen nicht möglich ist

dings kann das Feststellen der Spannungsfreiheit an der Arbeitsstelle durch ein Auswahlverfahren ersetzt werden. Kabelpläne und Kabelortungsgeräte sowie das Anlegen einer Hilfsspannung an den Kabelanfang und die Auswahl des Kabels an der Arbeitsstelle mittels eines speziellen Detektors können in sehr vielen Fällen ausreichenden Ersatz für die nicht direkte Feststellung der Spannungsfreiheit bieten (Abb. 10.4).

In all den Fällen, wo auch nur die geringsten Unklarheiten bei der Kabelauslese bestehen, muß ein Kabelbeschußgerät eingesetzt werden. Hierbei wird ein Dorn in

298 Sicherheit beim Arbeiten an elektrischen Anlagen

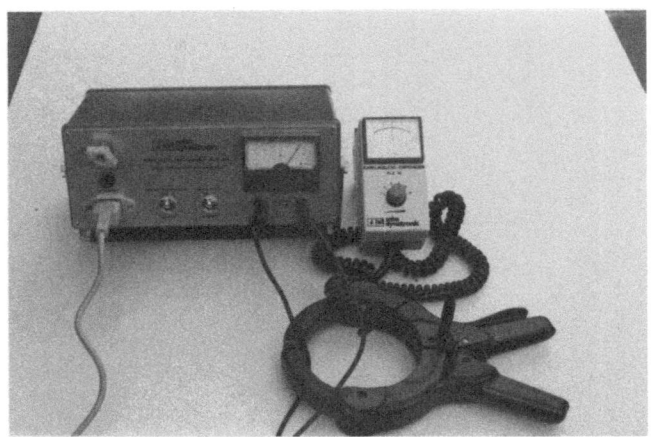

Abb. 10.4. Das Feststellen der Spannungsfreiheit an der Arbeitsstelle kann bei Kabeln durch ein Auswahlverfahren ersetzt werden. Hierfür eignen sich u. a. Kabelauslesegeräte mit Prüfspannungsgenerator und Zangenstromwandler

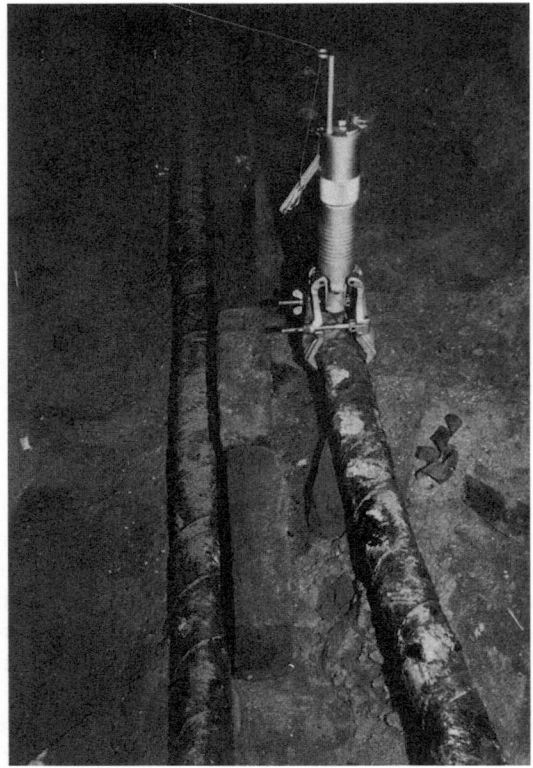

Abb. 10.5. Kabelbeschußgeräte ermöglichen das Feststellen der Spannungsfreiheit an der Arbeitsstelle, wenn bei Kabeln andere Verfahren nicht eingesetzt werden können

das Kabel getrieben, der die Außenleiter mit dem Mittelleiter oder Nulleiter kurzschließt. Die Kurzschließung löst die nächstvorgeschalteten Sicherungen oder andere Schutzorgane aus (Abb. 10.5).

Eine Erdung und Kurzschließung des Kabels an der Arbeitsstelle ist aus praktischen Gründen nicht möglich. Um so wichtiger ist es, an den Abschaltstellen zuverlässig gegen Wiedereinschalten zu sichern und vor allem an diesen Stellen zu erden und kurzzuschließen. Fehlschaltungen oder Irrtümer können dann nicht zu einem Unter-Spannung-Setzen der Arbeitsstelle an einem Kabel führen.

Besondere Vorsicht ist geboten, wenn ein unter Spannung stehendes Kabel mit dem Beschußgerät angeschossen worden ist oder die Enden eines z. B. durch einen Bagger beschädigten Kabels angegangen werden. In all diesen Fällen können noch ein oder mehrere Leiter unter Spannung stehen und beim Berühren zu einer gefährlichen Durchströmung führen. Auch die Entstehung eines Störlichtbogens ist möglich.

Soll ein Niederspannungskabel an der Arbeitsstelle angeschnitten werden, so wird man nach Abwicklung des Freischaltprogramms zweckmäßigerweise zunächst den oder die Außenmäntel unter Verwendung persönlicher Schutzausrüstungen – wie beim Arbeiten unter Spannung – aufschneiden und dann mit der Spitze eines Spannungsprüfers die Isolationsschicht der Einzelleiter durchstoßen, um auf diese Weise die Spannungsfreiheit festzustellen. Erweist diese Prüfung das Kabel als spannungsfrei, so kann ohne Verwendung persönlicher Schutzausrüstung gearbeitet werden.

10.3.2 Arbeiten in der Nähe unter Spannung stehender Teile

Wird an Teilen einer elektrischen Anlage gearbeitet, in deren Nähe sich nicht freigeschaltet aktive Teile befinden, müssen diese durch isolierende Abdeckungen gegen Berühren geschützt werden.

In welchem Abstand von der Arbeitsstelle mit einer solchen Abdeckung begonnen werden muß, hängt von den näheren Umständen ab. Eine allgemein verbindliche Aussage läßt sich hierzu nicht machen. Auch der in der Durchführungsanweisung zu § 6 Abs. 3 der VBG 4 angegebene Abstand von 25 cm ist kein für alle Fälle passender Wert. Abhängig von dem verwendeten Werkzeug, den Umgebungsverhältnissen und der Konstruktion der Anlage müssen unter Umständen wesentlich größere Schutzbereiche geschaffen werden. Die Ausdehnung des Schutzbereichs hängt von den denkbaren Bewegungen des Körpers und der Handhabung der einzubauenden Werkstücke und Betriebsmittel ab.

Eine Überlegung kann dahingehen, den Schutzbereich trichterförmig anzulegen, d. h. um die eigentliche Arbeitsstelle herum kann durchaus ein kugelförmiger Schutzraum mit einem Radius von 25 cm geschaffen werden. Zum Arbeitenden hin wird der Durchmesser dieses kugelförmigen Schutzraumes immer mehr zunehmen, d. h. letztlich zu einem trichterförmigen Gebilde auswachsen. Dabei sind auch die Bewegungen des Arbeitenden mit zu berücksichtigen (Abb. 10.6).

In Niederspannungsanlagen haben sich für das Abdecken der unter Spannung stehenden Teile Gummitücher und Profilstücke gut bewährt. Von Vorteil sind solche Einrichtungen, die auf die Anlage zugeschnitten und möglichst vom Hersteller gleich mitgeliefert worden sind (Abb. 10.7). Abdeckkappen, Abdeckhauben und

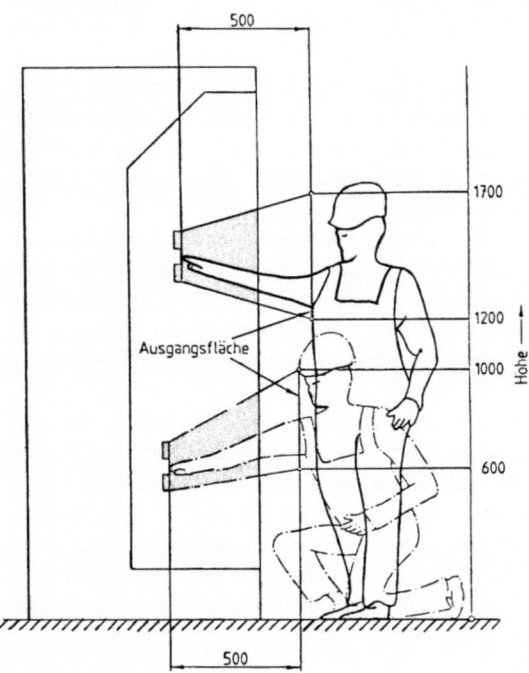

Abb. 10.6. Bei der Festlegung von Schutzbereichen für das Arbeiten an oder das Bedienen von elektrischen Anlagen oder Betriebsmitteln in der Nähe aktiver, unter Spannung stehender Teile sind auch die Bewegungen der Arbeitenden mit zu berücksichtigen. Der Schutzraum, in dem unter Spannung stehende Teile mindestens teilweisen Berührungsschutz aufweisen müssen, ist ein Raum mit Trichter- bzw. Kegelstumpfform.

spezielle Abdeckformstücke können wesentlich leichter angebracht werden, als dies im Regelfall mit einfacheren Hilfsmitteln, wie Gummitüchern und Klammern, möglich ist (VDE 0680 Teil 1).

10.3.3 Arbeiten an unter Spannung stehenden Teilen

Beim Arbeiten an unter Spannung stehenden Teilen sind drei grundsätzliche Schutzziele vorgegeben:

– Schutz des Menschen gegen elektrische Körperdurchströmung,
– Schutz des Menschen gegen die Einwirkung von Störlichtbögen,
– Schutz der Anlage gegen Schäden durch Störlichtbögen.

Da diese Schutzziele nicht auf einfachem Wege zu erreichen sind, muß das „Arbeiten unter Spannung" auf seltene Sonderfälle beschränkt bleiben. Es ist nur dann zulässig, wenn die folgenden Voraussetzungen gleichzeitig erfüllt sind:

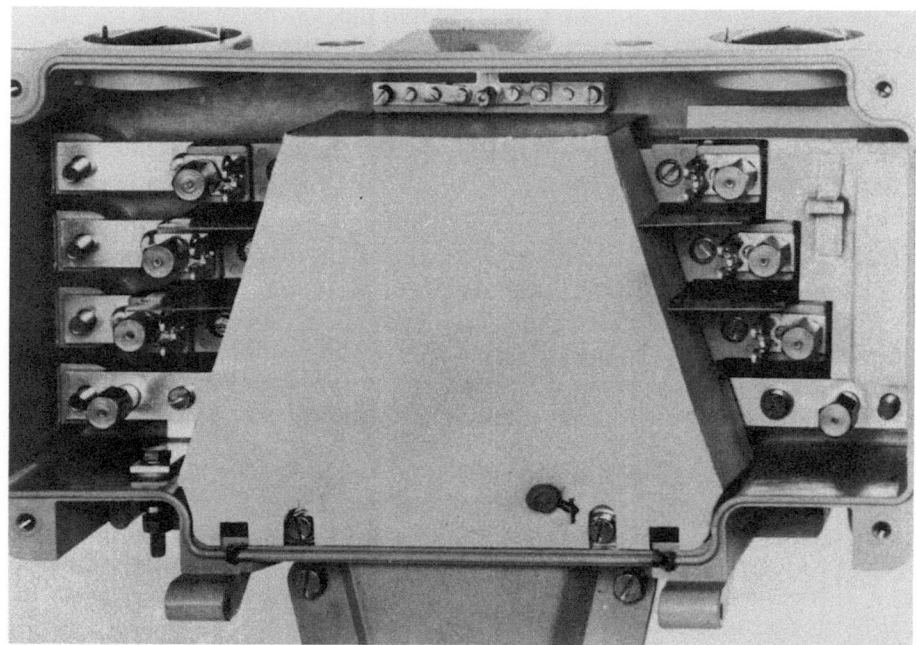

Abb. 10.7. Abdeckungen, hier für einen Niederspannungshausanschlußkasten, sollten vom Hersteller des einzelnen Betriebsmittels möglichst immer mitgeliefert werden. Kostspielige und häufig auch gefährliche Improvisationen können so vermieden werden

- Für die Durchführung der Arbeiten unter Spannung müssen „zwingende Gründe" bestehen.
- Durch die Art der bei diesen Arbeiten verwendeten Hilfsmittel oder Werkzeuge muß eine Gefährdung durch Körperdurchströmung oder durch Lichtbogenbildung ausgeschlossen sein.
- Mit den Arbeiten unter Spannung dürfen nur Elektrofachkräfte beauftragt werden, die für diese Arbeiten fachlich besonders geeignet und ausgebildet sind.
- Vom Unternehmer sind technische, organisatorische und persönliche Sicherheitsmaßnahmen festzulegen und durchzuführen, die einen ausreichenden Schutz gegen eine Gefährdung durch Körperdurchströmung oder durch Lichtbogenbildung sicherstellen.

Die Entscheidung, ob in einem Betrieb oder in einem Betriebsbereich bei Vorliegen von zwingenden Gründen Arbeiten unter Spannung ausgeführt werden sollen oder dürfen, liegt bei dem Unternehmer oder dem mit Unternehmerpflichten ausgestatteten Betriebsleiter. Durch interne Regelungen ist festzulegen,

- welche Arbeiten unter Spannung in dem Betrieb ausgeführt werden dürfen,
- welche persönlichen Schutzausrüstungen und Schutzvorrichtungen hierbei zu benutzen sind,
- wer diese Arbeiten durchführen darf und
- wer die konkrete Anweisung im Einzelfall zu geben berechtigt ist.

„Zwingende Gründe" im Sinne der Durchführungsanweisungen zu § 8 VBG 4 liegen vor, wenn durch Wegfall der Spannung z. B. die folgenden Risiken zu gewärtigen sind:

- Gefährdung von Leben oder Gesundheit von Personen,
- Entstehung eines erheblichen wirtschaftlichen Schadens,
- Unterbrechung der Versorgung einer größeren Zahl von Verbrauchern bei Arbeiten in Netzen der öffentlichen Stromversorgung,
- Störungen in Verkehrssicherungsanlagen.

Zu den organisatorischen Sicherheitsmaßnahmen für das Arbeiten unter Spannung zählt auch die Festlegung, daß eine zweite Person anwesend ist, die als Ersthelfer in der Herz-Lungen-Wiederbelebung ausgebildet wurde und die Arbeiten ständig überwacht. Diese zweite Person muß nicht unbedingt die Qualifikation einer Elektrofachkraft besitzen, zumindest aber als „unterwiesene Person" anzusehen sein.

An unter Spannung stehenden Teilen darf nur mit geeigneten Hilfsmitteln gearbeitet werden. Die persönliche Schutzausrüstung besteht aus isolierenden Schuhen, isolierenden Handschuhen und Anzügen sowie Schutzhelmen für Elektriker mit Gesichtsschutzschild nach VDE 0680 Teil 1. Isolierte Schraubendreher, Zangen, Steck-, Ring- und Maulschlüssel, isolierende Abdeckungen, isolierende Ringklemmen für Kabel sowie Spreizkämme (für die Zählerauswechslung) schaffen die sachlichen Voraussetzungen für ein weitgehend sicheres Arbeiten an unter Spannung stehenden Teilen.

Ausrüstungen, die den sicherheitstechnischen Anforderungen für das Arbeiten unter Spannung entsprechen, müssen vom Hersteller mit einem Sonderkennzeichen, einem stilisierten Isolator, gekennzeichnet werden (Abb. 10.8).

Am besten verwendet man nur Erzeugnisse, die außerdem das Zeichen einer anerkannten Prüfstelle tragen und deren Übereinstimmung mit den in Frage kommenden Normen auf diese Weise bestätigt wird (Abb. 10.9).

Klare Arbeitsanweisungen und regelmäßige Kontrollen durch die Aufsichtsführenden sorgen dafür, daß diese Hilfsmittel in der richtigen Weise und ausnahmslos

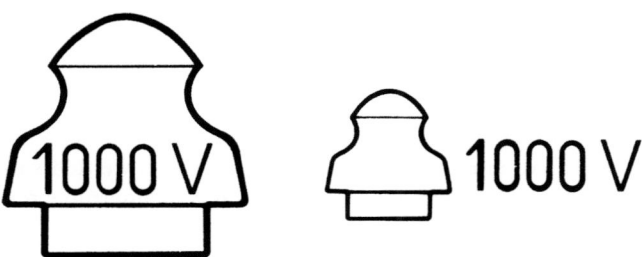

Abb. 10.8. Sonderkennzeichen nach VDE 0680. Isolierende Schutzbekleidung und Schutzvorrichtungen für das Arbeiten an oder in der Nähe von unter Spannung stehenden Teilen müssen dauerhaft, gut sichtbar und gut lesbar folgende Aufschriften tragen: Name oder Markenzeichen des Herstellers, Herstellungsjahr sowie eines der gezeigten Sonderkennzeichen

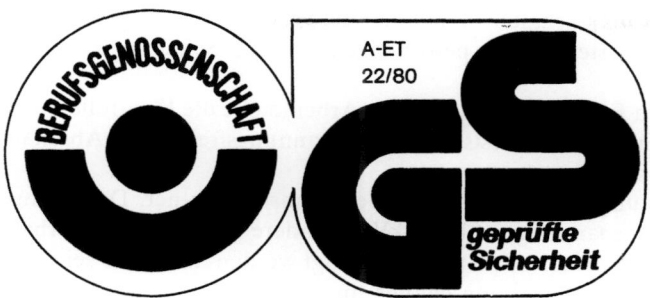

Abb. 10.9. Technische Arbeitsmittel, die erfolgreich die Prüfung durch eine vom Bundesminister für Arbeit und Sozialordnung anerkannte Prüfstelle bestanden haben, können mit dem *GS*-Zeichen („Geprüfte Sicherheit") sowie dem Identifikationszeichen der Prüfstelle bezeichnet werden

angewendet werden. Es ist selbstverständlich, daß sich die Hilfsmittel in einwandfreiem Zustand befinden.

Das Personal muß sorgfältig ausgewählt und ausgebildet werden. Besondere Schulungen sind jedenfalls dann erforderlich, wenn neue Anlagenbauweisen oder Kabeltypen eingeführt werden.

10.4 Hochspannung

10.4.1 Die Anwendung der fünf Sicherheitsregeln

Anlagen mit Spannungen über 1 kV sind naturgemäß wesentlich großräumiger angelegt als Niederspannungsanlagen. Dies bedeutet, daß die Koordination zwischen den beteiligten Stellen und den eingesetzten Mitarbeitern besondere Bedeutung gewinnt. Vielfach werden Schalthandlungen zur Durchführung des Freischaltvorgangs ferngesteuert, so daß besondere Vorkehrungen vor der Freigabe der Arbeitsstelle zu treffen sind.

Die Abwicklung der Freischaltung eines Arbeitsplatzes erfordert daher bei Hochspannungsanlagen – nicht zuletzt auch wegen der vielfach großen Entfernungen zwischen den Abschaltstellen und der Arbeitsstelle – ein präzis abzuwickelndes vorgeplantes Verfahren mit

- Schaltauftrag,
- Schaltbefehlen,
- Schalthandlung,
- Schaltbestätigung,

das in jedem Fall von einer übergeordneten Stelle koordiniert und überwacht werden muß. Einheitlich formulierte „Schaltgespräche", ähnlich der militärischen Kommandosprache, haben sich innerhalb von regional weit ausgedehnten Stromversorgungsunternehmen sehr gut bewährt.

Mit gutem Erfolg werden in solchen Anlagen auch programmgesteuerte „Schaltmaschinen" eingesetzt, bei welchen z.B. die Schaltfolgen zwischen Leistungsschalter, Trennschalter und Erdungsschalter so miteinander verbunden oder gegeneinander verriegelt sind, daß system- oder personengefährdende Schaltungen ausgeschlossen werden.

Dennoch muß in allen Fällen vor Freigabe der Arbeitsstelle die Kontrolle durch den Aufsichtsführenden u. a. durch Feststellen der Spannungsfreiheit an Abschalt- und Arbeitsstelle erfolgen.

Hochspannungs-Leistungsschalter stellen keine Trennstrecken her. Daher müssen bei Anlagen mit Nennspannungen über 1 kV besondere Trennschalter vorhanden sein, die jedoch nur im stromlosen Zustand betätigt werden dürfen, es sei denn, es werden Leistungstrenn- oder Lasttrennschalter eingesetzt.

Für die Abwicklung der fünf Sicherheitsregeln sind neben den in Abschn. 10.3.1 erwähnten grundsätzlichen Prinzipien nachstehende ergänzende Bedingungen zu erfüllen.

Freischalten

Neben der Auftrennung des einspeisenden Stromkreises mittels eines Leistungsschalters müssen zusätzlich die erforderlichen Trennstrecken mittels Trennschalter oder bei ausfahrbaren Schaltwageneinheiten durch Fahren des Schaltwagens in die Trennstellung hergestellt werden.

Die Bedingungen für Trennstrecken sind in VDE 0670 beschrieben. Erwähnt sei in diesem Zusammenhang, daß Sicherungstrennschalter, d. h. Schalter zur Aufnahme von Hochspannungssicherungen, nur im ausgeschalteten Zustand den Trennerbedingungen entsprechen. Das Fehlen der eingesetzten Sicherungen im eingeschalteten Zustand erfüllt die Trennerbedingungen nicht. Die Anlage gilt dann als nicht freigeschaltet.

In Hochspannungsanlagen wird der Sternpunktleiter unterschiedlich ausgeführt. Es gibt unmittelbar und mittelbar geerdete sowie ungeerdete Netze. Wichtig ist, daß bei leitender Verbindung des Sternpunktleiters mit dem ausgeschalteten Teil der Anlagen (z. B. über Transformatorenwicklungen) Spannungen auf die Arbeitsstelle übertragen werden können. Daher muß in solchen Fällen der Sternpunkt von der Erdung abgetrennt werden. Diese Maßnahme kann nur in unmittelbar geerdeten Netzen entfallen.

Gegen Wiedereinschalten sichern

Hochspannungsschalter werden i. allg. durch einen Antrieb betätigt. Zum Sichern gegen Wiedereinschalten gehört daher unbedingt, daß die Hilfsmittel für Antrieb oder Steuerung (z. B. Federkraft, Druckluft, Steuerspannung) abgetrennt bzw. unwirksam gemacht werden. Dies gilt insbesondere auch für an Schaltorganen angebaute Energiespeicher, die häufig in der Lage sind, mehrere Schaltvorgänge durchzuführen.

Die Anbringung eines Verbotsschildes ist auch an allen Schaltstellen von Hochspannungsschaltern unabdingbar.

Werden Schalter in abgeschlossenen elektrischen Betriebsstätten zur Freischaltung fernbetätigt, so müssen folgende Zusatzbedingungen erfüllt sein:

- Die Rückmeldung der Schaltstellungsanzeige am Schalter wird zuverlässig in die Fernsteuerstelle übertragen.
- In der Fernsteuerstelle weist ein Verbotsschild oder eine entsprechende Vorrichtung auf die Gefahren beim Betätigen des betreffenden Steuerschalters hin. Seine unbeabsichtigte Betätigung ist durch eine entsprechende Vorrichtung verhindert.
- In der ferngesteuerten Anlage ist an auffälliger Stelle eine Anweisung mit folgendem Wortlaut auszuhängen: „Schalthandlungen in dieser Anlage dürfen nur durchgeführt werden auf Anweisung oder mit Zustimmung der Fernsteuerstelle."
- Durch Betriebsanweisung ist die eingeschränkte Schaltbefugnis dem zuständigen Personal bekanntzugeben.

Spannungsfreiheit feststellen

Wegen der vielfach weiträumigen Anordnung der einzelnen Schaltstellen ist es entsprechend Tabelle 10.3 bei Anlagen mit Spannungen zwischen 1 und 30 kV erlaubt, auf das Erden und Kurzschließen an der Abschaltstelle zu verzichten. Diese Regelung vermeidet das mehrfache Anfahren einer bestimmten Schaltstelle. Die Erdung und Kurzschließung könnte ja erst dann erfolgen, wenn alle auf eine bestimmte außerhalb liegende Arbeitsstelle einspeisenden Zuleitungen freigeschaltet sind.

Entsprechend Tabelle 10.3 ist daher an solchen Abschaltstellen Spannungsfreiheit festzustellen, wo auch geerdet und kurzgeschlossen werden muß. Diese Erleichterung sollte nur in Ausnahmefällen genutzt werden. Es hat sich als sehr zweckmäßig erwiesen, den höheren Aufwand nicht zu scheuen und an allen Abschaltstellen bei Hochspannungsanlagen die Spannungsfreiheit festzustellen sowie zu erden und kurzzuschließen. Bei Anlagen mit Spannungen über 30 kV ist diese Maßnahme ohnehin ausnahmslos durchzuführen.

Spannungsprüfer sollen generell vor der Benutzung auf einwandfreie Funktion geprüft werden.

Für Spannungen über 1 kV werden heute in zunehmendem Umfang Spannungsprüfer angeboten, die eine Eigenprüfeinrichtung aufweisen. Sie erlauben die

Tabelle 10.3. Bedingungen für das Erden und Kurzschließen bei Anlagen mit Nennspannungen über 1 kV

	Freileitung		Kabel	
	Bis 30 kV	Über 30 kV	Bis 30 kV	Über 30 kV
Abschaltstelle 1	Erden und kurzschließen	Erden und kurzschließen	Erden und kurzschließen	Erden und kurzschließen
Abschaltstelle 2 und weitere Abschaltstellen	Möglichst erden und kurzschließen	Erden und kurzschließen	Erden und kurzschließen	Erden und kurzschließen
Arbeitsstelle	Erden und kurzschließen	Erden und kurzschließen	Möglichst erden und kurzschließen	Möglichst erden und kurzschließen

Funktionsprüfung auch dort, wo wegen der erfolgten Freischaltung keine Spannung von außen her mehr ansteht. Die Eigenprüfeinrichtung arbeitet mit elektronischen Mitteln oder auch mittels eines piezoelektrischen Hilfsgenerators.

Erden und Kurzschließen

Auf das Erden und Kurzschließen kann bei Anlagen mit Nennspannungen über 1 kV nicht verzichtet werden. Es gibt zwar aus praktischen Gründen einige Abweichungen (vgl. Tabelle 10.3), immer aber muß ein Anlagenteil, an dem gearbeitet wird, geerdet und kurzgeschlossen sein:

– bei Freileitungen in Sichtweite der Arbeitenden,
– bei Kabelanlagen an der betreffenden Abschaltstelle oder den Abschaltstellen.

Bei der Durchführung ist darauf zu achten, daß kein aktives Teil der Anlage berührt werden darf, bevor dieses nicht geerdet und kurzgeschlossen worden ist. Vorrichtungen zum Erden und Kurzschließen müssen daher immer zuerst mit Erdpotential und dann mit den zu erdenden und kurzzuschließenden Leitern verbunden werden.

Das Heranführen der Erdungs- und Kurzschließvorrichtungen muß mit Erdungsstangen nach VDE 0683 erfolgen, sofern nicht von der Errichtung her spezielle Erdungsschalter vorgesehen sind.

Benachbarte, unter Spannung stehende Teile abdecken oder abschranken

Neben dem mittelbaren oder unmittelbaren Berühren aktiver, unter Spannung stehender Teile besteht bei Nennspannungen über 1 kV die besondere Gefahr, daß ein Unterschreiten bestimmter Mindestabstände bereits zur Einleitung einer Körperdurchströmung oder eines Störlichtbogens führt. Angaben über die kritischen Werte enthält Tabelle 10.4.

Bei Arbeiten in der Nähe von unter Spannung stehenden Teilen müssen die beschäftigten Personen darüber unterrichtet werden, welche Teile unter Spannung ste-

Tabelle 10.4. Einer Berührung gleichzusetzende Mindestabstände in Luft (entspricht Tabelle 2 von DIN 57 105/VDE 0105 Teil 1/5.75)

Nennspannung (Reihe) kV	Mindesabstand in Luft mm	
über 1 bis 6	90	Innenanlagen
über 6 bis 10	{ 115	Innenanlagen
	150	Freiluftanlagen
über 10 bis 20	215	
über 20 bis 30	325	
über 30 bis 45	520	
über 45 bis 60	700	Innen- und
über 60 bis 110	1 100	Freiluftanlagen
über 110 bis 220	2 200	
über 220 bis 380	2 900	

Tabelle 10.5. Zulässige Annäherungen beim Verwenden von Leitern und sperrigen Gegenständen in elektrischen Anlagen, bei elektrotechnischen Arbeiten im Bereich von Freileitungen über 1 kV, bei Anstrich- und Ausbesserungsarbeiten an Masten, Portalen u. dgl. und bei Außenarbeiten an Gebäuden, die zu einer elektrischen Anlage gehören, sowie an Freiluftanlagen (entspricht Tabelle 3 von DIN 57 105/VDE 0105 Teil 1/5.75)

Nennspannung (Reihe) kV	Annäherung m
über 1 bis 30	1,50
über 30 bis 110	2,00
über 110 bis 220	3,00
über 220 bis 380	4,00

Tabelle 10.6. Zulässige Annäherungen bei nicht-elektrotechnischen Arbeiten, wie z.B. Hoch- und Tiefbauarbeiten, Gerüstbauarbeiten, Arbeiten mit Hebezeugen, Baumaschinen oder Fördergeräten und bei der Annäherung von sonstigen Geräten und Bauhilfsmitteln (entspricht Tabelle 4 von DIN 57 105/VDE 0105 Teil 1/5.75)

Nennspannung (Reihe)	Annäherung m
bis 1000 V	1,00
über 1 bis 110 kV	3,00
über 110 bis 220 kV	4,00
über 220 bis 380 kV	5,00

hen. Bei Nennspannungen über 1 kV ist eine Abgrenzung und eine Kennzeichnung des Arbeitsbereichs durch Seile, Flaggen oder Warnschilder erforderlich.

Bei der Festlegung des Arbeitsbereiches ist darauf zu achten, daß die Mindestabstände nach Tabelle 10.4 in keinem Falle unterschritten werden. Für bestimmte Tätigkeiten in und an elektrischen Anlagen sind demgegenüber die „zulässigen Annäherungen" nach Tabelle 10.5 einzuhalten. Hier hat die Elektrofachkraft eine wichtige Funktion zu erfüllen. Sie muß – auch unter Berücksichtigung der Qualifikation der eingesetzten Mitarbeiter – beurteilen, welche Sicherheitsabstände immer und unter allen Umständen eingehalten werden müssen und ob zusätzliche Aufsichts- und Überwachungspersonen bei der Abwicklung bestimmter Tätigkeiten einzusetzen sind.

Die Bedingungen hinsichtlich der zulässigen Annäherungen in Anlagen mit Nennspannungen über 1 kV gelten bei Arbeiten zur Errichtung, Änderung und Instandhaltung elektrischer Anlagen als erfüllt, wenn bei Annäherungen die Abstände, die Tabelle 10.5 zu entnehmen sind, nicht unterschritten werden.

Die Bedingungen hinsichtlich der zulässigen Annäherungen gelten bei allen anderen Arbeiten, z. B. bei Hoch- und Tiefbauarbeiten, bei Gerüstbauarbeiten, bei Arbeiten mit Hebezeugen, Baumaschinen oder Fördergeräten und bei der Annäherung von sonstigen Geräten und Bauhilfsmitteln, als erfüllt, wenn bei Annäherungen die Abstände der Tabelle 10.6 nicht unterschritten werden.

308 Sicherheit beim Arbeiten an elektrischen Anlagen

Die Werte für die Annäherung nach Tabelle 10.6 müssen auch beim Ausschwingen von Leitungsseilen, Lasten, Trag- und Lastaufnahmemitteln gewährleistet sein (DIN 57105/VDE 0105 Teil 1 Nr. 10.16). Abweichungen von diesen Werten sind in VDE 0105 Teil 11, VDE 0115 und VDE 0168 festgelegt.

10.4.1.1 Innenraumanlagen

Die Durchführung der Sicherheitsmaßnahmen ist in Innenraumanlagen am einfachsten, da vielfach Abschaltstelle und Arbeitsstelle dicht beieinander liegen. Auch das Sichern gegen Wiedereinschalten, das hier durch Blockierung der Kraftantriebe, Ausfahren von Schaltwagen und Kennzeichnung der Antriebe und Steuerorgane durch Verbotsschilder erfolgt, ist im Regelfall übersichtlich und eindeutig durchzuführen (Abb. 10.10). Eine Elektrofachkraft hat die Durchführung der Sicherheitsmaßnahmen zu koordinieren.

Für das Feststellen der Spannungsfreiheit in Innenraumanlagen stehen schon seit Jahrzehnten geeignete Glimmlampenspannungsprüfer zur Verfügung. Sie werden heute zunehmend durch elektronische Spannungsprüfer mit Eigenprüfvorrichtung ersetzt.

Schwierigkeiten kann die exakte Feststellung der Spannungsfreiheit bei vollständig gekapselten Schaltanlagen – hierzu gehören z. B. mit SF_6-Gas isolierte Anlagen – machen. In diesem Fall muß nach entsprechenden Schalt- und Prüfmaßnahmen

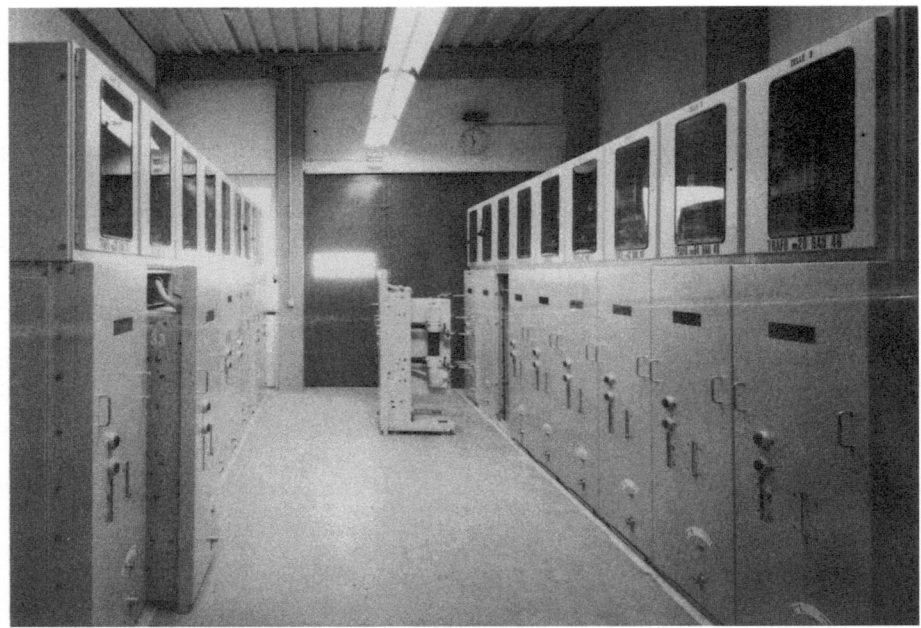

Abb. 10.10. Gekapselte Hochspannungsschaltanlagen mit ausfahrbaren Schaltwagen bieten einen weitgehenden Schutz gegen das Auftreten und die Auswirkungen von Störlichtbögen. Die Durchführung der fünf Sicherheitsregeln wird erleichtert und – z. B. durch die Schaltwagentechnik – weitgehend zwangsläufig abgewickelt

in den einspeisenden Stationen das Erden und Kurzschließen mit den eingebauten Erdungsschaltern als Ersatz für das Feststellen der Spannungsfreiheit mittels Spannungsprüfer erfolgen. Für andere gekapselte Anlagen (z. B. mit Gießharzisolierung) stehen Spannungsprüfer zur Verfügung, die vom Hersteller auf die einzelne Anlage abgestimmt sind.

Besonderer Wert ist bei Arbeiten in Hochspannungsinnenraumschaltanlagen auf die Kennzeichnung des Arbeitsbereichs sowie die Abdeckung und Abschrankung benachbarter, unter Spannung stehender Teile zu legen. Erfahrungsgemäß tritt eine Verwechselung des Schaltfeldes auch bei sehr gut ausgebildetem und erfahrenem Fachpersonal auf. Daher muß durch Kennzeichnung und Abgrenzung (Führungsseile, Hinweisschilder, Warnkreuze) benachbarter Schaltfelder für eine eindeutige Festlegung des Arbeitsortes gesorgt werden.

10.4.1.2 Freiluftschaltanlagen

Das Freischalten von Anlageteilen in Freiluftschaltanlagen erfolgt im Regelfall von zentralen Steuerstellen aus. Dort sind die Steuerorgane durch Markierungen und Verbotsschilder gegen Wiedereinschalten (Wiederbetätigung) zu sichern und die Energiespeicher wirkungslos zu machen.

Das Feststellen der Spannungsfreiheit mit Spannungsprüfern nach VDE 0681 Teil 4 ist auch bei Spannungen bis 380 kV und bei feuchtem Wetter durchführbar. Da die beteiligten Beschäftigten auf festem Boden stehen, kann die Handhabung eines Spannungsprüfers in „Regenausführung", der eine Länge bis zu 6 m erreichen kann, durchaus zugemutet werden.

Das Erden und Kurzschließen erfolgt entweder mit eingebauten Erdungsschaltern, oder es sind bewegliche Erdungs- und Kurzschließvorrichtungen vorhanden, die an Anschließstellen oder an den Leiterseilen direkt anzuschließen sind. Wenn wegen der großen Kurzschlußleistung der Anlage oder bestimmter Anlagenteile sehr große Querschnitte für das Erden und Kurzschließen notwendig werden, kann der Einsatz mechanisch betätigter Erdungsteleskope zum Heranführen des Seiles notwendig werden.

Auch bei diesen Arbeiten sind die Werte für die zulässigen Annäherungen nach Tabelle 10.5 zu beachten.

10.4.1.3 Freileitungen

Bei allen Arbeiten an Freileitungen über 1 kV ist die Spannungsfreiheit vor Aufnahme der Arbeit allpolig an den Ausschaltstellen und an der Arbeitsstelle festzustellen. Die Erdungs- und Kurzschließvorrichtungen sind an der Arbeitsstelle oder zumindest von der Arbeitsstelle aus sichtbar anzubringen.

Das Feststellen der Spannungsfreiheit auf Freileitungen wird bei Spannungen bis 110 kV im Regelfall mit den Spannungsprüfern nach VDE 0681 Teil 4 – je nach Witterung in „Regenausführung" – erfolgen. Bei Freileitungen mit höheren Spannungen können solche Spannungsprüfer im Regelfall wegen der schwierigen Arbeit auf Traversen von Gittermasten nicht mehr angewendet werden. Dann erweisen sich berührungslos wirkende Spannungsprüfer als nützlich, die durch einfaches An-

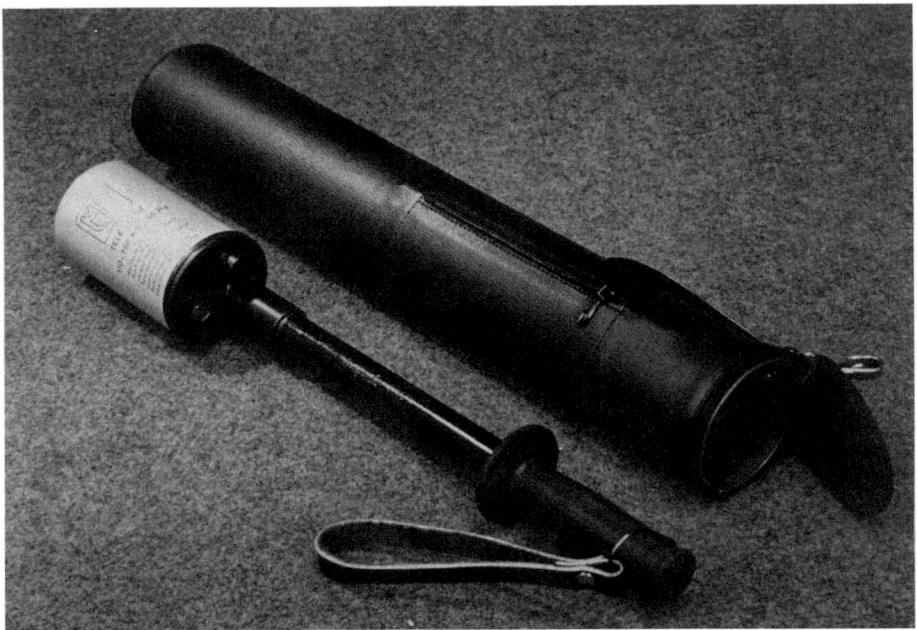

Abb. 10.11. Spannungsprüfer, die ohne direkte Berührung aktiver Teile eine zuverlässige Beurteilung des Schaltzustandes von Hochspannungsfreileitungen ermöglichen, können zu einer wesentlichen Arbeitserleichterung bei gleichzeitiger Verbesserung der Sicherheit während der schwierigen Arbeiten auf Hochspannungsmasten führen

legen eines isolierten Testkopfes an die geerdete Isolatorenschutzarmatur eine eindeutige Aussage über den Spannungszustand der Leitung erlauben (Abb. 10.11).

Erdung und Kurzschließung müssen ausnahmslos angebracht werden, bevor die Arbeit an der Freileitung beginnen kann. Auch bei einem von allen Seiten freigeschalteten System können Spannungen durch Influenz oder Induktion benachbarter Systeme sowie durch atmosphärische Einwirkungen auftreten, die der auf die Nennspannung der Leitung ausgelegte Spannungsprüfer nicht anzeigt.

Wegen der „zulässigen Annäherungen" an unter Spannung stehende Nachbarsysteme von Freileitungen wird auf die Tabelle 10.5 verwiesen.

10.4.1.4 Arbeiten an Kabeln

Bei Kabeln mit Spannungen über 1 kV kann ebenso wie bei Niederspannungskabeln im Regelfall nicht an der Arbeitsstelle (z. B. Muffenmontage) geerdet und kurzgeschlossen werden. Um so mehr ist auf eine zuverlässige und ausreichende Erdung und Kurzschließung entsprechend Tabelle 10.3 an den Abschaltstellen Wert zu legen. Die Sicherheit des Mannes vor Ort hängt ausschließlich von diesen an den Abschaltstellen angebrachten Erdungs- und Kurzschließvorrichtungen ab.

Eine besonders sorgfältige Auswahl des Kabels mit Kabelplänen und Kabelauslesegeräten ist unabdingbar. Wenn auch nur die geringsten Zweifel bestehen, muß das Kabel mit einem Kabelbeschußgerät an der Arbeitsstelle auf Spannungsfreiheit geprüft werden.

10.4.2 Hilfsmittel und persönliche Schutzausrüstungen

Wesentliche Hilfsmittel für das Arbeiten in und an Anlagen mit Spannungen über 1 kV sind Schaltstangen, Sicherungszangen und Spannungsprüfer nach VDE 0681 sowie Erdungs- und Kurzschließvorrichtungen VDE 0683 Teil 1.

Zum Einschieben in Trennschalter und zum Abdecken der von der Sammelschiene her noch unter Spannung stehenden Gegenkontakte sind Isolierstoffplatten bereitzuhalten und zu verwenden.

Ein direktes Anlegen isolierender Abdeckungen an aktive, unter Spannung stehende Teile von Hochspannungsanlagen ist mit den bisherigen Hilfsmitteln i. allg. nicht möglich und dann auch nicht zulässig.

Zur Durchführung der Abschrankung dienen Schutzgitter aus Isolierstoff. Bei Freiluftanlagen oder Freileitungen sind notfalls auch Bretterwände (z. B. auf Baustellen) verwendbar.

Schalthandlungen in Hochspannungschaltanlagen in offener ungeschützter Bauweise sollten grundsätzlich unter Verwendung von Schutzhelm und Gesichtsschutzschild durchgeführt werden. Diese persönlichen Schutzausrüstungen sind zwar nur für Spannungen bis 1 kV zugelassen. Die praktische Erfahrung hat aber gezeigt, daß beim Auftreten eines Störlichtbogens solche Ausrüstungen einen wirksamen Schutz bieten können, vor allem dann, wenn der Störlichtbogen durch entsprechende Schottung der Schaltanlage von der Bedienungsperson abgelenkt wird.

10.4.3 Arbeiten in der Nähe unter Spannung stehender Teile

Die Beurteilung, Durchführung und Überwachung der bei „Arbeiten in der Nähe" notwendigen Sicherheitsmaßnahmen stellt an die Elektrofachkraft besonders hohe Anforderungen. Sie muß eine Vielzahl von Gesichtspunkten hinsichtlich der Tätigkeit, der Art der Anlage und auch in bezug auf die Spannung berücksichtigen.

Die Angaben in Tabelle 10.4 sind nicht als Sicherheitsabstände zu betrachten. Sie geben der Elektrofachkraft lediglich einen Maßstab dafür, wie sie die speziellen Sicherheitsabstände unter Berücksichtigung der zu erwartenden Tätigkeiten, des zu handhabenden Materials usw. festzulegen hat. Diese Abstände dürfen in keinem Fall erreicht und erst recht nicht unterschritten werden, vielmehr sind in der Regel die Abstände nach Tabelle 10.5 einzuhalten.

Für Arbeiten an elektrischen Anlagen im Freien durch Elektrofachkräfte sollten generell die Werte der Tabelle 10.5 Anwendung finden. Eine Abweichung in Richtung auf die Werte von Tabelle 10.4 kann im Regelfall nur für Innenanlagen zugestanden werden.

Werden nichtelektrotechnische Arbeiten in der Nähe elektrischer Anlagen durchgeführt, so sind ausschließlich die Werte für die zulässigen Annäherungen nach Tabelle 10.6 zu verwenden.

Die Tabelle 10.6 braucht nicht angewendet zu werden, wenn Montagearbeiten auf Anweisung des Betreibers einer elektrischen Anlage an dieser durchgeführt werden. Das bedeutet, daß bei Arbeiten an einem Gittermast (z. B. dem Auswechseln oder dem Anstreichen von Konstruktionsteilen des Mastes) oder an einer freigeschalteten Freileitung die zulässigen Annäherungen nach Tabelle 10.5 eingehalten werden müssen, während bei der Errichtung eines Gebäudes oder eines Widerlagers (z. B. für ein Brückenbauwerk) in der Nähe einer Hochspannungsfreileitung in jedem Fall die Werte der Tabelle 10.6 einzuhalten sind.

Den Sicherheitsmaßnahmen beim Arbeiten in der Nähe aktiver, unter Spannung stehender Teile wird aller Erfahrung nach nicht immer die notwendige Bedeutung beigemessen. Als Folge dieser Einstellung treten zahlreiche und schwere Unfälle gerade bei derartigen Arbeiten auf.

Besondere Ausbildungsmaßnahmen für die verantwortliche Elektrofachkraft sind daher unbedingt auch dann erforderlich, wenn „nur" in der Nähe unter Spannung stehender Teile gearbeitet worden soll.

Eine solche Ausbildung für das Arbeiten in der Nähe unter Spannung stehender Teile läßt sich beispielhaft in folgende Gliederung fassen:

- Arbeiten in der Nähe unter Spannung stehender Teile sind deshalb besonders gefährlich, weil durch unbeabsichtige Bewegungen unter Spannung stehende Teile unmittelbar oder mittelbar berührt werden können.
  Mittelbares Berühren liegt vor, wenn das unter Spannung stehende Anlageteil über ein Werkzeug, Bauteil, Geräte oder dgl. berührt wird.
- Bei der Beurteilung des Begriffs „Nähe" sind insbesondere die Höhe der Spannung, auszuführende Arbeit, Art und Größe der verwendeten Geräte, Werkzeuge und Hilfsmittel sowie Qualifikation der Arbeitenden von Bedeutung.
- Wertigkeit der Sicherheitsmaßnahmen für das Arbeiten in der Nähe nach ihrer Reihenfolge beachten:

Freischalten,
Abdecken,
Abstand halten.

- Insbesondere bei Arbeiten über 1 kV Arbeitsbereiche kennzeichnen.
- Klare Aufträge und Arbeitsanweisungen geben. Belehrungen nicht vergessen. Bei länger dauernden Arbeiten und bei Änderung der Arbeitsbedingungen Belehrungen wiederholen.
- Nichtelektrofachkräfte und nicht unterwiesene Personen bei reinen Bau- und Montagearbeiten ständig beaufsichtigen oder beaufsichtigen lassen. Sperrige Gegenstände nur unter geeigneter Aufsicht transportieren.
- Einziehbare und absenkbare Leitern während des Transports absenken.
- Bei Spannungen über 1 kV die Mindestabstände sowie die Größe der Werkzeuge und Geräte beachten.
- Begriff der „zulässigen Annäherungen" und der „Mindestabstände" nach VBG 4 bzw. VDE 0105 klar herausarbeiten und an praktischen Beispielen erläutern.
- Gefahren durch die Wirkungen des elektrischen Stroms auf den menschlichen Körper und Maßnahmen der Ersten Hilfe darstellen.

10.5 Literatur

VDE-Bestimmungen
(Elektrotechnische Regeln i. S. der VBG 4):

DIN 31 000/VDE 1000/3.79 Allgemeine Grundsätze für das sicherheitsgerechte Gestalten technischer Erzeugnisse

VDE 0100/6.77 Bestimmungen für das Errichten von Starkstromanlagen mit Nennspannungen bis 1000 V

DIN 57 101/VDE 0101/11.80 Errichten von Starkstromanlagen mit Nennspannungen über 1 kV [VDE-Bestimmung]

DIN 57 104/VDE 0104/10.79 Prüfanlagen mit Spannungen über 1 kV [VDE-Bestimmung]

DIN 57 105 Blatt 1/VDE 0105 Teil 1/5.75 VDE-Bestimmung für den Betrieb von Starkstromanlagen; Allgemeine Bestimmungen

Teil 4/5.81 Zusatzfestlegungen für ortsfeste elektrostatische Sprühanlagen [VDE-Bestimmung]

Teil 5/7.81 Zusatzfestlegungen für Elektrofischereianlagen [VDE-Bestimmung]

Teil 6/7.81 Zusatzfestlegungen für Tagebaue, Steinbrüche und ähnliche Betriebe [VDE-Bestimmung]

Teil 8/3.80 Zusatzfestlegungen für Elektrofilteranlagen [VDE-Bestimmung]

Teil 9/7.81 Zusatzfestlegungen für explosionsgefährdete Bereiche [VDE-Bestimmung]

Teil 11/2.72 Sonderbestimmungen für den Betrieb von elektrischen Anlagen im Bergbau

DIN 57 107/VDE 0107/6.81 Errichten und Prüfen von elektrischen Anlagen in medizinisch genutzten Räumen [VDE-Bestimmung]

DIN 57 108/VDE 0108/12.79 Errichten und Betreiben von Starkstromanlagen in baulichen Anlagen für Menschenansammlungen sowie von Sicherheitsbeleuchtung in Arbeitsstätten [VDE-Bestimmung]

DIN 57 113/VDE 0113/3.81 Elektrische Ausrüstung von Bearbeitungs- und Verarbeitungsmaschinen mit Nennspannungen bis 1000 V [VDE-Bestimmung]

VDE 0115/8.75 Bestimmungen für elektrische Bahnen

DIN 57 165/VDE 0165/6.80 Errichten elektrischer Anlagen in explosionsgefährdeten Bereichen [VDE-Bestimmung]

VDE 0680 Bestimmungen für Schutzbekleidung, Schutzvorrichtungen und Geräte zum Arbeiten an unter Spannung stehenden Betriebsmitteln bis 1000 V

Teil 1/1.77 Isolierende Schutzbekleidung und Schutzvorrichtungen

DIN 57 680/VDE 0680 VDE-Bestimmung für Körperschutzmittel, Schutzvorrichtungen und Geräte zum Arbeiten an unter Spannung stehenden Betriebsmitteln

Teil 2/3.78 Isolierte Werkzeuge, Teil 3/9.77 Betätigungsstangen

Teil 6/4.77 Einpolige Spannungsprüfer bis 250 V Wechselspannung

DIN 57 680 Teil 4/VDE 0680 Teil 4/11.80 Körperschutzmittel, Schutzvorrichtungen und Geräte zum Arbeiten an unter Spannung stehenden Teilen bis 1000 V; NH-Sicherungsaufsteckgriffe [VDE-Bestimmung]

DIN 57 681/VDE 0681 VDE-Bestimmung für Geräte zum Betätigen, Prüfen und Abschranken unter Spannung stehender Betriebsmittel mit Nennspannungen über 1 kV

Teil 1/3.77 Allgemeine Festlegungen

Teil 2/3.77 Schaltstangen, Teil 3/3.77 Sicherungszangen

DIN 57 681 Teil 4/VDE 0681 Teil 4/8.78 Geräte zum Betätigen und Prüfen unter Spannung stehender Betriebsmittel mit Nennspannungen über 1 kV; Spannungsprüfer für Wechselspannung [VDE-Bestimmung]

DIN 57 683/VDE 0683 Teil I/6.79 Ortsveränderliche Geräte zum Erden und Kurzschließen; Freigeführte Erdungs- und Kurzschließgeräte [VDE-Bestimmung]

Verordnung über Allgemeine Bedingungen für die Elektrizitätsversorgung von Tarifkunden (AVBEltV) vom 21. Juni 1979; Bundesgesetzblatt Jahrgang 1979, Teil I, S. 684.

Zweite Verordnung zur Duchführung des Gesetzes zur Förderung der Energiewirtschaft (2. DVO zum Energiewirtschaftsgesetz) vom 31. August 1937, Reichsgesetzblatt I, S. 918, abgedruckt in: Nöthlichs M, Jeiter W, Stürk P (1979) Rechtsvorschriften im Bereich der Elektrotechnik. Erich Schmidt, Berlin

11 Monographische Literatur zum Elektrounfall

Die in Zeitschriften niedergelegte Literatur zum Elektrounfall ist bei den jeweiligen Spezialkapiteln zitiert. Es existiert jedoch eine nicht unbeträchtliche Literatur monographischen Charakters über den Elektrounfall, die hinsichtlich des deutschen Sprachraums nachstehend so vollständig wie möglich zitiert ist. Arbeiten in wissenschaftlichen Zeitschriften sind nur ausnahmsweise wiedergegeben, wenn ihr Inhalt umfassend orientiert und in die Literatur einführt. Die Literatur bis 1972 ist (leider unvollständig) in einer Zitatensammlung des Kölner Instituts zur Erforschung elektrischer Unfälle enthalten. Diese Sammlung steht Interessenten kostenlos zur Verfügung.

Literatur

Anonym (1972) Der elektrische Unfall. Eine Literatursammlung mit 1172 Zitaten. Institut zur Erforschung elektrischer Unfälle, Berufsgenossenschaft der Feinmechanik und Elektrotechnik, Köln

Antoni H (1973) Elektrischer Strom. In: Siegenthaler W (Hrsg) Klinische Pathophysiologie. Thieme, Stuttgart

Boruttau H (1918) Der Mechanismus des Todes durch elektrischen Starkstrom. Vierteljahresschrift Gerichtl Med 55: 1–68

Frucht AH, Dalziel ChF (1963) Elektrischer Strom als Unfallursache. In: Baader EW (Hrsg) Urban & Schwarzenberg, Berlin München Wien, S 699–755 (Handbuch der gesamten Arbeitsmedizin, BD IV/1)

Grosse-Brockhoff F (1954) zit. in Abschn. 4

International Electrotechnical Commission (1974) IEC Report. Effects of current passing through the human body. Publication 479

Jaffé RH (1928) Electropathology. (A review of the pathologic changes produced by electric currents.) Arch Pathol 5: 837

Jellinek St (1903) Elektropathologie. Enke, Stuttgart

Jellinek St (1931) Der elektrische Unfall, 3. Aufl. Deuticke, Leipzig Wien

Jellinek St (1932) Elektrische Verletzungen. Klinik und Histopathologie. Barth, Leipzig

Jellinek St (1955) Atlas zur Spurenkunde der Elektrizität. Springer, Wien

Jenny F (1945) Der elektrische Unfall als pathologisch-anatomisches, klinisches und unfallmedizinisches Problem. Huber, Bern

Kieback D (1974) Unfälle durch elektrischen Strom. Technischer Bericht. Institut zur Erforschung elektrischer Unfälle, Berufsgenossenschaft der Feinmechanik und Elektrotechnik, Köln

Kieback D (1978) Stromunfälle beim Arbeiten an Niederspannungsverteilungen. (Ergebnis einer Auswertung von Unfallunterlagen.) Institut zur Erforschung elektrischer Unfälle, Berufsgenossenschaft der Feinmechanik, Köln

Kieback D, Thürauf J, Valentin H (1978) Grundlagen der Beurteilung von Unfällen durch elektrischen Strom. Schriftenreihe Hauptverband gewerblicher Berufsgenossenschaften, Bonn

Koeppen S (1953) Erkrankungen der inneren Organe und des Nervensystems nach elektrischen Unfällen. Springer, Berlin Göttingen Heidelberg
Koeppen S (1963) Elektrischer Unfall – Erkrankungen des Nervensystems und der inneren Organe. In: Bürkle de la Camp H, Schwaiger M (Hrsg) Enke, Stuttgart (Handbuch der gesammten Unfallheilkunde, Bd 1, S 244–268)
Koeppen S, Panse F (1955) Klinische Elektropathologie. Thieme, Stuttgart
Kupfer J, Stieglietz R (1973) Unfälle durch elektrischen Strom. Tribüne, Berlin
Lob A (1963) Mechanische, thermische und elektrische Verletzungen. In: Bürkle de la Camp H, Schwaiger M (Hrsg) Enke, Stuttgart (Handbuch der gesamten Unfallheilkunde, Bd 1, S 178–243)
Panse F (1955) Die Neurologie des elektrischen Unfalls und des Blitzschlags. In: Koeppen S, Panse F Klinische Elektropathologie. Thieme, Stuttgart S 139–398
Posner G (1973) Folgen elektrischer Unfälle. Statistische Auswertung von 9934 medizinischen Fragebögen über Stromunfälle. Med. Bericht. Institut zur Erforschung elektrischer Unfälle. Berufsgenossenschaft der Feinmechanik und Elektrotechnik. Köln
Schaefer H (1958) Die Einwirkung des elektrischen Stromes auf wichtige innere Organe. Dtsch Z Gerichtl Med 47:5–28
Schaefer H (1977) Die Wirkungen des elektrischen Stromes auf den Menschen. Vortragsveröffentlichungen. Haus der Technik, Heft 388, Vulkan, Essen S 4–13
Schwarz F (1960) Die durch elektrischen Strom bedingten Veränderungen am menschlichen Körper. In: Büchner F, Letterer E, Roulet F (Hrsg) Strahlung und Wetter. Springer, Berlin Göttingen Heidelberg (Handbuch der allgemeinen Pathologie, Bd 10/1, S 331–369)

Sachverzeichnis

Abdecken oder Abschranken benachbarter, unter Spannung stehender Teile 289, 294, 306
Abdeckformstücke 300
Abdeckhauben 299
Abdeckkappen 299
Abschaltstrom 272
absichtliche Unfälle 244
Accident proneness 240, 244
Aconitin 165, 166
Adäquanz 255
– der Teilursache 254
Adäquate Ursachen 250, 252
Adrenalin 171
Affektstörung 121
Ajmalin 170
Akute neurologische Symptome 119
Akuter Herztod 92, 109
Allgemeine Bedingungen für die Elektrizitätsversorgung von Tarifkunden (ABVEltV) 264
Allotransplantate 230, 232
Allpolig freigeschaltet 291
Altersabhängigkeit der Unfallhäufigkeit 241
Aluminium 225
Amiodaron 169, 170
Amputationen 228
Anfangswiderstand 180
– der Haut 184
Angina pectoris electrica, funktionelle 91, 92, 114, 124
Angst 121
Anschlußbedingungen für den Anschluß an das Niederspannungsnetz 267
Antazolin 170
Antiarrhythmika 164, 167, 168, 169
–, Membranwirkungen 170
–, Screeningprogramm 166
–, Testung von – 165
Anti-Zufalls-Hypothese 240
Äquivalente Ursache 252
Äquivalenz 255
Arbeiten an Freileitungen 296
– an Kabeln 296, 310
– an unter Spannung stehenden Teilen 300

– in der Nähe unter Spannung stehender Teile 299, 311
Arbeitsunfall 80
Arrhythmie 92, 122
–, experimentell 166
Arteriosklerose 257
Atemkrämpfe 119
Atemspende 205
Atemmuskulatur, Krämpfe 90
Atemstillstand 19, 90, 119, 121, 207
Atemwege 205
Atemwerte 142
Atmungslähmungen 260
Atrophie, spinale 123, 261
Atropin 171
Augenverletzungen 92, 93, 132
Ausdehnung einer Verbrennung 219
Auslösebereich eines FI-Schutzschalters 280
Auslöser 277
Auslösezeit, zulässige 280
Autotransplantate 230
AV-Block 104, 261
Azaperon 171

Beatmung 205, 207, 213
Begutachtungsfehler 259
Beinahe-Unfälle 82, 83
Belastungsdiagramme 50
Benachbarte, unter Spannung stehende Teile, abdecken oder abschranken 294, 306
Bepanthen 225
Berührungsspannung 4, 268, 275
Beschußgerät 299
Besonderheiten des Elektrounfalls 20
Betaisodona 224
Beta-Rezeptorenblocker 170
Betriebsisolierung 269
Betriebsstätten, Elektrische 269
Beutel-Masken-Beatmung 208
Bewußtlosigkeit 27, 92, 93, 95, 116, 120, 121, 122
Bitartrat NPAB 170
Blitzeinwirkung 14, 119, 123, 132, 133
Blutdruck 91, 116, 142
Blutdruckabfall 121
Blutdrucksteigerung 27, 107

Blutgefäße, Schäden an 90
Bradykardie 104
Brandnekrosen 226
Brandschutz 282
Brandwunden, Erstversorgung 215
Brandwundenbehandlung 222
-, geschlossene 224
-, offene 223
Burn-prone patient 242

Calciumchlorid, Flimmern bei - 14
Chinidin 168, 170
Chloroformflimmern 166
Chronische Krankheit 89
Crush-Niere 131

Dampfkraftwerke 45
Dauerschäden 260
Dauerstrom, effektiver 180
Defibrillation 13, 20, 142, 165, 173, 210, 212
-, Erfolg 213
-, Erfolgskontrolle 211
-, Flimmerschwelle nach - 150
-, Gefahren 212
-, Indikation 210
-, Überlebensrate 143
Defibrillator 210, 211
DE_{50}-Wert, Gleichrichtung 146
DE_{50}-Werte 144
- als Funktion der Einwirkdauer 157
- bei Impulspaketsteuerung 148
DE_{50}, Mensch 158
DE_{50} (Mensch) Wechselströme 159
Deutsche Elektrotechnische Kommission im DIN und VDE (DKE) 5
Deutsche Verbundgesellschaft (DVG) 48
Deutscher Normenausschuß (DNA) 3
Dextran 216
Diagnostik der Verbrennungen 218
Dichlorisoproterenol 169
Dichotomie der Unfallfolgen 21
Dokumentationen, standardisierte medizinische 91
Dolantin 216, 217
Drei-Phasen-Gerbung 224
Drogenbehandlung 209
Druck- und Gipsverbände 224
Durchströmungsdauer 22, 27

EEG 100, 101
Effektivwert 147
Eigenprüfeinrichtung 305
Eindeutigkeit 256
Einweggleichrichtung 199, 284
Einwirkdauer 17, 143, 144, 146, 148, 152
Einwirkung, elektrische 81, 83
- des Stroms 249

Einschaltstrom, Spitzenwert 180
Einschaltzacke 182, 183
Einschleichwirkung 199
EKG 87, 99, 101, 102, 105, 109, 112, 113, 115, 117, 142, 170, 176, 192, 210, 261
- Monitor 205
-, retrospektive Studie 102
-, prospektive Studie 103
Elektrische Betriebsstätten 269
Elektrische Einwirkung 21, 193
- Reizung 11
- Wiederbelebung 13
Elektrizitätsversorgung von Tarifkunden, Allgemeine Bedingungen 264
Elektrodengröße 23
Elektrofachkraft 265, 289, 290
Elektrogefährdungsforschung 9, 17
Elektrokardiographie s. EKG
-, His Bündel 170
Elektrokutierte Delinquenten 14
Elektrokution 13
Elektrolytlösung 209
Elektrolytstörungen 117
Elektrounfall, Besonderheiten 20
-, Definition 204
-, Geschichte der Erforschung 10
Embolien 117
Empfindungsschwelle 27
Endokarditiden 117
Energiequellen 41
Energietechnische Wechselströme 8
Energiewirtschaftsgesetz 52
Energiewirtschaftsgesetz, 2. Durchführungsverordnung 3, 264
Engpaßleistungen 49
Entlastungsinzisionen 227, 228
Epidemiologie 85, 91, 259
- des human factor 241
-, prospektiv 97, 101
Epidemiologische Methode 86
Erden und Kurzschließen 289, 293, 306
Erdschlußbrandschutz 282
Erdschlußüberwachung 275, 282
Erdungs- und Kurzschließvorrichtungen 311
Erdungsteleskop 309
Erdungswiderstand 276
Erfolgskontrolle der Wiederbelebung 212
Erregungsrückbildung 108
Erregungsrückbildungsstörungen 112
Errichtungsbestimmungen 265
- VDE 0100 266
Ersatzschaltbild des Hautwiderstandes 181, 182
Erstbehandlung, medikamentös 217
Erste Hilfe 203, 204, 214, 215
- -, ärztliche 215

318 Sachverzeichnis

Ersthelfer 203, 205
Erwärmung 124, 125
– und Strom 30, 31
– und Stromdichte 29
Europäisches Komitee für elektrotechnische Normung (CENELEC) 6
Experimentelle Flimmerforschung 14, 15
Extrasystolen 22, 104, 105, 111, 122, 172, 177
Exzisionen 228

Fachnormenausschuß Elektrotechnik (FNE) 5
Familienprobleme 242
Fehler der Begutachtung 258, 259
– bei Wiederbelebungsmaßnahmen 231
Fehlerspannung 268
Fehlerstrom 22
Fehlerstromschutzschaltung 4
Feldstärken am Herzen 106
Feststellung der Spannungsfreiheit 292, 305
FI-Schutzschalter, Auslösebereich 280
FI-Schutzschaltung 275, 279
Fibrinolyse 129
Flimmerauslösung 172
Flimmerbedingung 172
Flimmerbehandlung 210
Flimmerbereitschaft 15
Flimmerpersistenz 164, 165
Flimmerschwelle 16, 18, 22, 23, 144, 145, 174, 177
–, Abhängigkeit von der Reizstromdauer 177
– nach Defibrillation 150
– bei Gleichstrom 189
– bei höheren Frequenzen 33
–, Hund 155
– des Kindes 188
– für Kinder 197
–, Körpergröße 187
– für Kranke 197
–, Mensch 194
– für pharmakologisch beeinflußte Personen 197
–, statistische Verteilung 148
–, Variationen 175
–, Vorhof 174
Flimmerschwellenbeeinflussung durch Pharmaka 171
Flimmerschwellenunterschiede, intraindividuelle 179
Flimmerwahrscheinlichkeit 24
Flüssigkeitsbedarf bei Verbrennung 221, 222
Flüssigkeitsverlust 129, 221
Forensischer Nachweis des Stromtodes 95

Fraktionierte Erregung des Herzens 16
Freigeschaltet, allpolig 291
Freileitungen 309
–, Arbeiten an 296
Freileitungstrasse 296
Freiluftschaltanlage 309
Freischalten 289, 291, 304
Frühexzision 228
Frühkindliche Erlebnisse 242
Frequenzabhängigkeit der Schwellen 198
Frequenzen, Flimmerschwelle bei höheren – 33
Fünf Sicherheitsregeln 289, 290, 295, 303, 304
Funktionelle Angina pectoris electrica 91, 114, 124
(FU-)Schutzschaltung 274

Galvanischer Hautreflex 185
Gammaglobulinfraktion 129
Gefährdungsgrenzen 26
Gefährdungsklassen 27, 29, 161, 162
Gefährdungsmodell 139
Gefährdungsschwelle 161
– (Mensch) Wechselströme 159
– bei Kurzzeitdurchströmungen 157
– bei Langzeitdurchströmungen 157
Gefährdungsstromstärke, Häufigkeitsverteilung 140
Gefährdungswahrscheinlichkeiten 24, 139, 152, 153
Gefäßkrämpfe 119, 120
Gefäßrupturen 119
Gefäßspasmen 119, 120
Gefäßthrombosen 227
Gefahrenbereich 81
Gehördefizite 132
Gelatinepräparate 216
Gentamycinsalbe 224
Gerätesicherheitsgesetz (GSG) 3, 264
Gerinnungen 119
Gerinnungspotential bei Verbrennungen 128
Gesamtpersönlichkeit des Unfällers 243
Gesamtsituation des Verletzten 243
Gesamtwiderstand 32, 33, 182
Geschlechtsunterschiede 27
Gesetz über technische Arbeitsmittel 3
Gesichtsschutzschild 311
Gewebeleitfähigkeiten 28
Glaskörperabhebungen 132
Gleichgerichtete Ströme 142, 149, 150, 151, 199
Gleichgewichtsstörungen 132
Gleichrichtung 142, 147, 150
Gleichstrom 17, 32, 107
Gleichstromunfälle 96, 121, 188

Glimmlampenspannungsprüfer 308
Grenzwert der Stromstärke 196
Gutachter 249

Hämoglobin 131
Hämoglobinausscheidung 129
Häufigkeitsverteilung 152, 153
– der Flimmerschwellen, Hund 155
– der Gefährdungsstromstärke 140
Häufigkeit neurologischer Befunde 120
Haftungsauslösung 251
Haftungsbegründung 253
Haldane-Lösung 217
Harnstoff 128
Haushalte, private 18
Hautdurchblutung 186
Hauttransplantate 230
–, Überlebenszeit 233
Hautwiderstand 24, 181, 183
Heizkraftwerke 45
Heparin 225
Herz, Auswirkungen auf das – 108
Herzbeschwerden 92, 99
–, funktionelle 114
Herzdruckmassage 207, 208, 209, 213, 214
–, Komplikationen 214
Herzgröße, Einfluß auf Schwelle 20
Herzinfarkt 113
Herzkatheter 22, 179, 180
Herzstich 12, 13
Herzstillstand, primärer 19
Herzstromfaktoren 163, 164
Herztod, plötzlicher 15, 92, 93
Herzwiederbelebung 207
Heterotransplantate 230, 231, 232
Hilfsenergie 279
Hirnödem 120, 122
Hirntrauma 118
His-Bündel-Elektrokardiographie 170
Hochspannung 121
Hochspannungsherzschäden 192
Hochspannungsinnenraumschaltanlage 309
Hochspannungsunfälle 93, 96, 106, 204
–, Flimmerschwelle 190
Hochspannungsverbundnetz 46
Hohe Frequenzen 198
Homoiotransplantate 230, 231
Hornhauttrübungen 132
Human factor 239, 241, 243, 244, 245, 253
– –, Epidemiologie 241
Hundeversuche 155, 156
Hydroxyäthylstärke 216
Hydroxyprolin 128
Hydrozephalus 119
Hypochlorämie 225
Hyponatriämie 225

Hypophosphatämie 128
IEC-Dokument 479 7, 160, 161, 195
– Kennlinie 140
– Regelwerk 6

Impulspaket 32, 33, 141, 148, 149
Impulspaketsteuerung 150
Infarkt 114, 259, 261
Infektionen 130, 131
Information engineering 21, 27, 94, 118
Infusion 216
Infusionsschema 221
Inhomogenität der Refraktärität 172, 178
Innenraumanlagen 308
Innenwiderstand 185, 186
– des Menschen 279
Innere Organe 117
Institut zur Erforschung elektrischer Unfälle bei der Berufsgenossenschaft der Feinmechanik und Elektrotechnik 2
Internationale Elektrotechnische Kommission (IEC) 6
Internistische Sicht: Elektrounfall 105
Ionenströme 170
Isolationsüberwachung 282

Joulesche Wärme 125
Jugend als Unfallfaktor 241

Kabel, Arbeiten an 296, 310
Kabelbeschußgerät 297, 311
Kaliumsalze 12, 127, 128
Kaliumstrom 169
Kaltwasserbehandlung der Verbrennung 215
Kammerflimmern 11, 12, 15, 17, 27, 109, 110, 115, 144, 164, 258, 260
–, Auslösung 171
–, Begriffsbestimmung 171
–, Schwellenmessungen 195
Kapazität der Haut 183
Kapillarpermeabilität 128, 130
Kasuistik 87
Katarakt 132
Katecholamine 178, 197
Kausalität 250
–, haftungsausfüllende 253
–, haftungsbegründende 252
–, konkurrierende 251, 253, 255
Kausalzusammenhang 251
Keloide 234
Kernkraftwerke 45
Klinische Schädigung 192
– Therapie der Verbrennung 221

Körpergewicht 154, 187
–, Einfluß auf Schwelle 151
Körpergröße 187
Körperinnenwiderstand 33, 181, 182
Körperoberfläche, verbrannte 219
Körperschäden 250
Körperströme, Wirkungsbereiche 7
Körperwiderstand 181
–, Grenzwerte 184
– des Menschen 185
Kollagen 226
– bei Brandwunden 232
Kollagenasen 227
Kondensatorenentladungen 18
Konditionalismus 253
Konkurrierende Bedingungen 255
– Ursachen 251, 255
Konservative Therapie bei Verbrennung 222
Kopfschmerzen 121
Koronargefäße 116, 192
Koronarkrampf 90, 259
Koronarligatur 166
Koronarokklusion 11
Koronarschaden 192, 193, 259
Koronarsklerose 258, 259
Koronare Spasmen 113
– Strombahn 258
Koronarthrombose 113
Kraftwerksarten 44
Krankenstand und Unfallhäufigkeit 243
Kreatin 128
Kreatininkinase 128
Kreislaufschäden 116
Kurzschluß- oder Erdschlußbrandschutz 282
Kurzzeitdurchströmungen, Gefährdungsschwellen 156
–, Mensch 159

Lähmungen 92, 119, 120, 121
Lähmungserscheinungen 120
Längsdurchströmung 151
Langzeitdurchströmung 177, 178, 196
–, Mensch 159
–, Gefährdungsschwellen 156
Latenz 124, 133
– von Symptomen 120
Lebenskrise 243, 244
Leber 131
Lebertran 225
Leckspannung 180
–, maximal zulässige 180
Leitfähigkeiten, Gewebe 28

Leitungsschutzschalter 288
Letalität 92, 93, 95, 96
– der Verbrennung 217
Leukozytose 129
Lichtbogen 23, 125
Lichtbogeneinwirkung 127
Lichtbogenkern 125
Lichtbogenverbrennungen 84
Linksherzhypertrophie 104
Linksschenkelblock 261
Linsentrübungen 132
Lipoproteine 129
Liquordruck 120
Liquordrucksteigerung 122
Loslaßgrenze 7
Loslaßschwelle 25, 27
Loslaßspannungen 199
Loslaßstrom 24, 25, 160, 161, 189
Luftfeuchtigkeit 34
Lungenblähung 27

Magen-Darm-Trakt 131
Magengeschwür 258
Marfanil 224
Maschinenschutzgesetz 3
Metallisation 95
Methoden zur Ermittlung des human factor 239, 240
Minderung der Erwerbsfähigkeit (MdE) 250
– Begutachtung 262
Mindestabstände 312
Minimalschwelle 24
Mittel- und Spitzenlastkraftwerke 45
Mittelspannungsverteilungsnetz 46
Mittelwert 147
Modell 88, 89, 118, 124
Modellarrhythmien 164
Modell der Schadensentstehung 260
Möglichkeit 257
Möglichkeit eines Zusammenhangs 251
Morphin 217
Multifaktorielle Genese 250, 253
– – beim Unfall 253
Multiple Sklerose 124
Muskeln 131
Muskelatrophien 119
Muskelkontraktionen 85
Muskelkrampf 90, 107, 119
Muskelnekrosen 227
Myoglobin 129, 131
Myoglobinurie 91
Myokardinfarkt 113, 114, 259, 261
Myokardschäden, thermische 193

Nachschutz 174
Narbe 233
Narbenbildung 132
Narbenhypertrophie 234
Narbenkarzinome 235
Narbenkeloid 234
Narbenkontraktur 234, 235
Natrium 127
Natriumbikarbonat 209
Natriumkarbonat 217
Natrium-Transportsystem 167, 168
Nekrolyse 227
–, biologische 226
Nektrotomie 229
Nennfehlerstrom 276, 279
Nervensystem, Schäden am 85, 92, 93
Nervosität 121
Netzhautlappen 230
Netzhautveränderungen 132
Neuritis 92
Neurologische Erkrankungen 91
– Spätfolgen 261
– Symptome, akute 119
Neuropsychiatrische Folgen 124
Neurotizismus 242
Niederspannung 92, 121
Niederspannungsherzschäden 192
Niederspannungsnetz, Technische Anschluß-
  bedingungen (TAB) 267
Niederspannungsschaltanlagen 291
Niederspannungsunfälle 94, 95, 204
Nieren 129, 131
Nierenschäden 117
Nierenversagen 224
Noradrenalin 171
Nulleiter 272
Nullung 4, 272

Ödem, elektrisches 122
Ödembildung 91, 127, 130, 227
Ohrenverletzungen 132
Okklusivverbände 225
Open-air-Behandlung der Brandwundenbe-
  handlung 223
Operative Therapie der Verbrennung 227
Optikusatrophie 132
Orciprenalin 209
Organisatorische Sicherheitsmaßnahmen
  302

Pantothensäure 225
Parese, spastische 123
Parkinson-Krankheit 119
Pellidol 225

Persönliche Schutzausrüstungen 301, 302,
  311
Persönlichkeitsprofil 242
Pflichten des Unternehmers 203
Pharmakologische Aspekte 164
Phasenangeschnittene Ströme 32, 33, 141,
  144, 148, 149, 150
Phasenanschnittsteuerung 284
Phosphat 127
Plasmaersatzmittel 209
Plasmaexpander 216
Plastische Deckung 229
Plötzlicher Herztod 15
Pneumonien 117
Power engineering 22, 23
PQ-Zeit 104
Präkordialer Faustschlag 207
Prenylamin 169
Primärenergiequellen 41
Primärer Herzstillstand 19
Procainamid 169, 170, 171
Prognose der Verbrennung 217, 218
Propafenon 170
Propranolol 169
Proteine 128
Prüftaste 279
Psychische Veränderungen 85
Psychopathen 242
Psyquil 217

Querdurchströmung 151

Raucher 242
Recent life experience 242
Rechtsprechung 249
Rechtsschenkelblock 104, 108, 112, 261
Reduktionsfaktor der Flimmerschwellen
  156
Reentry-Bedingungen 174, 175
Reentry-Theorie 172, 174, 178, 190
Refraktäre Phase 17
Refraktärzeit 173
– des Vorhofs 174
Regelungen der VBG 4 290
Rehabilitation nach Unfall 245
Reizleitungssystem 21
Reizleitungsstörungen 111, 112
Repolarisationsstörungen 104
Rhythmusstörungen 27, 110, 111, 113,
  116, 117, 205, 256
Risikofaktoren 86
Rückenmarkschädigung 122
Rückkopplungsprozesse 258

Sanitätsräume 203
Schäden der inneren Organe 116
Schädigungsgrenzen am Herzen, histologisch 191
Schallempfindungsstörung 133
Schaltauftrag 303
Schaltbefehle 303
Schaltbestätigung 303
Schalthandlung 303
Schaltmaschinen 303
Schaltschloß 278
Schaltstangen 311
Schicksalhafter Verlauf 258
Schock 92, 93, 121
Schockbekämpfung 216
Schockzustände 91
Schutz gegen direktes Berühren 265, 268
Schutzausrüstungen, persönliche 301, 302, 311
Schutzbereiche 299
Schutzerdung 272
Schutzhelm 311
Schutzisolierung 4, 271
Schutzkleinspannung 270
Schutzleiter 279
Schutzleitungssystem 273
Schutzmaßnahmen, zusätzliche 266, 269
Schutztrennung 270
Schutzwiderstände 34
Schweißsekretion 34
Schwellen bei kurzen Stromzeiten 178
Schwellenbedingung 21
Schwellenfeldstärke 180
Schwellensenkung durch Extrasystolen 178
Schwellenstromdichte 180
Schwerhörigkeit 133
Schwindel 121, 132
Schwingungspakete 32, 33, 141, 148
Sehnen 131
Sektionsbefunde 120
Sekundärenergie 41
Sekundärverletzungen 92, 93
Selbstmord durch Unfall 244
Selbstzerstörungstendenzen 244
Selektivität 287
Sicherheit für den Menschen 188, 193
Sicherheitsfaktor 188
Sicherheitsgrenze 197
– für Wechselstrom 159
Sicherheitskurve 196
Sicherheitskennlinie Mensch 158
Sicherheitsmaßnahmen, organisatorische 302
–, persönliche 301
Sicherheitsregeln 289
–, Die fünf – 289, 295, 304
–, Anwendung der fünf – 303

Sicherheitstransformatoren 270
Sichern gegen Wiedereinschalten 289, 292, 304
Sicherungszangen 311
Silberallantoinat 225
Silbernitratlösung 225
Sofortexzision 228
Soziales Milieu des Mehrfach-Unfällers 243
Sozialgerichtsbarkeit 249
Spätexzision 228, 229
Spätfolgen 105, 118, 131
–, Herz 115
–, neurologische 261
– bei Stromunfällen 101
– der Verbrennung 233
Spalthautlappen 230
Spannungsfreiheit feststellen 289, 292, 305
Spannungsprüfer 311
– für über 1 kV 305
Sparteinsulfat 169, 171
Spürbarkeitsgrenze 7
Spasmen, Gefäße 113, 119
Spastische Parese 123
Spinale Symptome 122
Spitzenwert 147
Spontandefibrillation 164, 165
Standortisolierung 271
Standortübergangswiderstand 279
Stationäre Behandlung 217
Stauungspapille 132
Stickstoffbilanz 127
Störlichtbogen 296, 299, 311
Streßulzera 117
Stromdichte 94, 179, 180, 187
Stromdichtemessungen 155
– am Herzen 154
Stromdichte als Maß der Reizstärke 154
Stromformen 32
–, verschiedene 146
Strommarken 21, 84, 88, 92, 93, 94, 95, 126, 219, 260
Stromstärke, letale 140
Stromstärkebereich 107, 108
– nach Koeppen 107
Stromtod, forensischer Nachweis 95
Stromunfälle, Spätfolgen 101
Stromweg 17, 23, 106, 125, 153, 179
Strophanthinarrhythmie 166
ST-Senkung 261
subarachnoidale Blutung 122
Subfasziale Schädigungen 221, 227
Sulfamylon 224, 225
Summenstromwandler 277, 278
Symptome, neurologische 120
Symptomenhäufigkeit 92, 93

Sachverzeichnis

Tachykardie 22, 92, 93, 104
Tannin 224
Tarifkunden, Allgemeine Bedingungen für die Elektrizitätsversorgung (ABVEltV) 264
Technische Anschlußbedingungen für den Anschluß an das Niederspannungsnetz (TAB) 267
Technisches Komitee 64 der IEC 6
Teilwiderstände 186
Temperatursteigerung 22
Therapie des Elektrounfalls 203
Thermische Schädigung, Herzmuskel 191
– Toleranzen 23
– Verletzung 128
– Wirkungen 124, 125
Thoraxverbrennungen 221
Thrombosen 117, 258
Tiefe einer Verbrennung 220
Tierversuch 20
Todestrieb 244
Todesursachenstatistik 2
– des Statistischen Bundesamtes 1
Todesursachen, Verbrennungspatienten 218
Tötungsbedingungen 19, 20, 139
Tötungswahrscheinlichkeit bei Gleichstrom 188
Toleranzen, thermische 29
Toleranzgrenzen 25, 27
Transplantation 229
– von Haut 230
Trasylol 217
Traumatische Neurose 244
– Unfallfolgen 118
Trenntransformatoren 270
Trommelfell 133
Trypsinpräparate 226
T-Wellen 104, 105, 112, 145

Überdrehter Linkstyp 104
Überlebensrate bei Defibrillation 143
Überlebenszeit von Hauttransplantaten 233
Überschlagweite 125
Übertragung Tier – Mensch 151, 153, 154, 157
Übertragungsfaktor Tier–Mensch 195, 196
Übertragungsschema: Tier–Mensch 152
Umkehr von T 261
Umstände des Unfalls 250
Umweltfaktoren 251
Unfall, Begriffsbestimmung 80
–, nichttödlich 80
–, tödlich 139

Unfall und Krankheit 242
– und seelische Störungen 242
Unfallbedingungen, äußere 33
Unfallbegutachtung 249
Unfalldunkelziffer 82
Unfallfaktoren, multifaktoriell 242
Unfallfolgen 84, 249
–, neurologische 118
–, sekundäre 85
–, Zusammenhangsfrage 255
Unfallforschung 9
Unfallhäufigkeit 19, 242
Unfallklassen 29, 161, 162
Unfallneigung 244
– und Krankheit 243
–, Testmethoden 243
Unfallpersönlichkeit 239, 240, 241
Unfallursache und Persönlichkeit 244
Unfallverhütung 245
Unfallverhütungsvorschrift „Elektrische Anlagen und Betriebsmittel" (VBG 4) 264
Unglück 250
Ursache 250

Valium 216
VBG 4, Regelungen 290
VDE-Bestimmungen 3, 265, 290
– Vorschriftenwerk 5
VDE 0100 4, 277, 279
VDE 0101 266
VDE 0105 312
VDE 0107 266, 277
VDE 0108 267
VDE 0165 267
VDE 0641 288
VDE 0664 276, 278, 279
VDE 0680 300, 302
VDE 0681 309, 311
VDE 0683 306, 311
VDE 0800 267
Vegetative Störungen 85
Verapamil 169, 170
Verband Deutscher Elektrotechniker (VDE) 1
Verblitzungen 88, 132
Verbrennung 21, 84, 88, 92, 93, 95, 106, 117, 118, 126, 127, 260
–, Erstmaßnahmen 214
– 1. Grades 127, 130
– 2. Grades 127, 130
– 3. Grades 127
–, oberflächlich 220
–, Tiefe 220
Verbrennungsschäden 85
Verbrennungsschock 129, 130

Verbundbetrieb 47
Verhaltensweisen von Unfallpersonen 242
Verkohlung 23, 106
Verschlimmerung 259
Versuchstechnik 141
Vestibularstörungen 133
Vorhofflimmern 15, 90, 105, 111, 175, 256, 260, 261
–, Auslösung 174
Vorschädigung des Herzens 144, 146, 178
Vorschriftenwerk des VDE 3
Vorschutz des Herzens 144, 146, 174, 178
Vulnerabilität 146
Vulnerable Phase 16, 17, 19, 24, 34, 110, 145, 173, 175, 176

Wärmekapazität, spezifische 126
Wärmekraftwerke 45
Wärmeleitzahl lambda 126
Wärmemenge 125
Wahrscheinlicher Zusammenhang 252
Wahrscheinlichkeit 250, 251, 256
–, energetische 24
–, zeitliche 24
– des Flimmerns 158, 179, 195
Wasserkraftwerke 45
Wechselströme, energietechnische 8
Widerstand 82, 94, 180
–, spezifischer 31

Widerstand bei anhaltender Durchströmung 181
–, Gewebe spezifisch 29
– bei Gleichstrom 184
– verschiedener Stromwege 186
Widerstandsabnahme der Haut 185
Widerstandsendwert 185
Widerstandsverläufe in d. Zeit 182, 183
Wiederbelebung 205
–, Erfolgskontrolle 212
Wiederbelebungsmaßnahmen, Fehler 213
Wiedereinschalten, Sichern gegen 289, 292, 304
Wirkungsbereiche der Körperströme 7
–, Mensch 161
WPW-Syndrom 261
Wundheilung 130

Xylocain 169

Zufälligkeit eines Ereignisses 250
Zufall 250
Zulässige Auslösezeit 280
Zusätzliche Schutzmaßnahmen 266, 269
Zusammenhang 86, 124
–, zeitlicher 89
Zusammenhangsfrage 249
– Unfallursachen 252
Zweite Durchführungsverordnung zum Energiewirtschaftsgesetz (2. DVO) 3, 264

G. Riecker

Klinische Kardiologie

Krankheiten des Herzens und des Kreislaufs
Unter Mitarbeit von H. Avenhaus, H. D. Bolte, W. Hort, B. Lüderitz, B. E. Strauer
1975. 159 Abbildungen, 134 Tabellen. XIV, 455 Seiten
Gebunden DM 98,–
ISBN 3-540-07316-7

F. H. Degenring

Praktische Kardiologie

1979. 10 Abbildungen. 11 Tabellen. V, 97 Seiten
DM 28,–
ISBN 3-540-09150-5

B. Lüderitz

Therapie der Herzrhythmusstörungen

Leitfaden für Klinik und Praxis
1981. 58 Abbildungen, 33 Tabellen. IX, 184 Seiten
Gebunden DM 32,–
ISBN 3-540-10335-X

B. Lüderitz

Elektrische Stimulation des Herzens

Diagnostik und Therapie kardialer Rhythmusstörungen
Unter Mitarbeit von D. W. Fleischmann, C. Naumann d'Alnoncourt, M. Schlepper, L. Seipel, G. Steinbeck
Korrigierter Nachdruck. 1980. 229 Abbildungen. 46 Tabellen. XI, 398 Seiten
Gebunden DM 78,–
ISBN 3-540-09164-5

B. Gorgass, F. W. Ahnefeld

Der Rettungssanitäter

Ausbildung und Fortbildung
Unter Mitarbeit von T. Graf-Baumann
Mit einem Beitrag über rechtliche Aspekte von H. Roth
1980. 186 überwiegend farbige Abbildungen, 58 Tabellen. XVIII, 383 Seiten
Gebunden DM 48,–
ISBN 3-540-08731-1

F. W. Ahnefeld

Sekunden entscheiden

Notfallmedizinische Sofortmaßnahmen
2., neubearbeitete und erweiterte Auflage. 1981. 81 Abbildungen, 38 Tabellen. IX, 153 Seiten
(Heidelberger Taschenbücher, Band 32)
DM 19,80
ISBN 3-540-10616-2

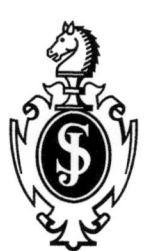

Springer-Verlag
Berlin
Heidelberg
New York

E. Neher
Elektronische Meßtechnik in der Physiologie
1974. 84 Abbildungen. VIII, 154 Seiten
(Hochschultexte/Universitexts)
DM 19,80
ISBN 3-540-06746-9

G. Hosemann, W. Boeck
Grundlagen der elektrischen Energietechnik
Versorgung, Betriebsmittel, Netzbetrieb, Überspannungen und Isolation, Sicherheit
1979. 139 Abbildungen. IX, 227 Seiten
(Hochschultexte/Universitexts)
DM 54,–
ISBN 3-540-09589-6

C. Brinkmann
Die Isolierstoffe der Elektrotechnik
1975. 213 Abbildungen. VIII, 437 Seiten
Gebunden DM 148,–
ISBN 3-540-07105-9

R. Unbehauen, W. Hohneker
Elektrische Netzwerke
Ausführlich durchgerechnete und illustrierte Aufgaben zur Netzwerkanalyse mit Lösungen
1981. 87 Abbildungen in 230 Einzeldarstellungen. VIII, 352 Seiten
(Hochschultexte/Universitexts)
DM 54,–
ISBN 3-540-10542-5

H. Happoldt, D. Oeding
Elektrische Kraftwerke und Netze
5., völlig neubearbeitete Auflage. 1978. 508 Abbildungen, 87 Tabellen. X, 673 Seiten
Gebunden DM 218,–
ISBN 3-540-08305-7

W. Hartel
Stromrichterschaltungen
Einführung in die Schaltungen netzgeführter Stromrichter
1977. 211 Abbildungen. XX, 434 Seiten
Gebunden DM 138,–
ISBN 3-540-08207-7

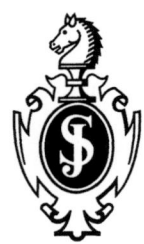

Springer-Verlag
Berlin
Heidelberg
New York

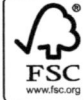

If you have any concerns about our products,
you can contact us on
ProductSafety@springernature.com

In case Publisher is established outside the EU,
the EU authorized representative is:
Springer Nature Customer Service Center GmbH
Europaplatz 3, 69115 Heidelberg, Germany

Printed by Libri Plureos GmbH
in Hamburg, Germany